威廉姆斯产科手册

Williams MANUAL of
PREGNANCY COMPLICATIONS

（中文翻译版，原书第 23 版）

原 著 主 编

Kenneth J. Leveno

主 译

段 涛 李 婷

科 学 出 版 社

北 京

图字：01-2017-7935

内 容 简 介

本书为产科经典《威廉姆斯产科学》的手册版，将重点放在了妊娠合并症和并发症上，有关妊娠并发症的部分是本手册的精华所在。全书分为三部分共94章，内容包括产前筛查规范、妊娠期相关产科并发症、妊娠期内外科合并症、胎儿及新生儿并发症、妊娠期药物的使用、妊娠期高血压疾病、难产的处理、疼痛治疗的剂量等，附录部分提供了产科常用的数据。本书图文并茂，内容实用，适于各级妇产科医师、助产士、妇产科护士等阅读参考。

图书在版编目（CIP）数据

威廉姆斯产科手册：原书第 23 版 /（美）肯尼思 J. 莱文诺（Kenneth J. Leveno）主编；段涛，李婷主译. —北京：科学出版社，2018.5
书名原文：Williams Manual of Pregnancy Complications
ISBN 978-7-03-057206-6

Ⅰ.①威… Ⅱ.①肯… ②段… ③李… Ⅲ.①妇产科病 — 诊疗 — 手册 Ⅳ.① R71–62

中国版本图书馆 CIP 数据核字（2018）第 077080 号

责任编辑：郭 颖 / 责任校对：张怡君
责任印制：赵 博 / 封面设计：龙 岩

科学出版社 出版
北京东黄城根北街 16 号
邮政编码：100717
http：//www.sciencep.com

三河市骏杰印刷有限公司印刷
科学出版社发行 各地新华书店经销

2018 年 6 月第 一 版 开本：720×1000 1/16
2020 年 1 月第四次印刷 印张：28 1/2 插页：10
字数：568 000
定价：128.00 元
（如有印装质量问题，我社负责调换）

主 译 简 介

段　涛，同济大学附属第一妇婴保健院教授，主任医师，博士研究生导师。世界围产学会理事（Board Member of World Association of Perinatal Medicine），胎儿医学学会理事（Board Member of Fetus As Patient Society），亚太母胎医学专家联盟主席，中华围产学会名誉主任委员，上海妇产科学会前任主任委员，国际妇产科联盟（FIGO）Challenges in the Care of Mothers and Infants during Labour and Delivery 专家组成员，《中

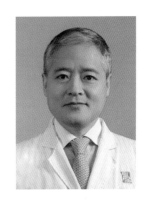

华妇产科杂志》《中华围产医学杂志》《中华医学杂志》《中国实用妇产科杂志》《实用妇科与产科杂志》编委，《现代妇产科进展杂志》副主编，《中国产前诊断杂志》主编；*The Journal of Maternal-Fetal & Neonatal Medicine*（SCI 杂志）编委，*Prenatal Diagnosis*（SCI 杂志）编委，*BJOG*（SCI 杂志）编委，*The DOHaD Journal*（SCI 杂志）编委，中国 DOHaD 联盟创始人兼共同主席。负责国家自然科学基金 4 项，以第一作者或通讯作者发表 SCI 文章 20 余篇。获选上海市优秀学科带头人，上海市医学领军人才，上海市卫生局新百人计划。

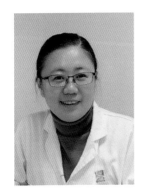

李　婷，同济大学附属第一妇婴保健院副教授，主任医师，硕士研究生导师。中华医学会围产医学分会营养与代谢专业委员会委员，中华预防医学会生命早期发育与疾病防控专业委员会委员，妇幼健康研究会母胎医学专业委员会委员，上海医学会围产医学分会委员，《现代妇产科进展杂志》编委。负责国家自然科学基金 1 项，以第一作者或通讯作者发表 SCI 文章 4 篇。

译者名单

原著主编

Kenneth J. Leveno

主　译

段　涛　李　婷

译　者

（以姓氏笔画为序）

王伟琳	王新焘	牛苏梅	卞　政	艾玉岩	向心力
刘　丹	刘倩倩	刘敏浩	池丰丽	李　艳	杨颖俊
邹　刚	张　骄	张　凌	陈　晓	郁　君	周文婷
周奋翮	周麟芳	孟　梦	赵肖波	郝克红	倪晓田
郭丽丽	董一诺	董玲玲	韩仁栋	裴锦丹	

原 著 者

James M. Alexander, MD
Professor, Department of Obstetrics and Gynecology
University of Texas Southwestern Medical Center Parkland Health and Hospital System
Dallas, Texas

Oscar Andujo, MD
Associate Professor, Department of Obstetrics and Gynecology
University of Texas Southwestern Medical Center Parkland Health and Hospital System
Dallas, Texas

Steven L. Bloom, MD
Professor and Chairman, Department of Obstetrics and Gynecology
University of Texas Southwestern Medical Center Parkland Health and Hospital System
Dallas, Texas

Morris Bryant, MD
Associate Professor, Department of Obstetrics and Gynecology
University of Texas Southwestern Medical Center Parkland Health and Hospital System
Dallas, Texas

Brian M. Casey, MD
Professor, Department of Obstetrics and Gynecology
University of Texas Southwestern Medical Center Parkland Health and Hospital System
Dallas, Texas

Jodi S. Dashe, MD
Professor, Department of Obstetrics and Gynecology
University of Texas Southwestern Medical Center Parkland Health and Hospital System
Dallas, Texas

M. Ashley Hickman, MD
Assistant Professor, Department of Obstetrics and Gynecology
University of Texas Southwestern Medical Center Parkland Health and Hospital System
Dallas, Texas

Kenneth J. Leveno, MD
Professor, Department of Obstetrics and Gynecology Chief, Division of Maternal-Fetal Medicine and Obstetrics
University of Texas Southwestern Medical Center Parkland Health and Hospital System
Dallas, Texas

Julie Lo, MD
Associate Professor, Department of Obstetrics and Gynecology
University of Texas Southwestern Medical Center Parkland Health and Hospital System
Dallas, Texas

Mark Peters, MD
Clinical Assistant Professor, Department of
Obstetrics and Gynecology
University of Texas Southwestern Medical
Center Parkland Health and Hospital System
Dallas, Texas

Scott W. Roberts, MD
Professor, Department of Obstetrics and
Gynecology
University of Texas Southwestern Medical
Center Parkland Health and Hospital System
Dallas, Texas

Vanessa Rogers, MD
Assistant Professor, Department of Obstetrics
and Gynecology
University of Texas Southwestern Medical
Center
Parkland Health and Hospital System
Dallas, Texas

Patricia Santiago-Munoz, MD
Assistant Professor, Department of Obstetrics
and Gynecology
University of Texas Southwestern Medical
Center Parkland Health and Hospital System
Dallas, Texas

Manisha Sharma, MD
Assistant Professor, Department of Obstetrics
and Gynecology
University of Texas Southwestern Medical
Center Parkland Health and Hospital System
Dallas, Texas

Jeanne S. Sheffield, MD
Professor, Department of Obstetrics and
Gynecology University of Texas Southwestern
Medical Center Parkland Health and Hospital
System
Dallas, Texas

Stephan Shivvers, MD
Assistant Professor, Department of Obstetrics
and Gynecology
University of Texas Southwestern Medical
Center Parkland Health and Hospital System
Dallas, Texas

C. Edward Wells, MD
Clinical Professor, Department of Obstetrics
and Gynecology
University of Texas Southwestern Medical
Center Parkland Health and Hospital System
Dallas, Texas

Kevin Worley, MD
Assistant Professor, Department of Obstetrics
and Gynecology
University of Texas Southwestern
Medical Center Parkland Health and Hospital
System
Dallas, Texas

Michael Zaretsky, MD
Assistant Professor, Department of Obstetrics
and Gynecology
University of Texas Southwestern
Medical Center Parkland Health and Hospital
System
Dallas, Texas

原 著 前 言

此次是《威廉姆斯产科手册》的第 23 版内容更新，读者可以通过它快捷方便地获得有关妊娠并发症的核心信息，这也正是我们一贯坚持的目的。因为这个原因，我们甚至缩短了本书的题目。更重要的改变是，为了方便应用，本版更新中采用了很多照片、图、表，并对它们进行了重新组织。另外，还为希望了解更多细节信息的读者提供了从本手册到新版《威廉姆斯产科学》的横向参考建议。和从前一样，在本手册的最后有 4 部分的附录，列出了常用的数据。

译 者 前 言

由于知识的迅速更新和获得的便捷性，现在的医师很少像几十年前或者十几年前的医师那样依赖某一部专业著作来了解整个学科。对于临床的某种特定疾病，他们往往会查阅更多的文献、参考更多的书籍，做出全面专业的判断。然而，在这样的学习体系中，临床医师尤其是年轻的临床医师很难对本学科的所有疾病做系统的学习，而过于碎片化的学习很可能导致"管中窥豹"的思维局限性。

《威廉姆斯产科手册》为这种系统学习提供了一种便捷，它只有区区几百页，但是却涵盖了产科并发症的诊断和处理精华，得以让产科医师在短时间内通过通读全书，获得对几乎所有产科并发症的系统了解。译者们认为，这是这本书翻译给国内产科医师的最大意义。

本书的其他优点还包括临床实用性强，大量采用图、表等形式，言简意赅地说明临床的诊断和处理要点；和其"母版"《威廉姆斯产科学》相对应，并在文中做了相应的横向参考联系，为愿意了解更多信息的读者提供方便等。我们也建议那些有志于从事产科学专业的医师，结合本书并参考《威廉姆斯产科学》进行更加全面的学习。

由于时间和水平所限，翻译当中存在的纰漏，恳请读者不吝赐教。

段　涛

中华医学会围产医学分会　名誉主任委员

上海市第一妇婴保健院　博士生导师

目　　录

第二部分
妊娠期间医疗和手术并发症

第三部分
胎儿和新生儿并发症

第一部分
妊娠合并产科并发症

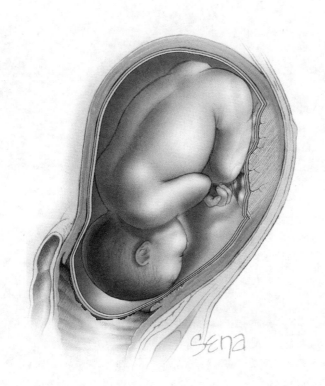

第1章 流 产

　　流产的传统定义是指自末次月经的第一天开始至20周内的自然流产或者人工流产。另一种常用的说法是娩出胎儿的体重低于500g。然而，流产的定义根据每个州的流产、死胎、新生儿死亡的报告规定而有所不同。

　　超过80%的流产发生在12周之前，称为早期流产。其中至少一半是由于染色体异常所致。发生自然流产的风险随孕次及父母年龄的增加而增加。临床研究发现，20～40岁的妇女发生自然流产的风险从12%上升至26%。另外，若足月分娩3个月内再次妊娠，发生自然流产的风险也将增加。

一、对再次妊娠的影响

　　通常一次流产并不影响生育功能，但有一定的概率造成盆腔感染。负压吸宫术不会增加再次妊娠时中期妊娠流产、早产及低体重儿发生的风险。然而，多次刮宫会增加前置胎盘发生的风险。

　　1. 感染性流产　大多数的流产并发症和非法流产有关。虽然在正规医疗机构人工流产也会发生大出血、败血症、细菌性休克、急性肾衰竭等并发症，但是发生率极低。感染性流产中以子宫内膜炎最常见，宫旁组织炎、腹膜炎、心内膜炎都有可能发生。2/3的感染性流产是由厌氧菌造成的，其中又以大肠埃希菌最常见。其他可以引起流产后败血症的病原体有流感嗜血杆菌、空肠弯曲杆菌及A族链球菌。治疗包括迅速清除妊娠组织物及静脉应用广谱抗生素。如果发生败血症及休克，基本处理可参照第43章。感染性流产还与弥散性血管内凝血（DIC）有关。

　　2. 排卵恢复　流产后最快2周就可恢复排卵。因此，有避孕要求的妇女应在流产后尽早采取避孕措施。

二、诊断

　　临床上简单地把流产分为7种：先兆流产、难免流产、不全流产、过期流产、习惯性流产、治疗性流产、选择性流产，前5种为自然流产。

　　人工流产（治疗性和选择性）是一种相对安全的技术，尤其是妊娠2个月之内。在妊娠2个月之内行人工流产的死亡率是0.7/10万。8周之后的人工流产，孕周每增加2周，并发死亡的风险约增加1倍。

　　1. 先兆流产　先兆流产的临床诊断是在妊娠前半段期间出现阴道出血或者血样分泌物。通常是先出现阴道出血，接下来数小时到数天后出现下腹痉挛性疼痛。先兆流产十分普遍，早孕期间，每4～5位妇女中就会有1位出现阴道点滴出血或者更为严重的出血。这些妇女中约 50% 会发生流产。未流产者将面临不良的分娩结果，如早产、低体重出生儿及围生儿死亡。新生儿畸形的风险并未增加。

对于有阴道出血的妇女应与生理期出血、宫颈损伤、宫颈息肉、宫颈炎、宫颈蜕膜反应等相鉴别。由于这些良性原因造成的阴道出血通常不会伴有腹痛及持续的背部疼痛。最为重要的是，不要忘记与异位妊娠相鉴别。

对每位先兆流产的患者都应该仔细检查宫颈是否已扩张，若宫颈已扩张，则流产不可避免（见后文）。并检查患者是否合并有严重的并发症，例如异位妊娠或者卵巢囊肿扭转。先兆流产的治疗包括在家卧床休息，同时镇痛缓解疼痛。如果阴道出血增多或者不止，则需要重新体检及复查血细胞比容，如果失血过多致贫血或者血容量不足，则应建议吸宫终止妊娠。

少量阴道出血有时会持续数周，在这种情况下，应用阴道超声、连续监测血人绒毛膜促性腺激素（HCG）定量值（附录 B 超声参考值）、检测血清孕酮定量值，对于确定宫内妊娠是否存活都是有帮助的。

伴有先兆流产的 D 抗体阴性的产妇应注射抗 D 免疫球蛋白，因为这些人群中超过 10% 都会发生母胎输血。

2. 难免流产　难免流产通常表现为胎膜破裂、宫口扩张。在这种情况下，流产是难以避免的。通常很快伴有子宫收缩，也有可能发生感染。

如果伴有明显的宫颈扩张或者胎膜破裂，继续妊娠是没有希望的。如果没有腹痛及阴道出血，应卧床休息并进一步观察是否会有阴道流液、阴道出血、腹痛或者发热。如果 48h 没有出现上述症状，则可以进行正常的日常活动，但不能进行经阴道的操作。但是，若是出现持续的阴道流液，随后又出现阴道出血及腹痛或者发热，那就说明流产难以避免，仍需及时清宫。

3. 不全流产　当胎儿娩出后部分或者全部胎盘滞留于宫腔时诊断为不全流产。不全流产常伴有较多的阴道出血，且孕周与出血量常成正比。在妊娠 10 周之前的流产，胎儿及胎盘可能会一起娩出。

4. 过期流产　过期流产是指胚胎死后数周仍残留在子宫内。胚胎死亡后，可以出现或者不出现阴道出血及其他症状。子宫大小不再继续增大，乳房也停止发生变化。大部分的过期流产会自然终止，但是如果胚胎在宫腔滞留时间过久可能会引起凝血功能障碍。凝血功能障碍及出血的发病原理和治疗我们将在第 31 章进行讨论。

5. 习惯性流产　通常被接受的习惯性流产的定义是指 3 次及以上的自然流产。大多数的习惯性流产是偶然性事件。孕龄妇女中 1%～2% 会经历连续 3 次及以上的自然流产，约 5% 的人会有 2 次以上的自然流产。自然流产 3 次及以上的妇女患有染色体异常、内分泌失调或者免疫系统疾病的可能性较大。自然流产 3 次及以上的妇女在其后的妊娠中，发生早产、前置胎盘、臀位及胎儿畸形的风险增加。除了抗磷脂抗体阳性及宫颈功能不全的妇女，其他的习惯性流产的患者中有 70%～85% 的患者不经过治疗随后也可以成功妊娠。

6. 治疗性流产 治疗性流产是指胎儿在成为有生机儿之前，为了避免对母亲身体造成严重的或者永久性的伤害，以药物或者手术的方式终止妊娠。适应证包括心功能失代偿的长期心脏病、晚期高血压性血管病变、宫颈浸润癌。除了疾病情况作为流产的指征，还有其他很多情况可以作为治疗性终止妊娠的指征。例如，大多数专家认为强奸受孕、近亲通婚后受孕等情况进行人工流产是合理的。另一种普遍接受的指征是为了防止有明显生理或者智力缺陷的胎儿出生。胎儿出生缺陷的严重程度范围很广，经常与社会及法律的分类相左。

7. 选择性流产 选择性或者自愿流产是指应母亲要求，而不是因为母体健康原因或者胎儿缺陷，在胚胎有生存能力前终止妊娠。目前大多数流产属于此范畴。事实上，据估计在美国每出生 4 个婴儿就对应有 1 例选择性流产。1973年美国最高法院裁定选择性流产是合法的。

三、病因

有多种胎儿、母体病因可导致自然流产，总结如下。

1. 非整倍体 早期自然流产最常见的形态学原因有受精卵、胚胎、早期胎儿发育异常，胎盘和染色体变异也常见。比如，60% 流产的胚胎都存在染色体变异。常染色体三倍体是最常见的导致早期自然流产的染色体异常，其中在 13号、16 号、18 号、21 及 22 号染色体最常见。单倍体 X（45，X）是第二最常见的染色体异常，而且可以存在于足月活产女婴中（比如特纳综合征）。三倍体通常与胎盘的水肿样变性有关，部分性葡萄胎中可以有胎儿发育，但其为染色体三倍体或者第 16 号染色体三体。四倍体胎儿很少能存活下来，通常在妊娠前3 个月就会自然流产。3/4 的非整倍体流产通常发生在孕 8 周内，而整倍体流产的高峰期则发生在 13 周。整倍体流产的概率在 35 岁以上的妇女会明显增高。

2. 感染 自然流产与母体人类免疫缺陷病毒（HIV-1）抗体、血清抗梅毒螺旋体抗体滴度和阴道 B 族链球菌均独立相关。还有证据表明，人型支原体和解脲支原体也与流产有关。胎儿慢性微生物感染比如布鲁菌、弯曲杆菌、刚地弓形虫、李斯特菌或者沙眼衣原体尚未被证实与自然流产有关。

3. 内分泌失调 临床甲状腺功能减退与流产发生率无关，然而携带甲状腺自身抗体的妇女发生自然流产的风险将增加。患有胰岛素依赖性糖尿病的患者，发生自然流产及先天性畸形的风险将会增加，且风险与代谢异常的控制程度有关。黄体或者胎盘分泌的孕酮不足导致发生流产的风险增加，然而这可能更应该说是早期流产的结果而非原因。

4. 营养 没有确切的证据表明饮食中某一营养元素缺乏或者中等程度的全面营养不良是流产的重要原因。

5. 药物使用　吸烟增加整倍体流产的风险，每天吸烟超过 14 支的妇女风险将增加 2 倍。怀孕最初 8 周内频繁饮酒可能导致自然流产及胎儿畸形。每周饮酒 2 次的妇女流产率将翻倍，每天饮酒的妇女流产率将增加 3 倍。每天饮用 4 杯以上的咖啡可能会轻度增加自然流产的风险。

没有证据表明口服避孕药或者避孕膏及避孕凝胶中的杀精剂增加流产的风险。然而，宫内避孕器在避孕失败后会增加感染性流产的发生率。

6. 环境因素　当辐射达到一定量后会导致流产，当前证据表明辐射量未达到 0.05Gy（5rad）时不增加自然流产的风险。在大多数情况下，几乎没有资料表明某种特定的环境因素与自然流产之间存在相关性。

7. 免疫缺陷　与流产相关的两大病理生理学模型分别是自体免疫理论（免疫排斥自身）和同种免疫理论（免疫排斥他人）。高达 15% 的习惯性流产的患者有自体免疫因素。其中最为明确的是抗磷脂抗体综合征与自然流产的关系。这些患者妊娠失败的机制是胎盘血栓形成和梗死（见第 54 章）。抗磷脂抗体是一种针对磷脂的获得性抗体。抗狼疮抗体（LAC）、抗心磷脂抗体（ACA）和抗 β_2 糖蛋白 -1 抗体是最有诊断意义的抗磷脂抗体 IgG 和 IgM。

一部分的习惯性流产患者被诊断是由于同种免疫的原因造成的。然而这种诊断的正确性仍遭受质疑，习惯性流产的免疫疗法需要进一步研究。

8. 遗传血栓形成倾向　有许多自然流产与遗传血栓形成倾向之间关系的报道，如缺乏蛋白质 C、蛋白质 S 和抗凝血酶Ⅲ与自然流产的关系。凝血因子Ⅴ的基因突变和高同型半胱氨酸血症都与妊娠失败有关。尽管存在争议，许多人认为肝素和阿司匹林可以改善妊娠结局（见第 53 章）。

9. 子宫解剖结构异常　子宫解剖结构异常可以是先天性的，也可以是后天获得性的。在后天获得性子宫解剖结构异常中，较大的或者多发子宫肌瘤通常不会导致流产，除非是位于黏膜下的或者子宫下段的肌瘤。刮宫术后大面积的子宫内膜损伤导致宫腔粘连（Asherman 综合征），其与自然流产有关。先天性子宫结构异常是米勒管发生或融合异常的结果，或者可能是子宫接触己烯雌酚造成的。有些子宫结构异常如纵隔子宫可能与自然流产有关。

10. 宫颈功能不全　宫颈功能不全是以孕中期或者孕晚期的早期相对无痛的宫颈扩张为标志，伴有羊膜囊的膨出及凸入阴道，然后出现胎膜早破，娩出未成熟的胎儿（见第 36 章）。

11. 开腹手术　没有证据表明在妊娠早期进行外科手术会导致流产，但是腹膜炎确实会增加流产的风险。

四、方法

有许多手术方法和药物方法来治疗自然流产，同时也有一些在其他情况下终止妊娠的方法，表 1-1 总结了这些方法。下面会讨论其中最常用的方法。表

1-1 所列的其他方法见 *Williams Obstetrics* 第 23 版第 9 章 "Abortion"。

表 1-1　流产方法

手术方法
　子宫颈扩张和子宫内负压吸宫手术
　　刮宫术
　　负压吸宫术
　　宫颈扩张 + 负压吸引（D&E）
　　宫颈扩张 + 负压抽吸（D&X）
　内膜吸引术
　经腹手术
　　剖宫取胎术
　　子宫切除术
药物治疗
　静脉滴注缩宫素
　羊膜腔内注射高渗液
　　20% 生理盐水
　　30% 尿素
　前列腺素 E_2、$F_{2\alpha}$、E_1 及类似物
　　羊膜腔内注射
　　卵巢外注射
　　阴道塞药
　　注射给药
　　口服
　抗孕激素药物 —— RU-486（米非司酮）及环氧司坦
　甲氨蝶呤 —— 肌内注射或者口服
　上述方法的各种组合

1. 手术方法

（1）扩张宫颈和刮宫术：孕 14 周之前的流产首先是扩张宫颈（图 1-1），然后利用器械刮出妊娠物（锐性刮宫，图 1-2），真空吸宫（吸引器刮宫），或者两者并用。孕 16 周之后，采取宫颈扩张和钳刮（D&E），即充分扩张宫颈后应用器械破坏和取出胚胎组织。彻底清除胚胎后，用大号真空刮匙清除胎盘和剩余组织。扩张和吸宫（D&X）与 D&E 类似，除了在胎体娩出经扩张后的宫颈后吸出颅内容物，以方便取出并减少清宫对子宫及宫颈造成的损伤。

（2）吸湿扩张棒：在人工流产术前常用昆布条来帮助扩张宫颈（图 1-3）。它吸取宫颈组织的水分，使宫颈柔软扩张。也可使用人工的吸湿扩张棒。昆布条是一种充满无水硫酸镁的海绵状乙烯基乙醇聚合物。使用吸湿扩张棒可以将机械扩张造成的损伤降至最低。在选择性流产前放置了渗透性扩张棒的妇女，若中途拒绝继续流产，一般也不会因放置过扩张棒导致感染。

（3）并发症：所有经宫颈人工流产手术的患者均应预防性应用抗生素。多

西环素是一种方便的、廉价的、有效的抗生素，术前口服 100mg，术后口服 200mg。建议对 D 抗原阴性的妇女在人工流产后应用抗 D 免疫球蛋白，因为约 5% 的 D 阴性妇女在流产后致敏。对早孕期进行手术流产的妇女，超声检查及组织学检查都是很重要的。

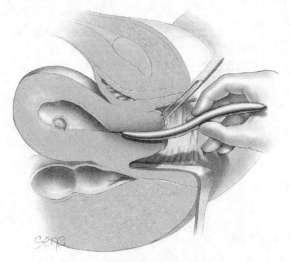

图 1-1 运用 Hegar 扩张器扩张宫颈

注意第 4 和第 5 指抵在会阴和臀部，位于阴道侧面。这个动作是一项非常安全的措施，因为如果宫颈突然放松，手指的这些位置可以防止扩张器突然无法控制的插入，这是子宫穿孔的常见原因

［经许可引自 Cunningham FG, Leveno KJ, Bloom SL, et al（eds）. Williams Obstetrics. 23rd ed. New York, NY: McGraw-Hill, 2010.］

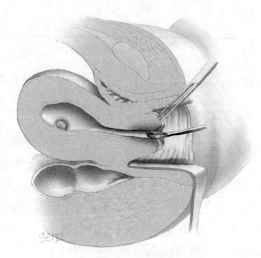

图 1-2 置入刮匙

用拇指和示指握住器械。当刮匙向上运动时，只使用这两指的力量

［经许可引自 Cunningham FG, Leveno KJ, Bloom SL, et al（eds）. Williams Obstetrics. 23rd ed. New York, NY: McGraw-Hill, 2010.］

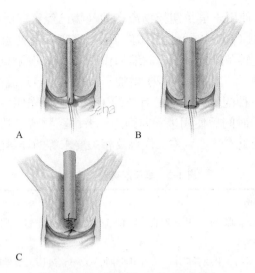

图 1-3　在扩张和吸宫前插入昆布条

A. 昆布条刚置入时的情形，其上端刚好通过宫颈内口；B. 数小时后，昆布条胀大，宫颈被扩张并变软；C. 昆布条被置入过深，这种情况下可能会导致胎膜破裂

[经许可引自 Cunningham FG, Leveno KJ, Bloom SL, et al（eds）. Williams Obstetrics.23rd ed. New York, NY: McGraw-Hill, 2010.]

在探宫腔、扩张宫颈及刮宫过程中都有可能发生子宫穿孔。这种并发症的两个决定性因素是医师的水平及子宫的位置，后倾的子宫发生子宫穿孔的概率要大一些。子宫穿孔很容易被感觉到，即当器械无阻力地深入直至盆腔。如果是由于探宫腔或者是小号扩棒造成的小的子宫穿孔，观察随访就足够了。

当手术器械通过子宫穿孔进入到腹腔会造成较大的腹腔内损伤，尤其在使用吸宫或锐利的刮宫器械时。在这种情况下，开腹手术检查腹腔脏器，特别是肠管是否受到损伤，是最安全的措施。

手术的并发症包括子宫穿孔、宫颈裂伤、大出血、胚胎和胎盘组织残留及感染，这些并发症随孕周增加发生的概率增加。因此，刮宫术及吸宫术应在孕14 周之前进行。若孕妇无全身性疾病，通常采用刮宫术或者钳刮术终止妊娠，无须住院治疗。如果流产不在医院进行，必须具备有效的心肺复苏设施，且能够随时立即送往医院治疗。一些妇女在扩张宫颈和刮宫术后可能发生宫颈功能不全和宫腔粘连。术前要将这些并发症告知准备流产的妇女。总的来说，发生这些并发症的风险是极低的。不幸的是，越大月份的流产越有可能会导致突然、严重的消耗性凝血功能障碍，带来致命的危险。

2. 药物治疗

（1）早孕药流：早孕期药物流产是非常有效的，90%～98% 的妇女无须手术介入。按照美国妇产科医师学会（流产的医学处理，67 号，2005 年 10 月，重申于 2011 年），对于停经＜49d 的孕妇来说，门诊药物流产是一种可替代手术流产的方案。3 种用于早孕期药物流产的药物已经被广泛研究和应用：抗孕激素药物米非司酮（RU-486）、抗代谢药甲氨蝶呤及前列腺素米索前列醇。这些药物或者通过逆转孕酮抑制子宫收缩的作用（米非司酮和甲氨蝶呤），或者通过直接刺激子宫肌层（米索前列醇）增加子宫收缩而导致流产。

已经证明，多种配伍方案都是有效的（表 1-2）。先使用米非司酮和甲氨蝶呤，在间隔一定的时间后使用米索前列醇。考虑药物流产的妇女，应该全面接受关于药物流产及手术流产风险、优势及相关要求等的详尽的咨询。

表 1-2　早孕期药物流产方案

米非司酮配伍米索前列醇

　米非司酮 100～600mg 口服，然后用米索前列醇 400μg 口服，或者 6～72h 阴道给药 800μg

甲氨蝶呤配伍米索前列醇

　甲氨蝶呤 500mg/m² 肌内注射或者口服，然后用米索前列醇 3～7d 阴道给药 800μg，必要时在甲氨蝶呤用药 1 周后重复给药

（数据引自 the American College of Obstetricians and Gynecologists: Medical management of abortion. Practice Bulletin No.26, April 2001.Borgotta L, Burnhill MS, Tyson J, et al. Early medical abortion with methotrexate and misoprostol. Obstet Gynecol, 2001, 97: 11.Creinin MD, Pymar HC, Schwarz JL. Mifepristone 100 mg in abortion regimens. Obstet Gynecol, 2001, 98: 434.Pymar HC, Creinin MD, Schwartz JL. Mifepristone followed on the same day by vaginal misoprostol for early abortion. Conception, 2001, 64: 87.Schaff EA, Fielding SL, Westhoff C, et al. Vaginal misoprostol administered 1, 2, or 3 days after mifepristone for early medical abortion. A randomized trial. JAMA, 2000, 284: 1948.von Hertzen H, Honkanen H, Piaggio G, et al. WHO multinational study of three misoprostol regimens after mifepristone for early medical abortion. I: Efficacy. Br J Obstet Gynaecol, 2003, 110: 808.Wiebe ER. oral methotrexate compared with injected methotrexate when used with misoprostol for abortion. Am J Obstet Gynecol, 1999, 181: 149.Wiebe E, Dunn S, Guilbert E, et al. Comparison of abortions induced by methotrexate or mifepristone followed by misoprostol. Obstet Gynecol, 2002, 99: 813.）

（2）中孕期药物流产：有创性的中孕期终止妊娠的方法已经应用很长时间（表 1-1）。但是，在过去 10 年里，安全有效的无创性的中孕期流产技术得到长足的发展。这些方法主要是大剂量缩宫素静脉滴注和阴道前列腺素应用。无论哪种方法，图 1-3 所示的昆布条的放置都会缩短流产时间。

缩宫素：在少量静脉液体中大量使用缩宫素是可以成功实现中孕期流产的。一种方法是在 1000ml 乳酸钠林格溶液中加入 10U 缩宫素。此溶液每毫升含 100mU 的缩宫素。静脉滴注开始速度为 0.5ml/min（50mU/min），静脉滴注的速度在 15～30min 加到最大滴速 2ml/min（200mU/min），如果在此滴速下还未建立有效的子宫收缩，要加大溶液中的缩宫素浓度，最安全的办法是丢弃部分液体，仅余留 500ml 液体（此溶液中每毫升含 100mU 的缩宫素），在这些液体中再加入 5U 缩宫素，目前溶液中每毫升含 200mU 的缩宫素，滴速减至 1ml/min（200mU/min），然后滴速逐渐增加至 2ml/min（400mU/min），保持此滴速 4～5h

或者至胎儿娩出。使用浓缩缩宫素必须严密监测子宫收缩的频率和强度，因为每次提高静脉滴注速度都会显著增加缩宫素的量。如果刚开始没有效果，通常连续应用 2～3d 大都会成功。在引产的前一天晚上使用吸湿膨胀棒，比如放入昆布条会显著提高高剂量缩宫素流产成功的概率。

前列腺素：由于其他药物引产的弊端，前列腺素及其类似物被广泛用于终止妊娠，尤其是中孕期流产。常用的化学药物有前列腺素 E_2、前列腺素 $F_{2\alpha}$ 及其类似物，尤其是 15- 甲基前列腺素 $F_{2\alpha}$ 甲基酯，PGE_1 甲基酯及米索前列醇。孕中期流产所用前列腺素类药物用药方案见表 1-3。

表 1-3　用于中期妊娠流产的前列腺素类药物

前列腺素	用药途径	剂量和间隔时间
$F_{2\alpha}$	肌肉内	正常时间间隔，剂量不特定
E_1（米索前列醇）	口服	每次 800μg
	阴道	每次 800μg
15- 甲基 $PGF_{2\alpha}$	羊膜腔内	每次 2mg
E_2	宫颈内	每次 3mg，间隔 6h 1 次，共 2 次
$F_{2\alpha}$	羊膜外	每次 20mg 加入 500ml 生理盐水中
E_2	阴道	每次 20mg，间隔 4h 1 次
$PGF_{2\alpha}$	羊膜腔内	每次 40mg
E_1（gemeprost）	阴道栓剂	每次 1mg，间隔 3h 1 次，共 5 次
E_2	阴道	每次 20mg，间隔 4h 1 次

更多内容参考 *Williams Obstetrics* 第 23 版第 9 章 "Abortion"。

（译者　韩仁栋）

第2章 异位妊娠

正常情况下的受精卵（胚泡）应种植于子宫腔的子宫内膜。种植于其他任何部位都是异位妊娠。在美国，每100例妊娠中约有2例是异位妊娠，超过95%的异位妊娠是输卵管妊娠（图2-1）。

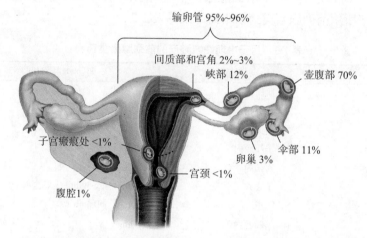

图 2-1　一项基于人群的研究，显示 10 年里 1800 例异位妊娠受精卵种植的位置

［经许可引自 Cunningham FG, Leveno KJ, Bloom SL, et al（eds）. Williams Obstetrics.23rd ed. New York, NY: McGraw-Hill, 2010.Data from Callen PW（ed）. Ultrasonography in Obstetrics and Gynecology.4th ed. Philadelphia, PA: WB Saunders, 2000. p.919.Bouyer J, Coste J, Shojaei T, et al. Risk factors for ectopic pregnancy: A comprehensive analysis based on a large case-control, population-based study in France. Am J Epidemiol, 2003, 157: 185.］

在过去的 20 年里，美国异位妊娠的绝对数量和发生率都显著增加。一些可能的原因都列在表 2-1 里了。异位妊娠仍是美国孕产妇死亡的重要原因，也是孕早期孕妇死亡的最常见的原因。不过，1980～1992 年异位妊娠的致死率显著下降。异位妊娠死亡率的显著下降很可能是因为诊断和治疗的进步。

表 2-1　美国异位妊娠发生率增加的原因

1. 性行为导致的输卵管感染和损伤普遍增加

2. 有些可以被吸收的异位妊娠可更早诊断出来

3. 避孕措施失败导致异位妊娠

4. 输卵管绝育技术的应用增加了异位妊娠的发生率

5. 辅助生殖技术的应用

6. 输卵管手术的应用，包括输卵管妊娠时输卵管手术、因不孕症行输卵管整形术

输卵管妊娠

受精卵可以在输卵管的任何位置发育，会导致输卵管壶腹部、峡部或者间质部妊娠。壶腹部是输卵管妊娠最常发生的部位，间质部妊娠只占输卵管妊娠的 2%。

1. *体征及症状* 在目前临床中，异位妊娠的症状及体征是极其轻微甚至是没有的。

（1）疼痛：症状与异位妊娠包块是否破裂有关。最常见的症状是盆腹腔疼痛。胃肠道症状、头晕、轻微头痛等症状也较为常见，尤其是包块破裂后。腹腔内出血可能会刺激横膈膜产生胸痛症状。

（2）异常子宫出血：很大一部分妇女的症状表现为停经后的阴道少量出血。这种异常的子宫出血常被误认为是正常的月经。出血通常是少量的、暗褐色的，可以是间歇性或者连续的。输卵管妊娠通常不会发生大量的阴道出血。

（3）腹部及盆腔压痛：在输卵管妊娠破裂的患者中，有超过 3/4 的患者在腹部或者阴道检查时有明显的压痛，尤其是触及子宫颈时。在破裂前不存在这种压痛。

（4）子宫变化：由于胎盘激素的原因，在输卵管妊娠的前 3 个月里，子宫也会增大。子宫质地也跟正常妊娠相似。子宫可能被异位妊娠包块挤到盆腔一侧，或者因阔韧带充满血液，子宫被严重移位。5%～10% 的异位妊娠的患者常有子宫蜕膜脱落，在脱落的过程中常伴有类似于自然流产时的腹部疼痛。

（5）血压和脉搏：包块破裂之前，生命体征通常是稳定的。包块破裂的早期症状可能从生命体征无变化到血压轻度升高或者由于血管迷走神经反射造成的心动过缓或者血压降低。当持续性腹腔内出血致血容量不足时出现血压降低及心率变快。

（6）盆腔包块：20% 的异位妊娠患者在行双合诊时可触及盆腔包块，通常包块位于子宫的侧面或者后面，柔软有弹性。

（7）后穹窿穿刺：后穹窿穿刺是过去常用的一项鉴别是否有腹腔内出血的技术。用宫颈钳将子宫颈拉向耻骨联合，用 16 号或者 18 号长针经过后穹窿穿刺至直肠子宫陷凹。抽出伴有陈旧性血块的积血及新鲜不凝血都吻合异位妊娠包块破裂腹腔内出血的诊断。

2. *实验室检查*

（1）血红蛋白、血细胞比容、白细胞计数：在出血之后，经过 1d 或以上的时间，消耗的血容量通过血液的稀释才会恢复到正常。因此，血红蛋白和血细胞比容起初可能仅有轻微的降低。异位妊娠破裂白细胞增多的程度不同。据相关文件报道约半数患者白细胞增多达 30×10^9/L（30 000/μl）。

（2）人绒毛膜促性腺激素（β-HCG）试验：当前采用酶联免疫吸附试验（ELISA）测定尿及血清 β-HCG 灵敏度可达 10～20mU/ml，99% 的异位妊娠呈阳性。由于单次血液测定不能排除异位妊娠，应采用多种不同的方法连续测定血清定量来确定诊断。这些方法通常与超声检查相结合（见后面血清 β-HCG 与超声检查）。

（3）血清孕酮：单次的孕酮测定常用于确定正常妊娠。孕酮值超过 25ng/ml（79.25nmol/L）对于排除异位妊娠的灵敏度达 97.5%。孕酮低于 5ng/ml 提示胚胎死亡，但是无法确定妊娠部位。孕酮值在 5～25ng/ml 是没有决定性意义的。

3. 超声成像

（1）腹部超声：应用腹部超声很难识别输卵管妊娠。超声提示宫腔内无妊娠物、妊娠试验阳性、子宫直肠陷凹内积液且盆腔内异常包块提示异位妊娠。不幸的是，超声有时会把异位妊娠提示为宫内妊娠，此时宫内所显示的小囊其实是血凝块或者蜕膜组织显影。反之，超声提示附件包块或者直肠子宫陷凹包块也没有太大意义，因为黄体囊肿或者肠管有时看起来也像是输卵管妊娠。重要的是，在停经 5～6 周前，腹部 B 超通常还看不出宫内妊娠。

（2）经阴道超声（TVS）：当血清 β-HCG>1000mU/ml 时，阴道超声最早可以检测到月经过期后 1 周的宫内妊娠。若宫内未见明显孕囊，血清 β-HCG≥1500mU/ml 时，可以认定为异位妊娠。若孕囊位于子宫腔内，大小为 1～3mm 甚至更大，且有蜕膜反应围绕则提示宫内妊娠。当孕囊内见胚芽，尤其是见到胎心搏动的时候可以确定为宫内妊娠。没有这些标准，超声波检查就没有诊断价值了。非诊断研究时，大多数时候需要连续超声及血清 β-HCG 监测。

4. 血清 β-HCG 结合超声检查　当一位血流动力学稳定的妇女被疑诊异位妊娠时，下一步的处理需要监测血 β-HCG 及超声检查（图 2-2）。

5. 治疗　在过去，通常通过手术切除破裂出血的输卵管。在过去的 20 年里，早期诊断和治疗成为可能，在患者出现症状前就会对未破裂型异位妊娠明确诊断。早期诊断也使很多异位妊娠病例接受药物治疗成为可能。

（1）期待治疗：一些血 β-HCG 稳定或者下降的早期的输卵管妊娠是可以期待观察的。多达 1/3 的异位妊娠患者血 β-HCG 是下降的（表 2-2）。符合期待治疗标准见表 2-3。由于输卵管妊娠破裂可导致严重的后果，而且药物及手术治疗又很安全，这就要求期待治疗的患者必须经过适当的筛选及病情告知。

（2）抗 D 免疫球蛋白：如果妇女 D 抗体阴性，尚未被 D 抗原致敏，那么应该应用抗 D 免疫球蛋白。

（3）甲氨蝶呤：在一定临床条件下，甲氨蝶呤是首选药物治疗。腹腔内活跃性出血是其禁忌证。如果患者选择适当，则成功率超过 90%。一些患者需要多疗程治疗。

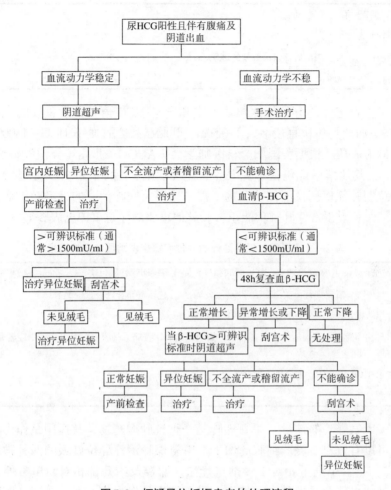

图 2-2　怀疑异位妊娠患者的处理流程

［改编自 Gala RB: Ectopic pregnancy// Shorge JO, Schaffer JI, Halvorson LM, et al（eds）. Williams Gynecology. New York, NY: McGraw-Hill, 2008.: 160, 165, 170.］

表 2-2　早期宫内妊娠血 β-HCG 百分比增加的正常低限值

取样间隔（d）	与初始值相比增加（%）
1	29
2	66
3	114
4	175
5	255

（经许可引自 Kadar N, DeVore G, Romero R. The discriminatory HCG zone: Its use in the sonographic evaluation for ectopic pregnancy. Obstet Gynecol, 1981, 58: 156.）

表 2-3　输卵管妊娠期待治疗标准

1. β-HCG 连续下降

2. 仅输卵管妊娠

3. 阴道超声提示无腹腔内出血及包块破裂的迹象

4. 包块直径不大于 3.5cm

（4）患者选择：异位妊娠包块大小和血 β-HCG 值是非常重要的。妊娠时间<6 周，输卵管包块直径不大于 3.5cm，胚胎已死亡且血 β-HCG<15000mU/ml 时治疗最为成功。根据美国妇产科医师学会（ACOG）指南（异位妊娠的处理，2008 年），其他禁忌证包括母乳喂养、免疫缺陷、酗酒、肝肾功能异常、血液病、活跃期肺部疾病及消化性溃疡。拟采用甲氨蝶呤治疗的患者必须血流动力学稳定，血常规正常，肝肾功能正常。其他重要的注意事项见表 2-4。

表 2-4　选择甲氨蝶呤治疗的异位妊娠患者需要考虑的因素

1. 药物疗法有 5%～10% 的失败率，妊娠时间超过 6 周或者输卵管妊娠包块直径>4cm 失败概率会增加

2. 药物治疗失败，需要进行再次药物治疗或者手术治疗，包括输卵管破裂紧急手术

3. 门诊治疗的患者，必须要有紧急交通赶到医院的能力

4. 如果出现输卵管妊娠破裂的体征或者症状，如阴道出血、腹痛、胸膜痛、乏力、头晕或者晕厥必须马上上报

5. 在血清 β-HCG 降至阴性之前禁止性生活

6. 禁止饮酒

（5）甲氨蝶呤的剂量：甲氨蝶呤是一种抗肿瘤药物，其作用是作为叶酸拮抗药，可以有效对抗滋养细胞的增生。甲氨蝶呤治疗异位妊娠的两种常用方案见表 2-5。尽管单剂量相对于多剂量疗法，监控及给药都相对简单方便，但是单剂量疗法可能会导致较高的持续性异位妊娠的发生率。在 Parkland 医院首选单剂量疗法。

用药的不良反应可能会突然发生并且很严重。不过大多数用药方案只会造成轻微的实验室数据改变及轻微症状。通常不良反应会在 3～4d 消失。最常见的不良反应是肝功能损伤、口腔炎及肠胃炎。危及生命的中性粒细胞减少症和发热、短暂的药物引起的肺炎、脱发也偶有发生。

甲氨蝶呤治疗后，血清 β-HCG 一般在 28d 内转为阴性。单剂量疗法时，应在间隔 4d 及 7d 时监测血 β-HCG。使用多次剂量疗法时，应间隔 48h 监测血 β-HCG 直至血 β-HCG 降幅达到 15%。治疗有效后，每周随访血 β-HCG 直至血 β-HCG<5mU/ml。首选门诊监测，一旦有任何安全问题，需马上住院。如果血 β-HCG 不下降、异位妊娠包块无变化或者腹腔内出血则说明治疗失败。经过甲氨蝶呤治疗的患者中，有 5% 会发生输卵管妊娠破裂。

表 2-5 甲氨蝶呤治疗异位妊娠的初始治疗方案

方案	监测
单次给药 甲氨蝶呤 50mg/m² 肌内注射	第 4 及第 7 天测定血 β-HCG 值 • 若降幅≥15%，每周监测血 β-HCG 直至阴性 • 如果降幅＜15%，重复应用甲氨蝶呤，算新的疗程第 1 天 • 如果胎心搏动在第 7 天仍然存在，则重复应用甲氨蝶呤，算新的疗程第 1 天 • 如果连续应用 3 个疗程后，血 β-HCG 无下降或者胎心搏动仍然存在则手术治疗
2 次给药 甲氨蝶呤 50mg/m² 肌内注射，当天和第 4 天	监测方法同单次给药
多次给药 甲氨蝶呤 1mg/kg 肌内注射，第 1、3、5、7 天 甲酰四氢叶酸 0.1mg/kg 肌内注射，第 2、4、6、8 天	监测血 β-HCG 第 1、3、5、7 天 持续隔天注射至血 β-HCG 在 48h 下降＞15%，4 次甲氨蝶呤注射结束后每周监测血 β-HCG，直至降至阴性

（引自 Regimens from Buster JE, Pisarska MD. Medical management of ectopic pregnancy. Clin Obstet Gynecol, 1999, 42: 23.Kirk E, Condous G, Van Calster B, et al. A validation of the most commonly used protocol to predict the success of singledose methotrexate in the treatment of ectopic pregnancy. Hum Reprod, 2007, 22: 858.Lipscomb GH. Medical therapy for ectopic pregnancy. Semin Reprod Med, 2007, 25: 93.Pisarska MD, Carson SA: Incidence and risk factors for ectopic pregnancy. Clin Obstet Gynecol, 1999, 42: 2.Pisarska MD, Carson SA, Buster JE. Ectopic pregnancy. Lancet, 1998, 351: 1115.）

（6）手术治疗：除非患者生命体征不稳定时采用开腹手术，不然首选腹腔镜手术。即使再次妊娠的结局，包括宫内妊娠及异位妊娠发生的概率相同，腹腔镜手术比开腹手术更加经济，且恢复快。

异位妊娠行输卵管手术时，保留输卵管的手术称为保守手术。包括输卵管开窗取胚、输卵管切开缝合及输卵管绒毛挤出。切除输卵管的手术称为根治手术。

①输卵管开窗取胚术：这种方法通常是用于包块位于输卵管末端 1/3 位置的、直径＜2cm 的妊娠物取出（图 2-3）。在系膜反向，异位妊娠的包块处，做一长度 10～15mm 或者更小的线性切口，妊娠物通常会从切口处挤出，然后小心地把妊娠物取出。小的出血点通过电凝或者激光止血，切口不缝合，通过自愈功能自行愈合。这种手术通过腹腔镜操作非常简单。

②输卵管切开缝合术：除了切口处需要用 7-0 薇乔线或者类似缝线缝合，其他流程与输卵管开窗取胚术相同。是否缝合切口对预后无影响。

③输卵管切除术：破裂或者未破裂的输卵管妊娠均可以通过腹腔镜行输卵管切除术。在输卵管切除时，建议楔形切除输卵管间质部外不超过 1/3 的部分。这样做是为了最大限度地降低残留的输卵管再次发生异位妊娠。

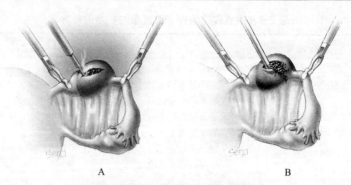

图 2-3　输卵管妊娠时线性切开输卵管

A. 在系膜的对侧线性切开输卵管取出妊娠物；B. 妊娠物可以用冲洗器从输卵管冲出，或者可以用抓钳取出。接下来冲洗干净输卵管，出血点电凝或者激光止血，切口不需要缝合。如果缝合切口那就是另一种手术方式——输卵管切开缝合术

［引自 Hoffman BL. Surgeries for benign gynecologic conditions// Shorge JO，Schaffer JI，Halvorson LM，et al（eds）. Williams Gynecology. New York: McGraw-Hill, 2008: 943.］

更多内容参考 *Williams Obstetrics* 第 23 版第 10 章 "Ectopic Pregnancy"。

（译者　韩仁栋）

第3章 产前诊断

产前诊断是检出胎儿结构或功能异常的科学。出生时发生重大出生缺陷的发生率为 2%～3%。大多数神经管缺陷、唐氏综合征和其他胎儿异常病例并无既往出生缺陷的家族史。无遗传性疾病家族史的夫妇需常规行相关胎儿疾病筛查。筛查目的是识别高危个体，以接受诊断性检查。产前诊断相关程序将在第4章综述。

一、神经管缺陷

神经管缺陷发生于 1.4‰～2‰ 的妊娠中，是仅次于心脏异常的最常见的出生缺陷。本书第9章综述了神经管缺陷的特征性改变。由于近95%的神经管畸形并没有公认的危险因素或家族史，因此需要进行常规筛查。表3-1列出了部分特殊的高危因素。许多神经管缺陷高危的妇女，可以通过孕前至早孕期每日服用 4mg 叶酸而获益。这些情况包括既往生育一个或多个患儿的情况，或孕妇本人或其配偶罹患神经管缺陷的情况。在低危妇女中，利用孕妇血清甲胎蛋白（AFP）筛查神经管畸形。诊断测试包括专科超声检查（第9章）和羊膜腔穿刺术。

表 3-1　神经管缺陷的部分高危因素

遗传原因

- 家族史 —— 多因素遗传
- 亚甲四氢叶酸还原酶（MTHFR）突变 ——677C→T
- 常染色体隐性遗传综合征

    Meckel–Gruber

    Roberts

    Joubert

    Jarcho-Levin

    HARDE—— 脑积水、无脑回、视网膜发育不良、脑膨出

- 非整倍体

    13- 三体

    18- 三体

    三倍体

暴露于特定环境因素

- 糖尿病 —— 高血糖
- 体温过高

    热水浴或桑拿浴

续表

　　发热（有争议）
- 药物
　丙戊酸
　卡马西平
　华法林
　氨基蝶呤
　沙利度胺
　依法韦仑

地理区域——种族、饮食及其他因素
- 英国
- 印度
- 中国
- 埃及
- 墨西哥
- 南阿巴拉契亚山区

---

　　1. 母血清甲胎蛋白（AFP）筛查　美国妇产科医师学会建议所有孕妇进行孕中期孕妇血清 AFP 筛查。该筛查结合了多个血清标志物，通常于孕 15～20 周检测。孕妇血清 AFP 值的结果以正常人群中位数倍数（MoM）的形式报告，这一报告形式系标准化的 AFP 值，以方便不同实验室及人群中的比较。当将 2.0MoM 或 2.5MoM 值作为 AFP 正常上限，大多数实验室的无脑畸形和脊柱裂的检出率（检测敏感性）分别在 90% 和 80% 以上，筛查阳性率为 3%～5%。检出率无法更高的原因在于受累者和正常妊娠者存在 AFP 值分布重叠的部分，如彩图 1 所示。AFP 值升高者神经管缺陷的阳性预测值仅为 2%～6%。

　　影响 AFP 值结果的因素包括孕妇体重、孕周、种族、糖尿病和多胎妊娠。图 3-1 所示为评估母血清 AFP 水平的一种算法。由于低估胎龄、多胎、胎儿死亡可能导致 AFP 值异常升高，筛查前应确保有过一次标准的超声检查。除了神经管畸形，许多其他类型的出生缺陷和胎盘异常也与 AFP 值升高（表 3-2）有关。胎儿或胎盘异常时 AFP 值水平也会相应增加。因此，证实有血清 AFP 值升高的妇女应咨询并考虑进一步诊断性检测。

　　2. 专科超声　许多中心使用专门的或有针对性的超声检查作为评价血清 AFP 值升高的主要方法。无脑畸形、其他颅脑缺损及大部分的脊柱缺陷较易识别（图 9-2 和图 9-3）。开放性脊柱裂与前额扇贝样变（也称"柠檬征"，图 3-2）小脑疝合并颅后窝池消失（也称"香蕉征"，图 3-3）等相关。若未观察到脊柱或颅脑部异常，神经管缺陷的风险可降低 95% 以上，而有经验的检查者可检出近 100% 的开放性神经管缺陷。

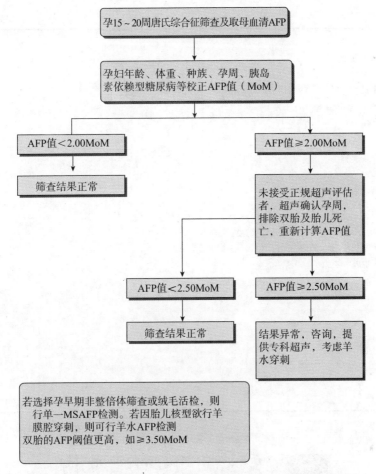

图 3-1 评估母血清甲胎蛋白筛查（MSAFP）的临床决策举例

［经许可引自 Cunningham FG, Leveno KJ, Bloom SL, et al,（eds）. Williams Obstetrics.23rd ed. New York, NY: McGraw-Hill, 2010.］

表 3-2 与异常母血清甲胎蛋白浓度相关的一些情况

升高
　　低估孕周
　　多胎
　　胎儿死亡
　　神经管缺陷
　　腹裂
　　脐膨出
　　孕妇体重过低
　　潜毛性囊肿
　　食管或肠道梗阻

续表

肝脓肿

颈部水囊瘤

骶尾部畸胎瘤

泌尿道梗阻

肾畸形 —— 多囊或肾发育不良

先天性肾病

成骨不全

先天性皮肤缺陷

泄殖腔外翻

胎盘绒毛血管瘤

胎盘早剥

羊水过少

子痫前期

低出生体重儿

母体肝肿瘤或畸胎瘤

降低

肥胖[1]

糖尿病[1]

染色体三体

妊娠滋养细胞疾病

胎儿死亡

高估孕周

（1）用于校正风险

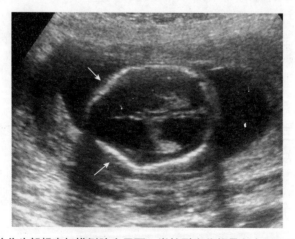

**图 3-2　胎儿头部超声扫描侧脑室平面，脊柱裂患儿额骨向内侧凹陷（箭头），
即"柠檬征"。此图亦提示脑室增宽**

［经许可引自 Cunningham FG, Leveno KJ, Bloom SL, et al（eds）. Williams Obstetrics. 23rd ed. New York,
NY: McGraw-Hill, 2010.］

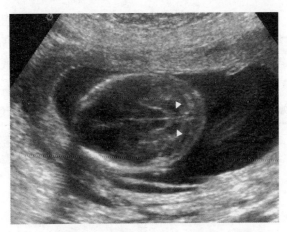

图 3-3 胎儿头部超声扫描颅后窝平面，小脑向下疝出（白箭头）
合并颅后窝池消失，即"香蕉征"

［经许可引自 Cunningham FG, Leveno KJ, Bloom SL, et al（eds）. Williams Obstetrics. 23rd ed. New York, NY: McGraw-Hill, 2010.］

3.羊膜腔穿刺　直到相对比较近的时期，当血清 AFP 水平升高还是提示行羊膜腔穿刺确定羊水 AFP 水平，若羊水 AFP 值升高，则测定羊水乙酰胆碱酯酶水平。如果两者都升高，开放型神经管缺陷的总体敏感性约98%，假阳性率0.4%。虽然提供了羊膜腔穿刺技术，许多女性还是选择专科超声检查。美国妇产科医师学会推荐，应在决策前就诊断方法的利弊、AFP 值升高程度有关的风险或其他高危因素、超声检查的质量及发现等进行咨询。若选择羊膜腔穿刺术，则可考虑行胎儿染色体核型检查。

4.原因不明的孕妇血清 AFP 升高　当专科超声未检测到胎儿或胎盘异常时，不论有或没有羊膜腔穿刺，都认为 AFP 升高原因不明。这些妊娠发生各种后续不良结局的风险增加，这其中包括产前未能发现的胎儿异常（表3-2）、胎儿生长受限、羊水过少、胎盘早剥、早产，甚至胎儿死亡。对于这些病例，并无特殊的母胎监测方案可用于改善妊娠结局，幸运的是，大多数不明原因 AFP 升高的孕妇结局是正常的。

二、胎儿非整倍体筛查

三体胎儿风险随母亲年龄增加而升高，尤其在 35 岁后迅速升高（表 3-3 和图 5-1）。传统上将 35 岁作为"高龄产妇"的分界年龄，并向 35 岁以上的孕妇提供产前非整倍体诊断性检查，如羊膜腔穿刺术（第 4 章）。随着唐氏综合征筛查技术的开展，若年轻妇女的唐氏风险等于或高于 35 岁生育的妇女，则也向她们提供羊膜腔穿刺。过去 20 年，产前诊断领域有了重大进展，孕中期非整倍体筛查的敏感性增加，精确孕早期筛查得以开展（表 3-4）。鉴于此，美国妇产科医师学会建议，对所有 20 周前接受产前检查的妇女提供非整倍体筛查。不论年龄，所有妇女均给予筛查和诊断检查的咨询，并向她们提供有创诊断检查的选择。阳性筛查结果表明风险增加，而非诊断唐氏综合征或其他非整倍体疾病。相反，阴性筛查结果表明风险未增加，但不能保证胎儿正常。

表 3-3 单胎妊娠在中孕期和足月时孕妇年龄相关唐氏综合征风险和任何非整倍体风险

母亲年龄（岁）	唐氏综合征		任何非整倍体	
	中孕期	足月	中孕期	足月
35	1/250	1/384	1/132	1/204
36	1/192	1/303	1/105	1/167
37	1/149	1/227	1/83	1/130
38	1/115	1/175	1/65	1/103
39	1/89	1/137	1/53	1/81
40	1/69	1/106	1/40	1/63
41	1/53	1/81	1/31	1/50
42	1/41	1/64	1/25	1/39
43	1/31	1/50	1/19	1/30
44	1/25	1/38	1/15	1/24
45	1/19	1/30	1/12	1/19

（经许可引自 Hook EB，Cross PK，Schreinemachers DM. Chromosomal abnormality rates at amniocentesis and in live-born infants. JAMA，1983，249：2034.）

表 3-4 供选择的唐氏综合征筛查策略

方案	标志物	检出率[1]（%）
孕早期筛查	NT，PAPP-A，HCG 或游离 β-HCG	79～87
NT（孕早期）	NT	64～70
三联	MSAFP，HCG 或游离 β-HCG，uE3	60～69
四联测试	MSAFP，HCG 或游离 β-HCG，uE3，inh	67～81
联合筛查	孕早期筛查；四联测试——直到完成四联测试后发布筛查结果	94～96
序贯筛查	孕早期筛查；四联测试——孕早期筛查风险最高的 1% 者行诊断性测试，其余 99% 行四联测试后再行发布筛查结果	90～95
连续序贯筛查	孕早期筛查；四联测试——孕早期筛查风险最高的 1% 者行诊断性测试，15% 行四联测试后再行发布筛查结果，84% 在孕早期筛查后不再行其他测试	88～94

（1）基于 5% 阳性筛查率

游离 β-HCG. 游离 β- 亚基 HCG；HCG. 人绒毛膜促性腺激素；inh. 二聚体抑制素 α；MSAFP. 孕妇血清甲胎蛋白；NT. 颈项透明层；PAPP-A. 妊娠相关血浆蛋白 -A；uE3. 游离雌三醇

（数据引自 Cuckle H，Benn P，Wright D. Down syndrome screening in the first and/or second trimester: Model predicted performance using meta-analysis parameters. Semin Perinatol，2005，29：252.Malone FD，Canick JA，Ball RH，et al. First-trimester or second-trimester screening，or both，for Down's syndrome，N Engl J Med，2005，353：2001.Wapner R，Thom E，Simpson JL，et al. First-trimester screening for trisomies 21 and 18.N Engl J Med，2003，349：1471.）

1. 孕中期筛查　在 15～20 周，唐氏综合征的特征在于降低的母血清 AFP 水平，升高的人绒毛膜促性腺激素（HCG）水平，以及低水平的游离雌三醇。该三联测试可检测出 65%～70% 的唐氏综合征，也可筛查 18- 三体。18- 三体时，上述所有 3 个血清学指标均下降。还有加入第 4 种标志物，即二聚体抑制素（dimeric inhibin）的四联测试。二聚体抑制素在唐氏综合征孕妇升高。四联测试可检测出 80% 的唐氏综合征。核定胎龄准确是实现准确筛查的关键。超声核定胎龄后的阳性筛查病例，应提供羊膜腔穿刺或胎儿血液检查明确胎儿染色体核型（第 4 章中讨论）。

2. 孕早期筛查和联合筛查　在 11～14 周行孕早期非整倍体筛查。最常用的策略是结合胎儿颈项透明层（NT，见第 9 章）、HCG 和妊娠相关血浆蛋白 A（PAPP-A）这两个血清标志物。测量 NT 的操作者要经过专门培训，且一直从事该项测量。开展 NT 测量的前提是能提供咨询和孕早期侵入性胎儿检测。唐氏综合征的特征是增厚的胎儿 NT，升高的 HCG 和降低的 PAPP-A。这 3 个标志物联合检测唐氏综合征的效果与孕中期四联筛查相当，也可检出 90% 以上的 18- 三体和 13- 三体。如果测量的 NT 值异常增加，则约 1/3 的胎儿发生染色体异常，其中 50% 是唐氏综合征。不过仍然是当 NT 联合血清学指标使用时检测唐氏综合征的效果更好。因此，只推荐在某些特殊情况下单独使用 NT，例如，多胎妊娠。此外，NT 值增加和胎儿心脏异常之间存在强关联性。当 NT 测量值≥3.5mm，而胎儿核型正常时，应考虑针对性超声检查、胎儿超声心动图，或两者都应加以考虑。

由于孕早期筛查已纳入临床实践，研究工作集中于联合当前孕早期和孕中期筛查技术，以进一步改善筛查效果。大量联合筛查策略被开发（表 3-4）。联合筛查，结合了孕早期和孕中期筛查试验，得出单一风险值，可检出 90%～96% 的唐氏综合征，是检出率最高的筛查策略。但缺点是直到孕中期筛查完成后才能获得结果。序贯筛查是将孕早期筛查发现的高危结果告知孕妇。告知方式分成两步：逐步序贯筛查中，孕早期筛查提示最高危的妇女（如筛查结果系前 1% 的病例），告知她们结果并提供侵入性检查，而其余的妇女进一步行孕中期筛查。随着继续序贯筛选的进行，妇女分为高危、中危和低危三组。高危组给予咨询并提供侵入性检测，低危组无须进一步检查，而中危组（15%～20%）的妇女进一步行孕中期筛查。联合序贯筛查策略需要医生和实验室间的协调，以确保在合适的孕周获得第二份血样，送往同一实验室，并与孕早期筛查结果相关联。

3. 非整倍体超声筛查　重大胎儿畸形往往见于因其他指征行超声检查的低危妊娠中。孤立畸形可以是遗传综合征的一部分，这时胎儿可合并其他超声检测不到的畸形，如智力低下，并影响预后。除少数特例，大多数重大畸形与具体非整倍体发生风险的相关性很高，应提供侵入性胎儿检查（表 3-5）。虽然重大异常的发现往往会增加非整倍体风险，但不能认为非整倍体胎儿一定有超声可见的主要畸形。例如，仅 25%～30% 的唐氏综合征孕中期胎儿出现超声可识别的重大畸形。

表 3-5　部分重大胎儿畸形的非整倍体相关风险

畸形	人群发生率	非整倍体风险（%）	常见非整倍体[1]
颈部水囊瘤	1/300 EU；1/2000 B	50	45X，21，18，13，三倍体
非免疫性水肿	1/4000～1/1500B	10～20	21，18，13，45X，三倍体
脑室增宽	1/3000～1/700 B	5～25	13，18，21，三倍体
全前脑	1/16 000 B	40～60	13，18，22，三倍体
Dandy Walker 综合征	1/30 000 B	30～50	18，13，21，三倍体
唇腭裂	1/3000～1/500B	5～15	18，13，三倍体
心脏缺陷	5～8/1000 B	10～30	21，18，13，45X，22q 微缺失
膈疝	1/10 000～1/2500 B	5～15	18，13，21，三倍体
食管闭锁	1/4000～1/2000 B	10～40	18，21，三倍体
十二指肠闭锁	1/5000 B	30～40	21 三倍体
空肠/回肠闭锁	1/3000 B	很少	无
腹裂	1/5000～1/2000 B	很少	无
脐膨出	1/4000 B	30～50	18，13，21，三倍体
摇椅足	1/1000 B	5～20	18，13

（1）除外某些特殊情况，如 45X 提示 X 染色单体，数字指代某条常染色体三体

B. 出生；EU. 早期超声

（数据引自 Callen PW. Ultrasonography in Obstetrics and Gynecology, 4th ed. Philadelphia, WB Sanders, 2000.Malone FD, Ball RH, Nyberg DA, et al. First-trimester septated cystic hygroma. Prevalence, natural history, and pediatric outcome. Obstet Gynecol, 2005, 106: 288.Nyberg DA, Souter VL. Use of genetic sonography for adjusting the risk for fetal Down syndrome. Semin Perinatol, 2003, 27: 130.Santiago-Munoz PC, McIntire DD, Barber RG, et al. Outcomes of pregnancies with fetal gastroschisis. Obstet Gynecol, 2007, 110: 663.）

超声下发现小的超声标志物可增加非整倍体（特别是唐氏综合征）的检出率，这些小超声标志物统称为软指标。如不合并非整倍体或相关主要畸形，这些软指标通常不影响预后。表 3-6 所列系遗传超声研究的关注点，其中计算了唐氏综合征的似然比。这些软指标与非整倍体的风险增大相关。在软标志纳入孕中期筛查策略方面，有大量高危人群中的研究，报道的唐氏综合征检出率为 50%～75%。不幸的是，10%～15% 的正常妊娠也合并有一个软指标，这显著限制了在正常人群筛查中的运用。

表 3-6　孕中期唐氏综合征筛查策略中孤立性超声标志物似然比

超声标志物	似然比	正常胎儿发生率（%）
颈项皮肤增厚	11～17	0.5
轻度肾盂扩张	1.5～1.9	2.0～2.2
心室强光点	1.4～2.8	3.8～3.9[1]
肠管强回声	6.1～6.7	0.5～0.7
股骨短	1.2～2.7	3.7～3.9
肱骨短	5.1～7.5	0.4
任一标志物	1.9～2.0	10.0～11.3
2 个标志物	6.2～9.7	1.6～2.0
3 个或以上标志物	80～115	0.1～0.3

（1）亚裔中更高

（数据引自 Bromley B，Lieberman E，Shipp TD，et al. The genetic sonogram，a method for risk assessment for Down syndrome in the mid trimester. J Ultrasound Med, 2002, 21: 1087.Nyberg DA，Souter VL，El-Bastawissi A，et al. Isolated sonographic markers for detection of fetal Down syndrome in the second trimester of pregnancy. J Ultrasound Med, 2001, 20: 1053. Smith-Bindman R，Hosmer W，Feldstein VA，et al. Second-trimester ultrasound to detect fetuses with Down syndrome: A meta-analysis. JAMA, 2001, 285: 1044.）

三、家族性遗传性疾病

　　有遗传性疾病个人史或家族史的夫妇应进行遗传咨询，并计算或估计生育患儿的风险。另外，某些种族或人群中一些罕见的隐性基因频率增加（表 3-7）。在某一特殊人群中特定罕见基因频率增加，并可追溯到某一家庭成员或小团体的祖先的现象，即为奠基者效应（founder effect）。

表 3-7　常染色体隐性疾病频率较高的特定种族

疾病	遗传风险高的群体
血红蛋白病	非裔、地中海人、加勒比人、拉丁美洲人、中东人、南亚人
珠蛋白生成障碍性贫血	地中海人、亚裔
先天性代谢异常：Tay-Sachs 病、Canavan 病、家族性自主神经功能异常，Fanconi 贫血 C 组、Niemann-Pick 病 A 型、黏多糖症Ⅳ型、Bloom 综合征、Gaucher 病	德裔犹太人
囊性纤维化	北欧高加索人后裔、德裔犹太人、印第安人（祖尼人、普韦布洛人）
酪氨酸血症、Morquio 综合征	法裔加拿大人

1. 囊性纤维化（cystic fibrosis，CF） CF 是由第 7 号染色体编码囊性纤维化电导跨膜调节蛋白（CFTR）的基因突变引起。超过 1500 种突变被描述。虽然 ΔF508 或 W1282X 这两种突变的表型预测相当准确，其他突变与疾病症状的关联并不大，因此，利用表型进行预测是困难的。美国妇产科医师学会建议向所有夫妇提供 CF 筛查的信息，目前筛查项目中包括 23 个泛种族的 CF 基因突变。不同种族间携带 CF 基因突变的风险和检出率有所不同，如表 3-8 所示。虽然筛查阴性并不排除携带其他 CF 突变的可能性，但是实质上降低了背景风险。当双方都是高危人群时，应在孕前或孕早期进行携带者筛查。对于有 CF 家族史的个体，应留下 CFTR 突变的记录。如果尚未确定突变，可能有必要使用扩增性筛查方案，甚至完整的 *CFTR* 基因测序。

表 3-8 不同种族测试前后的囊性纤维化携带者风险

种族	检出率（%）	测试前携带率	测试阴性者的携带风险
德裔犹太人	94	1/24	1/400
非西班牙裔美洲人	88	1/25	1/208
西班牙裔美洲人	72	1/46	1/164
非洲裔美洲人	65	1/65	1/186
亚裔美洲人	49	1/94	1/184

（经许可引自 the American College of Obstetricians and Gynecologists. Update on carrier screening for cystic fibrosis. Obstet Gynecol, 2005, 106: 1465.）

2. 德系犹太人后裔的个体疾病 美国妇产科医师学会推荐德系犹太人的个体在受孕前或妊娠早期，接受囊性纤维化、Tay-Sachs 病、Canavan 病、家族性自主神经功能异常等疾病的携带者筛查。这是因为这一群体有相对较高的患病率、严重且可预测的表型，以及高检出率。对于同样多见于德系犹太人的其他情况（表 3-7），可以使用患者教育材料，以便那些有兴趣者获取额外信息或携带者筛查。

更多内容参考 *Williams Obstetrics* 第 23 版第 13 章 "Prenatal Diagnosis and Fetal Therapy"。

（译者 孟 梦）

第4章　产前诊断方法

常用的产前诊断技术包括孕中期羊膜腔穿刺术、孕早期羊膜腔穿刺术、绒毛活检及胎儿血液采样。读者可以参考第 23 版 *Williams Obstetrics*，了解更专业和研究性的其他诊断方法，如胎儿组织活检、胚胎植入前遗传学诊断及母体循环中胎儿细胞分析。

一、孕中期羊膜腔穿刺术

羊膜腔穿刺术是一种安全和精准的遗传诊断方法，通常是在妊娠 15～20 周进行。如图 4-1 所示，在超声引导下，避开胎盘、脐带及胎儿，用一根 20～22 号的脊椎穿刺针头穿入羊膜囊。为减少母体细胞来源的污染发生概率，将最初抽出的 1～2ml 液体丢弃，收集约 20ml 的羊水行核型分析，最后拔出穿刺针。使用超声观察子宫上穿刺部位出血情况，最后记录胎儿心脏搏动情况。该方法所致胎儿流产率在 1/500～1/300，阴道点滴出血或者羊水渗漏发生的概率在 1%～2%，绒毛羊膜炎发生的概率<0.1%。穿刺针伤害到胎儿是很罕见的。

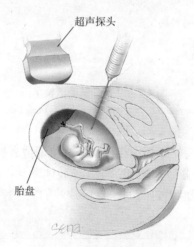

超声探头

胎盘

图 4-1　羊膜腔穿刺术

[经许可引自 Cunningham FG, Leveno KJ, Bloom SL, et al（eds）. Williams Obstetrics.23rd ed. New York, NY: McGraw-Hill, 2010.]

二、孕早期（前 3 个月）羊膜腔穿刺术

孕早期羊膜腔穿刺术是指在妊娠 11～14 周进行羊膜腔穿刺。该技术与传统的羊膜腔穿刺术一样，但是由于孕早期羊膜与子宫壁尚未融合，要穿刺进入羊膜腔则更具挑战性。该法可抽到的羊水很少，约每一孕周可抽到 1ml。孕早期

羊膜腔穿刺术较传统的羊膜腔穿刺术并发症高，胎儿流产、畸形足（马蹄内翻足）、羊水渗漏、细胞培养失败概率都较高。由于这些原因，不建议行早期羊膜腔穿刺术。

三、绒毛活检

绒毛活检（CVS）的主要优点是：可在妊娠早期明确诊断，当诊断结果正常时，可以减轻父母过分的担忧；当诊断结果异常时，可以在早期采取更安全的方法来终止妊娠。绒毛活检通常在妊娠 10～13 周进行。样品可经宫颈或经腹获得，这取决于哪种方式可更便捷地获取胎盘组织（图 4-2）。CVS 的适应证和羊膜腔穿刺术基本上是相同的，除了少数分析需要特殊的样本，如羊水或者胎盘组织。

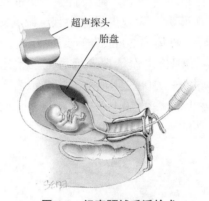

超声探头
胎盘

图 4-2   经宫颈绒毛活检术

[经许可引自 Cunningham FG, Leveno KJ, Bloom SL, et al（eds）. Williams Obstetrics.23rd ed. New York, NY: McGraw-Hill, 2010.]

CVS 的并发症与羊膜腔穿刺术相似，羊水渗漏或者感染发生的概率＜0.5%。早期有报道指出 CVS 与截肢缺陷和口下颌 - 肢体发育不良有关联。然而，当孕 10 周后由有 CVS 操作经验者进行时，这些缺陷的发生率并不增加。

四、胎血取样

胎儿血液取样，也被称为经皮脐血或脐带穿刺，主要是为评估和治疗已被证实为红细胞或血小板同种免疫的患者，以及评估非免疫水肿的患者。通常情况下，当胎儿被怀疑发生严重贫血症时，我们首先使用多普勒评价胎儿大脑中动脉收缩期峰值速度（见第 9 章）。当 CVS 或者羊膜腔穿刺结果不能明确，或者有时需要快速诊断时，可以取胎儿血液样本获得胎儿血细胞进行遗传分析，因为通常核型分析可在 24～48h 完成。血液样本可以进行代谢分析、血液学研究、酸碱分析、病毒和细菌培养、聚合酶链反应，以及其他基因技术和免疫学研究。

　　在超声直接引导下，操作员使用 22 号脊椎穿刺针头穿刺脐静脉，通常选择在靠近胎盘端进行抽血（图 4-3）。避免穿刺到脐动脉，因为可能导致血管痉挛和胎儿心动过缓。该操作可能的并发症包括脐血管出血或血肿、母胎出血和胎儿心动过缓。既往数据显示，整个过程所致死胎发生率为 1.4%，与胎儿当时所处的状态有关。

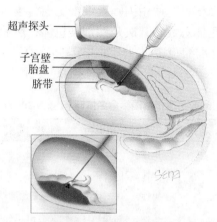

超声探头

子宫壁
胎盘
脐带

图 4-3　胎儿血液取样

依据胎盘及脐带位置的不同选择脐静脉取血的入路。若为前壁胎盘，则穿刺针可穿过胎盘。若为后壁胎盘，穿刺针先经羊水再穿透脐静脉。也可考虑在脐带游离段取样

［经许可引自 Cunningham FG, Leveno KJ, Bloom SL, et al（eds）. Williams Obstetrics.23rd ed. New York, NY: McGraw-Hill, 2010.］

　　更多内容参考 *Williams Obstetrics* 第 23 版第 13 章 "Prenatal Diagnosis and Fetal Therapy"。

（译者　孟　梦）

第5章 染色体异常

染色体异常在遗传病影响评估中占突出地位，占胚胎死亡的50%，胎儿流产的5%～7%，死胎和新生儿死亡的6%～11%，在活产婴儿中的发生率为0.9%。染色体数目及各染色体结构的异常都称为染色体异常。

各染色体的组成即核型，使用国际人类细胞遗传学术语体系描述。报告核型时，应首先列出染色体总数，其次是性别染色体，然后进行结构变异或异常的描述。特定异常由标准缩写注明，例如表示del（缺失）和t（易位），之后是影响到的短臂（p）或长臂（q）区域。实例示于表5-1。

表 5-1　使用人类细胞遗传学国际命名体制（ISCN 2009）核型表述举例

核型	描述
46，XY	正常男性染色体核型
47，XX，+21	女性，21-三体
47，XY，+21/46，XY	男性，21-三体细胞系和正常细胞系嵌合体
46，XY，del（4）（p14）	男性，4号染色体短臂末端p14区缺失
46，XX，dup（5p）（p14p15.3）	女性，5号染色体短臂p14至p15.3区重复
45，XY，der（13；14）（q10；q10）	男性，13号与14号染色体融合形成的"平衡"罗伯逊易位；核型显示正常13号和14号染色体各一条，易位染色体一条，因此染色体数目为45
46，XY，t（11；22）（q23；q11.2）	男性，11号和22号染色体间的平衡易位；断裂点分别位于11q23和22q11.2
46，XX，inv（3）（p21；q13）	3号染色体从p21到q13区域的倒位，由于该区域包含着丝粒，因此是臂间倒位
46，X，r（X）（p22.1q27）	女性，一条正常X染色体和一条环状X染色体；断裂点提示位于p22.1和q27远端的区域丢失
46，X，i（X）（q10）	女性，一条正常X染色体和一条由X染色体长臂融合形成的等臂染色体

（引自 Jorde LB, Carey JC, Bamshad MJ, et al. Medical Genetics.3rd ed. Philadelphia, PA: Elsevier-Mosby-Saunders, 2006.Courtesy of Dr. Fred Elder.）

一、染色体数目异常

非整倍体系遗传了一条额外的染色体（三体）或丢失了一条染色体（单体）。非整倍体与多倍体不同，后者是染色体整套单倍体数目的异常，例如三倍体。

　　1. 常染色体三体　常染色体三体通常是减数分裂不分离的结果，这种情况下染色体无法配对，或者即使配对正常但过早分离或不分离。常染色体三体的风险随着孕妇年龄而增加，如图 5-1 所示。只有 21- 三体、18- 三体和 13- 三体可妊娠至足月，且这些常见三体妊娠者中有很多并不能存活至足月。30% 的 21- 三体胎儿在 12～40 周流产或死胎。其他三体的流产率更高。例如，16- 三体占孕早期流产的 16%，孕中晚期胎儿中未发现过 16- 三体者。

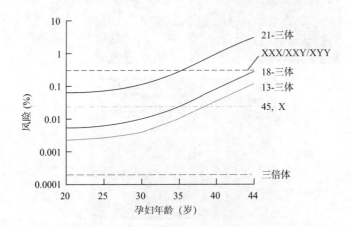

图 5-1　孕妇年龄相关的非整倍体畸形风险
（经许可引自 Nicolaides KH. The 11 to 13 + 6 weeks Scan. London: Fetal Medicine Foundation, 2004.）

　　（1）21- 三体：也称为唐氏综合征，新生儿中的发生率为 1/1000～1/800。患有唐氏综合征的婴儿有特殊表型，如图 5-2 所示。其特点包括内眦赘皮皱褶、扁平鼻梁、小头并枕部扁平、颈项皮肤松弛、肌张力低下且吐舌、断掌、第五手指中段发育不全，以及第一、二足趾间距增宽。常见的大畸形包括心脏缺陷（30%～40%）和胃肠闭锁。患者童年期白血病和甲状腺疾病的风险增加。患者智商为 25～50，少数个体有较高智商，绝大多数患儿的社交技能领先心理年龄 3～4 年。

　　约 95% 的唐氏综合征患者系母体 21 号染色体不分离所致，其余 5% 系染色体重排（如易位）或嵌合体所致。21- 三体妊娠者的再发风险为 1%；若孕妇年龄相关风险＞1%，则以年龄相关风险为再次妊娠风险（见第 3 章）。唐氏综合征妇女有生育能力，约 1/3 的后代系唐氏综合征患者。患有唐氏综合征的男性近乎不育。

　　（2）18- 三体：又称爱德华综合征，新生儿发生率为 1/8000。约 85% 的 18- 三体妊娠于孕 10 周至足月间死亡。活婴的中位生存期仅 14d，但 10% 可存活 1 年。婴儿通常有生长受限。异常可累及几乎每个器官系统，95% 的患者有心脏缺陷。明显特征包括枕部突出、旋转畸形耳、短睑裂、小口及手指重叠呈特殊握拳状。存活至足月的胎儿通常在分娩时有心率异常。

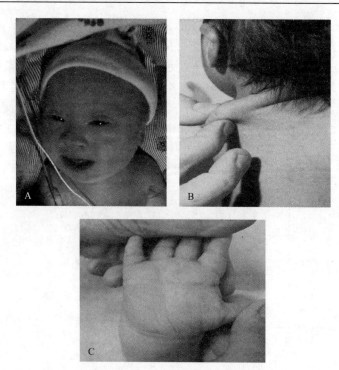

图 5-2　21- 三体——唐氏综合征

A. 特征性面容；B. 颈部皮赘；C. 断掌

（照片由 Dr. Charles Read 和 Dr. Lewis Weber 免费提供）

（3）13- 三体：被称为巴陶症，新生儿发生率约 1/120 000。活婴的中位生存期只有 7d，10% 存活至 1 年。与 18- 三体类似，异常可累及各器官系统。常见异常包括心脏缺陷（80%～90%）和全前脑（70%），以及耳异常、脐膨出、囊性肾、皮肤局部发育不全（如头皮）和多趾。13- 三体是与子痫前期风险增高相关的唯一非整倍体。

2. **单体**　单体几乎无法存活，唯一例外是 X 染色体单体，也称为 45，X 或特纳综合征。特纳综合征是流产儿中最常见的非整倍体，占孕早期妊娠流产中的 20%。98% 以上的病例在孕早期流产。其余大部分发生囊性水囊瘤和水肿，继之胎儿死亡。在活产新生儿的患病率仅约 1/5000，其中多达一半是嵌合体（两个细胞系，一系正常，一系为 X 染色体单体）。存活者通常智力正常，但常有视觉空间组织和非语言问题解决方面的困难。30%～50% 合并严重心脏畸形，如主动脉缩窄或二叶主动脉瓣。其特点包括身材矮小、胸部宽阔且乳头间距增宽、先天性淋巴水肿且指（趾）肿胀、发际低且蹼颈、轻微的骨和软骨异常。超过 90% 的患者有卵巢发育不全及不孕症，这些女性需在青春期前开始终身激素治疗。

3. **多倍体**　多倍体占早期流产的 20% 左右，中晚期妊娠中少见。三倍体是最常见的多倍体。2/3 三倍体病例是 2 个精子和 1 个卵子受精的结果。多余的一套染色体来自父系，通常导致部分性葡萄胎合并胎儿结构异常。其余 1/3 的三倍体病例，系减数分裂异常导致多出一套母源性染色体，可发育成胎儿和胎盘，但胎儿生长严重受限，也常合并畸形。若既往妊娠曾发现三倍体胎儿在孕早期后仍然存活，则其再发风险为 1%～1.5%。

4. 额外的性染色体　多余一条 X 染色体的情况，见于约 1/1000 的女婴（47，XXX）和 1/600 的男婴（47，XXY 或克氏综合征）。多余一条 Y 染色体，即 47，XYY 见于约 1/1000 的男婴。这些性染色体异常不增加结构畸形发生，也与异常表型特征无关。核型为 XXX、XXY、XYY 的患者，高大身材常见，智力正常范围。然而，患儿可能言语和运动技能发育迟缓。对于 XXX 和 XYY，青春期发育正常，生育能力通常正常。克氏综合征的男性患者青春期不发生男性化，需睾酮治疗，且因性腺发育不全导致不育。若有超过一条的额外性染色体（致 48 条或更多条染色体），则可能出现明显的身体异常和智力发育迟滞。

二、染色体结构异常

1. 缺失和重复　缺失是指部分染色体丢失，重复是指部分染色体出现 2 次。两者均使用染色体内的两个断点位置描述。绝大多数缺失和重复源于减数分裂时同源染色体的排列异常或错误配对，如彩图 2 所示。如果胎儿或儿童发现有缺失或重复，应对家长进行检测，以明确其是否为平衡易位携带者，携带者父母生育缺失或重复胎儿的再发风险升高。

某些片段较小的缺失和重复无法利用传统核型分析识别，即微缺失和微重复综合征，诊断需要分子细胞遗传学技术，如荧光原位杂交。表 5-2 列出了一些常见的微缺失综合征及其特征。

表 5-2　FISH 可检出的部分微缺失综合征

综合征	特征	位置
Alagille	面部异常、胆汁淤积性黄疸、肺动脉狭窄、蝴蝶椎、深腱反射缺失，学业不佳	20p11.23–20p2.2
Angelman	面部异常 ——"快乐木偶"外貌，智力低下，共济失调，肌张力减退，癫痫	15q11.2–q13（母源性基因）
Cri du chat	生长受限，肌张力减退，严重智力低下，喉部发育异常致"猫叫"样啼哭	5p15.2–15.3
Kallmann 1	低促性腺素性功能减退症、嗅觉缺失症	Xp22.3
Miller-Dieker	严重神经迁移异常，无脑回畸形，小头畸形，难以存活，面部异常	17p13.3
Prader-Willi	肥胖，肌张力低下，智力障碍，身材矮小，低促性腺素性功能减退症，小手小足	15q11.2–q13（父源性基因）

续表

综合征	特征	位置
Saethre-Chotzen	尖头，颅骨和面部不对称，部分性并指（趾）	7p21.1
Smith-Magenis	面部异常，语言迟滞，耳聋，睡眠障碍，自毁行为	17p11.2
Velocardiofacial/ DiGeorge	可包括心脏动脉椎干畸形，腭裂，腭咽闭合不全，胸腺和甲状 旁腺异常，学习障碍，特征面部表现	22q11.2
Williams-Beuren	主动脉狭窄，外周肺动脉狭窄，精灵面容，智力障碍，身材矮小， 婴儿期高钙血症	7q11.23
Wolf-Hirschhorn	面部异常，严重智障，多指，皮肤再生不良，癫痫	4p16.3

［引自 Online Mendelian Inheritance in Man（OMIM）. McKusick-Nathans Institute for Genetic Medicine, Johns Hopkins University（Baltimore, MD）and National Center for Biotechnology Information, National Library of Medicine（Bethesday, MD）. Available at: http: //www. ncbi. nlm. nih. gov/omim/. Accessed May 10, 2012.］

2. **易位**　易位是指 DNA 片段从某条染色体断裂后，连接到另一条染色体上。重排后的染色体称为衍生染色体（der）。易位有两种类型——相互易位和罗伯逊易位。

相互易位是指发生在两条不同染色体间的重排，染色体物质在断裂修复之前已发生交换。若过程中无染色体物质增减，则为平衡易位，表型通常正常。平衡易位携带者主要异常的发生率是 6%。平衡易位携带者可产生不平衡配子而致后代异常（图 5-3）。一般情况下，已育有异常孩子的易位携带者，有 5%～30%的风险再次生育带有不平衡染色体的存活后代。而因其他原因发现的携带者（如在治疗不育过程中）则有 5% 的风险生育带有不平衡染色体的存活后代。

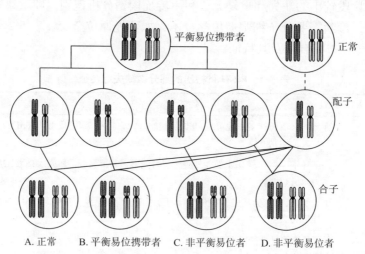

图 5-3　平衡易位携带者的后代可能为平衡易位携带者（B）、
非平衡易位者（C，D）或者正常核型者（A）

［经许可引自 Cunningham FG, Leveno KJ, Bloom SL, et al（eds）. Williams Obstetrics.23rd ed. New York, NY: McGraw-Hill, 2010.］

　　罗伯逊易位是当两条近端着丝染色体（13 号、14 号、15 号、21 号染色体）的长臂在着丝粒处融合形成的一个衍生染色体。由于染色体计数由着丝粒的数量决定，罗伯逊易位携带者仅有 45 条染色体。罗伯逊易位在新生儿中发生率约为 1/1000。若发现生育了罗伯逊易位的孩子，则应检查父母双方的染色体。一般情况下，母亲系携带者时再发风险为 15%，父亲系携带者时再发风险为 2%。

　　3. 等臂染色体　等臂染色体是由同一条染色体的两条短臂或者两条长臂融合后形成的。近端着丝染色体的两条长臂融合形成的等臂染色体类似于同源的罗伯逊易位。携带者仅产生不平衡配子。而若是非近端着丝染色体发生这种情况，由于短臂内含有功能性遗传物质，携带者通常表型异常，并产生异常配子。例如等臂 X，会导致全特纳综合征表型。

　　4. 倒位　倒位系由同一条染色体上同时两处断裂，断裂的片段在被修复前发生遗传物质的倒转。虽然没有遗传物质的丢失或复制，但这种重排可能改变基因的功能。

　　臂内倒位发生在染色体的一条臂内，着丝粒并未包括在倒位片段中。携带者或者产生正常平衡配子；或者产生严重异常的配子，这时往往不育。尽管存在不育的问题，但携带者出现异常后代的风险极低。臂间倒位的两个断裂点各自发生染色体的两条臂上，着丝粒包括在内。因为减数分裂过程中的染色体排列异常，携带者有很高风险产生异常后代。一般情况下，若夫妇有过不正常的孩子，则观察到的再发风险为 5%～10%。若认定是其他原因引起的，风险则为 1%～3%。

　　5. 环状染色体　当染色体的两端均有缺失时，则该染色体的两个端部可连结形成环状染色体。如果缺失是功能性的，携带者的表型异常。如果仅端粒丢失，而所有重要遗传物质保留，则携带者未有遗传物质的增减，是平衡的。然而环状染色体影响了减数分裂过程中染色体的正常排列，因而产生异常配子。它会破坏细胞分裂，可导致许多组织的异常生长，出现身材矮小、智力缺陷和较轻的先天畸形。

　　6. 嵌合体　合并嵌合体的人具有源自同一受精卵、而细胞遗传学不同的 2 个及以上的细胞系。表型取决于多种因素，例如异常细胞是否累及胎盘、胎儿、部分胎儿或相关成分。羊水培养发现的嵌合体不一定能反映确切的胎儿染色体情况，见表 5-3。

　　虽然胎儿中罕见真正的嵌合体，限制性胎盘嵌合体相对常见，约 2% 的发生率。限制性胎盘嵌合可有正面或负面影响。它可能有助于细胞遗传学异常的胎儿存活，例如 13- 三体或 18- 三体的胎儿，由于之后发育成滋养细胞的细胞系发生了"三体自救"而存活至足月。负面影响是，细胞遗传学正常的胎儿，因非整倍体的细胞系损害了胎盘功能，以致发生严重的胎儿生长受限。

表 5-3   羊水培养中发现的嵌合体

类型	发生率（%）	意义
Ⅰ级	2～3	单次培养中仅单个细胞出现异常核型 —— 仅限于多个培养皿中的一个，或是载玻片上数个克隆中的一个。通常是细胞培养伪像（假嵌合体）
Ⅱ级	1	单次培养中多个细胞出现异常核型 —— 仅限于多个培养皿中的一个，或是载玻片上数个克隆中的一个。通常是细胞培养伪像（假嵌合体）
Ⅲ级	0.1～0.3	多次培养见多个细胞出现异常核型。由于 60%～70% 的病例中胎儿可能有第二种细胞系，需要行进一步检测（真嵌合体）

性腺嵌合体仅限于性腺。这也许可以解释正常父母的后代出现新发的显性突变，导致如软骨发育不全或成骨不全症等疾病。由于潜在的性腺嵌合体可能，已生育确认为"新发"突变孩子的夫妇，再次生育后的再发风险约为 6%。

更多内容参考 *Williams Obstetrics* 第 23 版第 12 章 "Genetics" 和第 13 章 "Prenatal Diagnosis and Fetal Therapy"。

（译者　孟　梦）

第6章 单基因（孟德尔）疾病

单基因疾病，是指某个单一基因位点的突变或改变所引发的相关疾病。该疾病的发生率约占总人口的 2%。单基因疾病如果其遗传方式遵循孟德尔遗传规律的话，则被称作孟德尔疾病。它们的遗传方式包括常染色体显性、常染色体隐性、X 连锁、Y 连锁。遗传病其他的遗传方式包括线粒体遗传、三核苷酸扩增、单亲二倍体、印记基因等问题将在第 7 章中叙述。截至 2012 年 5 月，人类孟德尔遗传病在线数据库（OMIM）已经收入了经过测序明确的 13 800 个致病基因，其中超过 13 000 种是常染色体遗传病，超过 680 种是性连锁遗传病。表 6-1 罗列了其中一些常见的孟德尔疾病。尽管这些疾病的遗传方式符合孟德尔遗传规律，但疾病的表现型与基因的变异和环境因素有很大的关系。

表 6-1 一些常见的孟德尔疾病

常染色体显性
  软骨发育不全
  急性间歇性卟啉病
  成人型多囊肾
  抗凝血酶缺乏症
  BRCA1 和 BRCA2 乳腺癌
  Ehlers-Danlos 综合征
  家族性腺瘤性息肉病
  家族性高胆固醇血症
  遗传性出血性毛细血管扩张症
  遗传性球形红细胞增多症
  亨廷顿舞蹈病
  肥厚型梗阻性心肌病
  长 Q-T 综合征
  马方综合征
  强直性肌营养不良
  神经纤维瘤病 1 型和 2 型
  结节性硬化症
  von Willebrand 病
常染色体隐性
  α_1- 抗胰蛋白酶缺乏
  先天性肾上腺皮质增生症
  囊性纤维化
  戈谢病
  血色素沉着症
  同型胱氨酸尿症
  苯丙酮尿症

镰状红细胞性贫血
Tay-Sachs 病
珠蛋白生成障碍性贫血
Wilson 病
X 连锁
雄激素不敏感综合征
慢性肉芽肿病
色盲
Fabry 病
脆性 X 综合征
葡萄糖 6- 磷酸脱氢酶缺乏
血友病 A 型和 B 型
低磷酸盐血症佝偻病
肌营养不良症 Duchenne 型和 Becker 型
眼白化病 1 型和 2 型

一、常染色体显性遗传病

如果基因对中只有一个基因决定其表型，则该基因被认为起到显性决定作用。常染色体显性遗传病的携带者有 50% 的概率将致病基因传给其子代。影响常染色体显性遗传病携带者表型的因素包括外显率、表现度和共同显性基因的存在。

1. 外显率　外显率被用于描述致病基因是否会被完全表达。某个基因的外显率是指具有该基因表型任何特征的基因携带者占该基因携带者总人数的比值。例如，某个外显率 80% 的基因是指携带该基因的所有个体中，有 80% 的个体存在该基因的不同表现方式。不完全外显或外显率下降就能够解释为什么一些常染色体显性遗传病看上去呈现"隔代"遗传。

2. 表现度　表现度反映了基因的表型特征被表达的程度。如果携带致病基因的所有个体都没有完全相同的表型，则该基因具有表型变异性。一个基因的表现度可以从轻微的症状直到全面的表现的不同表达。例如，神经纤维瘤就是一种存在表型变异性的疾病。

3. 共同显性基因　如果在一个基因对应的等位基因是彼此不同的，但都表达其表型，则它们被认为是共同显性的。一个常见的例子是人类的 ABO 血型基因是共同显性的，A 抗原和 B 抗原可以同时在一个个体中表达。

二、常染色体隐性遗传病

常染色体隐性遗传病只有在两个基因拷贝同时存在异常的情况下才会发病。致病基因的携带者 —— 通常指杂合子，在临床表现上往往难以被识别，但可能通过生化检测或分子遗传学检测被发现。例如，许多酶缺乏所引起的疾病通常是常染色体隐性遗传的。携带者体内相关酶的水平只有正常人的 1/2，但其并不致病。当一对夫妇生育了一个常染色体隐性遗传病的患儿，他们再次生育该疾病的复发率是 25%。患儿表型正常的兄弟姐妹携带该致病基因的可能性为 2/3。1/4 是基因型正常的纯合子，2/4 是基因携带者，1/4 是患者。由于常染色体隐性遗传病的致病基因在人群中的发生率很低，所以配偶同时是相同致病基因携带者的可能性也很低，除非他们是高风险人群。此类疾病的重要例证包括苯丙酮尿症、肺囊性纤维化。

1. 近亲婚配　当两个个体拥有至少一个共同的最近的祖先时，他们被称为近亲。一级亲缘关系拥有祖先一半相同的基因，二级亲缘关系则下降到 1/4，三级亲缘关系（堂表亲）仅拥有 1/8 的相同基因。在存在近亲婚配的人群中，常染色体隐性遗传病及多基因遗传病的发病率有所升高。在没有家族遗传病史的一级堂表亲近亲婚配后，其后代患病的风险升高 2 倍，4%～6%。

2. 性连锁遗传病　绝大多数 X 连锁遗传病是以隐性方式遗传的。携带 X 连锁隐性致病基因的妇女通常不发病，除非发生了一条 X 染色体失活，导致了大多数细胞都表达了异常基因。如果妇女携带了 X 连锁隐性遗传病的致病基因，则她的子代如果是儿子，则存在 50% 的发病风险，而每个女儿具有 50% 成为携带者的风险。携带 X 连锁隐性遗传病致病基因的男性通常会发病，因为他们没有第二条可以表达正常显性基因的 X 染色体。当一个男性患有 X 连锁疾病时，他的所有儿子都不会患病，因为他们没有继承其父的 X 染色体。X 连锁显性遗传病的患者通常是女性，因为在男性后代中通常是致死的。

Y 染色体携带的基因决定了性别，同时也和一系列细胞功能如精子发生和骨骼发育有关。Y 染色体长臂的某些基因缺失可能导致严重的精子生成障碍，而 Y 染色体短臂末端的基因与减数分裂期间的染色体配对有关。

更多内容参考 *Williams Obstetrics* 第 23 版第 12 章 "Genetics"。

（译者　周奋翮）

第 7 章　非孟德尔疾病

除了常染色体显性，常染色体隐性以及 X 连锁，Y 连锁等遗传方式外，某些疾病的遗传方式并不遵循孟德尔规律，被称为非孟德尔遗传。它们包括了线粒体遗传、三核苷酸重复扩增、单亲二倍体、印记基因及多基因和多因素遗传。

一、线粒体遗传

线粒体完全来自于母亲，并且能够自我复制。每个线粒体有一环状 DNA 分子的多个拷贝，包含 37 个独特的基因。线粒体遗传允许基因不通过重组而直接由母亲传递给子代。线粒体病具有特征性的遗传方式 —— 两种性别都可能患病，但只通过女性遗传给子代。截至 2012 年 5 月，已经有 28 种线粒体疾病或遗传有关的特征被公布在人类孟德尔遗传病在线数据库（OMIM）上了。举例来说，伴粗红纤维的肌阵挛型癫痫（MERRF）、Leber 遗传性视神经病、Kearns-Sayre 综合征、Leigh 综合征、对氨基糖苷类抗生素致聋易感性和对氯霉素毒性的易感性。

二、三核苷酸重复扩增

某些基因是不稳定的，它们的大小和功能可能从父母传至子代的过程中发生改变。在临床上表现为某个疾病的临床症状在每一代的发病时间和严重程度上都有进一步的提前和增加。表 7-1 列举了三核苷酸重复扩增可能导致的疾病。这其中的每个疾病的基因突变均是由重复序列的 DNA 三核苷酸不稳定区域造成的。例如，在脆性 X 综合征中，X 染色体上有一个不稳定的重复 DNA 区域［包含了一系列胞嘧啶 - 鸟嘌呤 - 鸟嘌呤（CGG）］。重复的数目影响了基因的甲基化，继而决定了个体是否患有脆性 X 综合征所致的精神发育迟滞。男性患者如果存在完全突变的基因，则表现为 *FMR1* 基因的甲基化，从而表现出该遗传综合征的全部症状。而在女性患者中，由于 X 染色体失活的影响，疾病的表现形

表 7-1　DNA- 三联重复扩增相关的疾病

齿状核 - 红核 - 苍白球萎缩

脆性 X 综合征

Friedreich 共济失调

亨廷顿舞蹈病

Kennedy 病（脊髓延髓肌肉萎缩症）

强直性肌营养不良

脊髓小脑共济失调

式是多样的。三核苷酸重复扩增也受到父母携带前突变的影响。在脆性 X 综合征中，由母亲遗传而来的基因更不稳定，而在亨廷顿舞蹈病中，由父亲遗传而来的基因更不稳定。

三、单亲二倍体

单亲二倍体是指子代的一对染色体中的两条均来自于同一亲本的情况。尤其在 6 号、7 号、11 号、14 号或 15 号染色体上，由于子代的遗传信息均来自于同一亲本，所以发病率会有所增高。单亲二倍体中来自父母一方的染色体丢失，而来自父母另一方的两条染色体均被保留了下来。这种机制解释了在囊性纤维化病的某些病例，只有父母之一是致病基因的携带者而胎儿遗传了同一条染色体的两个拷贝。它还与胎盘嵌合所造成的胎儿异常生长有关。

四、印记基因

印记是指某些基因以失活或静止的状态被遗传的过程。这种基因的失活是由于遗传自某一方亲本所造成的，但在隔代中基因的失活可被逆转。当一个基因以印记状态被遗传时，基因的功能完全来自从另一个亲本遗传的相应基因。

表 7-2 列举一些涉及印记基因的疾病。一个有趣的例子是关于染色体缺失 15q11-q13 所导致两种完全不同的疾病。如果来自母亲的 15 号染色体该区域丢失，结果是造成 Angelman 综合征（严重的精神发育迟滞伴失语、不适当的大笑、共济失调、癫痫发作），如果来自父亲的第 15 号染色体该区域丢失，结果是造成 Prader Willi 综合征（贪食和肥胖、手足和外生殖器小和轻度的智力障碍）。对于妇产科医生来说，还有不少印记基因的实例。完全性葡萄胎有来自父亲的二倍染色体，其特征是胎盘组织迅速生长而没有胎儿结构。与之相反的是，

表 7-2　涉及印记基因的相关疾病

疾病名称	涉及的染色体区域	来源
Angelman 综合征	15q11–q13	母
Beckwith Wiedemann 综合征	11p15.5	父
肌阵挛性肌营养不良	7q21	母
Prader Willi 综合征	15q11–q13	父
假性甲状旁腺功能减退症	20q13.2	取决于类型
Russel Silver 综合征	7p11.2	母

［引自 Online Mendelian Inheritance in Man（OMIM）. McKusick-Nathans Institute for Genetic Medicine, Johns Hopkins University（Baltimore, MD）and National Center for Biotechnology Information, National Library of Medicine（Bethesda, MD）. Available at http: //www. ncbi. nlm. nih. gov/omim/. Accessed May 10, 2012.］

卵巢畸胎瘤有来自母亲的二倍染色体，其特征是各种胎儿组织生长但没有胎盘结构。因此，看上去父亲的基因对于胎盘发育是最重要的，而母亲的基因是胎儿发育的基本条件，每个细胞都必须要有来自父母亲的基因，保证胎儿正常的生长发育。

五、多因素和多基因遗传

绝大多数遗传性状都是由多因素或多基因遗传而来的。多基因性状取决于许多个基因的联合作用，而多因素性状则取决于多个基因和环境因素。如果一种出生缺陷在一个家族中反复出现，需要考虑此种遗传特质，表 7-3 列举了上述特点。根据经验，一级亲属的复发风险通常在 2%～3%。

多因素性状的特征是不断变异的性状、阈性状及成年人的复杂疾病。不断变异的性状，例如身高或头围的大小，在人群中具有正态分布，并被认为是个体的多个基因和环境因素共同作用的结果。由于回归到平均水平，此类性状在后代中并不明显。阈性状在个体的异常基因或环境因素超过阈值时将会表现出来。这些影响因素中的每一个都被认为是正态分布的，但是对于高危家庭的个体来说，表型的易感程度接近阈值。疾病以全或无的形式出现，例如唇裂和幽门闭锁。成年人的复杂疾病是指许多基因决定了对环境因素的易感性，而最不理想的两种因素相结合就导致疾病发病。例如心脏病和高血压。

表 7-3   多因素所致疾病的特征

有遗传因素的贡献作用
- 不符合孟德尔遗传规律
- 没有单基因疾病的证据

非遗传因素也参与了疾病的因果关系
- 除了疾病易感基因型以外，缺乏外显率
- 同卵双胞胎也可能不一致

家族聚集性可能存在
- 亲戚更容易存在疾病的易感等位基因

表达在近亲属中更为常见
- 在不太密切的亲戚，易感等位基因变得不那么常见
- 比异卵双胞胎更一致的同卵

（引自 Nussbaum RL, McInnes RR, Willard HF: Thompson and Thompson-Genetics in Medicine.7th ed. Philadelphia, PA: Saunders-Elsevier, 2007.）

更多内容参考 *Williams Obstetrics* 第 23 版第 12 章 "Genetics"。

（译者　周奋翮）

第8章　药物致畸对胎儿的影响

致畸因子是指在胚胎或胎儿发育过程中造成了形态或功能永久性改变的物质。这个词来自于希腊语 teratos，意思是怪物。约 3% 的儿童在出生时被发现存在重大的结构发育异常。直到 5 岁，另有 3% 的儿童会被诊断存在出生缺陷。随着年龄的增长直至成年（18 岁），另有 8%～10% 的人群会被发现存在一项及以上的功能或结构发育异常。对于绝大多数出生缺陷（近 65%）的病因目前仍然是不明的。重要的是，仅有约 1% 的先天性畸形是由于药物致畸作用所导致的。

除了少数特别的例外情况，大多数常见的处方药可以在妊娠期使用并且相对安全。表 8-1 列出的已知或可疑的致畸因子是少数。针对那些被认为存在致畸的药物，咨询时应当强调相对风险。暴露于一个肯定的致畸因子通常只将妇女生育出生缺陷儿的概率增加了 1% 或 2%。应当引入风险收益比的概念。与暴露于药物所造成的治疗风险相比，一些疾病如果不经治疗，对母亲和胎儿的威胁更加严重。

表 8-1　可疑或已被证实为人类致畸因子的药物

乙醇	甲巯咪唑
血管紧张素转化酶抑制药和血管紧张素 　受体拮抗药	甲基汞
	甲氨蝶呤
氨基蝶呤	麦考酚酯
雄激素	帕罗西汀
贝沙罗汀	青霉胺
双嘧达莫	苯巴比妥
卡马西平	苯妥英
氯霉素	放射性碘
氯联苯可卡因	利巴韦林
糖皮质激素	链霉素
环磷酰胺	他莫昔芬
己烯雌酚（DES）	四环素
依法韦仑	沙利度胺
阿维 A 酯	烟草
异维 A 酸	甲苯
来氟米特	维 A 酸
锂	丙戊酸钠
米索前列醇	华法林

[经许可引自 Cunningham FG, Leveno KJ, Bloom SL, et al（eds）. Williams Obstetrics.23rd ed. New York, NY: McGraw-Hill, 2010.]

一、致畸性的标准

为了在出生缺陷和产前暴露的某些药物、化学物质或环境因子之间建立因果关联，需要设置一个特定的标准（表8-2）。在关键的发育阶段暴露在危险因素之下是致畸的关键。图8-1绘制了胎儿每个器官结构发育的关键阶段。胚胎期是指从受精卵形成到着床2周，历来被称为"全或无"的时期。这是因为如果只是一小部分细胞受到影响，胚胎的发育往往是正常的，如果大量细胞受损往往导致胎儿丢失。在胚胎形成后的第2~8周是胎儿器官形成的重要时期，也是导致结构畸形的关键。从孕9周到足月，胎儿各功能发育仍在持续进行，此时的胎儿是很脆弱的。举例来说，胎儿大脑在整个妊娠期间对乙醇都易感。

表8-2　证明人类致畸性的标准

1. 临床病例的详细描述
2. 与罕见缺陷有关的少见的环境暴露，至少有3个病例报道——如果缺陷严重，最容易得到满足
3. 证明该物质直接或间接作用于胚胎或胎儿
4. 证实在产前发育的关键时期暴露于该物质
5. 关联必须在生物学上是可能的
6. 2个或2个以上具有一致发现的高质量流行病学研究
　（1）设置混杂因素的对照组
　（2）样本量足够
　（3）排除阳性和阴性偏倚因素
　（4）尽可能前瞻性研究
　（5）相对危险度在3以上
7. 在动物实验尤其是灵长类中，发现致畸性

（改编自Czeizel AE，Rockenbauer M. Population-based case-control study of teratogenic potential of corticosteroids. Teratology，1997，56：335. Shepard TH. Catalog of Teratogenic Agents.10th ed. Baltimore, MD: The Johns Hopkins University Press，2001.and Yaffe SJ，Briggs GG. Is this drug going to harm my baby? Contemp Ob Gyn，2003，48：57.）

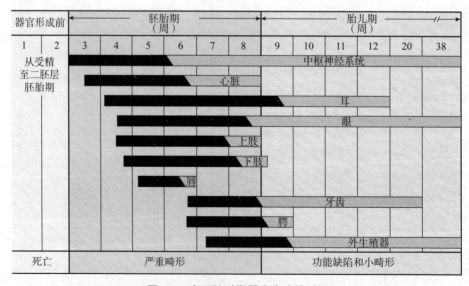

图8-1　在胚胎时期器官发生的时间

（经许可引自 Sadler TW. Langman's Medical Embryology.6th ed. Baltimore，MD：Williams & Wilkins，1990：130.）

二、食物和药物摄入的分类

为了给相应的治疗措施提供指导意见，美国食品药品管理局（FDA）制订了相关的妊娠风险分类，这是一个将妊娠期间的药物安全性进行等级评定的系统（表 8-3）。遗憾的是，这个分类系统是基于有限的个案报道或动物实验数据所做出的，并且有时更新的很慢。FDA 已经开始着手制定新的规则，目的是精确管理孕妇的用药安全性，新规则将胎儿风险、孕妇的临床治疗策略和无意暴露等多种情况统一纳入考虑。同时通过药物信息服务系统或者通过在线的生殖毒性服务系统可以获得及时而准确的信息。

已知的致畸物（高度怀疑或者已经被证实可以对人类造成致畸的药物或物质）列在表 8-1 中。只有在受益大于任何理论上的风险时，才可以将安全数据不足的新药或者是较少使用的药物应用于孕妇。

表 8-3　美国食品药品管理局（FDA）对药物的分类

A 类

人类的对照研究证实无论在早孕、中孕还是晚孕使用均没有胎儿风险，也有可能对胎儿的损害要到远期才能显现

此类药物占全部药物的不到 1%。例如，按照推荐剂量应用的左甲状腺素片、补充钾离子的口服溶液、产前维生素

B 类

动物研究表明，不会损伤生育能力或对胎儿造成风险，但是没有人类研究的资料。处方信息中应指出是哪一种动物的实验及相当于人类用剂量的多少

或者已经在动物中证实了不良反应，但是通过设计严谨、严格对照的人类研究，并没有发现在早孕期对胎儿造成风险，也没有证据显示对晚孕期存在风险

包括多种抗生素，例如如青霉素、大环内酯类抗生素、绝大多数头孢菌素类

C 类

在动物试验中被证实有一定的致畸风险（或胚胎毒性或其他不良反应），但在孕妇中缺乏足够的证据支持。处方信息中应指出是哪一种动物的实验以及相当于人类用剂量的多少

或者既没有动物生殖实验研究也没有设计良好的人类研究结果

约有 2/3 的药物属于此类。它包含了常用的治疗可能危及生命的疾病的药物，如沙丁胺醇和糖皮质激素吸入用于治疗哮喘、齐多夫定和拉米夫定治疗人类免疫缺陷病毒感染，以及许多抗高血压药物包括 β 受体阻滞药和钙通道阻滞药等

D 类

当给孕妇用药时，这类药物可以引起对胎儿的损害。如果需要针对孕妇使用此类药物或者正在应用这类药物的妇女怀孕，她应被告知潜在的胎儿致畸风险

这些药物包括泼尼松、硫唑嘌呤、苯妥英钠、卡马西平、丙戊酸钠、锂剂等

X 类

本药禁用于怀孕或可能怀孕的妇女。它可能会导致胎儿的伤害。如果这种药物应用于孕妇或如果正在服用此类药物而怀孕，她应被告知胎儿致畸的风险

尽管这类药物中的几种药物从未被证实导致胎儿损伤，但仍应避免，如风疹疫苗

［经许可引自 Cunningham FG, Leveno KJ, Bloom SL, et al（eds）. Williams Obstetrics.23rd ed. New York, NY: McGraw-Hill, 2010.］

1. 乙醇暴露   乙醇是一种明确的致畸物，在美国是属于可预防的出生缺陷病因中的一种。每 1000 例出生中，有 0.6～3 例胎儿乙醇综合征。该疾病的特点是面部发育异常，生长迟缓，中枢神经系统异常，详见表 8-4。很多出生缺陷都和乙醇暴露有关（表 8-4）。胎儿乙醇暴露所引起的相关问题其实更加广泛，可能并不符合胎儿乙醇综合征的诊断标准，实际发生率估计高达 1%。目前仍然无法确定妊娠期摄入乙醇的安全阈值。

表 8-4   胎儿乙醇综合征和与之有关的出生缺陷

胎儿乙醇综合征的诊断需要符合下列全部标准

1. 面部特征（全部 3 项）

（1）睑裂小

（2）唇缘薄

（3）人中平滑

2. 产前和（或）产后的生长发育不匀称

3. 中枢神经系统发育异常

（1）结构：头围小于第 10 百分位数，影像学显示显著脑部畸形

（2）神经改变

（3）功能性改变：在认知或智力方面至少存在三方面的明显障碍

与乙醇暴露有关的出生缺陷

1. 心脏：房间隔缺损、室间隔缺损、大血管畸形、圆锥动脉干发育异常

2. 骨骼系统：尺桡骨融合、椎体发育异常、关节挛缩、脊柱侧弯

3. 肾：肾发育不良、马蹄肾、输尿管重复畸形

4. 视力：斜视、上睑下垂、视网膜血管异常、视神经发育不全

5. 听力：神经性或传导性听力障碍

6. 其他微小缺陷：指甲发育不良、屈指、鸡胸、漏斗胸、屈曲指、"曲棍球棒"的掌纹、屈光不正、耳郭"轨道征"

[改编自 Bertrand J, Floyd RL, Weber MK. Fetal Alcohol Syndrome Prevention Team, Division of Birth Defects and Developmental Disabilities, National Center on Birth Defects and Developmental Disabilities, Centers for Disease Control and Prevention（CDC）. Guidelines for identifying and referring persons with fetal alcohol syndrome. MMWR, 2005, 54: 1. and Hoyme HE, May PA, Kalberg WO, et al. A practical clinical approach to diagnosis of fetal alcohol spectrum disorders: Clarification of the 1996 Institute of Medicine criteria. Pediatrics, 2005, 115（1）: 39.]

2. 抗癫痫药物   抗惊厥药物使用与不良胎儿结局直接相关，风险随着用药数量的增加而上升。最常见的畸形是唇腭裂、心脏畸形、神经管畸形、发育迟缓。表 8-5 列出常见抗癫痫药物的致畸作用。由于药物治疗的需要，高血清水平和需要多种药物本身也反映了母亲疾病的严重程度，增加的胎儿致畸风险至少有一部分是癫痫本身造成的。

3. 血管紧张素转化酶抑制药与血管紧张素受体抑制药   血管紧张素转化酶抑制药（ACEI）可以造成胎儿长期的低血压和低灌注，引发一连串事件导致肾

缺血，肾小管发育不良甚至无尿。它所形成的胎儿羊水过少妨碍正常的胎肺发育并导致肢体挛缩。灌注减少也会导致宫内生长受限，相对的肢体短缩、发育不良和颅骨发育不良。由于这些变化发生在胎儿期，因此被称为 ACE 抑制药胎儿病。它不是一种综合征，而是由于某种损伤触发了一系列级联反应导致的序列征。血管紧张素受体阻滞药（ARB）通过一个类似的机制发挥其作用，因此，对毒性的关注已被推广到包括这一整个类别的药物。根据一份报道指出，早孕期暴露于血管紧张素转化酶抑制药可能会增加胎儿心血管和中枢神经系统畸形的风险，应尽量避免在整个孕期使用此类药物。

表 8-5　抗癫痫药物的致畸作用

药物	致畸作用	致畸率	药物分级
丙戊酸钠	神经管缺陷，唇腭裂，骨骼系统发育异常，发育迟滞	单一药物治疗 1%～2% 多药联合治疗 9%～12%	D
苯妥英	胎儿乙内酰脲综合征：颅面部畸形，指甲发育不全，生长落后，心脏发育畸形，面裂	5%～11%	D
卡马西平	胎儿乙内酰脲综合征、脊柱裂	1%～2%	D
苯巴比妥	面裂、心脏畸形、泌尿系统畸形	10%～20%	D
拉莫三嗪	抑制二氢叶酸还原酶，降低胎儿的叶酸水平，注册数据表明唇腭裂的风险增加	单一药物治疗增加 4 倍风险 多药联合治疗增加 10 倍风险	C
托吡酯	注册数据表明唇腭裂风险增加	2%	C
左乙拉西坦	理论上 —— 动物实验表明如应用与人体治疗相似或更大的剂量可导致骨骼系统发育异常以及生长受损	缺少足够病例报道以评估风险	C

[引自 Cunningham M，Tennis P，the International Lamotrigine Pregnancy Registry Scientific Advisory Committee, Lamotrigine and the risk of malformations in pregnancy. Neurology 2005，64：955，Holmes LB，Baldwin EJ，Smith CR，et al. Increased frequency of isolated cleft palate in infants exposed to lamotrigine during pregnancy. Neurology，2008，70（22，Pt 2）：2152.Hunt S，Craig J，Russell A，et al. Levetiracetam in pregnancy: Preliminary experience from the UK Epilepsy and Pregnancy Register. Neurology，2006，67：1876.Hunt S，Russell WH，Smithson L，et al. Topriamate in pregnancy: preliminary experience from the UK epilepsy and pregnancy register. Neurology，2008，71：272.Morrow JI，Russell A，Guthrie E，et al. Malformation risks of antiepileptic drugs in pregnancy: A prospective study from the UK Epilepsy and Pregnancy Register. J Neurol Neurosurg Psych 2006，77：193.UCB，Inc. Keppra prescribing information，2008.Available at http: //www. keppraxr. com/hcp/includes/pdf/Keppra_XR_Prescribing_Information. pdf; Accessed April 12，2009.]

　　4. 抗炎药物　非甾体抗炎药没有明显的致畸作用，但在孕晚期使用有可能产生针对胎儿的不良影响。特别是当吲哚美辛使用时间超过 72h 后，可能引发胎儿动脉导管收缩导致肺动脉高压。该药物也可能降低胎儿尿量从而减少羊水量。来氟米特，这是用来治疗类风湿关节炎的药物，妊娠期禁用。在动物实验中，它与脑积水、眼球畸形、骨骼异常和胚胎死亡等有关。因为它在停药后 2 年才能从血浆代谢产物中被彻底清除而检测不出，制造商已经开发出了意外妊娠后的治疗 / 冲洗计划。

5. 抗生素　大多数抗生素被认为在怀孕期间使用是安全的。氨基糖苷类抗生素有可能导致成年人和早产儿的肾毒性。它们不造成任何重大的致畸风险。庆大霉素通常用于治疗孕妇和婴儿的严重感染，因为它的好处通常大于潜在的风险。氯霉素容易穿过胎盘屏障，引起胎儿药物水平的高表达。它不会致畸，但当给早产儿用药时出现过灰婴综合征的报道，其临床表现为发绀和血管塌陷。磺胺类药物能够取代蛋白结合位点的胆红素，如果临近早产分娩时用药，可能增加新生儿高胆红素血症的发生。这些药物似乎并没有造成任何重大的致畸风险。四环素可引起乳牙变色或沉积在胎儿长骨中。

6. 抗肿瘤药物　根据其作用机制，许多抗肿瘤药物从直觉上说就是致畸因子。幸运的是，对于大多数药物来说并非如此，只有少数例外。环磷酰胺是一种烷化剂，可以造成指（趾）发育异常、腭裂、单一冠状动脉、肛门闭锁、胎儿宫内生长受限及小头畸形。甲氨蝶呤和氨基蝶呤是叶酸拮抗药，与一种少见的畸形有关。胎儿甲氨蝶呤 / 氨基蝶呤综合征的主要特点是生长发育受限、颅骨骨化不全、颅缝早闭、眶上嵴发育不全、耳后旋、小下颌及严重的肢体畸形。他莫昔芬是一种非甾体类选择性雌激素受体调节药，在一些物种中存在胎儿毒性和致癌，导致其生长受损及类似于孕妇暴露于己烯雌酚（DES）后所产生的变化。暴露者的后代需要长达 20 年的随访以评估肿瘤发病的风险。

7. 抗病毒药物　金刚烷胺用于流行性感冒的预防和治疗。它在动物模型中存在明确的致畸性，在人类的妊娠中被认为与心脏缺陷有关。利巴韦林，这是用来治疗婴幼儿呼吸道合胞病毒的药物，在动物物种高度致畸，可造成颅骨、腭、眼、骨骼和胃肠道畸形。它被认为是 X 类药物。依法韦仑是一种非核苷类反转录酶抑制药，用于治疗 HIV 感染。它已被认为在灵长类动物中与无脑畸形、腭裂和小眼球等发育异常有关；然而在人体中，该药物尚没有增加出生缺陷的报道。由于数据有限，对于采用依法韦仑治疗的孕妇仍应该选择最佳的个体化方案。

8. 糖皮质激素　氢化可的松、泼尼松等皮质激素常用于治疗严重的疾病状态，例如哮喘和自身免疫性疾病。这些药物使得面裂的发病率增加了 3 倍，发病率约为 3/1000。基于这些发现，糖皮质激素被归为 D 类，然而，并不被认为是一个重大的致畸风险。

9. 性激素　在孕 7～12 周暴露于外源性性激素的孕妇可以导致其女胎完全的男性化。激素的作用可以持续到孕 20 周，造成部分男性化或生殖器性别不清。但这种情况并不适于口服避孕药物，服用口服避孕药并没有造成任何相关的影响。睾酮和促蛋白合成类固醇也可以造成女性胎儿不同程度的男性化，包括早孕期暴露后的阴唇融合及之后阴蒂增大。早孕期孕妇暴露于达那唑可以使 40% 的女胎出现男性化表现，呈剂量依赖性。己烯雌酚 [（DES）从 1940 年使用至 1971 年]，既是是一种致畸物，同时也是一种致癌物质。尽管其发病率是较低的（1/1000），但服用过 DES 孕妇生育的女儿会增加罹患宫颈或阴道透明细胞癌的风险。

10. 碘制剂　放射性碘 -131，这是用来治疗甲状腺癌和甲状腺功能亢进症的药物，它可以穿过胎盘屏障，被胎儿甲状腺富集。该药物在妊娠期间禁忌使用，因为它可能损伤胎儿甲状腺并增加儿童患甲状腺癌的风险。

11. 甲基汞　胎儿发育中的神经系统特别容易受到汞的影响，产前暴露于汞可能导致一系列的出生缺陷，发育延迟和轻度神经异常，以及小头畸形和严重脑损伤。某些鱼类由于摄取小鱼和水生生物，导致体内潴留了相应的汞。出于这个原因，美国食品药品管理局建议孕妇不要吃鲨鱼、旗鱼、鲭鱼和方头鱼。建议孕妇每周不要吃超过 170g（6oz）的长鳍金枪鱼或超过 340g（12oz）含汞量较低的鱼或贝类。

12. 精神科药物　锂剂，这是用来治疗躁郁症，已被发现与一种罕见的 Ebstein 畸形风险增加相关。该疾病的心脏改变为特征性的三尖瓣顶端下移。尽管其整体风险是低的，但是，建议暴露于该药物的孕妇孕期行胎儿超声心动图检查。锂也可以引起新生儿毒性，包括甲状腺功能减退、尿崩症、心脏扩大、心电图异常、肌张力低下。

13. 选择性 5- 羟色胺再摄取抑制药（SSRIs）　这类药物是孕期最常用的抗抑郁药。在一项研究中，SSRI 暴露使得颅缝早闭、脐膨出和无脑儿等胎儿出生缺陷略有增加，约每 1000 名婴儿中会发生 2 例，主要是帕罗西汀的暴露。在其他研究中也提示帕罗西汀用药与先天性心脏畸形的风险增加相关。作为药物的一个种类，SSRIs 类药物并不被视为主要的致畸因素。不过还是建议在妇女计划怀孕期间避免接触帕罗西汀，如果早孕期服用过帕罗西汀，在孕期建议胎儿超声心动图筛查。

母亲孕期使用 SSRI 其新生儿可能存在两种类型的后果。高达 25% 的孕晚期暴露于帕罗西汀的新生儿，出现新生儿行为综合征，它被认为是轻型和自限性的，包括神经过敏、肌张力增高、进食或消化障碍，烦躁不安，或呼吸异常。很少表现为重型（约 0.3% 的婴儿），类似成年人服用 SSRI 后的毒性反应。有暴露史的婴儿也可能表现出持续性肺动脉高压，其特征是肺血管阻力高，右向左分流和低氧血症，每 1000 例中有 6～12 例。

14. 维 A 酸　维 A 酸，特别是维生素 A，是正常生长和组织分化所必需的，但大剂量的维生素 A 已被发现与先天畸形有关，出于这个原因，建议孕妇避免每日摄入超过 5000U。异维 A 酸或 13 顺式维 A 酸，这是用来治疗囊肿性痤疮，是一种最强力的致畸因素。孕早期暴露与胎儿丢失和高致畸形率有关，涉及颅面部、心脏、中枢神经系统、胸腺等异常，均有相关文献描述。只有在早孕期使用此类药物才有胎儿致畸的风险，孕前停用并不会增加胎儿患病的风险。阿维A酯用于治疗银屑病，它引起胎儿严重发育异常的程度与异维A酸相关。阿维A酯的代谢半衰期为120d，已停止治疗3年后检测血清仍有被检出的可能。维A酸或全反式维A酸治疗寻常型痤疮通常是凝胶剂型。通过皮肤代谢大多数药物而不明显吸收，也没有增加先天性异常的报道。然而，口服维A酸也用于治疗急性早幼粒细胞白血病，比局部使用的剂量高上千倍，这种情况下被认为存在高度致畸。另一个维A酸药物"贝沙罗汀"，它被用于治疗难治性T细胞淋巴瘤，同样被视为高度致畸。

15. 沙利度胺　沙利度胺是一种具有抗焦虑和镇静作用的药物，1956～1960年，全世界大多数地方都有使用这种药物，直到发现它明显的致畸性。该药物对大鼠和小鼠都没有造成损害，被认为对人体也是安全的。但该药物最终导致20%的暴露胎儿发生了畸形。海豹胎是它的典型表现，还有其他各种各样的短肢畸形报道。耳、心血管系统和肠管肌肉的畸形也很常见。1999年，该药物在美国被允许用于麻风结节性红斑的治疗，它对于皮肤红斑狼疮、慢性移植物抗宿主疾病、结节性痒疹和某些恶性肿瘤同样有效。建议需要使用该药物的育龄妇女采取两种高效的避孕措施。

16. 香豆素衍生物　华法林和双香豆素具有分子量低的特点，可以通过胎盘，引起胎儿明显的畸形和出生缺陷。据统计，暴露于华法林的妊娠中有1/6会发生畸形的活产儿，还有1/6发生流产或死胎。当在妊娠第6～9周时暴露于该药物，胎儿有罹患华法林胚胎病的风险，该疾病的特征是鼻发育不全，斑点状脊椎和股骨骺，其表现与点状软骨发育不良的一组遗传性疾病相同。在中孕期和晚孕期，胎儿华法林暴露的相关缺陷一般是由于出血和瘢痕化造成的，引起中枢神经系统的表现，如胼胝体发育不全、Dandy-Walker畸形、小眼、视神经萎缩及发育延迟。

17. 中草药　中草药很难向普通化学药品那样被系统所规范，因此，难以估计各种草本药物的风险或安全性。通常，这些药物所有的成分及剂量都是不可知的。实际上，目前也没有针对它们致畸潜能的研究报道。对于并发症的了解也仅仅是中毒反应。由于不能评估草本植物类药物对发育中胎儿的安全性，应当告知妊娠妇女避免此类药物。表8-6列举了一些可能存在不良生理或者药理作用的中草药制剂。

18. 违禁药物与烟草　据估计，至少有10%的胎儿在孕期暴露于一个或多个非法药物。任何一个药物的作用可能因为乙醇、烟草或其他药物的作用而被混淆；也可能被贫困母亲健康情况不佳、营养不良或感染性疾病等混淆；或者被药物中的污染物，如铅、氰化物、除草剂、农药、砷，甚至香豆素等所混淆。

濒用非法药物对胎儿的影响在表 8-7 所示。

表 8-6　一些中草药的不良影响

通用名	相关的药理作用	对患者的影响
紫锥菊：紫松果菊根	细胞介导的免疫激活	过敏反应，免疫抑制药的有效性降低
麻黄汤：麻黄	通过直接和间接的拟交感神经作用引起心动过速和高血压	高血压、心律失常伴随心肌缺血和卒中；长期使用耗尽内源性儿茶酚胺；与单胺氧化酶抑制药相互作用可致危及生命的风险
大蒜	抑制血小板聚集，增加纤溶；降压作用不明确	增加出血风险，尤其是当与其他药物结合，抑制血小板聚集
生姜	COX 抑制药	增加出血风险
人参	降低血糖；抑制血小板聚集；在动物中增加 PT 和 aPTT	低血糖，增加出血风险，降低华法林的抗凝效果
氨基葡萄糖和软骨素		糖尿病恶化
麻醉椒	镇静、抗焦虑	增加麻醉药的镇静作用，耐受性和戒断的影响
山羊草，金丝桃	抑制神经递质再摄取抑制单胺氧化酶	环孢素诱导对细胞色素 P450 的影响，华法林、类固醇、蛋白酶抑制药和可能的苯二氮䓬类，钙通道阻滞药和许多其他的药物
缬草	镇静	增加肝损伤麻醉的镇静作用，苯二氮䓬类急性戒断，长期使用对麻醉的要求增加
育亨宾		高血压、心律失常

aPTT. 活化部分凝血活酶时间；COX. 环氧化酶；PT. 凝血酶原时间

[引自 Cunningham M, Tennis P, the International Lamotrigine Pregnancy Registry Scientific Advisory Committee. Lamotrigine and the risk of malformations in pregnancy. Neurology, 2005, 64: 955.Holmes LB, Baldwin EJ, Smith CR, et al. Increased frequency of isolated cleft palate in infants exposed to lamotrigine during pregnancy. Neurology, 2008, 70（22, Pt 2）: 2152.Hunt S, Craig J, Russell A, et al. Levetiracetam in pregnancy: Preliminary experience from the UK Epilepsy and Pregnancy Register. Neurology, 2006, 67: 1876.Hunt S, Russell WH, Smithson L, et al. Topriamate in pregnancy: preliminary experience from the UK epilepsy and pregnancy register. Neurology, 2008, 71: 272.Morrow JI, Russell A, Guthrie E, et al. Malformation risks of antiepileptic drugs in pregnancy: A prospective study from the UK Epilepsy and Pregnancy Register. J Neurol Neurosurg Psych, 2006, 77: 193.UCB, Inc. Keppra prescribing information, 2008.Available at http: //www. keppraxr. com/hcp/includes/pdf/Keppra_XR_Prescribing_Information. pdf; Accessed April 12, 2009.]

香烟烟雾中含有尼古丁、可替宁、氰化物、硫氰酸盐、一氧化碳、镉、铅和各种碳氢化合物的复杂混合物。除了对胎儿的毒性以外，这些物质具有血管活性作用或降低氧含量。吸烟与多种出生缺陷有关，增加了包括脑积水、小头畸形、脐膨出、腹裂、唇腭裂、手畸形的发病率。重要的是，吸烟也有影响胎儿生长的直接剂量 - 反应效应。母亲吸烟的婴儿比不吸烟者的婴儿平均轻 200g。低出生体重儿的风险增加 1 倍，而小于胎龄儿发生率增加 2.5 倍。此外，吸烟与不孕症的发病率增加有关，和一些妊娠相关并发症如自然流产、前置胎盘、胎盘早剥和早产有关。

表 8-7　妊娠期滥用违禁物质的影响

安非他明	甲基安非他明的使用与匀称性胎儿生长受限有关
可卡因	一些先天性异常的风险增加，包括颅骨缺损、皮肤发育不全、脑穿通畸形、小头畸形、肠闭锁、心脏畸形、泌尿系统畸形、内脏梗死。死胎发生率也增加。儿童的认知缺陷和发育迟缓的风险增加
海洛因	与胎儿生长受限、围生儿死亡和发育迟缓有关。新生儿麻醉性戒断常见（40%～80%）。戒断症状包括震颤、烦躁不安、打喷嚏、呕吐、发热、腹泻和癫痫发作。婴儿猝死综合征的发病率增加
美沙酮	可出现上述的新生儿麻醉性戒断，由于其半衰期较长，症状可能比海洛因更为严重并持久
大麻	一些系列报道指出低体重儿的发生率增加
苯环己哌啶，即"天使粉"（PCP）	具有较高的新生儿戒断发生率，以震颤、神经过敏、易怒为特征。新生儿行为异常和发育异常发病率增加
甲苯	故意吸入油漆和胶水会产生甲苯胚胎病，包括产前和产后生长不足、小头畸形、面部和手的特征变化。发育迟缓可能发生在约 40% 的暴露儿童。职业暴露与风险增加并不相关

更多内容参考 *Williams Obstetrics* 第 23 版第 14 章 "Teratology and Medications That Affect the Fetus"。

（译者　周奋翮）

第9章 胎儿影像

超声对妇产科实践的影响非常大。一个仔细进行的超声检查可以揭示胎儿解剖、生理和健康程度的重要信息。最近的技术成果提升了分辨率和图像显示。多普勒的应用增加，三维超声成像继续引领发展。对于胎儿磁共振成像的和异常胎儿治疗选择的讨论，读者可参阅 *Williams Obstetrics* 第 23 版的第 16 章。

一、安全性

超声应只在正当的医学适应证下使用，以尽可能低的暴露来获得必要的信息，即遵循 ALARA 原则——合理、可行、尽量低的暴露（as low as reasonably achievable）。实时双相多频成像需要监测热指数。由于超声微泡造影剂可能提高机械指数，故不能用于妊娠期妇女。美国医学超声研究所建议，只有经过训练的专业人士才可以被允许做胎儿超声，使用超声来鉴别重要的医学情况，如胎儿异常、可能影响生理功能的缺陷，并避免使用可能危及胎儿安全的技术。

二、孕早期超声

表 9-1 列出了在孕 14 周前进行超声检查的适应证。表 9-2 列出了应进行评估的内容。经阴道超声是孕 5 周检测到孕囊的可靠技术，并于孕 6 周看到胎儿回声和心脏活动。胚胎达到 5mm 的长度后，通常可观察到胎心运动。

表 9-1　孕早期超声检查的部分适应证

1. 确认宫内妊娠

2. 评估疑似异位妊娠

3. 明确阴道出血原因

4. 评估盆腔痛

5. 评估孕龄

6. 诊断或评估多胎妊娠

7. 确认心管搏动

8. 协助绒毛活检、胚胎移植、定位或移除宫内节育器

9. 评估特定胎儿异常，如高危孕妇中的无脑儿

10. 评估母体盆腔肿块和（或）子宫异常

11. 作为筛查胎儿非整倍体检查的一部分，测量胎儿颈项透明层厚度

12. 评估疑似妊娠期滋养细胞疾病

表 9-2　孕期标准级超声检查内容

早孕	中晚孕
1. 孕囊定位	1. 胎儿数量；多胎妊娠评估：羊膜囊性、绒毛膜囊性、胎儿大小、羊水量、胎儿性别，如果能显示的话
2. 胚胎和（或）卵黄囊的鉴定	2. 胎先露
3. 头臀长度	3. 胎儿心脏活动
4. 心管搏动	4. 胎盘部位及其与宫颈内口的关系
5. 胎儿的数量，可能的话包括多胎妊娠的羊膜囊性和绒毛膜性	5. 羊水量
6. 妊娠早期胚胎/胎儿结构的评估	6. 孕龄
7. 评估子宫、附件和直肠子宫陷凹	7. 胎儿体重
8. 如果可能的话，评估胎儿颈项部	8. 评估子宫、附件和宫颈
	9. 胎儿结构筛查，包括记录技术局限性

　　胎儿颈项透明层厚度：这是在皮肤及软组织覆盖下方与胎儿脊柱之间，在颈背部皮下半透明区域的最大厚度（图 9-1）。标准的颈项透明层测量是在孕11～14 周，在矢状面使用精确的测量标准进行测量的（表 9-3）。正如第 3 章所讨论的，颈项透明层厚度的测量，结合孕妇血清绒毛膜促性腺激素与妊娠相关血浆蛋白 A 的评估，被广泛用于非整倍体的早期筛查。

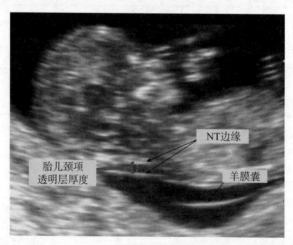

图 9-1　胎儿颈项透明层（NT）厚度是测量皮肤和软组织下方与胎儿脊柱之间，在颈背部皮下半透明区域之间的最大厚度。卡尺放置点选择颈部半透明区域内边界最宽的位置，垂直于长轴的胎儿。此图为孕 12 周正常胎儿，测量值为 2mm

三、孕中期和孕晚期超声

　　表 9-4 列举了孕中期和孕晚期超声检查的部分适应证。这些检查可以分为标准级、专业级或限制级。表 9-2 列出标准级所需检查的内容，其中一个是胎

儿结构筛查，表9-5列出了胎儿结构筛查的要素。孕18周后，可充分评估胎儿结构。如果因故无法完成完整的胎儿结构筛查，如羊水过少、胎儿的位置或产妇肥胖等，应在报告中注明。

表 9-3　胎儿颈项透明层厚度测量指南

1. 胎儿颈项透明层边缘必须足够清晰，以便准确放置卡尺

2. 胎儿必须在正中矢状面

3. 图像必须放大，使全屏显示胎儿的头部、颈部和上胸部

4. 胎儿颈部必须处于中立位，不屈不伸

5. 羊膜囊必须清晰可见，且和 NT 线分开

6. 必须使用电子游标卡尺进行测量

7. 卡尺必须放在透明层边界内，且没有超出测量空间

8. 卡尺必须垂直于长轴胎儿放置

9. 必须在胎儿颈项透明层的最宽处进行测量

表 9-4　孕中期和晚孕期超声检查的部分适应证

评估胎龄

评估胎儿生长发育

阴道出血

腹腔 / 盆腔疼痛

宫颈功能不全

判断胎先露

怀疑多胎妊娠

辅助羊膜腔穿刺术或其他操作

子宫大小与临床孕龄差异显著

盆腔肿块

怀疑葡萄胎妊娠

辅助宫颈环扎术

怀疑异位妊娠

怀疑胎儿死亡

怀疑子宫异常

胎儿状态评估

怀疑羊水过多或过少

怀疑胎盘早剥

辅助外倒转术

早产胎膜早破和（或）早产

异常生化指标

续表

跟踪评估胎儿畸形

跟踪评估可疑的前置胎盘

不良妊娠史

晚孕期产检评估胎儿情况

可能增加胎儿非整倍体风险的发现

胎儿畸形筛查

表 9-5 胎儿结构筛查的最低标准

头、面、颈

　　小脑

　　延髓池

　　脉络丛

　　侧脑室

　　大脑镰中线

　　透明隔腔

　　上唇

　　酌情测量颈部褶皱

胸部

　　四腔心

　　如技术上可行，评价两个流出道

腹部

　　胃是否存在、大小和位置

　　肾

　　膀胱

　　脐带于胎儿腹部的附着点

　　脐血管数目

脊柱

　　颈椎、胸椎、腰椎和骶椎

四肢

　　下肢和上肢存在或缺如

性别

　　只适用于低危多胎妊娠

　　由超声专家以个案方式进行专业检查，并决定检查内容。这种专门的检查是一种有针对性的检查，即针对可疑病史、母体血清筛查试验异常或标准产检中的结果异常，对某一特定部位进行详细的解剖结构检查。其他特殊检查包括胎儿超声心动图、多普勒评估、生物物理评分或其他生物指标检查。

1/3 的检查属于局部检查，以评估特定临床情况，如测定羊水量或胎先露。在大多数情况下，只有先获得完整的系统检查记录后才适合局部检查。

四、胎儿测量

可使用多种公式和列线图准确评估胎龄，并描述胎儿结构的正常生长发育。在孕早期，超声软件依据头臀长估算胎龄。在孕中期和孕晚期，依据双顶径、头围、腹围和股骨长度评估孕龄和胎儿体重。使用多种参数和相似纬度的民族或种族背景的列线图进行评估通常是最准确的。然而，即使使用最好的模型也可能高估或低估 15% 胎儿体重。

随着孕龄增加，评估孕龄准确性降低。孕早期的头臀长可用以准确地确定胎龄，误差在 3～5d（见附录 B，表 B-1）。孕 14～26 周，胎儿双顶径（BPD）、股骨长度（FL）是估计胎龄最准确的指标。BPD 的误差为 7～10d，FL 的误差为 7～11d。如果头形是扁平（长头）或圆形（短头），头围（HC）比 BPD 更可靠。腹围（AC）是受胎儿生长影响最大的参数，误差最大，最多达 2～3 周。附录 B，表 B-2 列线图显示这些参数与平均孕龄的关联。孕晚期测量最不准确，通过平均 4 个参数可改善准确度。超声评估胎儿生长通常需间隔 2～4 周。

五、羊水

羊水量测定是胎儿评估的重要方法。最广泛使用的测量方法是计算羊水指数，计算子宫 4 个象限中每个象限羊水池最大垂直深度值（cm）之和。正常值如附录 B 表 B-5 所示。在大多数正常妊娠情况下，AFI 的在 8～24cm。另一种方法是测量羊水池的最大垂直深度。正常值是 2～8cm，<2cm 为羊水过少，而>8cm 为羊水过多。将在第 10 章和第 11 章讨论羊水过多和羊水过少的相关异常。

六、正常和异常胎儿解剖结构

超声评价的一个重要目标是区分解剖结构正常或异常的胎儿。如发现异常情况，需要进行专门的检查。在下面的讨论中，只描述了上百种胎儿异常中的一小部分。

（一）中枢神经系统

胎儿大脑的 3 个解剖平面（解剖轴）：①用于测量 BPD 和 HC 的丘脑半面，包含丘脑和透明隔腔；②脑室平面，包含高回声脉络丛的侧脑室；③小脑平面，包含小脑和延髓池的胎儿颅后窝。孕 15～22 周时，小脑直径（mm）大致相当于孕周龄。

1. 神经管缺陷　在美国，每 1000 个活产胎儿中有 1.6 个发生神经管缺陷，是由于孕 26～28d 时胚胎的神经管不完全封闭所致。主要有 3 种类型。无脑儿是一种以颅底和眼眶以上的脑和颅骨缺失为特征的致命缺陷（图 9-2）。它在孕早期即可被诊断出来，孕晚期常导致羊水过多。脑膨出是脑膜和脑组织通过颅骨薄弱区而疝出，典型表现是枕骨中线缺陷。常合并脑积水与小头畸形，幸存儿中精神障碍发生率高。脊柱裂是一种脊椎开放性脑膜囊突出，形成脊膜膨出。如果囊中含有神经元，称为脊髓脊膜膨出（图 9-3），见于 90% 的脊柱裂病例。一般来说，脊柱裂胎儿有以下一个或多个超声发现：扇形的额骨，即所谓"柠檬征"（图 3-2），小脑弯曲伴有枕大池消失，即"香蕉征"（图 3-3），双顶径小和脑室扩张。第 3 章回顾了神经管缺陷的产前筛查。

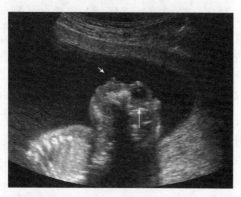

图 9-2　无脑儿。这张矢状面图像显示颅底和眼眶以上的前脑和颅骨缺失。长的白色箭头指示胎儿眼眶，短的白色箭头指示鼻子

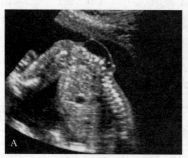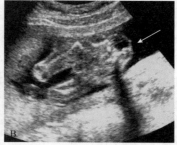

图 9-3　矢状面（A）和横切面（B）显示胎儿脊柱有一个大的腰骶部脊髓脊膜膨出（箭头所示）

2. 脑室扩张　脑室扩张是脑发育异常的一般性指标。脑室扩张可能是由多种遗传和环境损害所引起的，因病因不同，预后和进展速度不尽相同。轻度脑室扩张是指脑室宽度为 10～15mm（图 9-4），明显或严重的脑室扩张是指分离超过 15mm。即使分离，最多有 1/3 的婴儿轻度脑室扩张和发育延迟相关。如脑室分离进一步增加，异常结局的可能性也随之增加。初步评估方法包括

胎儿结构、胎儿染色体核型检测、先天性病毒感染检测，如巨细胞病毒、弓形虫病等。

3.前脑无裂畸形　合并这种异常的胎儿，其前脑未能完全分为两个独立的大脑半球和间脑结构。最严重的情况是无叶全前脑，即单个脑室环绕融合的丘脑（图 9-5）。可能合并相关面部中线结构的异常，包括眼距过近、独眼、无鼻、长鼻或颌正中裂。出生患病率为 1/10 000～1/15 000，约半数情况合并染色体异常，尤其是 13- 三体综合征。故这种异常情况下需明确胎儿染色体核型。

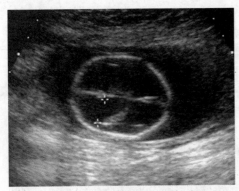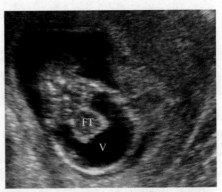

图 9-4　该胎儿脑室异常突出，伴轻度脑室　　图 9-5　孕 14 周胎儿，合并前脑无裂畸形，
　　扩张（卡尺测量结果为 12mm）　　　　丘脑融合（FT）和包绕丘脑的单脑
　　　　　　　　　　　　　　　　　　　　室（V）

4.Dandy-Walker 畸形　这种颅后窝异常的特点是小脑蚓部发育不全、枕大池扩大和小脑幕抬高。出生患病率约为 1/12 000。Dandy-Walker 畸形与许多遗传性和散发性综合征、非整倍体、先天性病毒感染和一些致畸剂有关，都显著影响预后。因此，通过初步评价脑室，可以提示上述异常的可能性。即使小脑蚓部发育不全不严重或不典型，仍提示胎儿异常的可能性很高，且预后不良。

（二）水囊瘤

这是淋巴系统畸形导致液态囊性结构从颈后部膨出。水囊瘤通常由淋巴管部分阻塞发展而来，由于淋巴液无法汇入颈静脉而形成颈淋巴囊。扩张的胸导管可影响心脏发育。60%～70% 胎儿为非整倍体。在孕中期确诊的水囊瘤中，约 75% 的非整倍体为 45X，即 Turner 综合征。在早孕期诊断的水囊瘤，最常见的非整倍体是 21- 三体综合征。水囊瘤也可能是一个孤立的发现或作为部分遗传综合征的一部分。较大的、多发的病变很少被吸收，往往会导致胎儿水肿，且预后较差。

（三）胸部

孕 20～25 周是观察肺的最佳时期，表现为心脏周围的均质结构，在四腔心平面约占胸部面积的 2/3。胸部的各种畸形，包括囊性腺瘤样畸形、叶外型肺隔离症和支气管囊肿，在超声下表现为囊性或实性占位性病变。

（四）膈疝

先天性膈疝的发生率约为 1/4000。在 90% 的情况下，膈肌缺损见于左侧和后方，心脏可能被胃或肠推向中线或右侧胸腔。随着成像技术的进步，在胸部观察到肝越来越常见。几乎一半的病例都与其他重大异常或非整倍体有关。应进行全面胎儿结构的评估，并应进行羊膜腔穿刺术评估胎儿染色体核型。

（五）心脏

心脏畸形是最常见的先天性异常，活产胎儿中发病率约为 8/1000。30%～40% 产前诊断的心脏缺陷与染色体异常有关。幸运的是，至少有 50% 的非整倍体胎儿合并可被超声识别的心血管系统外的异常。最常见的非整倍体综合征包括唐氏综合征、18- 三体和 13- 三体和 Turner 综合征（45，X）。

标准评估包括四腔心平面（图 9-6），如果技术上可行，应同时评估左、右心室流出道（图 9-7）。在四腔心平面可评估心脏大小、心脏在胸部的位置和心轴、心房、心室、心房卵圆孔、心房原发隔、室间隔和房室瓣。两心房和两心室的大小应接近，其与心尖连线与左前胸壁形成 45°。如出现以下异常情况，应进行胎儿超声心动图专科检查：在四腔心或流出道平面发现结构异常、心律失常、提示存在风险增加的心外异常、已知包括心脏缺陷的遗传综合征、孕早期颈项透明层厚度增加但核型正常的胎儿、妊娠前接受胰岛素治疗的糖尿病、先天性心脏病家族史或致畸剂接触史。

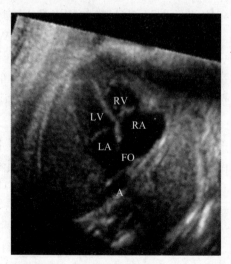

图 9-6　胎儿心脏四腔心平面，显示左 / 右心房（**LA/RA**）、左 / 右心室（**LV/RV**）、卵圆孔（**FO**）和胸降主动脉（**A**）

（六）腹壁

在进行标准检查时，需检查脐带附着部位腹壁的完整性。

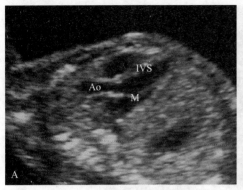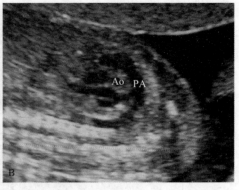

图 9-7 左、右心室流出道平面

A. 左室流出道显示连续的室间隔（IVS）、二尖瓣（M）与主动脉壁（Ao）；B. 右心室流出道显示主动脉（Ao）和肺动脉（PA）的正常位置

　　1. 腹裂　全层腹壁缺损，通常位于脐带附着部位右侧，肠管疝入羊膜腔（图 9-8）。发生率为 1/5000～1/2000，它是在年轻孕妇中更常见的一种主要的异常。该异常不增加非整倍体的风险，通常存活率约 90%。15%～30% 病例合并肠道异常，如空肠闭锁，被认为是血管损伤或机械损伤所致。

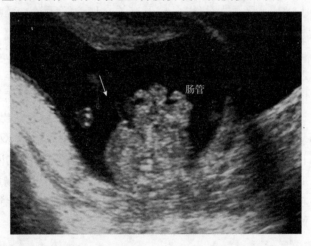

图 9-8 胎儿腹部横切面。该胎儿腹裂，被挤压的肠管漂浮在羊水中，位于正常的脐带附着部位右侧（箭头所示）

　　2. 脐膨出　该异常的发生率约 1/5000。在胚胎发育过程中，由于横向外中胚层皱褶未能在中线相遇，仅两层羊膜囊和腹膜覆盖腹腔内容物（图 9-9）。脐带附着在膨出部位的顶端。超过 50% 的胎儿合并其他重大异常或非整倍体。脐膨出也是 Beckwith-Wiedemann 综合征、泄殖腔外翻综合征和 Cantrell 五联症的一个组成部分。为完整评估脐膨出胎儿，建议进行胎儿染色体核型分析。

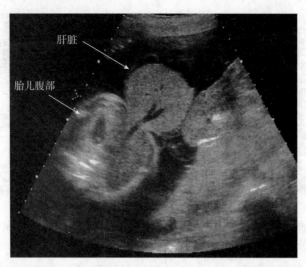

图 9-9　腹部横切面显示因较大腹壁缺损导致的脐膨出，膨出的肝被一层薄薄的腹膜覆盖

（七）胃肠道

在孕 14 周后，98% 的胎儿可见胃。在孕中期和孕晚期，多可见肝、脾、胆囊和肠。在腹部，胃不显影与很多畸形有关，如食管闭锁、膈疝、腹壁缺损和神经系统异常使胎儿无法进行吞咽。

胃肠道闭锁：闭锁最显著的特征是近端肠管由于梗阻而扩张。一般来说，梗阻部位越靠近近端，越有可能出现羊水过多。当胃不显影和羊水过多同时存在时，应高度怀疑食管闭锁可能。也就是说，90% 的食管闭锁病例合并食管气管瘘，使液体进入胃，因此给产前检测带来一定难度。常合并出现其他异常，特别是心脏畸形，20% 病例合并非整倍体。十二指肠闭锁呈"双泡征"，它代表了胃和十二指肠第一部分的扩张（图 9-10）。胃和十二指肠之间的连续性有助于鉴别十二指肠闭锁和其他原因引起的腹部囊肿。约 30% 的病例产前诊断为 21- 三体，超过一半合并其他异常。在低位小肠发生梗阻通常导致多发肠道扩张环，并可伴肠道蠕动增加。

（八）肾和泌尿系统

通常孕 18 周时可以看见胎儿肾。孕早期开始，胎盘和胎膜即开始产生羊水，但孕 18 周后，羊水主要由肾产生。出现不明原因的羊水过少时，应及时评估泌尿系统是否异常。

1. 肾发育不全　单肾或双肾先天性缺失的发生率为 1/4000。肾不可见，肾上腺通常扩大填补肾窝，被称为"平躺肾上腺征"。如双侧肾发育不全，可致无尿，由此产生严重的羊水过少，导致肺发育不良、肢体挛缩、独特的受压面部，最终致死。当肾发育不全导致出现该畸形组合，被称为 Potter 综合征，1946 年被 Edith Potter 医生首先描述。

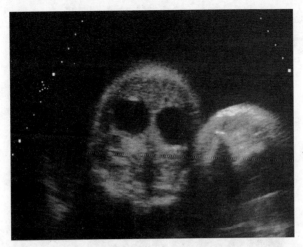

图 9-10 在胎儿腹部横切面显示十二指肠闭锁的"双泡征"

2. 多囊性肾病　对遗传性多囊性疾病，只有常染色体隐性多囊性肾病能做出可靠的产前诊断。其特征是异常增大的肾充满胎儿腹腔，似坚实、玻璃磨砂质地。腹围增大，且伴严重羊水过少。囊性改变只能在显微镜下被识别。

3. 多囊性肾发育不良　多囊性肾发育不良是孕 10 周前，肾盂或近端输尿管梗阻或闭锁所致。超声表现为异常密集的肾实质与多个不同大小的囊肿，与肾盂不相通（图 9-11）。如为单侧且羊水量正常，则患者预后良好。

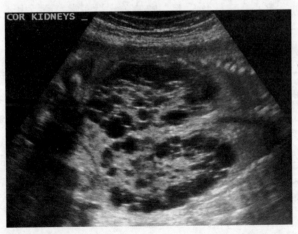

图 9-11 冠状面显示胎儿腹部和下胸部，可见大小不等的多个囊肿，囊肿与腹膜后区域不相通，为多囊性肾发育不良

4. 肾盂输尿管连接部梗阻　这种情况是新生儿肾积水最常见的原因，男性胎儿发病率为女性的 2 倍。梗阻一般是功能性而非解剖结构异常所致，1/3 病例为双侧（图 9-12）。单侧梗阻增加另一侧肾畸形的风险。孕 20 周前，正常肾盂直径上限通常为 4mm，如果超过该值，应在孕 34 周再进行超声评估。如果此时肾盂直径超过 7mm，应在新生儿期进行评估。

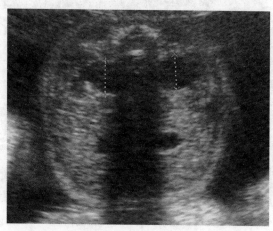

图 9-12   该胎儿肾盂输尿管连接部梗阻，肾横切面显示肾积水（卡尺所示）

5. **集合泌尿系统扩张**   这是最常见的泌尿生殖系统异常，发生率高达 4%。上极梗阻的特点是明显的肾盂扩张，常合并输尿管扩张和膀胱内异位输尿管。下极部分常见回流。

6. **膀胱出口梗阻**   这种远端尿路梗阻更常见于男性胎儿，最常见的病因是后尿道瓣膜。典型表现是膀胱和近端尿道扩张，尿道像锁眼，伴膀胱壁增厚。羊水过少预示肺发育不良，故预后差。即使羊水量正常，预后也不一定都好。产前诊断使部分病例出生后获得早期干预，甚至可考虑宫内治疗。

七、三维超声

三维成像的目标是获得一定空间的影像，然后进行表面成像，以加强实时二维显示效果。由于胎儿面部三维重建具有明显的吸引力，表面成像成为最受欢迎的技术（彩图 3）。对于特定的胎儿异常，三维重建可以提供有用的信息。在任意平面重建图像的能力有助于评估胼胝体和胎儿上腭，在后处理算法和技术上的改进可以使心脏解剖结构可视化。三维超声的局限性包括由于需要进行图像处理，故耗时更长，拥挤的毗邻结构可能遮掩已获取的图像信息，并对存储和处理大量的数据提出了挑战。更重要的是，在诊断大多数先天性异常方面，三维超声相对于传统的二维超声并没有表现出明显的优势。因此，这项令人兴奋的技术确切的实用性尚未完全确定。

八、多普勒

多普勒测速仪通过记录下游阻力特征为评估血流提供了一种非侵入性的检测方法。多普勒原理指出，当声波到达移动目标，反射回的声波的频率正比于目标物体的运动速度和方向（图 9-13）。在产科中，多普勒可用来测定母体和胎儿血管的血流量和血流速度。声源是超声换能器，测定的移动目标是通过循环流动的红细胞，通过超声换能器可接收到反射声波。彩图 4 显示一位孕妇和胎儿血管的正常多普勒波形。当计算流量或速度时的一个重要的误差来源是，传感器的声波与血流之间的夹角——称为声波照射角度，简称 Q。因为余弦 Q 是方程式的一部分，当照射角度越大，测量误差越大。因此，用比率来比较不同的波形，允许余弦 Q 取消方程。图 9-14 为多普勒波形示意图，介绍了常用的 3 种比率。

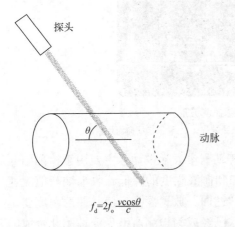

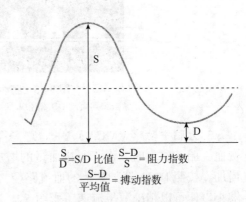

$$\frac{S}{D}=\text{S/D 比值} \quad \frac{S-D}{S}=\text{阻力指数}$$

$$\frac{S-D}{\text{平均值}}=\text{搏动指数}$$

图 9-13 多普勒方程：以初始频率 f_o 自探头发出超声波，与一定流速（v）的血细胞相遇，反射频率 f_d 和超声束与血管之间的角度 θ 有关

$$f_d=2f_o\frac{v\cos\theta}{c}$$

图 9-14 血流速率的多普勒收缩 - 舒张波形系数。平均值可通过计算机数字化波形计算（D= 舒张压；S= 收缩压）

1. **脐动脉多普勒** 正常脐动脉在整个心动周期都是正向流动。随着孕周的增加，舒张期流量随之增加。S/D 比值逐渐下降，从 20 周时约 4.0 下降到 40 周时约 2.0。如果高于相应孕龄的第 95 百分位数或者血流缺失或反流均被视为异常（图 9-15）。反流是一种不祥的现象，表明下游阻力极高、胎盘功能障碍和胎儿循环障碍。与以往任何监测胎儿健康的方法相比，脐动脉多普勒检查被认为是一种更为严格的评估方法，而且在妊娠合并胎儿生长受限的管理方面，被认为是有用的辅助手段。它不被推荐用于筛选低风险妊娠者。

2. **动脉导管多普勒** 动脉导管的多普勒评估已主要用于监测暴露于吲哚美辛或其他非甾体抗炎药（NSAIDS）的胎儿，因为这些药物可能导致胎儿动脉导管狭窄或关闭。增加的肺血流量可能引起肺动脉的反应性肥大和肺动脉高压的进展。导管的阻塞是可逆的，与用药剂量和持续时间有关。因此，非甾体抗炎药的用药时间通常不超过 72h，而且用 NSAIDS 期间，需密切监测导管收缩情况。

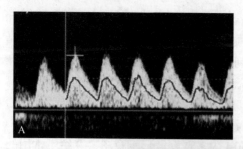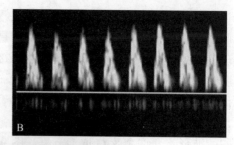

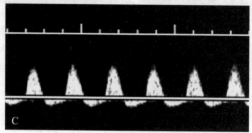

图 9-15　脐动脉血流波形

A. 正常舒张期血流；B. 舒张末期血流缺失；C. 舒张末期血流倒置

3. 大脑中动脉（MCA）多普勒　多普勒测量大脑中动脉主要用于检测胎儿贫血。胎儿贫血时，由于心排血量的增加和血液黏度的降低，收缩期峰值流速增加。按照 MCA 解剖学上的血流路径，"迎面"放置探头，使其照射角度要足够小以便可以精确测量流速（彩图 5）。这已经成为检测血型免疫性胎儿贫血的可靠、无创的检测方法。在大多数医学中心，大脑中动脉收缩期峰值流速已经取代了通过羊膜腔穿刺术检测胎儿贫血的侵入性检测方法。

九、M 型超声心动图

M 型或运动模式超声是通过线性方式显示心动周期，在 X 轴上显示时间，在 Y 轴上显示运动。它常用来测量心率，并且在心律失常时可以分别评估心房和心室的波形（彩图 6）。它可用于评估心室功能、心房与心室的输出及相关时长。

更多内容参考 *Williams Obstetrics* 第 23 版第 16 章 "Fetal Imaging"。

（译者　郭丽丽）

第10章 羊水过少

正常情况下，羊水量在妊娠36周增加到1000ml，此后减少到只有100～200ml，在超过预产期后可能降低到更少的水平。少数情况下羊水量可能降到远低于正常值下限，甚至减少到只有几毫升。羊水体积减少低于正常值下限称为"羊水过少"，经超声检查羊水指数低于5cm可诊断为羊水过少（见第9章）。一般来说，羊水过少较少发生在妊娠早期，一旦发生预后较差。相比之下，羊水量减少更常见于过期妊娠。脐带受压和由此引起的胎儿窘迫在所有的羊水过少的孕妇中发生的风险都是增加的，尤其是过期妊娠的患者。

一、羊水量的测量

羊水指数的计算是将妊娠子宫分为4个象限，将超声探头顺纵轴线放置在孕妇腹壁上。然后测量每个象限中垂直地面的羊水深度的最大径线，4个象限的测量值相加即为羊水指数。正常妊娠中，妊娠16～42周相应的正常的羊水指数见附录B"超声参考值"。在确定羊水正常或者羊水过多时羊水指数是比较可靠的，但在诊断羊水过少时则缺少一定的准确性。一些因素可能影响羊水指数的数值，包括身高、孕妇液体限制或者脱水。

二、羊水过少的早期改变

与羊水减少相关的一些情况见表10-1。当存在胎儿泌尿道梗阻或者肾发育不全时，几乎总是伴随着羊水过少。如表10-2所示，羊水过少中胎儿异常达到了10%～15%。胎膜上的缺损导致的羊水缓慢丢失可能会明显减少羊水的体积，但多数情况下会引起分娩的发动。血管紧张素转化酶抑制药的使用也和羊水过少有关（见第8章）。

表 10-1 羊水过少的相关因素

胎儿因素

　染色体异常

　先天性畸形

　胎儿生长受限

　死胎

　过期妊娠

　胎膜破裂

胎盘因素

续表

胎盘早剥

双胎输血综合征

母体因素

胎盘功能不全

妊娠期高血压

先兆子痫

糖尿病

药物

前列腺素合酶抑制药

血管紧张素转化酶抑制药

特发性因素

（经许可引自 Peipert JF, Donnenfeld AE: Oligohydramnios: A review. Obstet Gynecol Surv, 1991, 46: 325.）

表 10-2　羊水过少有关的先天性异常

羊膜带综合征

心血管系统

法洛四联症、房间隔缺损

中枢神经系统

前脑无裂畸形、脑（脊）膜突出、脑膨出、小头畸形

染色体异常

三倍体、18- 三体综合征、特纳综合征

泄殖腔发育不全

囊性水囊瘤

膈疝

泌尿生殖器异常

肾缺如、肾发育不良、尿道梗阻、膀胱外翻、麦克尔 - 格鲁伯综合征、肾盂输尿管连接处梗阻、梅干腹综合征

甲状腺功能减退

骨骼肌肉系统异常

美人鱼综合征、骶骨发育不全、桡骨缺如、面裂

双胎反向动脉灌注序列

双胎输血综合征

VACTERL（脊椎、肛门、心脏、气管、食管、肾和肢体）先天性异常

（经许可引自 McCurdy CM Jr, Seeds JW. Oligohydramnios: Problems and treatment. Semin Perinatol, 1993, 17: 183. Peipert JF, Donnenfeld AE: Oligohydramnios: A review. Obstet Gynecol Surv, 1991, 46: 325.）

1. 预后 早发型羊水过少的胎儿的预后较差，只有约一半的胎儿可以存活，早产和新生儿死亡也很常见。羊膜和胎儿部分的粘连也可能导致羊水过少并导致肢体残缺在内的严重畸形。而且，缺少羊水会使胎儿承受来自各方面的压力，因此，诸如马蹄内翻足等肌肉骨骼系统畸形比较常见。

2. 肺部发育不全 肺发育不良与早发性羊水过少有关，在早孕期或中孕期诊断为羊水过少的孕妇中约有 15% 的胎儿会发生肺发育不良。有一些可能的机制来解释在这些妊娠中发生肺发育不全的原因。①胸廓受压可能会抑制胸壁扩张和肺膨胀。②胎儿呼吸运动的缺乏会导致流入胎儿肺部的羊水减少。③一种最广为接受的学说认为，羊水保留障碍或者流出过多时，胎儿肺部生长发育受损。因此，正常发育的胎儿吸入适量的羊水对肺部的发育起着重要的作用。

三、妊娠晚期羊水过少

妊娠 34 周以后羊水指数<5cm 时不良妊娠结局的风险是增加的（表 10-3）。例如，分娩时羊水指数<5cm 的妊娠，其变异性胎心减速、因胎儿窘迫而施行剖宫产以及胎儿娩出 5min 后阿普加评分<7 分的风险是增加的。

羊膜腔灌注术：分娩时常进行羊膜腔灌注晶体液以代替羊水来防止羊水过少引起的脐带受压。羊膜腔灌注技术的介绍见第 13 章所述。

表 10-3 147 例孕 34 周时羊水过少孕妇的妊娠结局（百分数表示）

	羊水过少[1]（n=147）	羊水正常（n=6276）	P
引产	42	18	<0.001
胎心率异常	48	39	<0.03
因胎心率行剖宫产术	5	3	0.18
死产	14/1000	3/1000	<0.03
新生儿重症监护	7	2	<0.001
胎粪吸入	1	0.1	<0.001
新生儿死亡	5	0.3	<0.001
胎儿生长受限	24	9	<0.001
胎儿畸形	10	2.5	<0.001

（1）羊水指数<5.0cm
（数据引自 Casey BM, McIntire DD, Bloom SL, et al. Pregnancy outcomes after antepartum diagnosis of oligohydramnios at or beyond 34 weeks' gestation. Am J Obstet Gynecol, 2000, 182: 909.）

更多内容参考 *Williams Obstetrics* 第 23 版第 21 章 "Disorders of Amnionic Fluid Volume"。

（译者 卞 政）

第11章 羊水过多

羊水量＞2000ml 时称为羊水过多。少数情况下，子宫内的羊水量最多可以达到 15L。如图 11-1 所示，轻度到中度的羊水过多（羊水量在 2～3L）比较常见，占到了所有妊娠人群的 1%。超声检查常将羊水指数＞24cm 或 25cm 诊断为羊水过多，相当于大于第 95 或第 97.5 百分位数（见附录 B：超声参考值）。根据超声测量最大羊水深度亦可诊断。在这个方法中，胎儿在羊水深度 16cm 或者更多的羊水中漂浮诊断为重度羊水过多。

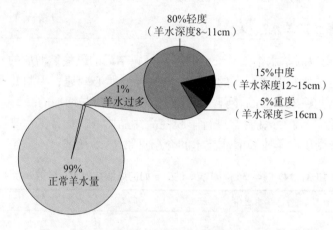

图 11-1　36796 例孕 20 周以上孕妇超声羊水指数测量

［经许可转载自 Cunningham FG，Leveno KJ，Bloom SL，et al（eds）. *Williams Obstetrics.*23rd ed. New York, NY：McGraw-Hill，2010.Data from Biggio JR Jr，Wenstrom KD，Dubard MB，Cliver SP. Hydramnios prediction of adverse perinatal outcome. Obstet Gynecol，1999，94：773.］

一、病因

羊水过多的分级及预后与病因相关。多数情况下羊水过多和胎儿畸形相关，尤其是中枢神经系统或者消化系统。例如，约 50% 的羊水过多伴有无脑畸形或者胃肠道闭锁。经确诊的胎儿畸形约 50% 会伴有轻到中度的羊水过多。

二、发病机制

妊娠早期，羊膜腔内充满液体，其组成成分和孕妇的细胞外液相似。在妊娠的早期，水分和其他小分子不仅可以通过整个羊膜也可通过胎儿皮肤进行交换。在妊娠中期，胎儿开始排尿，同时吞咽、吸入羊水。这些过程起着控制羊水量的作用。在妊娠后期，患有糖尿病的孕妇常伴有羊水过多的机制仍不清楚，一种可能的解释是母体高血糖导致胎儿高血糖症继而引起渗透性利尿导致羊水过多。

三、症状

羊水过多患者的症状主要表现为羊水过多对子宫本身的机械性压力和过度充盈的子宫对其他邻近器官的压迫作用。当子宫过度扩张时，孕妇可能表现为呼吸困难，在严重的情况下孕妇只能在直立位时呼吸。当增大的子宫压迫主要的脉管系统时会引起水肿，尤其是下肢末端、外阴和腹壁的水肿。少数情况下增大的子宫会引起输尿管梗阻导致孕妇严重少尿，甚至无尿。

四、诊断

羊水过多主要表现为伴有胎儿肢体触诊困难的子宫增大。在重度羊水过多时，子宫壁可能过分紧张以至于不能触及胎儿的任何部分。羊水过多、腹水或巨大卵巢囊肿的鉴别有时需要依赖于超声检查。

五、妊娠结局

一般情况下，羊水过多的程度越严重，围生期死亡率越高（表11-1）。即使超声提示胎儿正常，预后仍然不确定，因为胎儿畸形或染色体异常是羊水过多最常见的原因。早产和胎儿生长发育受限导致围生儿死亡率上升。红细胞增多症、妊娠期糖尿病、脐带脱垂、胎盘早剥等增加了妊娠不良结局。

表 11-1 羊水过多孕妇与正常孕妇的妊娠结局比较

	羊水指数	
	羊水过多（n=370）	羊水正常（n=36 426）
围生儿预后		
先天发育异常	8.4%	0.3%
胎儿生长受限	3.8%	6.7%
染色体异常	1/370	1/3643
死亡率	49/1000	14/1000
产妇		
剖宫产分娩	47%	16.4%
糖尿病	19.5%	3.2%

（引自 Biggio JR Jr, Wenstrom KD, Dubard MB, Cliver SP: Hydramnios prediction of adverse perinatal outcome. Obstet Gynecol, 1999, 94: 773.）

羊水过多最常见的并发症是胎盘早剥、子宫收缩乏力、产后出血。羊水的快速减少导致子宫面积减小有时会引起胎盘早剥（见第25章）。羊水过多导致的子宫过度扩张常引起子宫收缩乏力，继而引起产后出血。胎儿表现异常和手术干预治疗也比较常见。

六、孕妇的管理

　　轻度的羊水过多很少需要治疗。通常轻度的羊水过多即使伴有一些不适也不给予特殊的干预措施，而是加强管理，直到分娩发动或自发性胎膜破裂。如果出现了呼吸困难、下腹部疼痛或者行动困难，则需要住院治疗。卧床休息、使用利尿药、水和盐的限制对改善症状是无效的。

　　1. 治疗性羊膜腔穿刺术　羊膜腔穿刺术的主要目的是通过减轻子宫压力而缓解孕妇的不适。然而这种症状的缓解只是暂时的。为了引流羊水，常将市售的一端套有 18 号针头的塑料导管经局部麻醉的腹壁插入到羊膜腔中，然后退出针头，将引流管连接到引流装置中。引流管的另一端接到地上的计量装置中。利用引流管上的调节装置将羊水引流速度控制在 500ml/h 左右。当羊水引流出 1500～2000ml 时，子宫体积明显缩小，此时，引流管可以从羊膜腔中拔出。此时，孕妇的不适症状得以明显缓解，羊水压力减小而引起胎盘早剥的风险也是很低的。严格无菌条件下，可以反复行羊水穿刺引流以缓解孕妇的症状。

　　2. 羊膜造口术　经宫颈口羊膜造口引流羊水主要的缺点是可能引起脐带脱垂及胎盘早剥。经腹羊膜腔穿刺引流术则可以避免这些危险。

　　3. 吲哚美辛　吲哚美辛可以减少肺部液体的产生或者增强吸收，减少胎儿尿液的产生，并增加了胎儿体内液体的跨膜转移。大多数患者使用的剂量为每天 1.5～3mg/kg（以孕妇体重计算）。应用吲哚美辛的一个主要问题是可能引起胎儿动脉导管的过早关闭（见第 8 章）。

　　更多内容参考 *Williams Obstetrics* 第 23 版第 21 章 "Abnormalities of the Fetal Membranes and Amnionic Fluid"。

（译者　卞　政）

第 12 章　产前胎儿监护

这一章中将复习无应激试验、宫缩应激试验及生物物理评估的组成部分。第 9 章已讨论过超声多普勒。产前胎儿监护的目的是防止胎儿死亡。在多数情况下，一个正常的监测结果是高度可信的，因为一个监测结果正常的胎儿在 1 周内死亡很罕见。目前没有一个全面的关于胎儿健康状况的最好评估。宫缩应激试验、无应激试验及生物物理评分，根据临床情况都有不同的终止点。决定何时开始试验的重要考虑因素是新生儿存活率和母体疾病的严重程度。对于大多数高危妊娠，一般建议在 32～34 周开始监测，合并严重并发症的可能需要在 26～28 周开始监测。

一般 7d 监测 1 次，也可能监测的更频繁。重要的是，产前胎儿监护的广泛使用主要基于间接证据，因为没有明确的随机临床试验。

一、无应激试验

无应激试验是最广泛使用的评估胎儿健康状况的最主要方法。它是基于这样一种假设，即无代谢性酸中毒的胎儿，在胎动时胎心率会暂时加速。无应激试验包括多普勒检测的胎心加速。一个正常的无应激试验指开始监测的 20min 内，包含 2 个或 2 个以上的加速，胎心每分钟增加 15 次以上，每次持续 15s 以上（图 12-1）。加速与胎儿运动没有关联。如果监测无反应（没有至少 2 个如前描述的加速），考虑到胎儿的睡眠周期，监测可延长 40min 或更长的时间。加

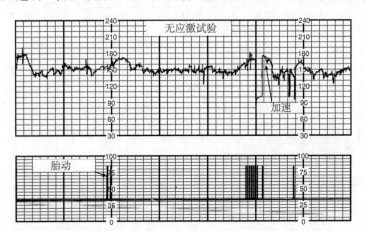

图 12-1　无应激试验。根据垂直下图中标记的胎动，可以看到上图中胎动时胎心率每分钟增加 15 次以上，持续超过 15s

速的幅度随胎龄的增加而增大，在妊娠 32 周前，建议将加速定义为胎心率至少增加 10 次 / 分，持续 10s 或更长时间。

必须注意，胎心率监测有反应一般预示胎儿健康，而"加速不够"并不总是预测胎儿不健康。

事实上，90% 的无应激试验无反应是假阳性结果（即具有良好的妊娠结局）。尽管这种监测方法广泛应用，在解释异常测试结果时却有显著不同的观念。然而异常的无应激试验能可靠的预测胎儿的严重危险情况。比如，80min 的监测周期内没有加速反应，胎心变异率减少，或者自发性宫缩后出现晚期减速（图 12-2A）。这种情况与子宫胎盘功能不足密切相关。

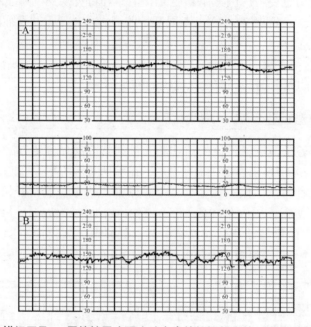

图 12-2   描记了孕 28 周的糖尿病酮症酸中毒的妊娠妇女的 2 张胎心率（FHR）

A. 第一张图描述了胎心率的变化，第二张图描述了伴随的宫缩。可以看到，在母亲和胎儿酸中毒时，胎心缺乏加速，胎心变异减少，微弱的自发性宫缩后出现晚期减速；B. 母亲酸中毒情况纠正后显示胎心加速正常，胎心变异正常

[经许可转载自 Cunningham FG, Leveno KJ, Bloom SL, et al（eds）. Williams Obstetrics.23rd ed. New York, NY: McGraw-Hill, 2010.]

二、宫缩应激试验

宫缩应激试验，也被称为缩宫素激惹试验，它的原理基于子宫收缩引起子宫和羊水的压力足够大到减少子宫肌层的血流。氧气交换短期内减少，如果胎盘存在病理状态，子宫收缩可能引起胎心晚期减速。如果在自发性宫缩或者诱发的宫缩后有重复的晚期减速，该测试为阳性（图 12-2）。宫缩应激试验一般看作监测胎盘功能，而无应激试验主要监测胎儿情况。该监测记录宫缩和胎心

率。如果在 10min 内记录到 3 次或 3 次以上，持续 40s 以上的自发宫缩，不需要进行人为刺激。否则，静脉滴注稀释后浓度为 0.5mU/min 的缩宫素，每 20 分钟剂量增倍直到宫缩满意为止。监测的解释标准见表 12-1。

表 12-1 宫缩应激试验的解释标准

阴性：无晚期减速或者明显的变异减速

阳性：50% 或以上的宫缩后出现晚期减速（即使 10min 内宫缩少于 3 次）

可疑：间歇性晚期减速或者明显的变异减速

意义不明确 - 过度刺激性：宫缩 2min 1 次甚至更频繁，或宫缩持续时间超过 90s 后出现的胎心减速

不满意：10min 中内宫缩少于 3 次或者无法解释的胎心记录

（经许可引自 the American College of Obstetricians and Gynecologists. Antepartum fetal surveillance. ACOG Practice Bulletin. Washington, DC: ACOG, 2007.）

宫缩应激试验的一个缺点是平均需要 90min 才能完成。类似的测试，乳头刺激试验，用该女性的衣服擦她的一侧乳头 2min 或直至引起宫缩开始。如果第一次乳头刺激后的 10min 内没有引起 3 次宫缩，需要在 5min 后重新刺激乳头。优点包括降低成本及缩短测试时间。

三、生物物理评分

生物物理评分包含 5 项指标：①无应激试验；②胎动；③胎儿呼吸样运动；④胎儿肌张力；⑤羊水量（表 12-2）。每项正常为 2 分，异常为 0 分，最高总分为 10 分。生物物理评分 0 分总是与胎儿酸血症显著相关。而正常的 8 分或者 10 分与正常的 pH 相关。关于生物物理评分的解释与管理的推荐草案列于表 12-3。这项检查的假阴性率，定义为一个结构正常的胎儿产前死亡，约 1/1000，超过 97% 的胎儿测试结果正常。

表 12-2 生物物理评分的组成及分值

组成	2 分	0 分
无应激试验[1]	在 20～40min 有 ≥2 次的加速反应，每次胎心增加 15 次 / 分，持续 ≥15s	20～40min 没有或只有 1 次加速反应
胎儿呼吸样运动	30min 内有 ≥1 次的持续 ≥30s 有节奏的呼吸	30min 内呼吸持续 30s
胎动	30min 内 ≥3 次不连续的身体或者四肢运动	不连续的运动 <3 次
胎儿肌张力[2]	至少有 1 次肢体伸展并回复到原屈曲位置	没有伸展或者屈曲动作
	单个羊水池深度 >2cm	最大的单个羊水池深度 ≤2cm

（1）如果超声的 4 个部分都正常，可以不做无应激试验；（2）如果最大羊水深度 ≤2cm，无论生物物理评分如何，需要进一步评估

1. 胎动 刺激性的胎动早在第 7 周就开始了。在 20～30 周，全身运动变得有组织，胎儿也开始有睡眠 - 觉醒周期。根据描述，"睡眠周期"大概在 20～

75min。生物物理评分时，在 30min 以上的超声检测下至少能看到 3 次独立的胎动。

表 12-3   生物物理评分得分，解释和孕期管理

生物物理评分	解释	推荐处理
10 分	正常、无窒息	无干预指征，每周监测 1 次，糖尿病或者过期妊娠孕妇每周监测 2 次
8/10 分（AFV 正常）	正常，非窒息胎儿	无干预指征，定期监测
8/8 分（NST 未做）	胎儿慢性缺氧可疑	分娩
6 分	胎儿慢性缺氧可能	如果羊水量异常，分娩 >36 周，羊水量正常，宫颈成熟，引产 复测≤6 分，分娩 复测>6 分，观察并定期复测
4 分	胎儿缺氧可能性大	当天复查，若生物物理评分<6 分，分娩
0～2 分	胎儿缺氧	分娩

AFV. 羊水量；NST. 无应激试验

（经许可引自 Manning FA, Morrison I, Harman CR, et al. Fetal assessment based on fetal biophysical profile scoring: Experience in 19221 referred high-risk pregnancies, 2.An analysis of false-negative fetal deaths. Am J Obstet Gynecol, 1987, 157: 880.）

2. 胎儿呼吸样运动　　胎儿呼吸样运动在 2 个主要方面不同于新生儿和成年人：它们是不连续的，它们是矛盾的，吸气时胸廓是收缩的，而腹部是扩张的（图 12-3）。虽然呼吸反射的生理基础还不完全了解，羊水交换似乎对于肺的发育至关重要。值得注意的是，除了缺氧可以影响胎儿呼吸样运动，还有几个变量，包括分娩（在此期间正常呼吸停止）、低血糖、声音刺激、吸烟、羊膜腔穿刺术、早产临产、胎龄及胎儿心率本身都可能影响胎儿呼吸样运动。

3. 羊水量　　羊水评估已成为产前评估孕期胎儿死亡的风险的一个重要组成部分。这是基于这样的原理：降低子宫胎盘灌注可能导致胎儿肾血流量减少，降低排尿，最终羊水减少。

4. 改良生物物理评分　　生物物理评分费时费力，通常需要 30～60min 甚至更长时间完成。改良的生物物理评分将 NST 与超声评估羊水量相结合，费时较少，被发现也是一个很好的胎儿监测方法。通常，羊水指数（见第 10 章）5 cm 以下被认为是不正常的。假阳性和假阴性率与标准的生物物理评分相当的。

四、胎动减少的病史

已有各种描述方法用来计数胎动，以确保胎儿健康。大多数研究者报道母体感受到的胎动和仪器记录到的胎动之间具有良好的相关性。目前没有胎动的最佳数目，或者胎动持续时间的最理想状态的定义。一般认为，2h 内有 10 次

胎动是正常的。临床上常遇到一个比较棘手的情况：孕晚期经常有孕妇主诉胎动减少。通常情况下，此时应使用如前描述的胎心监测。

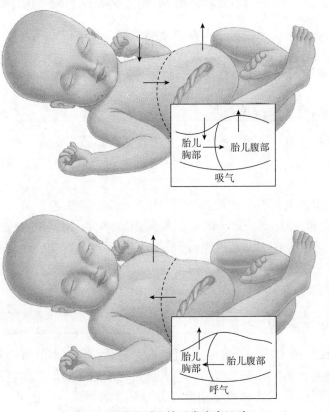

图 12-3　胎儿呼吸的反常胸廓运动

[经许可转载自 Cunningham FG，Leveno KJ，Bloom SL，et al（eds）. Williams Obstetrics.23rd ed. New York, NY：McGraw-Hill，2010.Adapted from Johnson T，Besigner R，Thomas R. New clues to fetal behavior and well-being. Contemp Ob Gyn，May 1988.]

更多内容参考 *Williams Obstetrics* 第 23 版第 15 章 "Antepartum Assessment"。

（译者　董玲玲）

第 13 章　产时胎心率的评估

产时胎心监护常用的方法包括使用听诊器、超声仪，或者是使用连续电子监护来监测胎心和宫缩情况。目前没有科学证据证明，对于保证最佳结局而言，哪一种是最有效的方法，包括最佳的胎儿监测的频率和持续时间。

一、连续电子胎心监护

在体内监测中，使用双螺旋电极，直接附着在胎儿身上。胎儿心脏电信号，被放大并传送到心动计数器上。连续的胎儿 R 波之间的时间间隙用来表示胎儿瞬时心率。

而体外检测胎儿心脏活动和子宫活性的外部监测方法，可以避免必须破膜和侵入性的宫腔操作。但是，体外检测不能像体内检测那样准确提供胎心测量，或者是定量的宫腔压力。通过在母亲腹壁使用超声多普勒检测胎心率时，超声波的频率变化反映胎儿心脏瓣膜活动及心脏收缩时血流的射出。我们应该当心误将孕妇的主动脉搏动作为胎儿的心脏活动。

二、胎心率类型

由于缺乏一致的定义和命名，目前认为对胎心率模型的解读方面是存在问题的。1997 年，国家儿童健康与人类发展研究所胎儿监护工作组，汇聚这个领域的专家共同提出了针对产程中胎心类型标准的、清楚的定义（表 13-1）。我们在这个章节用到的定义都是这个工作组提出来的。还有一点也很重要，对胎心率数据的解释应基于在表格式的记录纸上描记下来的胎心率。因此，图纸上纵向的或者是横向的刻度会显著影响到胎儿的心率表现。该工作组提出的建议是，纵向每厘米代表心率 30 次 / 分（从 30～240 次 / 分），横向以每分钟 3cm 的速度走纸（图 13-1）。

表 13-1　国家儿童健康与人类发展研究所胎儿监护工作组对胎心率类型的定义

类型	工作组的解释
基线	在 10min 内平均幅度 5 次 / 分变化的胎心率，除外
	·阵发性改变
	- 胎心变异
	- 基线差异＞25 次 / 分
基线变异	·在任意 10min 内，基线必须持续 2min
	·每分钟 2 个循环甚至更多的波动
	·胎心率最高点到最低点振幅来衡量的变异
	- 缺少 —— 波动范围不可测量

续表

类型	工作线的解释
	- 低度 —— 可见波动,但是≤5 次 / 分
	- 中度(正常)—— 为 6～25 次 / 分
	- 显著 —— 波动范围>25 次 / 分
加速	• 胎心显著的增加 —— 以最近的基线为标准,从开始到高峰少于 30s
	• 加速反应的时间定义为从加速开始到回复到基线的时间
	• 孕 32 周及以后,加速幅度≥15 次 / 分,持续时间≥15s,但<2min
	• <32 周,加速幅度≥10 次 / 分,持续时间≥10s,但<2min
	• 延长加速持续时间≥2min,但是<10min
	• 如果加速超过 10min,就是基线改变
胎心过缓	• 胎心基线<110 次 / 分
早期减速	• 胎心率伴随宫缩的对称性的渐进的减慢降低及恢复,从开始减慢到达最低点的时间≥30s,然后回到基线
	• 减速的最低点发生在宫缩的最高点
晚期减速	• 与宫缩有关的渐进性减速,从开始到达最低点≥30s,然后回到基线
	• 减速的开始、最低点以及恢复分别滞后于宫缩的开始、最高点以及结束
胎心过速	• 胎心基线>160 次 / 分
变异减速	• 胎心显著变慢,从开始到最低点的时间<30s
	• 胎心降低幅度≥15 次 / 分,持续时间≥15s,但是<2min
延长减数	• 胎心率显著降低
	• 减速≥15 次 / 分,持续时间≥2min,但<10min

(经 Elsevier 许可引自 American Journal of Obstetrics & Gynecology, vol.177, No.6, National Institute of Child Health and Human Development Research Planning Workshop, Electronic fetal heart rate monitoring: Research guidelines for interpretation, pp.1385–1390, Copyright 1997.)

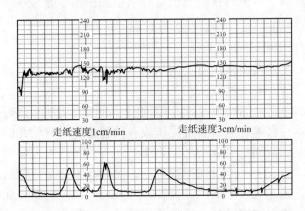

走纸速度1cm/min 　 走纸速度3cm/min

图 13-1 (上图)分别以每分钟 **1cm** 与每分钟 **3cm** 的速度走纸记录下的头皮电极获取的胎心率的比较。(下图)是伴随的子宫收缩

　　胎儿心脏活动的基线描述特征包括心率、心跳变异,胎儿心律失常和不同的模式,如胎心率正弦波。

（一）胎心基线活动

胎心线活动指的是与宫缩有关的胎心加速或者减速。描述胎心基线活动的特征包括心率、胎心变异，胎儿心律失常。还有其他的情况，比如说正弦波。

1. 心率　随着胎儿的成熟，胎心率逐渐降低。从孕 16 周到临产前，胎心率基线平均下降 24 次 / 分，相当于是每周下降 1 次 / 分。推测这与胎儿副交感神经对胎儿心脏的作用逐渐成熟有关系。

在 10min 的时间里，胎儿心率在平均 5 次 / 分的水平波动，为胎心基线。在任意一个 10min 的间隔内，必须持续至少 2min 才可以称为基线。如果胎心基线少于 110 次 / 分，被称为心动过缓；而高于 160 次 / 分，则称为心动过速。平均胎心率是在起搏细胞影响下心跳加速和减速的张力平衡。心率同时会受到动脉化学感受器的影响，比如缺氧以及高碳酸血症都会调控心率。

2. 胎心变异　基线变异是评估胎儿心血管功能的重要指标，主要受到交感神经及副交感神经系统对窦房结的共同调控作用。短变异反映了胎心率从一个心跳（R 波）到下一个心跳的瞬时变化。只有应用头皮电极时才可以真正监测到短变异的情况。长变异被用来描述 1min 时间里的震荡变化，并形成基线的波动。这样的波动正常情况下是每分钟 3～5 个循环。图 13-2 展示了胎心基线变异的量化标准。很重要的一点是，如果每搏的胎心变异变小（5 次 / 分或更低）可能提示胎儿受损。实际上，人们普遍认为，胎心变异减少是提示胎儿宫内受损的最可信赖的征象。

3. 正弦波心率　在胎儿严重贫血情况下，我们可以看到图 13-2 中第 5 张图中所示的真性正弦波，贫血的原因可以是抗 D 同种免疫、前置血管破裂、母胎输血、双胎输血等。轻微的正弦波也可见于孕妇使用了哌替啶、吗啡、阿法罗定以及布托啡诺。

（二）周期性胎心改变

周期性胎心改变是指宫缩有关的从胎心基线的偏移。这种偏移被称为加速和减速。

1. 加速　加速是从胎心率基线开始的明显的胎心增加。产时发生加速的可能机制包括胎动、宫缩刺激、脐带受压或者盆腔检查时对胎儿的刺激。胎儿头皮血采样及听觉刺激同样可以增加胎心率。还有，在产时即使没有明显刺激也可能引起加速。事实上，产时加速很正常，而且几乎总是伴随着胎动。出现这些加速通常是代表让人放心的胎儿监护，几乎总可以确定胎儿此时没有酸中毒的表现。然而，缺少加速时却不总是不好的征象，除非同时合并有其他可疑的表现。

2. 早期减速　早期减速是宫缩时胎心率逐渐降低又回升到基线水平的过程（图 13-3）。胎心率改变的倾斜度是缓慢的，从减速开始到最低点至少 30s，形成一个对称的波形。早期减速是由于胎头受压，造成迷走神经受刺激引起的。

早期减速与胎儿缺氧、酸中毒或低 Apgar 评分都没有关系。

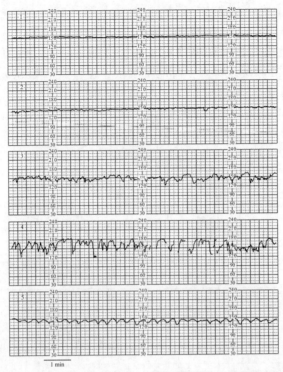

图 13-2　1～4 胎心率基线变异的不同程度——基线每分钟 2 次或者 2 次以上的不规则波动

1. 变异缺失；2. 微小变异，≤5 次 / 分；3. 中等（正常）变异，6～25 次 / 分；4. 显著变异，>25 次 / 分；
5. 正弦波：正弦波图型与变异存在差别，它呈光滑的、正弦波模式的规律波动，排除在胎儿心率变异性
的定义中

（引自 National Institute of Child Health and Human Development Research Planning Workshop: Electronic
fetal heart rate monitoring: Research guidelines for integration. Am J Obstet Gynecol, 1997, 177: 1385.）

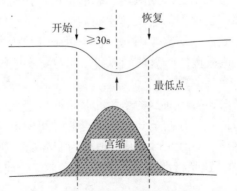

**图 13-3　早期减速的特征。胎心率减慢的起始和恢复与宫缩的起始和恢复一致，从开始减慢
至到达最低点的时间≥30s**

［经许可转载自 Cunningham FG, Leveno KJ, Bloom SL, et al（eds）. Williams Obstetrics.23rd ed. New York,
NY: McGraw-Hill, 2010.］

3. 晚期减速   胎心率对宫缩的反应可以作为反映子宫血管灌注或者胎盘功能的指标。晚期减速是开始于宫缩高峰或者高峰之后的一个平滑的，缓慢的，对称的胎心率降低，并且在宫缩结束之后才能回升到基线。大多数情况下，减速的开始、最低点、恢复都分别滞后于宫缩的开始、峰值及结束（图 13-4）。晚期减速胎心较基线水平下降的幅度很少超过 30～40 次 / 分，一般都不会超过 10～20 次 / 分。

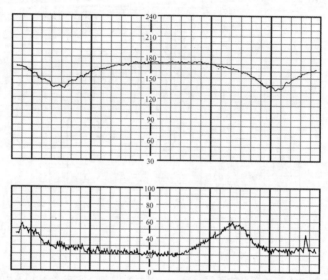

图 13-4   由于胎盘早剥引起子宫胎盘功能不全造成的晚期减速。立即进行了剖宫产术。脐动脉 pH 为 7.05，PO_2 为 11mmHg

［经许可转载自 Cunningham FG, Leveno KJ, Bloom SL, et al（eds）. Williams Obstetrics.23rd ed. New York, NY: McGraw-Hill, 2010.］

很多临床情况都可以引起晚期减速。总的来说，任何导致母亲低血压、宫缩过强或胎盘功能障碍的原因都会引起晚期减速。两个最常见的原因是硬膜外麻醉所致低血压，以及滴注缩宫素引起的宫缩过强。孕妇患高血压、糖尿病及胶原 - 血管疾病可以造成慢性胎盘功能障碍。胎盘早剥能够引起急性且严重的晚期减速。

4. 变异减速   产时最容易遇到的是胎儿脐带受压造成的变异减速。变异减速是指胎心率突然降低（从开始至到达最低点的时间少于 30s）。变异减速的发生与宫缩没有固定关系（图 13-5），因此被称为变异的。变异减速的持续时间短于 2min。重度变异减速是指那些胎心率低于 70 次 / 分或者持续时间超过 60s 的减速。

5. 延长减速   延长减速是指独立的、持续 2min 甚至更长时间的减速，但是从开始减速至恢复到基线水平的时间不超过 10min（图 13-6），常见的原因包括宫颈检查、宫缩过强、脐带缠绕或孕妇仰卧位低血压。

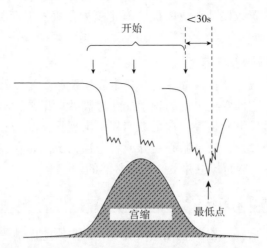

图 13-5　变异减速的特征。胎心突然降低，其起始与宫缩的关系不定。胎心率的下降
　　　　≤**15 次 / 分**，持续时间≥**15s**，从开始至最低点的时间少于 **30s**。总持续时间不
　　　　超过 **2min**

[经许可转载自 Cunningham FG, Leveno KJ, Bloom SL, et al（eds）. Williams Obstetrics.23rd ed. New York,
NY: McGraw-Hill, 2010.］

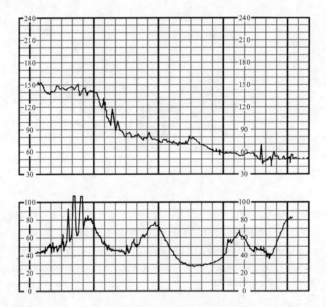

图 13-6　由于子宫宫缩过强引起的胎心率延长减速。这段显示了约 **3min** 的情况，不过在
　　　　高张宫缩缓解后胎心率恢复正常。随后阴道分娩

[经许可转载自 Cunningham FG, Leveno KJ, Bloom SL, et al（eds）. Williams Obstetrics. 23rd ed. New York,
NY: McGraw-Hill, 2010.］

　　硬脊膜、脊椎或者宫颈麻醉是延长减速常见的原因。其他原因包括任何原
因引起的母亲血灌注不足、缺氧；胎盘早剥；脐带打结或者脱垂；母亲子痫发

作或者癫痫发作；置入胎儿头皮电极；马上就要分娩；甚至是母亲的 Valsalva 呼吸（屏气呼气动作）。

（三）第二产程胎心率模式

在第二产程中减速是普遍存在的。脐带受压及胎头受压都可以造成减速以及胎心基线过缓。这种变化出现的频率如此之高的后果是，给分辨真正受损缺氧的胎儿造成困难。也就是说，在第二产程中出现异常的胎心率基线（无论是心动过缓或者心动过速，缺少胎心变异或者上述情况同时存在），并伴有减速，都会增加胎儿风险，然而却也并不一定是必然的。

三、其他产时评估方法

1. 胎儿头皮血采样   检测胎儿头皮血 pH 能够帮助识别严重胎儿窘迫（图13-7）。如果 pH>7.25，可以继续观察。如果 pH 在 7.20～7.25，30min 后复测。如果低于 7.20，立刻再次采集胎儿头皮血，并将孕妇转移至手术房间准备手术。如果确定 pH 是低的，应立即分娩。如果不是，则可以继续观察产程，并定期复查头皮血 pH。或许与采样操作本身比较麻烦有关系，这种方法不常用。

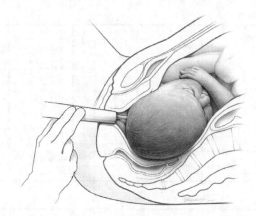

图 13-7   使用羊膜镜胎儿头皮采样技术。取样前将羊膜镜的末端置于距离胎儿头顶约 2cm 的胎儿头皮上，以便于一次性的刀片切开前能对准胎儿头皮

［经许可转载自 Cunningham FG, Leveno KJ, Bloom SL, et al（eds）. Williams Obstetrics.23rd ed. New York, NY: McGraw-Hill, 2010.Adapted from Hamilton LA Jr, McKeown MJ. Biochemical and electronic monitoring of the fetus. // Wynn RM（ed）. Obstetrics and Gynecology Annual.1973. New York: Appleton-Century-Crofts, 1974.］

2. 头皮刺激   胎儿对头皮刺激出现心率加速的反应，往往提示胎儿头皮血 pH 正常时。不过，不能通过刺激头皮诱发加速却并不能说明胎儿存在酸中毒。

3. 声波刺激   用电子人工咽喉在距产妇腹部 1cm 左右的地方或者直接放置在腹部。正常情况下，胎心率在这种声波刺激后 15s 内会产生至少 15 次 / 分，超过或等于 15s 的加速，随后还会出现持续的胎动。

4.脉搏血氧饱和度　采用和成年人的脉氧监测相似的技术，在胎膜早破的产妇，可以检测胎儿的血氧饱和度。这种方法的目的在于在产程中提高对胎心类型可疑的胎儿评估的可信性。但是通过多中心随机实验发现，这种方法并没有减少剖宫产率，也没有改善新生儿的结局。

四、胎儿窘迫的诊断

依靠胎心率类型诊断胎儿窘迫是不准确和有争议的。专家在对胎心监护图形进行解释时常出现分歧。2008 年美国儿童健康和发展研究会推荐的关于胎儿心率类型的解释如表 13-2 所示。

表 13-2　2008 NICHD 研讨会对胎儿电子监测的三级胎心监护解释系统

Ⅰ类：正常
包括以下各点
• 基线：110～160 次 / 分
• 基线变异率：正常
• 晚期或变异减速：无
• 早期减速：有或无
• 加速：有或无

Ⅱ类：不确定
包括各种不能归于Ⅰ类或Ⅲ类以外的图形。Ⅱ胎心监护类型在需要临床处理的病例中占据相当一部
　　分。例如以下任一项
基线率
• 胎儿心动过缓但不伴基线变异缺失
• 胎儿心动过速
基线变异
• 微小变异
• 变异缺失：不伴反复性减速
• 显著变异
加速
• 刺激后胎儿无加速反应
周期性或偶发性减速
• 反复性变异减速伴基线微小变异或正常变异
• 延长减速≥2min 但＜10min
• 复发性晚期减速伴正常变异
• 变异减速有其他特性，如基线恢复缓慢，"尖峰"或"双肩峰"

Ⅲ类：异常
包括以下任何一项
• 基线变异消失伴以下任一项
　　反复性晚期减速
　　反复性变异减速
　　胎儿心动过缓
• 正弦波形

NICHD. 美国儿童健康与人类发展委员会
（经许可引自 Macones GA，Hankins GD，Spong CY，et al. The 2008 National Institute of Child Health and Human Development Workshop report on electronic fetal monitoring. Update on definitions, interpretations, research guidelines. Obstet Gynecol, 2008, 112: 661.）

五、管理

对可疑的不安全的胎心监护图形，临床管理包括必须纠正可能引起胎儿伤害的潜在因素。

对可疑的不安全的胎心监护图形，管理措施见表 13-3。

表 13-3 对可疑的胎心监护图形的初步评估和治疗

- 停止任何加速产程用药。宫颈检查，评估是否有脐带脱垂或快速的宫颈扩张或快速的胎头下降
- 改变母体的位置向左或向右侧卧位，减少下腔静脉压力和并改善子宫胎盘血流量
- 监测产妇的血压水平，防止注意是否有低血压，尤其在那些实施了局部麻醉的产妇，如果出现低血压麻黄碱或去氧肾上腺素治疗可能是必要的
- 通过评估子宫收缩的频率和持续时间来评估是否出现子宫收缩过强

（经许可引自 the American College of Obstetricians and Gynecologists, Intrapartum Fetal Heart Rate Monitoring. ACOG Practice Bulletin 70, Washington, DC: ACOG, 2005.）

1. 抑制宫缩 分娩过程中，单次静脉或皮下注射 0.25mg 硫酸特布他林放松子宫已被认为是一种对分娩过程中可疑的胎心率模式的临时处理方法。其机制是抑制子宫收缩可能会提高胎儿血氧饱和度，从而实现宫内复苏。

2. 羊膜腔灌注 鉴于变异减速与羊水减少时脐带受压有关，补充生理盐水，或称为羊膜腔内灌注，已经发展成为一个对因脐带受压而造成的变异减速的有潜力的治疗方案。

羊膜腔灌注也被预防性的用于已知的羊水过少病例或用来尝试稀释黏稠的胎粪。人们发明了许多不同的羊膜腔内灌注方案，但大部分方案都包括先注射 500～800ml 的温暖生理盐水，然后以约每小时 3ml 的速度持续输注。对羊膜腔灌注的临床研究结果并不一致，临床报道过发生子宫张力过高、感染、甚至子宫破裂。

六、羊水胎粪污染

一个多世纪以来，产科教学中有个概念，即胎粪排出是胎儿窒息的潜在警告。

不过，产科医师很早就意识到，通过检测分娩时胎粪来预测胎儿宫内窘迫或窒息是有问题的。事实上，人类分娩过程中有 12%～22% 机会见到胎粪，但其中几乎没有多少是和婴儿死亡有关的。

1. 病理生理学 3 个理论被用来解释胎粪排出，并可以部分解释见到胎粪与婴儿死亡率之间微弱的关系。一是病理学认为，胎儿对缺氧做出反应排出胎粪，因此，胎粪预示着胎儿受到损害。二是在宫内排出胎粪也可以代表在神经控制下的胃肠道成熟。三是胎粪排出也可以是普通但短暂的脐带受压刺激迷走神经和由此产生的肠蠕动增加。因此，胎儿排出胎粪也可以代表生理过程。

2. 胎粪吸入综合征　出生前吸入一些羊水极有可能是一个生理事件。不幸的是，这种正常的过程可以导致吸入胎粪污染的羊水，其中，在某些情况下，可能会导致呼吸窘迫和缺氧。虽然胎粪羊水污染是很常见的，胎粪吸入综合征却是罕见的。胎粪吸入综合征与胎儿在出生时酸中毒相关。

七、胎心率模式与脑损伤

在人类，产时事件与随后的神经发育障碍的关联被大大高估了。有关产程中脑损伤的问题，从目前的证据，可以得出以下结论：①不存在一个单一的独特的胎心率模式与胎儿神经损伤有关；②大多数因胎儿酸中毒导致的足月儿的新生儿脑病，与其发生相关的事件大都与超出了产科医生能控制的范围；③要发生脑损伤，胎儿必须暴露在一段相当长的缺氧环境；④代谢性酸中毒必须要达到相当严重的程度才会发生神经损伤。

八、产时宫缩的监护

1. 内置宫缩压力监控　通过将一个充满液体的塑料导管头端位于先露部分，来监测宫缩时和宫缩之间的羊水压力。也有在导管尖端装有压力传感器宫腔内压力导管，它不需要用液柱。

2. 外部监测　子宫收缩也可以通过将一个位移传感器监测探头置于腹壁上进行监测。当子宫收缩时，按钮移动的程度与收缩的强度成比例。这种运动被转换成一个可测量的电信号，表示收缩的相对强度，它并不能给出一个精确的测量强度。

3. 子宫收缩的类型　子宫收缩力通常通过 Montevideo 单位表示。这个定义下，子宫的表现是以毫米汞柱为单位的子宫的收缩强度（从子宫基线张力增加的压力）乘以每 10 分钟的收缩频率。例如，在 10min 内有 3 次的收缩，每次均为 50mmHg 的强度，等于 150Montevideo 单位（图 13-8）。

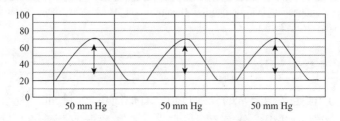

图 13-8　Montevideo 单位的计算

［经许可转载自 Cunningham FG, Leveno KJ, Bloom SL, et al（eds）. Williams Obstetrics.23rd ed. New York, NY: McGraw-Hill, 2010.］

更多内容参考 *Williams Obstetrics* 第 23 版第 18 章 "Intrapartum Assessment"。

（译者　董玲玲）

第14章 异常产程与分娩

难产字面意思为分娩困难，其特征为产程进展异常缓慢。总的来说，产程异常常见于胎先露和产道不称时，它是4个单独或组合存在的不同异常情况的结果（表14-1）。

表14-1 异常分娩的可能原因

1. 娩出力异常 —— 宫缩乏力或者宫颈消退扩张不协调（子宫功能障碍）或者第二产程中随意肌作用不足
2. 母体骨性骨盆异常
3. 胎先露，胎姿势，胎儿发育异常
4. 软产道异常阻碍胎儿下降

难产可因包括宫颈、子宫、胎儿、母体骨性骨盆，或者产道的其他梗阻等一些显著的异常所导致。这些异常可简化为3种类型：①产力异常（子宫收缩力和母体娩出力）；②产道异常（骨盆）；③娩出物异常（胎儿）。表14-2中总结了这些异常分娩的常见临床表现。

表14-2 异常分娩的常见临床表现

宫颈扩张或胎头下降缓慢
　产程延长 —— 进展缓慢
　产程停滞 —— 无进展
　分娩力不足 —— 用力无效
头盆不称
　胎儿过大
　骨盆狭窄
　胎先露或者胎方位异常
胎膜早破

［经许可转载自 Cunningham FG，Leveno KJ，Bloom SL，et al（eds）. Williams Obstetrics.23rd ed. New York, NY: McGraw-Hill, 2010.］

一、正常分娩

尽管难产被定义为异常的分娩过程，看似简单，但是非常复杂，在"异常过程"上没有达成共识。分娩的严格定义：宫缩引起宫颈管的明显消退和宫颈扩张。但并非总是能帮助临床医生，因为只有出生才能确诊分娩。

在美国，是否进入产房常是根据有痛性的宫缩而伴随的宫口扩张程度。当产妇胎膜完整，宫口扩张3～4cm或者更多时才认为是诊断真正临产的可靠指标，这种诊断临产的假设方法排除了很多宫口扩张早期错误的临产诊断。

（一）第一产程

Friedman 通过科学的方法描述了分娩的正常过程，他描述了一种特征性的分娩曲线，图 14-1 描述了第一产程中的准备期（或称潜伏期）和扩张期（或称活跃期），同时也描述了骨盆分离以使胎头在下降过程与骨盆相称。图 14-2 为 Friedman 描述的初产妇平均宫口扩张曲线。

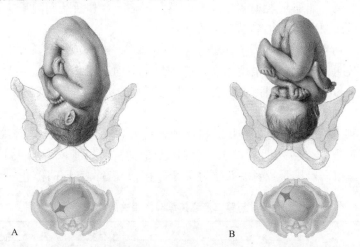

图 14-1　纵产式，枕先露

A. 左枕前（LOA）；B. 左枕后（LOP）

［经许可转载自 Cunningham FG, Leveno KJ, Bloom SL, et al（eds）. Williams Obstetrics.23rd ed. New York, NY: McGraw-Hill, 2010.］

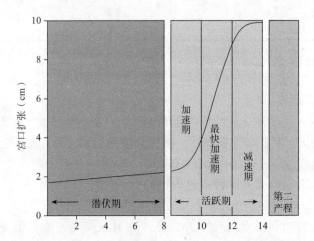

图 14-2　初产妇的平均宫口扩张曲线组成图。第一产程分为相对平坦的潜伏期和快速进展的活跃期。在活跃期，有 3 个可识别的组成部分，包括加速期、最快加速期和减速期

［经许可转载自 Cunningham FG, Leveno KJ, Bloom SL, et al（eds）. Williams Obstetrics.23rd ed. New York, NY: McGraw-Hill, 2010.From Friedman EA. Labor: Clinical Evaluation and Management.2nd ed. New York, NY: Appleton-Century-Crofts, 1978.］

1. 潜伏期　Friedman 潜伏期的开始定义为产妇开始规律宫缩时，在这段时期，宫缩伴随宫颈软化消退，潜伏期尽管进展很慢，但是随序渐进，宫口扩张 3～5cm 时结束。

影响潜伏期持续时间的因素包括过度镇静或硬膜外镇痛，宫颈条件不良（例如宫颈过厚，宫颈管未消退，或者未扩张）和假临产。通常不建议在此产程时期积极干预，如缩宫素刺激或人工破膜，假临产会和活跃期混淆。重要的是，潜伏期的延长和不良胎儿结局无相关性。

2. 活跃期　一般认为存在宫缩，宫口扩张 3～4cm 或者更多的时候，是第一产程活跃期，Friedman 报道了宫口扩张最小平均速度，初产妇为 1.2cm/h，经产妇为 1.5cm/h，然而产程持续时间变化相当大，初产妇产程长达 11.9h 也是正常的。

表 14-3 展示了异常产程类型和处理方法。包括产程延长（潜伏期延长）、产程迟滞和停滞（活跃期延长）。产程迟滞是指宫口扩张或者胎头下降速度缓慢，停滞是指宫口扩张或者胎头下降完全停止，或者两者同时停止。

表 14-3　与第二产程持续时间相关的临床结果

临床结果	第二产程持续时间		
	<2h，n=6259（%）	2～4h，n=384（%）	>4h，n=148（%）
剖宫产	1.2	9.2	34.5
器械助产	3.4	16.0	35.1
会阴撕裂	3.6	13.4	26.7
产后出血	2.3	5.0	9.1
绒毛膜羊膜炎	2.3	8.9	14.2

［引自 Myles TD, Santolaya J. Maternal and neonatal outcomes in patients with a prolonged second stage of labor. Obstet Gynecol, 2003, 102（1）：52.］

（二）第二产程

第二产程从宫口开全开始到胎儿娩出结束。初产妇平均持续时间为 50min，经产妇为 20min，但有高度变异性。多次分娩的妇女之前阴道和会阴经过扩张，在宫口开全后经过 2～3 次分娩用力就能娩出胎儿。相反，狭窄骨盆或者胎儿较大的孕妇，或者因硬膜外麻醉或过度镇静导致娩出力下降，第二产程可能会变得异常长。

第二产程时间上限为初产妇 2h，经产妇 1h，接受硬膜外镇痛者允许加 1h。近期研究表明，第二产程持续时间超过限制，不会对新生儿预后产生不利影响，但是，阴道成功分娩的可能性会下降。

（三）正常分娩的总结

分娩的特点是短暂，相当多的生物变化，基于现在应用的图像统计来看，也没有被预测的那么复杂。存在规律宫缩、宫口扩张 3cm 及以上可以明确诊断活跃期，一旦宫口扩张达到这个标准，根据不同分娩次数，在随后的 4～6h，正常的分娩可以被预测。第二产程预期 1～2h 是为了确保胎儿安全。最终，大多数顺产的妇女，无论产次数和是否助产，会在临产大约 10h 后自然分娩。当时间超过正常分娩的界限且不合并其他妊娠期并发症时，在剖宫产终止妊娠之前必须先考虑其他的干预措施。子宫活动不足是异常产程常见且可纠正的原因。

分娩可以像本章节表述的非常慢，也可以像急产一样异常迅速，急产定义为从临产至胎儿娩出总产程少于 3h。

二、异常分娩的原因

（一）子宫功能异常

宫缩使胎儿下降和娩出，并通过第二产程中腹壁自主和非自主肌肉收缩加强——"用力"。这些因素中的任何一个都可能因为强度缺乏导致产程延长或者中断。子宫功能异常特点为低张性宫缩乏力，常见于显著头盆不称，因为面对机械性梗阻时子宫不能自动停止。子宫功能异常在宫口扩张的任何阶段表现为缺乏产程进展，正常分娩的一个主要特征就是产程进展性。子宫功能异常在潜伏期时诊断很困难，有时候只能在回顾时诊断。最常见的一个错误是对还未进入活跃期的子宫功能异常的女性进行干预。

在处理子宫功能异常方面有 3 个显著进展：①认识到产程过度延长可能和围生期发病率和死亡率相关；②使用静脉滴注低浓度缩宫素治疗某种类型子宫功能异常；③当缩宫素使用失败或者不适合使用时，更多采取剖宫产而不是困难的中位产钳分娩。

（二）头盆不称

这种情况由骨盆较小或者胎儿过大引起，或者更常见的是两者同时存在。任何骨盆径线缩短导致骨盆容积变小均可导致难产。可能有骨盆入口平面狭窄、中骨盆平面狭窄、骨盆出口平面狭窄，或者同时合并三者的均小骨盆。

1. 骨盆入口平面狭窄　如果骨盆前后径＜10.0cm 或者最大横径＜12.0cm，就被认为骨盆入口平面狭窄。骨盆入口前后径约等于手测量的对角径减去 1.5cm，因此对角径＜11.5cm 定义为入口狭窄。

分娩前，胎儿双顶径平均值为 9.5～9.8cm，因此，一些胎儿很难甚至是不可能通过入口前后径＜10cm 的骨盆。当骨盆入口前后径＜10cm 时难产的发生率增加。

2. 中骨盆平面狭窄　这种情况比入口平面狭窄更常见，并且常导致胎儿横位，这可能会导致中位产钳困难或者剖宫产。产科中的中骨盆平面从耻骨联合下缘通过坐骨棘到达靠近第 4 和第 5 椎骨结合处的骶骨。

中骨盆平均测量径线值如下：横径（坐骨棘间径）10.5cm，前后径（从耻骨联合下缘到第 4 和第 5 骶椎交界处）11.5cm，后矢状径（从坐骨棘间径的中点至骶骨中点）5cm。虽然没有精确的手动测量中骨盆径线的方法，但是如果坐骨棘突出，骨盆侧壁内聚或坐骨切迹狭窄，可以推测骨盆狭窄。

3. 骨盆出口平面狭窄　这种情况通常被定义为坐骨结节间径<8cm 或者更小。如果能通过相伴随的中骨盆狭窄，那么因出口平面狭窄引起的难产并不多见。出口平面狭窄不伴有中骨盆狭窄是很罕见的。

4. 骨盆骨折和罕见的骨盆狭窄　车祸是骨盆骨折最常见的原因。双侧耻骨支骨折，常因骨痂形成或者畸形愈合使产道容积减小。对有骨盆骨折史的孕妇，需要仔细回顾既往 X 线片，如果有可能，可以在孕晚期行骨盆 CT 检查。

（三）胎先露、胎方位和胎儿发育异常

有关胎儿的多种异常都和异常分娩有关。

1. 胎儿过大　胎儿过大时，产科最担心的不仅仅是胎头是否无法通过骨盆，还有胎儿肩膀是否能通过骨盆入口和中骨盆。在一些病例中，如糖尿病孕妇估计胎儿体重超过 4250～4500g，计划剖宫产可能是合适的。

2. 面先露　面先露，胎头过伸以至于枕骨靠近胎背，先露为颏，胎儿相对于母体耻骨联合而言可能出现颏前位或者颏后位，颏后位无法分娩。但是有很多颏后位可自发地转为颏前位，即使是在产程末期。

3. 额先露　这种是最少见的先露（表 14-4），当骨盆入口平面的胎头先露为介于眶脊和前囟之间的部分时可以诊断。持续性额先露通常无法衔接而不能经阴道分娩。胎儿小并且骨盆大时，分娩一般比较容易，但是胎儿较大则一般很难阴道分娩，除非胎头发生明显变形或者转为枕先露或者面先露。如果无法转变，阴道分娩的预后很差。

表 14-4　1995～1999 年在帕克兰医院 68 097 位单胎妊娠孕妇的胎先露情况

先露	百分比	发生率
头先露	96.8	—
臀先露	2.7	1:36
肩先露	0.3	1:371
复合先露	0.1	1:1000
面先露	0.05	1:1891
额先露	0.01	1:9727

　　4. 横产式　这种先露不常见（表 14-4），发生在胎儿纵轴和母体纵轴垂直时。当纵轴之间形成锐角时称斜产式。原因包括经产妇（腹壁松弛）、早产儿、前置胎盘、子宫异常、羊水过多及骨盆狭窄。持续横位的足月儿是无法顺产的，并且可能导致子宫破裂。

　　胎膜完整者在分娩开始前可以进行外倒转，这项技术应在 39 周后施行，因为在此之前，80% 的横产式可自发转为纵产式，而一旦分娩发动，应及时行剖宫产术。

　　5. 复合先露　这些不常见的先露（表 14-4）常常和胎头不能完全占据骨盆入口（例如早产）导致胎头和胳膊或者腿一起形成先露相关。因为早产、脐带脱垂和创伤性产科操作导致复合先露的围生儿死亡增加。

　　6. 持续性枕后位　大多数枕后位可通过自发转为前位然后顺利分娩。其产程和分娩和枕前位无明显不同。

　　然而和枕前位相比，持续性枕后位有着显著差别。胎儿为持续性枕后位时，产程趋于更长，手术干预的概率更高，包括产钳和剖宫产。这些胎儿和枕前位胎儿相比，通过阴道手术分娩会更困难，并且更易导致会阴撕裂。

　　7. 持续性枕横位　骨盆结构正常，枕横位通常是暂时性的，如果第二产程中因为缺乏宫缩胎儿内旋转停止，骨盆无狭窄，一般通过几种方法可以经阴道分娩。可以用手转动枕骨为枕前位或者枕后位然后经产钳以前位或者后位分娩。如果因宫缩乏力导致胎头无法自发旋转而无头盆不称时，可以静脉滴注缩宫素。在存在骨盆异常的情况下，则需要行剖宫产。

　　8. 脑积水　脑积水的胎儿阴道分娩是有问题的，如果要通过产道，胎头大小通常必须减小，在没有其他严重异常情况下，大多数建议剖宫产。

　　9. 胎儿腹部异常导致难产　胎儿腹部增大足以导致难产通常是因为显著膨胀的膀胱、腹水或者肿大的肾或者肝。有时胎儿腹部水肿也会导致一定比例的孕妇无法自然分娩。

三、异常产程的诊断

　　1. 活跃期异常　根据美国妇产科医师学会（ACOG，难产和加速产程，1995），产程无进展和头盆不称都不是精确术语。他们建议的更实用分类是将产程异常分为比正常缓慢（产程延长）和产程进展完全停止（产程停滞）。产妇必须处于产程活跃期时（宫口扩张 3～4cm 或者更多）才能诊断有无这些异常。由美国妇产科医师学会推荐（1995）的用于诊断产程延长和停滞的现行诊断标准见表 14-5。

　　ACOG（1995）还建议，在诊断第一产程停滞时，还应符合以下标准：①潜伏期已经完成，宫口扩张 4cm 或者更多；② 10min 内宫缩达 200 Montevideo 单位或以上，持续 2h 而宫口扩张无进展。Montevideo 单位的计算方法见图 14-3。

表 14-5　产程延长和停滞的现行诊断标准

类型	初产妇	经产妇
产程延长		
宫颈扩张	>1.2cm/h	>1.5cm/h
先露下降	>1.0cm/h	>2.0cm/h
产程停滞		
无扩张	>2h	>2h
无下降	>1h	>1h

（引自 the American College of Obstetricians and Gynecologists. Dystocia and the augmentation of labor. Technical Bulletin No.218, December 1995.）

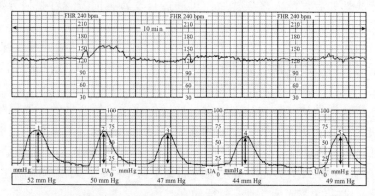

图 14-3　**Montevideo 单位的计算是通过 10min 内将每次宫缩产生的压力相加，宫缩压力为宫缩的峰值减去宫内压力基线值。如图例中所示，10min 内有 5 次宫缩，分别产生的压力为 52mmHg，50mmHg，47mmHg，44mmHg 和 49mmHg，这 5 次宫缩的总和为 242 Montevideo U**

［经许可转载自 Cunningham FG, Leveno KJ, Bloom SL, et al（eds）. Williams Obstetrics.23rd ed. New York, NY: McGraw-Hill, 2010.］

2. 第二产程异常　宫口开全后，绝大多数产妇无法抵抗每次宫缩时向下用力的强烈欲望。典型的情况下，产妇深吸气，声门紧闭，反复收缩腹肌在宫缩时增加腹内压，宫缩和腹肌的结合力量推动胎儿下降。研究报道，指导产妇用力和让她们自己向下用力相比并无优势。

娩出力不足的原因：有时腹壁肌肉收缩产生的力量强度不足会阻碍自然阴道分娩，过度镇静或者硬膜外阵痛可能会减少向下用力反射。

四、难产对母儿的影响

当产程延长时尤其是胎膜破裂时，感染严重威胁着母体和胎儿，细菌进入羊水入侵蜕膜和绒毛膜血管，引起母儿菌血症和败血症发生增加。产妇产程中发热通常是因此原因，称为绒毛膜羊膜炎（见第 15 章）。

　　产程延长时，子宫下段异常薄弱会造成严重危险，特别是多产次和前次剖宫产史的孕妇，当显著头盆不称时，胎头无法衔接和下降，子宫下段进一步拉长，可能会发生子宫破裂，可能出现病理性缩复环，并且可能感觉到介于耻骨和肚脐之间横向或斜行穿过子宫的环状隆起。

　　盆底损伤　长期以来的观点认为盆底肌肉或支配它的神经支持，或间接筋膜损伤都是阴道分娩的必然结果，特别是如果分娩困难时。在分娩时，盆底直接受胎头压迫及母体娩出力的下行压力，这些力量作用于盆底，导致肌肉，神经及结缔组织功能和解剖学的改变。越来越多的人关注分娩对盆底的影响，可能在女性以后的生活中导致大小便失禁和盆腔器官脱垂的问题。

五、产程处理方案

　　都柏林国立妇产医院率先提出并编写了产程标准化方案，以减少因难产行剖宫产。这种方法现在被称为积极的产程处理。它的组成部分中，有至少两个部分被广泛应用——人工破膜和缩宫素，特别是在除美国之外讲英语的国家。

　　1. 积极的产程处理　这个术语只针对初产妇产程诊断和管理。当有痛性的宫缩伴随宫颈管完全消退、见红，或者胎膜破裂时可以诊断为临产。有上述临床表现的孕妇将在 12h 内分娩。接下来的 3h 中每小时进行 1 次骨盆检查，之后 2h 1 次，入院后 1h 进行第 1 次产程进展评估，当宫口扩张增加不足 1cm，进行人工破膜。2h 后再次评估产程进展，除非记录显示有 1cm/h 的显著进展，否则开始滴注大剂量的缩宫素。

　　2. 帕克兰医院产程处理方案　20 世纪 80 年代，帕克兰医院的产科工作量翻了 1 倍，每年约有 15 000 新生儿出生，因此，为无妊娠并发症的足月孕妇设计了第二个产房，这提供了一个特有的机会来实施和评估产程处理的标准方案。这个设计以当时医院已经在使用的产程处理方法为基础，并强调了怀疑产程异常时一系列干预措施的具体实施。这种方法现在同时适用于有或无合并症的妊娠。

　　足月孕妇进入产程的活跃期被定义为存在宫缩，宫口扩张 3～4cm 或者更多，或者已证实胎膜破裂。处理指南总结见图 14-4。规定约每 2 小时进行 1 次骨盆检查，进入产程后 2h 宫口无扩张，怀疑产程异常时，进行人工破膜并且在随后 2h 进行产程进展评估。对那些产程无进展的女性，使用宫腔内压力导管评估子宫功能。2～3h 后，宫缩弱宫口无进展，使用第 26 章中描述的大剂量缩宫素方案以刺激产程。宫缩在 200～250 Montevideo U，并在期待 2～4h 后产程无进展，再诊断难产。

　　使用缩宫素之后出现满意宫缩，宫口扩张速度 1～2cm/h，可以认为产程是进展的。如图 14-4 所示。在因难产而行剖宫产之前，这可能需要长达 8h 或更多的时间，逐步处理方法所需的累积时间允许很多孕妇建立有效产程而因此避免剖宫产。

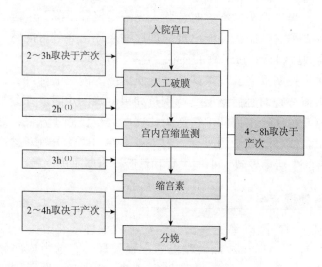

图 14-4   用于帕克兰医院的产程管理方案总结

（1）取决于宫颈扩张进展

总的分娩时间小于干预间隔时间的总和，因为并不是每个孕妇都需要每项干预

[经许可转载自 Cunningham FG, Leveno KJ, Bloom SL, et al（eds）. Williams Obstetrics.23rd ed. New York, NY: McGraw-Hill, 2010.]

六、引产

引产意味着在伴或不伴胎膜破裂自发临产前进行宫缩刺激，常见的引产适应证包括自发临产前胎膜破裂、母体高血压，不确定的胎儿状态和过期妊娠。有时也对有急产史的女性或者居住地离产科设施较远的孕妇进行选择性引产。我们或者 ACOG 都不建议为了方便医生或者患者进行选择性引产。加速产程是指因宫口无扩张或胎儿无下降，考虑自发宫缩（已经发生）强度不足时进行刺激增强。

一些子宫、胎儿或者母体的情况是引产的禁忌证。这些因素中的大多数都会阻碍自然产程和分娩。子宫禁忌证主要与前次古典式剖宫产或者子宫手术有关，前置胎盘也会阻碍分娩。胎儿禁忌证包括巨大儿、先露异常或者不确定的胎儿状态。母体禁忌证主要与母体体型大小、骨盆解剖和特定的医疗情况，比如活动性生殖道疱疹。

宫颈条件或者"容受度"对引产成功很重要，宫颈和子宫下段的物理特性和先露部分水平（位置）一样也很重要。Bishop 评分是一个预测引产成功的量化方法（表 14-6）评分为 9 或者更高时通常引产会成功，分数越低失败可能性越大。不幸的是，通常有引产适应证的孕妇宫颈都不成熟。大量的研究描述了引产前促进宫颈"成熟"的多种方法，包括药物和机械方法可供使用。

表 14-6　Bishop 评分系统用于引产可行性评估

评分	宫口扩张（cm）	宫颈管消退（%）	先露位置[1]	宫颈硬度	宫颈位置
0	未开	0~30	-3	硬	后位
1	1~2	40~50	-2	中	中位
2	3~4	60~70	-1	软	前位
3	≥5	≥80	+1, +2	—	—

（1）先露位置为 -3 到 +3 的范围

（经许可引自 Bishop EH. Pelvic scoring for elective induction. Obstet Gynecol, 1964, 24: 266.）

七、促宫颈成熟

1. 前列腺素 E_2　局部应用前列腺素 E_2 凝胶（地诺前列酮）广泛用于促宫颈成熟。使用前列腺素 E_2 凝胶后宫颈结缔组织变化和足月分娩早期所见的变化相似，包括胶原束溶解和黏膜下水含量增加。使用小剂量前列腺素 E_2 可增加引产成功的概率，减少产程延长的发生率并减少缩宫素使用剂量。

1992 年，美国食品药品管理局（FDA）批准前列腺素 E_2 凝胶（Prepidi）用于足月或近足月有引产指征的孕妇促宫颈成熟。凝胶置于 2.5ml 注射器中含有 0.5mg 地诺前列酮。置于宫颈内的方法优势在于在较少的刺激宫缩的情况下，对宫颈未成熟的产妇，可以提供更好的宫颈容受性。1995 年，10mg 地诺前列酮阴道内制剂（Cervidil）也被批准用于促宫颈成熟。阴道内制剂比凝胶药物释放更慢（0.3mg/h）。

（1）给药：建议这些给药准备工作在产房或者产房附近进行，因为可以持续监护子宫活动和胎心率，从置药后 30min 至 2h 的观察期可能是需要谨慎的。如果子宫活动或者胎心率在这段时间无变化，患者可被转移或者出院。当开始宫缩，通常在第 1 个小时出现并在前 4h 内达高峰。如果持续规律宫缩，应连续监测胎心率记录生命体征。使用前列腺素 E_2 和开始使用缩宫素的最小时间间隔尚未确定，根据生产商指南，缩宫素引产应该推迟 6~12h。

（2）不良反应：已报道的子宫过度刺激概率（子宫过度刺激定义为 10min 内 6 次或者更多次宫缩，总计 20min），宫颈内凝胶为 1%（0.5mg 的剂量），阴道凝胶为 5%（2~5mg 的剂量）。当前列腺素用于已经进入产程的患者，会发生严重的过度收缩和胎儿受累，所以这样的使用通常是不被接受的。当过度刺激发生，通常是在用药后 1h 以内，宫颈和阴道冲洗去除阴道凝胶未被证明是有效的。阴道内栓剂的一个潜在优势是，牵拉取出制剂通常会逆转这种作用。前列腺素 E_2 的全身影响包括发热、呕吐和腹泻，往往是可以忽略不计的。

2. 米索前列醇　米索前列醇（cytotec）是合成的前列腺素 E_1，目前为 100μg 的片剂，可用于预防消化性溃疡。在促宫颈成熟和引产方面，是它说明书之外的应用。米索前列醇廉价，在室温下稳定，并且给药方便，口服或者放入阴道内，而不是宫颈内。

（1）阴道放置米索前列醇：阴道内放置米索前列醇片剂和放置前列腺素 E_2 凝胶相比效果是等效的并且可能更好。建议使用 25μg 阴道内剂量。使用该药物的一些担忧是子宫过度刺激导致胎心率改变。米索前列醇更高的阴道内剂量（50μg 或更多）和子宫收缩过频、胎粪排出和吸入以及因子宫过度刺激而行剖宫产均显著相关。有报道称前次子宫手术史的孕妇使用米索前列醇发生子宫破裂，在这类孕妇中，应避免使用米索前列醇。

（2）口服米索前列醇：口服 100μg 米索前列醇和阴道内置入 25μg 米索前列醇效果相似。

八、宫颈的机械扩张

终止妊娠前使用吸湿渗透宫颈扩张器扩张宫颈很早以前就被认为是有效的，一些临床医生在也使用这些扩张器用于孕晚期宫颈不成熟时提高引产成功率。

1. 胎膜剥离术 通过胎膜剥离术进行引产是一种相对常见的方法。它被认为是安全有效的。进行胎膜剥离术的孕妇更可能在 41 周前临产，并且很少需要引产。

2. 经宫颈导管 有或无生理盐水注入的球囊导管通过宫颈进入子宫下段促进宫颈成熟，成功率差异较大，和其他促宫颈成熟机械方法相似，但其发生并发症概率较低。

九、缩宫素引产

合成缩宫素是美国最常用的药物之一，几乎每个产妇产后都使用缩宫素，并且很多产妇使用缩宫素引产和促进产程。只有排除头盆不称后才能静脉滴注缩宫素。使用缩宫素引产或者促进产程，必须要严密观察胎心率和宫缩类型。

胎先露异常，明显子宫过度拉伸如病理性羊水过多、胎儿过大或者多胎妊娠时，一般应避免使用缩宫素。在帕克兰医院，孕妇多产（6 次或更多）和瘢痕子宫胎儿存活者一般不允许使用缩宫素静脉滴注。必须通过胎心率和羊水中没有稠厚的胎粪确定胎儿情况是安全的。死胎并不是使用缩宫素的禁忌证，除非有明显的头盆不称。

缩宫素静脉滴注的技术 有很多种使用缩宫素刺激宫缩的方法。缩宫素静脉滴注时产妇应该有直接的护理监督。目的是在避免子宫过度刺激和（或）胎儿情况不安全的情况下有足以使宫口扩张和胎儿下降的有效子宫收缩。必须持续评估宫缩，如果 10min 超过 5 次宫缩或者 15min 超过 7 次宫缩；宫缩持续 60～90s；或者子宫过度刺激使胎心率呈不确定型的表现，均应停用。在过度刺激下，立即停用缩宫素通常会很快减少宫缩频率。当停用缩宫素后，其血浆浓度迅速下降，因为其平均半衰期约为 5min。

通常将缩宫素稀释溶解在 1000ml 的平衡液中并使用输液泵泵入。不建议其他任何给药途径用于引产。为了避免缩宫素快速进入静脉，静脉滴注应插入靠近静脉穿刺部位的主要静脉输液通路。常用的缩宫素静脉滴注剂量为 10~20U（相当于 10 000~20 000mU）混于 1000ml 乳酸林格液中，缩宫素相对浓度为 10~20mU/ml。

（1）缩宫素剂量：如表 14-7 所示，有多种缩宫素使用方案适用于引产。

在帕克兰医院，缩宫素起始剂量为 6mU/min 每间隔 40min 增加 1 次直至 42mU/min 的所需剂量。出现子宫过度刺激时，静脉滴注速度减半。

表 14-7　引产的缩宫素使用方案

方案	起始剂量（mU/min）	增加剂量（mU/min）	间隔时间（min）	最大剂量（mU/min）
低剂量	0.5~1	1	30~40	20
	1~2	2	15	40
高剂量	6	6[1]，3，1	15~40	42

（1）当子宫过度刺激反复发生时，增加剂量减至 3mU/min

（经许可改编自 the American College of Obstetricians and Gynecologists. Induction of labor. Technical Bulletin No.10, November 1999.）

（2）Montevideo 单位：美国妇产科医师学会建议当宫缩模式超过 200 Montevideo 单位持续 2h 宫口无进展时再诊断第一产程停滞（图 14-3）。一些专家建议对无其他合并症的产程而言，更合适的间隔时间为 4h。对于前次剖宫产史、双胎妊娠、子宫过度拉伸和绒毛膜羊膜炎的产妇，需要更多的数据来准确评估这些宫缩类型的安全性和有效性。

十、羊膜穿破术

羊膜穿破术或人工破膜，在英国又称手术引产，常用于引产或促进产程。人工破膜的其他常见适应证包括估计胎儿危险时使用宫内电子胎心监测或者产程进展不满意时宫内宫缩评估。选择性人工破膜加速自然产程和监测胎粪情况也是被认可并广泛应用的。

当人工破膜时，注意采取一些预防措施将脐带脱垂的风险尽量最小化。应注意避免损伤胎头。助手在宫底和耻骨上加压可能减少脐带脱垂的风险。有人更喜欢在宫缩时破膜，破膜时事前评估胎心率并于破膜后立即监测胎心率。

更多内容参考 *Williams Obstetrics* 第 23 版第 17 章 "Normal Labor and Delivery"，第 20 章 "Dystocia—Abnormal Labor" 和第 22 章 "Induction of Labor"。

（译者　刘倩倩）

第15章 绒毛膜羊膜炎

绒毛膜羊膜炎是胎膜的炎症，通常与破膜时间长或产程时间长相关。由多种微生物引起的。隐匿性绒毛膜羊膜炎，近年被用来解释许多迄今不明原因的胎膜破裂或者早产。绒毛膜羊膜炎大幅增加了胎儿和新生儿的发病率。具体而言，患有绒毛膜羊膜炎的母亲所生婴儿更容易发生新生儿败血症、呼吸窘迫、脑室内出血、癫痫、脑室周围白质软化症及脑瘫。

绒毛膜羊膜炎的临床症状表现为母体发热，体温38℃（100.4℉）或更高，且通常在破膜后。除非有其他被证明的原因，胎膜早破的产妇产程中的发热通常认为与绒毛膜羊膜炎相关。发热通常与母体和胎儿心动过速、恶臭的恶露、宫底压痛等相关联。孕妇白细胞增多本身不是诊断绒毛膜羊膜炎的可靠证据。

绒毛膜羊膜炎的处理包括抗感染治疗、解热治疗和终止妊娠，最好是经阴道分娩。抗感染治疗必须能覆盖阴道和子宫颈的多种微生物环境。其中一个这样的方案，包括氨苄西林2g，每6小时1次静脉注射；庆大霉素2mg/kg负荷剂量，然后1.5mg/kg每8小时1次静脉注射。对于青霉素过敏的妇女，可以用克林霉素900mg，每8小时1次来替代。可以使用各种其他的广谱抗菌药物。抗生素通常使用到产后，直至母亲体温正常。

更多内容参考 *Williams Obstetrics* 第23版第27章 "Abnormalities of the Placenta, Umbilical Cord and Membranes"。

（译者 董玲玲）

第16章 肩 难 产

肩难产的发生率在 0.6%～1.4%，这取决于其标准，当诊断标准要求需要手法来解除肩难产时，发生率较低。尽管肩难产的风险与胎儿大小有关，但许多案例中胎儿的大小并不是特别大的（表 16-1）。有证据表明，由于胎儿体重的增加，肩难产的发生率逐渐增加。

表 16-1　1994 年，在帕克兰医院阴道分娩的单胎婴儿，按照体重分组对应的肩难产发病率

体重组	分娩数	肩难产发生率（%）
≤3000g	2953	0
3001～3500g	4309	14（0.3）
3501～4000g	2839	28（1.0）
4001～4500g	704	38（5.4）
>4500g	91	17（19.0）
所有体重	10 896	97（0.9）

一、母体结局

产后出血是肩难产导致的母体主要的风险，这不仅仅因为宫缩乏力，也由于肩难产所导致的阴道及宫颈裂伤而造成。

二、胎儿结局

肩难产与胎儿发病率和死亡率的升高显著相关。17%～25% 肩难产的胎儿损伤都是臂丛神经损伤，这其中大部分并不导致后遗症。

有高达 25% 的肩难产与胎儿发病率甚至死亡率有关。大多数是无后遗症的短暂的臂丛神经损伤。

三、肩难产的防治

在过去 20 年中，产科对于肩难产的预防思维已经有了很大的进步。虽然有几个危险因素明确与肩难产有关，在肩难产发生前明确确诊被认为是不可能的。

意识到胎儿体重在肩难产病因中的重要作用，美国妇产科医师学会（Shoulder dystocia, Practice Bulletin No.40, November 2002）发表了以下指导指南：①由于没有准确的方法来确定胎儿会发生这种并发症，大多数肩难产无法防治；②超声估测胎儿体重的精准度有限；③对可疑巨大儿施行择期引产或剖宫产的策略并不合理；④对于估计胎儿体重超过 4500g 的妊娠期糖尿病妇女，计划性剖宫产可能是合理的。

四、肩难产的管理

鉴于肩难产的不可预测性，产科医师对于突发性的并发症的处理原则必须十分熟悉。减少头部娩出到身体娩出的时间间隔对于胎儿存活是非常重要的。建议孕妇用力时尝试配合温和的牵引。对胎儿头部或颈部过于剧烈的牵引，可能会对其造成严重的损害。

理想状态下，建议进行较大的会阴侧切和足够的镇痛。下一步则是清理婴儿的嘴和鼻子。完成这些步骤后，采用如下描述的技术可以松解胎儿被嵌顿在母体耻骨联合下方的前肩。

肩难产演练有助于更好地组织肩难产急救。演练是包括按顺序完成阴道分娩各项技术的一组演习。美国妇产科医师学会（Fetal macrosomia，Practice Bulletin No.22，November 2000）推荐表 16-2 所示的步骤。

表 16-2　肩难产时对于嵌顿肩部的紧急处理

---

1. 寻求帮助，调动助手、麻醉师和儿科医师。在这个时候，先尝试温和的牵拉。排空充盈的膀胱

2. 一个较大的会阴切开术（侧切口或直切口）可以提供更大的空间

3. 由于操作简便，耻骨上加压可以首选使用。只需一个助手在向下牵拉胎头时提供持续的耻骨上方施加的压力

4. McRoberts 法需要两个助手。每个助理抓住孕妇的一条腿并将腿向孕妇腹部方向屈曲。这些方法将解决大多数的肩难产。如果还是失败，可以尝试以下步骤
   （1）Wooks Screw 手法
   （2）尝试后肩娩出，但如果胎儿是在一个完全伸展的位置，这通常是很难完成的

5. 在以上所有方法都失败时其他技术才被使用。包括折断锁骨或肱骨以及胎头复位后紧急剖宫产术（Zavanelli 法）

（引自 the American College of Obstetricians and Gynecologists：Fetal macrosomia. Practice Bulletin No.22, November 2000.）

更多内容参考 *Williams Obstetrics* 第 23 版第 20 章，"Dystocia：Abnormal Labor"。

（译者　董一诺）

第 17 章 臀位分娩

在所有的单胎分娩中，临产时臀先露的发生率为 3%~4%。对于临床怀疑臀位的情况，超声可以用来确认胎位并诊断胎儿和子宫是否存在畸形。对于持续性臀先露，与头先露的孕妇相比，母亲和胎儿都面临相当大的风险。这些并发症罗列于表 17-1。

表 17-1 与臀位相关的母胎并发症

- 子宫破裂 / 宫颈裂伤 / 会阴裂伤
- 子宫收缩乏力和出血
- 脐带脱垂
- 胎儿损伤，如肱骨、锁骨和股骨骨折或臂丛神经损伤
- 低出生体重与早产和（或）生长受限
- 子宫畸形和盆腔肿瘤
- 前置胎盘
- 胎儿畸形，如脑积水或无脑儿

当胎儿双髋关节屈曲，双膝关节伸直，足部靠近头部时称为单臀先露（图17-1）。完全臀先露的区别在于一侧或双侧膝盖弯曲（图 17-2）。不完全臀先露（图 17-3）则指一侧或双侧髋关节不弯曲，一侧或双侧的足或膝盖位于臀部以下，也就是足或膝盖在产道中是最低的。

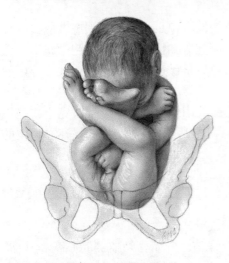

图 17-1 单臀先露

[经许可转载自 Cunningham FG, Leveno KJ, Bloom SL, et al（eds）. Williams Obstetrics.23rd ed. New York, NY: McGraw-Hill, 2010.]

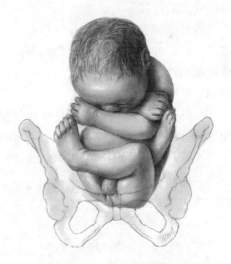

图 17-2 完全臀先露

[经许可转载自 Cunningham FG, Leveno KJ, Bloom SL, et al（eds）. Williams Obstetrics.23rd ed. New York, NY: McGraw-Hill, 2010.]

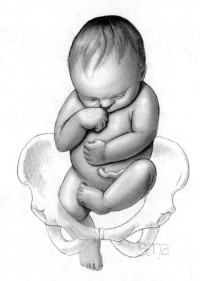

图 17-3　不完全臀先露

［经许可转载自 Cunningham FG, Leveno KJ, Bloom SL, et al（eds）. Williams Obstetrics.23rd ed. New York, NY: McGraw-Hill, 2010.］

对胎儿持续臀先露的分娩方式仍然是有争议的。能够熟练、安全地完成臀位接生的技术人员数量越来越少，同时针对住院医师培训有所下降。在美国，大多数臀位行剖宫产。美国妇产科医师学会（Mode of term singleton breech delivery，Committee Opinion No. 265，December 2001）做出以下关于足月单胎臀位分娩的建议。

臀位阴道分娩的施行应非常谨慎。持续性臀位足月单胎妊娠患者应接受计划剖宫产。如果患者拒绝计划的剖宫产，应充分知情同意，并应记录在案。选择性剖宫产不适用于双胎第二胎先露非头位或是已进入活跃产程，就要分娩的孕妇。

在这一章中，我们将描述针对单臀先露的阴道分娩技术。针对完全或是不完全臀先露的技术将在 *Williams Obstetrics* 第 23 版第 24 章中详细描述。臀位的外倒转技术将在本章的最后陈述。

一、单臀先露阴道分娩的技术

（一）产程

应对胎膜、产程和胎儿状况进行快速评估。开始密切监测胎心率和宫缩。完成阴道分娩或剖宫产分娩所必要的护理和医务人员立即到位。包括婴儿室人员和麻醉人员。孕妇进入产房后必须建立静脉输液通道。

对于制订分娩计划来说，必须考虑宫颈扩张和容受的情况。迅速通过超声确定有或没有严重的胎儿畸形，如脑积水或无脑儿。这样的努力将有助于确保在紧急的情况下，不会因这样一个没有生存机会的异常胎儿施行剖宫产手术。如果计划阴道分娩，胎儿的头不应该仰伸。可以通过超声了解胎头是否俯屈，并除外仰伸。许多医师推荐使用 CT 对骨盆容量进行评估。

（二）分娩

当臀位分娩自发进展到肚脐娩出时，分娩进行得越是容易，其发病率和病死率均可能越低。臀部娩出后会牵拉脐带，并使脐带黏附于骨盆，这将使脐带受压。因此，一旦臀部超越了阴道口，腹部、胸部、手臂和头必须及时娩出。一旦出现胎心异常，必须即刻决定是否手法助产或是施行剖宫产。

除非有相当柔韧的会阴，所有臀位分娩，均应行会阴切开术。会阴侧切术是任何类型的臀位分娩的重要辅助手段。后髋通常从 6 点钟的位置娩出，这时往往有足够的压力导致厚的胎粪排出（图 17-4）。前髋随后娩出，其次是外旋至骶前位。应鼓励母亲继续用力，因为脐带此时已经进入产道，并很可能因为受到挤压或者牵拉而引起胎儿心动过缓。当胎儿继续下降，操作者将双手手指平行夹在胎儿双侧股骨中部，并通过向侧方用力将胎儿腿部远离中线娩出。

腿部娩出，双手用温水湿润的毛巾牢牢抓住胎儿骨盆。手指应放在髂前上棘而拇指放在骶骨处，以减少胎儿腹部软组织损伤的机会（图 17-5）。伴随产妇用力，操作者轻柔地向下旋转牵拉。轻轻向下牵拉时先向一个方向旋转 90°，然后 180°，完成肩胛骨和手臂的分娩（图 17-6 和图 17-7）。

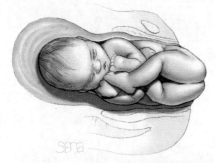 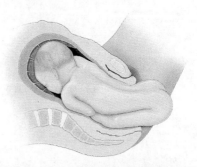

图 17-4　单臀先露的臀部娩出于会阴
［经许可转载自 Cunningham FG, Leveno KJ, Bloom SL, et al（eds）. Williams Obstetrics.23rd ed. New York, NY: McGraw-Hill, 2010.］

图 17-5　胎儿的前髋关节已娩出并进行外旋转。胎儿的大腿仍屈曲而膝关节伸直

这些旋转和向下牵引的动作会降低持续性的颈臂发生，颈臂发生会阻碍进一步的下降并导致产伤。当操作者位于母体骨盆的水平并单膝着地时更容易操作。当肩胛骨都清晰可见，接下来的操作就和完全或是不完全臀先露一样了。

1. 手臂位于颈后的处理　　如前所述，当一侧或双侧胎儿手臂位于颈后侧，阻塞在骨盆入口。这时，分娩更困难。如果上述情况不能按常规描述松解，将胎儿旋转半圈，这样产道的摩擦力将帮助胎儿的肘部转到脸部，使分娩的牵拉变得容易，尤其是只有当一只手臂位于颈后时（图17-8）。如果旋转未能松解手臂，可能需要向上推胎儿尝试松解。如果转动仍不成功，通常则需要操作者以手指勾住它，然后将它向下牵拉超过肩胛至胎儿腹部娩出。在这个过程中，常会发生肱骨或锁骨骨折。

然后以产钳或者下述手法娩出胎头。

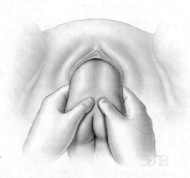

图 17-6   身体的娩出。双手置于胎儿盆骨位，且不高于盆骨缘。轻轻向下旋转牵引，直到肩胛骨清晰可见

［经许可转载自 Cunningham FG, Leveno KJ, Bloom SL, et al（eds）. Williams Obstetrics.23rd ed. New York, NY: McGraw-Hill, 2010.］

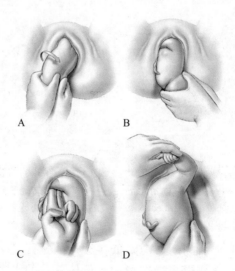

A   B

C   D

图 17-7   顺时针旋转 180°，使胎儿骨盆由骶前位转至左骶横位。同时，轻轻向下牵引直至肩胛骨娩出（A）和臂娩出（B～D）

［经许可转载自 Cunningham FG, Leveno KJ, Bloom SL, et al（eds）. Williams Obstetrics.23rd ed. New York, NY: McGraw-Hill, 2010.］

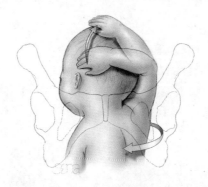

图 17-8　通过逆时针方向的旋转半圈胎儿，产道的摩擦力将帮助胎儿肘部滑向面部，使位于
颈后的手臂松解

［经许可转载自 Cunningham FG, Leveno KJ, Bloom SL, et al（eds）. Williams Obstetrics.23rd ed. New York,
NY: McGraw-Hill, 2010.］

　　2.Mauriceau 法　一手的示指和中指在胎儿上颌加压，使头部屈曲，胎儿的
身体位于手掌和前臂（图 17-9）。胎儿腿骑跨于前臂上。另一手的两个手指钩
住胎儿颈部，抓肩膀，向下牵引至枕下区出现于耻骨联合。同时助手在耻骨上
轻轻加压，有助于保持头部俯屈。然后将胎儿身体抬高，高于产妇腹部，接着
胎儿的嘴、鼻、眉、枕部先后娩出于会阴。值得强调的是，这个方法中操作者
用双手同时施加连续向下轻柔的力牵引胎儿颈部和上颌部。同时，助手在耻骨
上适当加压对头部娩出有帮助。

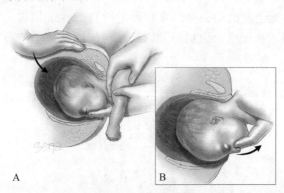

A　　　　　B

图 17-9　**A.** 使用 **Mauriceau** 法娩后出头胎头。注意胎头分娩时，助手在耻骨上方施压以保
持胎头俯屈。**B.** 术者需要持续在上颌骨施加向上向外的力

［经许可转载自 Cunningham FG, Leveno KJ, Bloom SL, et al（eds）. Williams Obstetrics.23rd ed. New
York, NY: McGraw-Hill, 2010.］

　　3. 后出胎头产钳　可以应用特殊的产钳来分娩后出头胎头。Piper 产钳，如
图 17-10 所示，可以选择性应用或当 Mauriceau 法不能轻易完成时应用。在胎
头尚未通过温和牵拉和耻骨上加压达到骨盆并衔接时，该钳叶不适用。用毛巾
包裹胎儿身体的办法有助于保持手臂不阻碍操作。

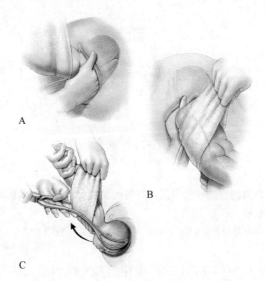

图 17-10　使用 Piper 产钳完成后出头分娩
A. 用热毛巾托起胎儿躯体，将产钳左叶放置于后出头的胎头处。B. 继续抬高躯体，同时放置产钳右叶。
C. 产钳分娩后出胎头。注意箭头所显示的移动方向
［经许可转载自 Cunningham FG, Leveno KJ, Bloom SL, et al（eds）. Williams Obstetrics.23rd ed. New York, NY: McGraw-Hill, 2010.］

　　4. 后出胎头困难　有时候，特别是较小的早产儿，未完全扩张的宫颈影响后出胎头分娩。温柔牵引胎儿身体的同时，有时可以用手将宫颈滑过胎儿枕部。如果这些方法不能迅速成功，可以在宫颈上行 Dührssen 切口（图 17-11）。将胎儿的先露顶回阴道和子宫，之后行剖宫产，可以成功用于抢救臀位后出头困难而不能顺产者。

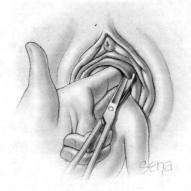

图 17-11　Dührssen 手术切口，分别在宫颈 **2** 点钟处和 **10** 点钟处。偶尔需要在 **6** 点钟处额外增加一个切口。切口如此设置的目的，是为了尽量减少从位于两侧的子宫动脉宫颈分支的出血。分娩后，将切口缝合
［经许可转载自 Cunningham FG, Leveno KJ, Bloom SL, et al（eds）. Williams Obstetrics.23rd ed. New York, NY: McGraw-Hill, 2010.］

5.单臀牵引 有时，需要使用单臀牵引法助产，在足够大的会阴切开的前提下，以中等大的力度用手指牵拉双侧腹股沟来完成。如果适度牵引不能使臀部分娩，那么只能通过臀位分解完成。这种手法以宫腔操作将单臀位转换为腿直臀位。如果胎膜刚刚破裂，这个过程完成起来会更容易，如果破膜时间长，羊水流出多，这个操作会变得非常困难。在这种情况下，子宫会紧紧包裹胎儿，可能需要通过全身麻醉、静脉注射硫酸镁、小剂量硝酸甘油（50～100μg）或选择性 β 受体激动药如特布他林（250μg）等方法来进行放松。

臀位的分解是由 Pinard 提出的手法完成的。它可以帮助操作者够到胎儿足部。如图 17-12 所示，两根手指沿着一侧下肢至胎儿膝部，并将它推离中线。这个动作通常会使胎儿下肢自然屈曲，而胎儿的足会碰触到手背。然后就可以抓住胎儿的足并往下拉出。

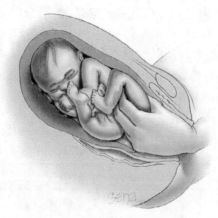

图 17-12 利用 Pinard 法分娩单臀位。两个手指沿一侧到达膝盖，然后将膝盖从中线处推开，使之自然屈曲。然后将胎儿足部拉出阴道

[经许可转载自 Cunningham FG, Leveno KJ, Bloom SL, et al（eds）. Williams Obstetrics.23rd ed. New York, NY: McGraw-Hill, 2010.]

（三）分娩镇痛与麻醉

对于臀位分娩的会阴切开术和阴道内操作来说，通常需要采用硬膜外阻滞或是会阴局部浸润来镇痛。一氧化氮加氧吸入可以更好地缓解疼痛。如果需要全身麻醉，可以通过硫喷妥钠加一种肌松药来快速诱导，并以一氧化氮维持。宫内操作和臀位牵引的麻醉都必须保证充分的肌松。硬膜外或脊髓镇痛是有效的，但增加的宫缩可能使宫腔内操作更困难。在这样的情况下，一部分卤代麻醉药可以做到松弛子宫的同时镇痛。

二、臀位胎儿的倒转

用人工的方法改变胎儿原有先露部位的方法称为倒转，或者是将纵产式的

胎儿从原本的一端旋转至另一端，或是将原本横向或是斜向的位置转变为纵向。根据将头部或是臀部转为先露，操作分为头位倒转或是臀位倒转。外倒转时操作完全在腹部表面操作；内倒转时操作的手进入宫腔内操作。

（一）外倒转术

臀位外倒转成功率为 60%。如果成功，几乎所有的胎儿将保持头位。如果在妊娠的最后几周诊断为臀位或是横位，可以尝试倒转，但是需要排除显著的头盆不称及排除前置胎盘。与成功率最相关的因素是胎次，其次是胎儿先露和羊水量。孕周也很重要，外倒转进行得越早，成功率越高。失败的因素包括先露部已经衔接，胎头触诊不清及子宫过于紧张。

外倒转术应在有紧急剖宫产设备的区域实施。需要进行实时超声检查确认胎儿先露不是头部、羊水量充足（垂直深度≥2cm），并估计胎儿体重；还要排除明显的胎儿畸形并确定胎盘位置。外部监测用以评估胎儿的心率呈反应性。应首先尝试胎儿"前翻转"，如果不成功再尝试"后翻转"法。如表 17-2 和图 17-13 所示，每只手各抓住胎儿一极。将胎儿的臀部从产妇的骨盆向上推，并横向位移。然后，将臀部轻轻地向宫底引导，同时头部推向骨盆。如果有明显不适，或是持续胎心率异常，或是多次尝试均失败时，都应停止尝试倒转。对于 RhD 阴性未致敏的孕妇给予抗 D 免疫球蛋白。

表 17-2　可以增加外倒转术成功率的因素

成功率提高	成功率降低
胎次增加	胎儿已衔接
充足的羊水	紧绷的子宫
胎儿未衔接	无法触及胎头
宫缩抑制药	胎盘位于前壁
	胎儿脊柱在前位或后位
	临产

通过宫缩抑制药保持子宫松弛，通常使用特布他林 0.25mg 皮下注射。根据美国妇产科医师学会的意见，尚没有足够的证据建议在区域镇痛下进行（External cephalic version，Pracice Bulletin No.13，February 2000.）。

外倒转的风险包括胎盘早剥、子宫破裂、羊水栓塞、胎母出血、同种免疫、早产、胎儿窘迫和胎儿死亡。自 1980 年以来在美国还尚未有由于外倒转直接导致胎儿死亡的报道。报道的胎儿非致命性并发症包括 40% 的可能性导致胎心率减速，以及 4% 的胎母出血可能。

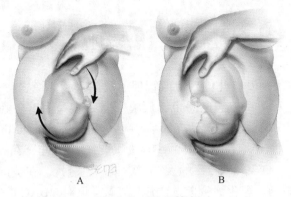

图 17-13 外倒转术

A. 沿顺时针方向压力作用在胎儿的两端。B. 四步触诊检查时在耻骨联合上方扪及胎头

[经许可转载自 Cunningham FG, Leveno KJ, Bloom SL, et al（eds）. Williams Obstetrics.23rd ed. New York, NY: McGraw-Hill, 2010.]

（二）内倒转

这个动作一手进入宫腔抓住头先露胎儿的一侧或双侧足部，牵拉向宫颈，同时在腹部向相反方向推动胎儿上半部分身体（图 17-14）。然后进行臀牵引术。内倒转的指征很少，偶尔在双胎的第二胎分娩时使用（见第 40 章）。

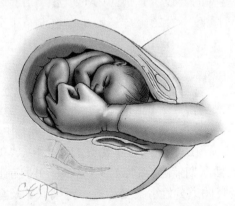

图 17-14 内倒转。腹部的手在头部施加向上的力，同时宫内在胎儿足上施力向下牵引

[经许可转载自 Cunningham FG, Leveno KJ, Bloom SL, et al（eds）. Williams Obstetrics.23rd ed. New York, NY: McGraw-Hill, 2010.]

更多内容参考 *Williams Obstetrics* 第 23 版第 24 章，"Breech Presentation and Delivery"。

（译者 董一诺）

第 18 章　前次剖宫产

现代产科中几乎没有几件事情像管理前次剖宫产分娩妇女那样存在争议。几十年来，出于对子宫破裂的恐惧，瘢痕子宫一直是阴道分娩的禁忌证。随着剖宫产率的上升，关注剖宫产术后阴道分娩（vaginal birth after cesarean，VBAC）是缓解剖宫产率快速上升的一种尝试。在 1978 年，在有前次剖宫分娩史的美国妇女中，仅仅只有 2% 的人选择尝试阴道分娩。在美国妇产科医师学会和 1980 年美国国立卫生研究院（NIH）共识会议对 VBAC 的支持和鼓励下，到 1996 年，VBAC 率增加到 28.3%。

在 20 世纪 90 年代，随着 VBAC 的普及，许多报道证实母胎发病率的增加与阴道引产有关。120 例阴道试产中仅有 1 例发生子宫破裂，而在发生子宫破裂的患者中，约 10% 发生胎儿死亡或胎儿神经损伤。

在 1999 年 ACOG 发布的指南中表明，必须在具备能够随时处理子宫破裂的医师指导下，才能进行阴道试产。在 ACOG 发表的指南及在医院及医师考虑到医疗诉讼问题的背景下，在 2007 年，VBAC 率下降到 8% 的最低点。

NIH 在 2010 年召开的会议上达成 VBAC 共识，并发出关于阴道试产的风险和益处的报道。同样的，在 2010 年，ACOG 也发布了关于 VBAC 管理的实践指南。

一、分娩方式的选择

在对一名具有前次剖宫产分娩的女性进行咨询时，阴道分娩成功的可能性与多种因素有关，见表 18-1。咨询应开始于妊娠早期，并在妊娠期多次评估各种危险因素（表 18-2）。在具有阴道分娩史的女性中，VBAC 的成功率最高，这些女性往往在分娩活跃期伴有宫口的持续进展，并且前次剖宫分娩多是胎位不正引起的。而未经过阴道分娩、需要引产、过期妊娠及宫颈条件欠佳的女性，即使强烈要求 VBAC，仍然具有较低的成功率。遗憾的是，目前临床上还没有能有效预测阴道分娩结局的筛查手段。

表 18-1　影响阴道试产成功可能性的因素

增加阴道试产成功率的因素

- 前次阴道分娩
- 入院时伴有宫颈扩张的自发分娩
- 前次剖宫产指征为胎位不正

减少阴道试产成功率的因素

- 非洲裔美国人或西班牙裔

续表

- 产妇年龄偏大

- 单身

- 接受教育<12 年

- 再发前次剖宫产术指征

- 因孕妇或胎儿而具有引产指征

- 胎儿偏重

- 产妇肥胖

表 18-2 对前次剖宫产分娩女性的咨询

早期妊娠

- 前次手术记录

- 辨别及讨论 TOLAC 及 ERCD 的风险因素

- 书面讨论 TOLAC 及 ERCD 的风险及益处

  - 成功和失败率

  - 子宫破裂的发生率和风险因素

  - 与子宫破裂相关的产妇和围生儿风险

  - 未来生育计划及多次剖宫分娩的风险

  - 讨论进行 TOLAC 及 ERCD 的医院资源的可行性

  - 立即进行手术时，手术人员、麻醉、外科医生的可行性

  - 备用分娩计划

妊娠期

- 当环境变化导致 TOLAC 及 ERCD 发生风险可能发生变化时重新评估分娩计划最终决定

- 在产科记录上记录指导及分娩计划

- 提供书面并签署的知情同意书

TOLAC. 剖宫产术后再次妊娠阴道试产；ERCD. 选择性再次剖宫产

二、影响阴道分娩的因素

（一）前次子宫切口的类型

前次子宫下段横向切口的女性阴道分娩的成功率达 60%～70%，并且相比于前次子宫下段纵向切口或为古典型、T 形、J 形切口者，前次子宫横向切口的女性发生子宫破裂的风险最低，分别为 0.7%，1.9% 及 2%（表 18-3）。

具有阴道分娩史及前次子宫下段横向切口的女性明显减少了子宫破裂发生的可能性。相反，具有子宫破裂史的女性在原子宫破裂处再次发生破裂的可能性为 6%～32%。因此，在确认胎肺成熟的情况下，应建议孕妇再次行剖宫产分娩，而不是阴道分娩。

表 18-3　基于子宫切口类型的子宫破裂的风险分析

子宫切口类型	子宫破裂的危险性（%）
低横向	0.7
低纵向	2
古典型、T 形或 J 形	1.9

（ 引自 Landon M, Hauth JC, Leveno KJ, et al: Maternal and perinatal outcomes associated with a trial of labor after prior cesarean delivery. N Eng J Med, 2004, 351: 2581. ）

（二）多次剖宫产分娩

子宫破裂的风险随着子宫切口的增加而上升，据报道在 0.9%～3.7%。具有阴道分娩史的女性，无论在剖宫分娩之前还是之后，都显著地增加了 VBAC 成功的可能性。

（三）前次剖宫产指征

总体而言，阴道分娩的成功率与前次剖宫产的指征具有显著的相关性。因胎位不正剖宫分娩的女性具有 75% 阴道分娩的成功率，而因无明确病因的胎儿窘迫剖宫分娩的女性，其阴道分娩的成功率为 60%，若因产程阻滞或头盆不称而剖宫分娩的女性，其阴道分娩的成功率则降至 54%。

（四）多胎妊娠

虽然大部分的研究报道表明，多胎妊娠的女性较少要求剖宫产后阴道试产，但是多胎妊娠女性相比于单胎妊娠女性，VBAC 的成功率是相似的，且子宫破裂的风险并没有增加。不过阴道试产失败会增加子宫破裂的风险至 1.4%，VBAC 成功者其子宫破裂的风险仅为 0.2%。

三、产程及分娩中需要考虑的问题

（一）知情同意

不得强制任何女性实施阴道试产。应与前次剖宫产分娩的女性充分讨论阴道试产和再次剖宫分娩的风险和益处。强调以下问题。

1. 成功阴道分娩的优点，即缩短住院时间、减少产后不适、更快速的恢复。

2. 分娩风险包括子宫破裂的风险（约 1%），在子宫破裂的病例中，约有 10% 的新生儿死亡或发生神经损伤。

3. 可以增加阴道试产失败和子宫破裂风险的因素。

4. 阴道试产禁忌证，例如，既往古典式剖宫产、前置胎盘及其他。

5. 即使具有最好的护理和资源，凶险性子宫破裂导致围生儿死亡或伤害的发生可能性仍为 1/1000。

（二）宫颈成熟与产程干预

多项研究报道表明，实施产程干预时，阴道试产失败及子宫破裂的概率均是增加的。2010 年 ACOG 在有限的及不一致的科学证据（B 级）的基础上声明，在母胎具有指征时，引产仍可为一个选择，但也提醒我们应该告知孕妇子宫破裂的风险将增加及 VBAC 的成功率将降低。另外，ACOG 公告表明，在具有前次剖宫分娩或具有子宫切口的患者中，不可以用米索前列醇促宫颈成熟及引产。

（三）硬膜外镇痛

虽然在过去，出于硬膜外镇痛可能会掩盖子宫破裂疼痛的考虑，其应用存在争议，但是并没有证据支持限制在 VBAC 女性中应用硬膜外镇痛。

因为与分娩和子宫破裂相关的风险可能是灾难性的和不可预知的，ACOG 和美国麻醉医师协会（ASA）在 2008 年联合声明中建议，试产过程中应具有立即可调动的设备和适当的人员条件，包括麻醉医师和能够监测产程及实施紧急剖宫产的医师。

四、子宫破裂

阴道试产过程中最令人担心的并发症便是子宫破裂。区分子宫破裂和子宫瘢痕裂开是至关重要的。子宫破裂是指子宫各层完全中断，包括浆膜，它与母亲出血、胎儿和胎盘排出及胎儿不良结局有关。子宫裂开指的是一个不完整的子宫裂开，临床表现隐匿，瘢痕子宫浆膜层保持完整。子宫裂开通常被称为"窗口"。可增加子宫破裂风险的因素，包括产程及分娩时较低的 Bishop 评分、产妇年龄的增加、过期妊娠、新生儿出生体重超过 4000g 及产程较快。目前临床上仍没有可靠的检测工具来预测子宫破裂。

子宫破裂最常见的表现为胎心减速（图 18-1）。其他症状，如腹痛、阴道出血和子宫收缩异常则较少发生。

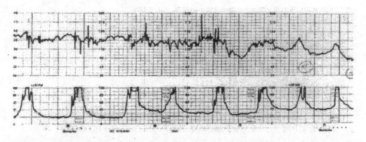

图 18-1　一位子宫破裂孕妇的内监测电子监护仪显示：随着子宫持续不断的收缩，子宫腔压力逐渐升高，胎心出现了明显的减速

（经许可引自 Rodriguez MH, Masaki DI, Phelan JP, et al. Uterine rupture: Are intrauterine pressure catheters useful in the diagnosis? Am J Obstet Gynecol, 1989, 161: 666. ）

子宫破裂的处理包括急诊剖宫产术，治疗产妇出血，并修补子宫缺陷或子宫切除术。伴有子宫破裂的新生儿发生死亡或缺氧缺血性脑病的概率为10%。即使及时干预也不能完全预防因子宫破裂而导致的重度新生儿酸中毒、新生儿的发病和病死。

五、择期剖宫产术

与阴道分娩相比，剖宫产亦有较高的风险，包括麻醉、出血、膀胱等器官的损伤及盆腔感染、粘连。尽管有这些风险，选择性剖宫分娩仍是大多数女性首先考虑的分娩方式。这种偏好的原因包括方便进行计划分娩、分娩时的绝育及对阴道试产失败的担忧。

如果孕妇要求选择性剖宫产分娩，胎儿成熟是必不可少的，除非受医疗或产科条件的限制，分娩时孕周应不早于孕39周（表18-4）。另外，等待自然分娩的发动也是可以接受的。

表 18-4　胎儿肺成熟

如果满足下列条件之一，可假定胎儿成熟

1. 距通过非电子的胎心听诊器首次听到胎心已达20周或距在超声下见胎儿心跳已达30周

2. 通过可靠的实验，用血清或尿HCG证实怀孕距今达36周

3. 在6～11周时超声测量头臀长，支持目前孕龄39周以上的诊断

4. 在12～20周的临床病史及体格检查和超声检查，支持目前孕周39周以上的诊断

（ 引 自 the American Academy of Pediatrics and the American College of Obstetricians and Gynecologists. Guidelines for Perinatal Care.6th ed. Washington, DC: The American College of Obstetricians and Gynecologists, 2007. ）

更多内容参考 *Williams Obstetrics* 第 23 版第 26 章 "Prior Cesarean Delivery"。

（译者　卞　政）

第19章　非瘢痕子宫的子宫破裂

非瘢痕子宫发生自发性破裂是一种很少见但危重的产科并发症，孕产妇和围生儿的发病率和病死率高。约每 15 000 例分娩中，或者更少的分娩中，会发生 1 例。非瘢痕子宫的子宫破裂发生的风险因素：多产、缩宫素或前列腺素引产。表 19-1 列出了其他危险因素。

表 19-1　非瘢痕子宫发生破裂的危险因素

引产和增强产力
多产
外伤（如车祸、刀伤）
子宫异常（如双角子宫）
胎盘异常种植（如穿透性胎盘）
产程中并发症
　头盆不称
　胎先露异常
　胎儿器官异常增大（如脑积水）
分娩并发症
　困难产钳
　臀牵引
　内倒转和牵引

既往剖宫产史的瘢痕子宫破裂最常发生在分娩过程中变薄的子宫下段。虽然子宫破裂首先发生在子宫下段，但是撕裂向上延伸到子宫体或向下通过宫颈撕裂到阴道的情况不少见。有时，膀胱也可能被撕裂。读者可以参考第 18 章讨论既往有剖宫产史的妇女发生子宫破裂的情况。

一、分类

子宫破裂通常被分为完全破裂，即所有子宫壁层完全分离（子宫肌层和腹膜）；不完全破裂，子宫肌层断裂，但脏腹膜保持完整。不完全子宫破裂也通常被称为子宫裂开。相对于不完全破裂，完全子宫破裂导致的发病率和病死率明显增高。目前，完全或不完全子宫破裂的最大风险因素是既往剖宫产术史或子宫手术。

二、临床过程

在失血过多引起循环衰竭之前，除非脑中时刻有子宫破裂这根弦，否则会感到临床症状和体征表现得很奇怪，例如，子宫破裂导致的腹腔积血可能会刺激膈肌引起胸痛——从而诊断为肺栓塞或羊水栓塞而不是子宫破裂。

虽然我们被这样教过，但实际上似乎很少有女性在子宫破裂后停止宫缩。最常见的是胎心电子监护出现突然的、严重的胎儿心率下降，包括晚期减速、心动过缓，然后胎心消失。虽然在某些妇女，子宫破裂的症状与胎盘早剥相同；但在其他女性中，却只有非常轻微的疼痛或压痛。而且，分娩过程中，大多数女性为了缓解不适，使用了麻醉药或腰椎硬膜外麻醉镇痛，因此，疼痛和压痛可能并不明显。往往是因为出现胎儿窘迫或因隐性失血引起母体低血容量的征象，或者两者同时出现，情况才显得明显。

在有些情况下，产程中胎先露本已入盆，但盆腔检查时感觉不到先前能触及的胎先露了。如果胎儿已经部分或全部从子宫破裂部位挤出，腹部触诊或阴道检查有助于识别从骨盆入口处移出的胎先露。有时能在胎儿旁边扪及收缩的质硬子宫。

三、处理

高度怀疑或意识到出现子宫破裂时，应马上急诊剖腹探查，同时大量输血、补液，将子宫破裂带来的严重后果降到最低。胎儿分娩后，根据临床情况决定进行子宫修补或子宫切除术。

四、结局

随着子宫破裂，胎儿被挤出到腹腔，总的胎儿存活概率很低，不同研究报道的胎儿病死率范围为50%～75%。如果子宫破裂时胎儿是存活的，继续存活的唯一机会是马上分娩，否则，无论是胎盘剥离还是母体血容量不足引起的胎儿低氧血症都将是不可避免的。

更多内容参考 *Williams Obstetrics* 第 23 版第 26 章 "Prior Cesarean Delivery"。

（译者　向心力）

第 20 章 分娩后子宫切除

在一些病例中，尤其是并发严重的产科出血时，分娩后子宫切除会挽救生命。阴道分娩者可行开腹手术，也可以在剖宫产手术时同时进行（称为剖宫产子宫切除术），子宫切除率在剖宫产分娩中为 1∶200，在所有分娩中的比率为 1∶950。

绝大多数的围生期子宫切除术是为了止血，包括难治性宫缩乏力、子宫切口或胎盘植入导致的子宫下段出血、子宫大血管破裂、子宫大肌瘤、严重的宫颈发育不良及宫颈原位癌等。胎盘种植异常，包括前置胎盘（参阅第 26 章），以及多次剖宫产引起的各种胎盘种植，是剖宫产子宫切除最主要的指征。

剖宫产子宫切除术最主要的并发症是进一步的失血和泌尿系统的损伤。影响并发症发生的一个主要因素在于是择期手术还是急诊手术。急诊子宫切除术的并发症发生率明显上升。由于此类手术的指征所致，手术时的失血量是相当可观的。当因难治性出血而做此类手术时，出血往往非常迅猛。实际上，超过 90% 的急诊分娩后子宫切除术的患者需要输血。

一、手术技巧

如果是阴道分娩后手术，多数医师认为采用脐下正中切口进腹损伤较小。进腹之后，下推膀胱至子宫下段剖宫产切口的下方，如果可以的话，应尽量推至宫颈水平。如果手术是在剖宫产术后进行，膀胱同样要尽量向下推。以标准的手术步骤完成子宫次全切除术或最好是全子宫切除术。虽然所有的血管都比非孕状态时粗，但孕妇的组织层次松弛也有利于手术操作。如果胎盘残留，应移除胎盘，如果子宫切口未关闭，应采用连续缝合或间断缝合关闭。可用电凝或钳夹止血，如果子宫切口没有出血，则不需要使用。

然后，使用 Heaney 钳或 Kocher 钳钳夹并切断靠近宫旁的圆韧带，可使用 0 号线或 1 号线双重结扎。须横向延长剖宫产时切开膀胱反折腹膜用于分离膀胱的切口，直至阔韧带前叶，到达切断的圆韧带（彩图 7）。在阔韧带后叶邻近子宫、位于输卵管、子宫卵巢韧带及卵巢血管下方处打开（彩图 8）。然后贴近子宫双重钳夹（彩图 8）、切断，双重结扎断端。向下朝宫骶韧带方向分开阔韧带后叶（彩图 9）。然后再次下推膀胱及与其相贴的腹膜，从子宫下段分离，使之离开手术视野（彩图 10）。如果因前次剖宫产造成膀胱粘连严重，则需要小心谨慎的锐性分离。

需要特别关注的是避免损伤到走行于子宫动脉下方的输尿管。辨认子宫两侧的子宫动、静脉，在紧邻血管分支处双重钳夹、切断，双重缝扎（彩图 11）。

如有大出血，在缝扎血管之前快速钳夹所有血管并移除子宫，对止血是有优势的。

二、子宫次全切除术

如果出血汹涌或由于其他技术原因，需行子宫次全切除术以减少手术操作步骤。行子宫次全切时，仅需切断子宫体的韧带。宫颈残端用铬线连续或间断缝合。

三、全子宫切除术

在进行全子宫切除时，必须在中线及两侧的位置更广泛地分离膀胱。因为膀胱下推至耻骨联合下方，可以使输尿管下移，从而避免在切除宫颈和阴道残端缝合时撕裂及误缝膀胱。需要将膀胱游离到宫颈下方 2cm 的阴道处，暴露阴道的上端。如果宫颈已经明显容受且扩张，可以通过子宫切口的正中部位或者结扎子宫血管位置做一切口进入宫腔，用一根手指直接通过子宫切口向下探查明确宫颈容受及扩张的宫颈边缘、阴道前穹窿的宽度。然后更换污染手套戴新手套。

应用 Heaney 型弯钳、Ochsner 型直钳或者相似的工具双重钳夹子宫主韧带、骶韧带及其中的血管（彩图 12）。钳子尽量靠近宫颈，每把钳子不要夹入过多的组织。然后将两把钳子间的组织切断，适当缝扎。重复这样的步骤，直至阴道穹窿水平。通过这样的方法，子宫血管的下行支就被钳夹、切断、结扎，最终将宫颈与主韧带分离。

在宫颈下方的水平，弯钳横向钳夹阴道侧穹窿，紧贴弯钳切开（彩图 13）。同时将切开的阴道侧穹窿双重结扎，并与主韧带残端缝合在一起。整个宫颈就从阴道游离下来。

检查宫颈确保已完整切除，修复阴道。阴道侧穹窿的每个角都应该与主韧带及骶韧带牢固缝扎在一起（彩图 14）。在此之后，有些人倾向于应用铬肠线"8"字缝合阴道残端。另外一些人通过使用铬肠线用连续缝合的方法将阴道周围的黏膜与盆内筋膜缝合起来以止血（彩图 15）。开放的阴道有助于引流，否则会引起盆腔内血肿及诱发感染。

输卵管、卵巢固有韧带、阴道穹窿、膀胱的所有切口都应被仔细检查是否有出血。出血点要仔细结扎，并避开输尿管。

更多内容参考 *Williams Obstetrics* 第 23 版第 25 章 "Cesarean Delivery and Peripartum Hysterectomy"。

（译者 张 骄 校者 郁 君）

第21章　产后和术后感染

产褥感染是用来描述产后生殖道任何细菌感染的一个术语。盆腔感染是产后最常见的严重并发症，和子痫前期、产后出血一起构成几十年来孕产妇死亡的三大原因。在美国，感染是导致孕产妇死亡的第五大原因。

产褥热的定义，是指在产后最初 10d 内（除外产后最初 24h），任意 2 次体温超过 38℃（100.4℉），体温测量使用标准的口表测量，每日至少 4 次。在实践中，任何产妇发热>38℃都要寻找病因及对策。尽管绝大多数与分娩有关的持续发热都是生殖道感染引起的，但生殖系统外的原因也必须排除，包括胀乳、呼吸道感染、肾盂肾炎及血栓性静脉炎。

一、生殖道感染以外的发热原因

1. 胀乳　这种状况通常引起短暂的体温升高。约 15% 的产妇因为胀乳而发热，通常在产后的 2～3d 发生。这种发热很少超过 39℃，其特点是发热不会持续 24h。相对而言，细菌性乳腺炎的发热要晚些，并且通常是持续发热。它通常有乳腺感染的其他症状及体征，并在感染的 24h 内表现得很明显。

2. 呼吸系统并发症　这类并发症通常出现在产后最初 24h，多数剖宫产分娩的产妇会出现此类并发症。如果是硬膜外麻醉或椎管内麻醉，这种情况不太常见。并发症包括肺不张、吸入性肺炎，偶尔会有细菌性肺炎。预防肺不张最好的办法就是鼓励咳嗽和深呼吸，术后应该每隔 4h 进行 1 次，持续至少 24h。

3. 肾盂肾炎　急性的肾感染很难与产后盆腔感染鉴别。在典型病例中，菌尿、脓尿、脊肋角压痛及体温升高都明确提示有肾感染。对产妇而言肾感染首要症状可能是体温升高，伴随脊肋角压痛、恶心，随后是呕吐。参阅第 65 章孕期肾盂肾炎的处理。

4. 血栓性静脉炎　产妇下肢浅表静脉或深静脉血栓（deep venous thrombosis，DVT）可引起小幅度的体温升高。诊断基于对临床症状的观察，包括下肢的疼痛、肿胀，通常伴有腓肠肌压痛，或股骨三角区压痛。参阅第 70 章血栓性静脉炎的处理。

二、产后发热的生殖道原因

（一）子宫肌内膜炎（子宫内膜炎或子宫炎）

子宫感染是剖宫产分娩产妇的主要问题。阴道分娩后子宫肌内膜炎的发生率为 1%～2%，而在手术分娩后其发生率高达 40%～50%。子宫肌内膜炎的其他危险因素包括破膜时间过长、疲劳、多次的阴道检查、贫血、胎儿宫内监护及绒毛膜羊膜炎（参阅第 15 章）。这些风险导致在为产妇进行剖宫产手术前需常规应用抗生素预防感染。比如，在 Parkland 医院，所有不发热的剖宫产分娩的产妇也都要静脉应用 2g 头孢唑林（择期剖宫产除外）。

1. 发病机制　导致产后生殖道感染的常见细菌列在表 21-1。这些微生物通常寄生在宫颈、阴道、会阴及胃肠道。尽管它们平时是低毒性的，但是在遇到失活组织或血肿时即可致病，而这些在分娩时是难以避免的。产后感染是由细菌引起的（通常 2～3 种），并且发生在手术切口部位或胎盘种植部位。

表 21-1　女性生殖系统感染的常见致病菌

需氧菌
革兰阳性菌——A，B 及 D 族链球菌，肠球菌，葡萄球菌属，金黄色葡萄球菌、表皮葡萄球菌
革兰阴性菌——埃希肠菌、克雷伯菌属、变形杆菌
革兰染色不定球菌——加德纳菌属
其他
支原体及衣原体、奈瑟菌属
厌氧菌
球菌——消化链球菌属和消化球菌
其他——产气荚膜杆菌属、动弯杆菌属

［经许可转载自 Cunningham FG，Leveno KJ，Bloom SL，et al（eds）. Williams Obstetrics.23rd ed. New York，NY: McGraw-Hill，2010.］

2. 临床表现　子宫感染应该是产后发热的一个主要原因。表现为大量的有异味的阴道血性分泌物（恶露）。双合诊检查时经常出现腹部及宫旁压痛。子宫炎症引起的压痛有可能被手术切口的压痛掩盖。产后（或术后）母体发热，在排除了其他明确病因的情况下，应考虑为子宫肌内膜炎。

3. 处理　在预防产后或术后感染时必须应用广谱抗生素以对抗多种细菌感染（表 21-2）。可应用几种不同的方案。Parkland 医院的方案是克林霉素联合庆大霉素，对 95% 的患者有效。可能对肠球菌无效，对于林可霉素联合庆大霉素应用 72h 后没有临床效果的病例，可经验性应用氨苄西林。如果发热持续存在，需要通过盆腔检查或影像学检查来排除子宫肌内膜炎的并发症（参阅下一部分）。排除其他并发症后，患有子宫肌内膜炎的产妇应接受静脉抗生素治疗，直到发热消退后 24h；患者在结束口服药物治疗的情况下才能出院。这通常需要 2～3d 的时间，并且很少因为子宫感染而再次入院。

（二）子宫肌内膜炎的并发症

1. 切口感染　剖宫产术后腹部切口感染的发生率为 3%～15%，平均为 6%。预防性应用抗生素可使感染率降到 2% 以下。切口感染通常出现在术后第 4 天，尽管已使用足够的抗生素，仍表现为持续的发热。常表现为切口红肿、硬结、渗液。治疗方法包括持续应用广谱抗生素及切口开放引流。确定筋膜的完整性是很重要的。可以通过开放的切口轻触筋膜来确定。

表 21-2　剖宫产术后盆腔感染抗生素的应用方案

方案	注释
克林霉素 900mg+ 庆大霉素 1.5mg/kg，静脉滴注每 8 小时 1 次	"金标准"，90%～97% 的有效率，庆大霉素每日 1 次也可以
加用氨苄西林	对于有脓毒败血症或可疑有肠球菌感染的病例加用
克林霉素 + 氨曲南	肾功能不全时用庆大霉素替代
广谱青霉素	哌拉西林、氨苄西林 / 舒巴坦
广谱先锋霉素	头孢替坦、头孢西丁、头孢噻肟
亚胺培南 + 西司他丁	特殊情况时使用

[经许可转载自 Cunningham FG，Leveno KJ，Bloom SL，et al（eds）. Williams Obstetrics.23rd ed. New York, NY: McGraw-Hill, 2010.]

2. 腹膜炎　剖宫产术后腹膜炎与外科术后腹膜炎类似，但板状腹并不明显，原因是妊娠所导致的腹壁松弛。疼痛可能非常剧烈。肠扩张是麻痹性肠梗阻所造成。明确广泛性腹膜炎的原因很重要。如果感染从子宫开始并且只蔓延到相邻腹膜（盆腔腹膜炎），治疗通常是药物。相反，如果是肠损伤或子宫切口感染（参阅之后的讨论）导致的广泛性腹膜炎，最好的处理方法是手术。

3. 宫旁蜂窝织炎　有些剖宫产术后患子宫炎的患者，宫旁的蜂窝织炎会持续，并在局部形成硬块，叫作蜂窝织炎，位于阔韧带内（宫旁），或位于膀胱肌瓣下，覆盖于子宫切口上方（彩图 16）。宫旁的蜂窝织炎通常是单侧的，可能会向侧方蔓延达到盆壁。剖宫产术后如果发热持续超过 72h，并且已经对子宫内膜炎进行了处理，要考虑宫旁蜂窝织炎的可能。

使用之前讨论过的静脉应用抗生素的治疗方案之一，持续性的治疗会有临床疗效。有些患者会持续发热 5～7d，甚至更长。随后是硬结的吸收，但可能需要几天甚至几周的时间来彻底消失。对于可疑子宫切口感染的患者暂不考虑手术（参阅之后的讨论）。

4. 盆腔脓肿　极少数宫旁蜂窝织炎会化脓，形成波动的阔韧带脓肿。如果脓肿破裂，可能会发生危及生命的腹膜炎。可以通过 CT 扫描指引，对脓肿进行引流，依据脓肿的位置进行阴道切开或经腹壁切开。膀胱壁血肿也可能被感染并且需要引流。

5. 筋膜下血肿和子宫切口裂开　对于剖宫产术后子宫肌内膜炎患者的一个严重并发症是子宫切口的裂开，其原因是感染和坏死蔓延到筋膜下间隙，最终导致筋膜裂开。这种情况下，表现为长期发热的患者，出现筋膜下脓液流出。

需要进行剖腹探查并将感染的子宫切除。

6.感染性盆腔血栓性静脉炎 此并发症会在第22章详细讨论。

（三）会阴切开术后并发症

不足1%的会阴切开及撕裂会发生感染。四度撕裂最有可能发生严重感染。基于此原因，在帕克兰医院，对于直肠裂伤的患者常规应用抗生素预防感染。

1.临床表现 切口边缘变得红肿。缝线通常撕裂肿胀的组织，使坏死切口的边缘裂开，导致严重的渗液或流脓。会阴切口裂开常与感染因素相关。

2.处理 对于有明显蜂窝织炎但尚未化脓的患者，需应用广谱抗生素并严密监测。而其他情况下，应拆除缝线开放感染的切口。目前提倡对于会阴切口裂开进行早期修复（表21-3）。应将手术切口充分清洁并完全去除感染。一旦切口被粉色肉芽组织覆盖（通常需要5～7d），可以进行分层的二次修复。术后护理包括局部护理、少渣饮食、软化大便、愈合之前不要有东西通过阴道或直肠。

表21-3 会阴切口裂开早期修复的术前方案

打开伤口，拆除缝线，开始静脉应用抗生素
伤口护理
每天坐浴几次或水疗
充分镇痛或麻醉 —— 局部镇痛或全身麻醉在最初的清创中也许是必需的
每日用聚维酮碘溶液冲洗伤口2次
清除坏死组织
在不发热且粉色、新鲜的肉芽组织长出来后闭合伤口
四度裂伤修复前需要做肠道准备

［经许可转载自 Cunningham FG, Leveno KJ, Bloom SL, et al（eds）. Williams Obstetrics.23rd ed. New York, NY: McGraw-Hill, 2010.］

3.坏死性筋膜炎 会阴或阴道伤口感染的一个罕见但潜在致命的并发症是包括肌肉或筋膜在内的深部软组织感染。这种感染既可能发生在剖宫产术后也可能发生在阴道分娩后。会阴切开后的坏死性筋膜炎的部位包括会阴筋膜层的任何浅层及深层组织，也可蔓延到大腿、臀部及腹壁。这种感染会发生在产后1d之内，通常在产后3～5d才表现出症状。临床表现不一，很难区分是浅表的感染还是深部筋膜的感染。早期诊断、抗生素的应用、手术清创及精心护理对于治愈坏死性筋膜炎至关重要。

（四）脓毒综合征

脓毒综合征（和感染性休克）通常由全身性细菌感染引起。革兰阴性细菌释放内毒素，内毒素通常与感染性休克和弥散性血管内凝血有关。细菌外毒素也可能是原因。

1.临床表现 图21-1描述了临床疾病谱，多器官受累在表21-4列出。

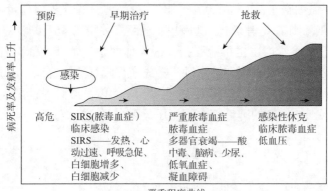

图 21-1　作为对感染的反应，脓毒综合征起始于全身炎症反应综合征（SIRS），而后者有可能发展为感染性休克

［经许可转载自 Cunningham FG，Leveno KJ，Bloom SL，et al（eds）. Williams Obstetrics.23rd ed. New York，NY: McGraw-Hill，2010.Redrawn with permission from Dr. Robert S. Munford.］

表 21-4　脓毒症及感染性休克所致的多器官受累

中枢神经系统	精神错乱、嗜睡、昏迷、易激惹
下丘脑	发热、低体温
心血管系统	
血压	血压过低（血管舒张）
心脏	补液所致心排血量增加，心排血量减少所致的心肌抑制
肺	缺氧和低氧血症所导致的分流，血管内皮和上皮损伤所导致的弥散性渗透
胃肠道	胃炎、中毒性肝炎、高血糖
肾	低灌注与少尿，急性肾小管坏死
血液学	血小板减少，白细胞增多，凝血系统激活

［经许可转载自 Cunningham FG，Leveno KJ，Bloom SL，et al（eds）. Williams Obstetrics.23rd ed. New York，NY: McGraw-Hill，2010.］

2. 处理　一旦怀疑有严重的细菌感染，应严密监测血压和尿量。无论什么时候，当发生低血压和少尿时，要考虑感染性休克和失血性休克的可能。绝大多数既往健康的产妇发生细菌感染性脓毒血症时对于液体复苏的效果很好。给予加强的抗生素治疗，如果有必要，清除感染组织。如果经过充分的液体复苏不能改善低血压状况，则需要警惕患者的预后。少尿及持续的外周血管收缩象征着感染性休克进入第二阶段，冷休克，则患者有可能死亡。脓毒血症的另一个不良预后的表现是持续的终末器官功能障碍，包括肾（急性肾小管坏死）、肺（成人呼吸窘迫综合征）及低血压纠正后的脑衰竭。

图 21-2 展示的是对于脓毒综合征的治疗方案。对于严重感染的产妇，需要快速输入 2L 甚至是 4~6L 的晶体液以保证肾的灌注。因为存在血管渗漏，患者通常存在血液浓缩，如果血细胞比容变为 0.30 或更少，则需要输入红细胞

及晶体液，使血细胞比容维持在 0.30。如果扩容治疗不能迅速将尿量提升到 30ml/h 最好是 50ml/h，则需要考虑插入肺动脉导管（参阅第 46 章）。对于病情严重的产妇，肺毛细血管内皮也可能受损，因为即便是正常肺毛细血管楔压的情况下，也有可能出现肺泡破裂和肺水肿——成人呼吸窘迫综合征（adult respiratory distress syndrome，ARDS，参阅第 45 章）。这点必须与输入过量液体造成的超负荷循环相区别，后者的肺毛细血管楔压显著增高。

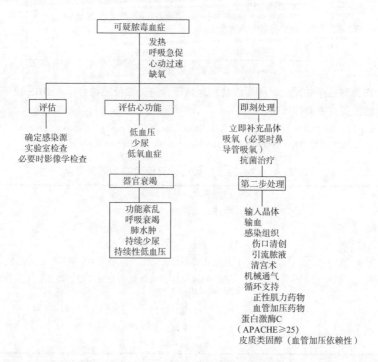

图 21-2　脓毒综合征的评估及处理程序。快速和积极的处理是成功的关键。评估、评价和及时处理这 3 个步骤应尽可能同时进行

[经许可转载自 Cunningham FG，Leveno KJ，Bloom SL，et al（eds）. Williams Obstetrics.23rd ed. New York, NY: McGraw-Hill, 2010.]

得到细菌培养的结果后，需大剂量使用广谱抗生素。经验治疗方案氨苄西林＋庆大霉素＋克林霉素足矣。有时需要手术切除感染的子宫和（或）清除坏死组织。

更多内容参考 *Williams Obstetrics* 第 23 版第 31 章 "Puerperal Infection" 和第 42 章 "Critical Care and Trauma"。

（译者　张　骄　校者　郁　君）

第22章 化脓性盆腔血栓性静脉炎

化脓性盆腔血栓性静脉炎在自然分娩的并发率为 1/3000～1/2000，在剖宫产术后更为常见，约为 1/400，其与之前胎盘植入部位或子宫切口存在细菌感染有关。如彩图 17，感染可沿静脉途径，导致血栓性静脉炎。随后也可侵入卵巢静脉。有 25% 的化脓性盆腔血栓性静脉炎的女性会有延伸到下腔静脉中的血栓。

一、临床表现

化脓性盆腔血栓性静脉炎的女性通常除畏寒外无明显症状，但常伴有潮热尖峰。这种临床症状常被称为神秘热。通常这些女性因产后宫腔炎已接受过抗菌药物治疗，但在 5d 左右的治疗后仍会出现上述症状。在一些女性中，卵巢静脉血栓性静脉炎的主要症状表现为在产后第 2 天或第 3 天疼痛，并可于子宫角触及肿块。化脓性盆腔血栓性静脉炎的诊断主要依靠临床疑诊并在盆腔 CT 或磁共振成像中发现血栓和血管周围水肿。

二、治疗策略

对于罹患化脓性盆腔血栓性静脉炎已经接受治疗产褥期子宫内膜炎抗菌药物治疗的女性，应当继续当前的治疗（详见第 21 章）。连续额外的 5～7d 的这种抗菌药物治疗会显示缓慢但逐渐提升的临床改善。没有明确的证据支持联合肝素治疗是有效的。

更多内容参考 *Williams Obstetrics* 第 23 版第 31 章 "Puerperal Infection"。

（译者 卞 政）

第23章　妊娠期高血压和子痫前期

一、诊断

妊娠合并高血压疾病的诊断是由高血压工作组在 2000 年提出的，见表 23-1。妊娠合并高血压疾病有 5 种类型：①妊娠期高血压（以前称之为妊高征或一过性高血压）；②子痫前期；③子痫；④慢性高血压并发子痫前期；⑤慢性高血压。这一分类最为重要的考虑是将妊娠前有高血压的情况从子痫前期里面区分出来，它会导致更为严重的病情。

采用 Korotkoff 第 5 音来确定心脏舒张期压力，当血压达到或超过 140/90mmHg（18.7/12kPa）诊断为高血压。水肿已经从诊断标准中剔除，因为它在许多正常妊娠妇女中也会出现。在过去，即使患者血压绝对值低于 140/90mmHg，但若收缩压升高 30mmHg 或者舒张压升高 15mmHg 也作为一个诊断标准。现在这个标准已经被废除，因为证据显示这组患者没有增加不利妊娠结局，这意味着，出现这种情况的妇女只需要严密观察。

妊娠合并高血压疾病比较常见，与出血、感染成为导致许多孕产妇死亡的 3 个主要原因。尽管有许多深入的研究，但妊娠是如何导致或者加重高血压仍不可知，是产科最重要的未解决的问题之一。

二、妊娠期高血压

由表 23-1 可见，妊娠期高血压的诊断是指在孕期首次发现血压≥140/90mmHg，但未出现蛋白尿。如果患者没有发展为子痫前期并且在产后 12 周内血压恢复正常，该妊娠期高血压是一过性高血压。重要的是，妊娠期高血压妇女可能会有子痫前期的相关表现，比如头痛、上腹部痛或者血小板减少，这些情况需要治疗干预。

表 23-1　妊娠期高血压疾病的诊断

妊娠期高血压
孕期首次发现血压≥140/90mmHg
没有蛋白尿
产后 12 周恢复正常
只有在产后才能作最后诊断
可以有其他子痫前期的症状，比如上腹部不适或者血小板减少
子痫前期
最低标准

续表

妊娠 20 周后血压≥140/90mmHg

蛋白尿≥300mg/24h 或者尿检试纸≥+

重度子痫前期标准

血压≥160/110mmHg

尿蛋白 2.0g/24h 或者尿检试纸≥++

血清肌酐> 106μmol/L（1.2mg/d1），除非既往即有升高

血小板< 100×10⁹/L（100 000/μl）

微血管内溶血 ——LDH 升高

血清转氨酶升高 ——ALT 或者 AST

持续性头痛或者其他的大脑或者的或者视觉的紊乱

持续性上腹痛

子痫

子痫前期妇女抽搐，排除其他原因

慢性高血压并发子痫前期

高血压妇女新发尿蛋白≥300mg/24h，而妊娠 20 周前虽有高血压但没有蛋白尿

20 周前患有高血压或者蛋白尿者，突发蛋白尿增加或血压升高或者血小板数 <100×10⁹/L（100 000/μl）

慢性高血压

在妊娠前血压≥140/90mmHg 或者 20 周前诊断为非滋养细胞疾病的高血压或

20 周以后首次诊断为高血压，并且持续到产后 12 周以后

ALT. 谷丙转氨酶；AST. 谷草转氨酶；LDH. 乳酸脱氢酶

（引自 National High Blood Pressure Education Program. Working group report on high blood pressure in pregnancy. Am J Obstet Gynecol, 2000, 183: 51.）

（一）子痫前期

　　子痫前期是一个妊娠特异性的综合征，由于血管痉挛和内皮细胞激活而导致。蛋白尿是指 24h 尿蛋白≥300mg，或者持续随机尿蛋白 30mg/dl（尿检试纸 +）。即使是重症患者，尿蛋白的程度在 24h 内可能会波动较大。因此，单次随机尿蛋白可能无法显示尿蛋白的存在。妊娠期尿蛋白合并高血压会明显增加围生期的发病率和死亡率。

　　子痫前期的发生率约为 5%，报道有差异。发生率和产次有关，初产妇较经产妇风险高 7%～10%。其他和子痫前期相关的风险因素包括多胎妊娠、慢性高血压病史、孕妇年龄>35 岁、产妇体重过重及非洲裔美国人。

　　子痫前期的严重程度：根据表 23-2 中列举的症状所发生的频率和程度来评估子痫前期的严重程度。异常情况越严重，越需要终止妊娠。需要强调的是，轻度和重度子痫前期的差别可能会有误导性，因为表面上轻度的疾病可以迅速进展为重度。

表 23-2　妊娠期高血压疾病严重程度的指标[1]

异常情况	轻度	重度
舒张压	<100mmHg	≥110mmHg
收缩压	<160mmHg	≥160mmHg
尿蛋白	≤++	≥+++
头痛	无	有
视力紊乱	无	有
上腹部疼痛	无	有
少尿	无	有
抽搐（子痫）	无	有
血清肌酐	正常	升高
血小板减少	无	有
血清转氨酶升高	轻度	显著
胎儿生长受限	无	明显
肺水肿	无	有

（1）和表 23-1 的标准相比

［经许可转载自 Cunningham FG, Leveno KJ, Bloom SL, et al（eds）. Williams Obstetrics.23rd ed. New York, NY: McGraw-Hill, 2010.］

（二）子痫

子痫是指子痫前期患者出现排除其他原因引起的抽搐。抽搐是大发作，可以出现在产前、产时或者产后。子痫也可以在产后 10d 发作。

（三）慢性高血压并发子痫前期

所有慢性高血压疾病，无论它们的原因是何种，都有发展为子痫前期或者子痫的倾向。如果妇女在孕中期才发现疾病则会对诊断和治疗造成困难。以下证据可以支持慢性高血压的诊断：①高血压发现在妊娠前；②孕 20 周前发现高血压（除非合并妊娠滋养细胞疾病）；③产后持续存在高血压。帮助诊断的其他既往因素包括多产次和前次妊娠合并高血压。通常也会有原发性高血压家族史。

三、病理

重度子痫前期和子痫患者出现的一系列脏器功能的病理损坏，是血管痉挛和缺血的结果。

能让人满意的子痫前期的病理生理理论必须可以解释为何妊娠期高血压在如下这些情况容易发生：①第一次暴露于绒毛；②绒毛的过度暴露，如双胞胎或葡萄胎；③合并血管病；④妊娠期有发生高血压的遗传倾向。

血管痉挛是子痫前期 - 子痫的病理生理基础，这个理论是基于对甲床、眼底、球结膜的小血管变化的观察得来，推测可能和相应脏器的组织学受累有关。血管收缩可导致血流阻力增加，发生动脉高血压。血管痉挛也导致血管的损伤，此外，血管紧张素Ⅱ也会导致内皮细胞的收缩。这些变化都会导致内皮细胞的损伤，血液成分包括血小板和纤维蛋白原从内皮细胞的间隙渗出沉积到内皮下的组织。这些血管的改变和周围组织的缺氧，可能导致重度子痫前期患者中发生出血、坏死以及其他脏器功能紊乱。

尽管由于妊娠期高血压会导致许多母体不良结局，但简单来说这些效应作用于特定的靶器官。胎儿危害的主要原因是子宫胎盘灌注减少的结果。

1.心血管改变　子痫前期或者子痫的患者常会出现严重的心血管功能紊乱。这些改变是由于高血压和内皮损伤导致的细胞外渗出增加（尤其是肺），继而引起心脏后负荷增加。重度子痫前期患者如过量补液会导致左心室充盈压升高，增加心排血量至过度的水平。

2.血容量　血液浓缩是重度子痫前期 - 子痫的特点。由于血管收缩和血管渗透性增加，我们无法看到像正常妊娠期一样的血容量增加。

3.血液学改变　并非所有的妊娠期高血压患者都会有血液学异常，严重的血小板减少症可能会危及生命；血浆凝血因子可能减少；红细胞可能受损，出现异形性和溶血。

4.血小板减少症　子痫前期 - 子痫可能会引起急性的母体血小板减少症。在分娩后 3~5d，血小板数会恢复正常水平。显性血小板减少症定义为血小板数少于 100×10^9/L（100 000/µl），意味着严重疾病（表 23-2）。在多数情况下，由于血小板数会持续下降，故建议终止妊娠。一般来说，血小板数越低，母体和胎儿发病率和病死率越高。如果患者有肝酶升高，情况会更危险，提示存在着 HELLP 综合征，即溶血（H）、肝酶升高（EL）和血小板减少（LP）。新生儿血小板减少症与子痫前期无关。

5.凝血功能　除非合并其他的消耗性凝血疾病，比如胎盘早剥或是肝梗死引起的大出血，重度子痫前期 - 子痫很少出现严重的凝血功能障碍。

6.肾　正常妊娠时，肾血流和肾小球滤过率明显增加，随着子痫前期的发展，肾灌注和肾小球滤过率下降，血清尿酸会升高，尤其是患者病情较重时。

大多数子痫前期的妇女，由于血容量的减少导致轻 - 中度肾小球滤过率下降，引起血清肌酐比正常妊娠的 44µmol/L（0.5mg/dl）升高 2 倍左右。然而在一些重度子痫前期中，血清肌酐比非妊娠正常值高数倍，到 176.8~265.2µmol/L（2~3mg/dl）。在分娩后，除非有慢性基础肾病，肾功能通常会恢复正常。

7.蛋白尿　蛋白尿达到一定程度才能建立子痫前期 - 子痫的诊断（表 23-1）。

8.肝　严重的子痫前期有时会有肝功能或者肝形态学的改变。血清肝酶升高最可能的原因是肝小叶周围出血坏死。这些地方的出血可能引起肝破裂，或引起肝包膜下血肿。

9. **大脑**　子痫前期，尤其是子痫发作时的中枢神经系统表现已经众所周知，视觉症状是大脑受损的另一种表现。

严重的高血压可以引起两种独立的但又相关的大脑病变，包括脑出血。这些可以出现在任何妊娠期高血压的孕妇中，子痫前期对于病情发展非必要。

其他病变累及广泛但很少致命，在子痫患者较常见，子痫前期患者则有不同程度表现，主要有水肿、充血、局部贫血、血栓和出血。

10. **视网膜脱落**　尽管视网膜脱落通常只出现在一侧，且很少导致完全视力丧失，但其会引起视力的改变。通常不建议手术治疗，预后良好，视力一般在1周内恢复。重症患者可能出现脑水肿，主要症状有轻重不一的感觉迟钝和意识障碍，少数患者会出现昏迷。

四、预测

基于妊娠高血压病的病理和病理生理学理论，有许多生化和生理指标来预测妊娠子痫前期的发展。有学者尝试找到能预测胎盘功能障碍、胎盘灌注减少、内皮细胞功能障碍和凝血物激活的指标，但实际上这些指标的敏感度都比较低。目前没有一个可靠、实用和经济性很好的筛查子痫前期的检查。有兴趣的读者可以参阅 *Williams Obstetrics* 第 22 版第 34 章。

五、预防

已经有许多方法被用来预防子痫前期，通常这些方法包括饮食的调整和使用一些药物来改变子痫前期发展的病理生理机制。药物包括低剂量阿司匹林和抗氧化剂。

1. **饮食调整**　预防子痫前期最早的方法之一是妊娠期间控制盐摄入，但已经被证实无用。同样，补钙也没有显示出能预防妊娠期高血压。其他无用的方法还包括每天补充鱼油。这个饮食补充旨在调整前列腺素的平衡，该激素涉及子痫前期病理生理。

2. **低剂量阿司匹林**　低剂量阿司匹林可以抑制血小板血栓素的合成，抑制内皮细胞前列环素的产生，这可能有预防子痫前期的作用。但许多随机对照研究并没有得出相应结论，所以目前没有被推荐使用。

3. **抗氧化物**　正常孕妇的血清中存在抗氧化物，其功能是调控脂质过氧反应，这个反应涉及内皮细胞功能障碍，与子痫前期相关。有报道称子痫前期妇女的血清中抗氧化物活性减低。而且，抗氧化物治疗能够明显降低内皮细胞活性，表明这种治疗可能有利于预防子痫前期。然而，大量饮食补充的研究没有得出相关结论，所以目前也不建议。

六、治疗

子痫前期孕妇的基本治疗目的是①终止妊娠让母胎损害降至最低；②争取胎儿存活；③母亲健康的完全恢复。在某些子痫前期的病例中，尤其是近足月妇女，通过引产可以很好地达到目的。因此，产科医生要成功治疗妊娠期高血压，最重要的需要知道的信息是确定胎龄。

1. 产前监护　传统上，产前检查的时间设定为 28 周前间隔 4 周 1 次，然后 2 周 1 次至 36 周，然后每周 1 次。孕晚期增加产检次数可以尽早发现子痫前期。有明显的高血压的妇女（≥140/90mmHg）通常建议住院 2～3d 来评估新发的妊娠高血压病情程度。没有明显高血压的妇女，但妊娠期有子痫前期倾向的，需增加监护频率。很多年以来，Pakland 医院处理这些孕妇的成功规范是，在孕晚期当初次发现舒张压在 81～89mmHg 或者突然的体重增加（每周>2lb），则需在 3～4d 复诊。如果没有明显的高血压、蛋白尿、视力紊乱或上腹不适则可以继续门诊随访。

2. 住院　如果妇女出现持续或加重高血压或者出现蛋白尿则需住院。系统评估包括以下。

（1）每日详细检查和监护发现是否有头痛、视力障碍、上腹痛和快速体重增加。

（2）入院体重和每天体重记录。

（3）入院蛋白尿检查和以后至少每 2 天复查 1 次。

（4）除了在午夜和凌晨期间的时间，每 4 小时坐位血压监测。

（5）根据高血压的分度来决定检查血清或血浆肌酐、血细胞比容、血小板和血清肝酶。

（6）经常用超声或临床方法评估胎儿大小和羊水量。

如果这些检查指向重度子痫前期的诊断（表 23-2），那么处理则与子痫的相同（见第 24 章）。

减少日常的体力活动是有益的，绝对卧床休息没有必要，也没必要使用镇静药。饮食中需要充足但不是过量的蛋白质和能量。钠和液体不需要限制或者强制补充。进一步治疗取决于：①子痫前期的严重程度，如之前所述情况；②孕周；③宫颈条件。幸运的是，很多的患者是轻度的且近足月，她们可以保守治疗至宫缩发动或宫颈成熟引产。然而，直到分娩后，很少见所有的症状和体征完全缓解。几乎肯定的是，潜在的疾病也将持续到产后。

3. 重度子痫前期的延迟分娩　重度子痫前期的妇女通常不会延迟分娩。在近几年，全球数个学者提倡对于未足月的重度子痫前期妇女采用的不同治疗方法，这个治疗方法即对某些有选择性的妇女进行保守或者"期待"治疗，目的在于改善婴儿结局并且不危害母亲安全。这些保守治疗方法包括每天甚至更加频繁的仔细监护、住院观察、使用或不使用药物控制血压。我们不推荐对于因子痫前期而出现持续重度高血压或血液、大脑、肝出现明显异常的患者采取期待治疗。在 Parkland 医院，对于这些患者不采取期待治疗。

4. 糖皮质激素 为了促进胎肺成熟，对未足月的重度高血压孕妇可应用糖皮质激素。治疗似乎不会加重母体高血压，可以降低呼吸窘迫发生率，改善胎儿存活率。对于因子痫前期而引起的血液系统异常者，使用糖皮质激素并不会明显延迟需终止妊娠的时间。对于有严重实验室指标异常的患者，不建议采用糖皮质激素来延迟分娩。

5. 家庭健康护理 许多临床医师觉得如果高血压在数天内能控制则不需要住院。轻、中度高血压且没有蛋白尿的妇女有时可以在家治疗。如果疾病不加重和胎儿没有危险则可以一直这样治疗。推荐减少体力活动。需要告知这些患者汇报相关症状。有必要让上门护士进行家庭血压监测和尿蛋白检查。

6. 终止妊娠 子痫前期的治疗方法是分娩终止妊娠。头痛、视力障碍或者上腹部痛提示抽搐即将发生，少尿是另一个危险信号。重度子痫前期通常需要使用抗惊厥药和降压药，然后分娩。治疗和后面将要提到的子痫一致。主要目标是预防抽搐，防止颅内出血及重要脏器的损伤，并分娩一个健康的婴儿。

然而，当胎儿未足月时，我们倾向于在宫内多等待几周以降低新生儿死亡和严重病率。这样的处理是适合于轻度病情的患者。当犹豫是否需要分娩早产儿时，则需对胎儿发育情况即胎盘功能（见第 17 章）进行评估。检测羊水中的卵磷脂/鞘磷脂比率可以提供肺成熟度的信息。

住院后中重度子痫前期没有得到改善的，为了母亲和胎儿的安全通常建议分娩终止妊娠。可采用静脉滴注缩宫素引产，许多临床医师更喜欢用前列腺素制剂或球囊扩张来促进宫颈成熟。当重症患者考虑试产失败可能性大或者试产已经失败时，则建议剖宫产。

近足月的妇女，如果宫颈软，部分展平，即使是轻度子痫前期，继续妊娠也比密切监护下引产对母亲和胎儿的危险更大。然而，如果轻度子痫前期而宫颈质硬口闭，当需要及时终止妊娠时则建议剖宫产。剖宫产的风险或许要大于在严密观察下继续妊娠直至宫颈更适于引产的风险。

7. 选择性剖宫产 一旦诊断为重度子痫前期，产科的处理是尽快终止妊娠。传统上认为引产对母亲最有利。但考虑到宫颈不成熟影响引产成功率，子痫前期的严重程度和紧迫性，以及配合新生儿的监护，一些专家建议剖宫产为宜。

更多内容参考 *Williams Obstetrics* 第 23 版第 34 章 "Hypertensive Disorders in Pregnancy"。

（译者 李 艳）

第24章 子 痫

子痫是指子痫前期患者出现全身痉挛性抽搐。一旦子痫发生，将会威胁母亲和胎儿。几乎所有的子痫发生之前都会有子痫前期表现。根据抽搐的发生时间，分为产前、产时和产后子痫。子痫在孕晚期最常见，足月后发生频率更高。子痫的预后通常是严重的。幸运的是，因子痫而致的母体的死亡率在过去30年从5%～10%降至1%。

一般来说，子痫的诊断会被过多诊断而不是忽视，因为在孕晚期和产褥期癫痫、脑炎、脑脊髓膜炎、大脑肿瘤、猪囊尾蚴病、脑动脉瘤破裂均可出现和子痫一样的症状。

一、子痫的临床特征

子痫抽搐发作可能非常剧烈，在抽搐时，妇女必须被保护，尤其是呼吸道。肌肉的剧烈颤抖会让她从床上跌下，如果没有保护，她的舌头会被咬伤。这一肌肉反复收缩放松的阶段可能持续近1min。然后肌肉活动的频率会逐渐减慢，最后静止。当抽搐缓解后，发作缓解，但是还有一些患者，会持续一段不同程度的昏迷。当抽搐发作不频繁时，在每次发作之后妇女通常会恢复一定的知觉。患者醒来后，会处于半清醒状态，在严重的案例中，昏迷会从一次抽搐持续至下一次，最终导致死亡。在少数情况下，患者出现一次抽搐后就会昏迷。然而，一般来说只有频繁的抽搐会导致死亡。还有很少见的情况是，抽搐持续不减弱——类似持续癫痫状态——需要深度镇静甚至是全身麻醉。

抽搐发生后昏迷持续的时间不一。当抽搐不频繁时，患者通常会在每次发作后恢复一定知觉。当患者醒来后，会处于半清醒状态。在非常严重的病例中，昏迷会从一次抽搐持续至下一次，在她醒来前可能会死亡。在少数情况下，患者出现一次抽搐后就会昏迷。然而，一般来说只有频繁的抽搐之后才会导致死亡。

由于乳酸增高和缺氧，抽搐后呼吸频率通常会增加，可能会每分钟50次或更高。严重的患者会出现发绀，发热39℃或更高，这些是危险信号，因为这可能是中枢神经系统大出血的表现。

患者几乎都有蛋白尿，并且会加重。尿量可能会减少，偶尔也会表现为无尿。血红蛋白尿比较常见，但血红蛋白血症很罕见。通常会有水肿，但也可能没有。

严重的子痫前期，分娩后尿量会增加，这是病情改善的早期表现。蛋白尿和水肿会在1周内消失。在大多数情况下，血压会在分娩后数天至2周内恢复正常。产后高血压持续越久，患者患有慢性血管或者肾疾病的可能越高。

产前子痫的患者，抽搐后会发生分娩，有时在患者清醒前就会出现有效宫缩。如果分娩时出现抽搐，宫缩的频率和强度会增强，分娩的时程会缩短。由于抽搐导致母体的缺氧和乳酸血症，通常会出现胎心减速（图24-1），通常会在 3～5min 后恢复，如果持续存在超过 10min，需要考虑其他原因，比如胎盘早剥或者急产。

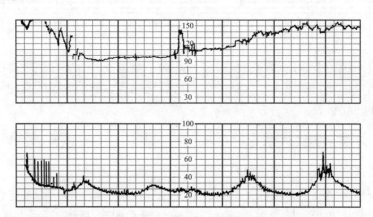

图 24-1　产时子痫发作时的胎心减速，约在抽搐发生 5min 后胎心恢复

[经许可转载自 Cunningham FG, Leveno KJ, Bloom SL, et al（eds）. Williams Obstetrics.23rd ed. New York, NY: McGraw-Hill, 2010.]

二、子痫并发症

1. 肺水肿　子痫引起的肺水肿通常发生在产后，最可能的原因是肺毛细管渗透压增高或者心源性水肿。控制补液和避免扩容可限制该并发症。少见的情况有胃内容物的误吸导致肺损伤。

2. 视盲　约 10% 的患者在子痫抽搐后会出现一定程度的视盲。有至少两种原因：①不同程度的视网膜剥脱；②枕叶缺血、梗死或者水肿。无论是大脑还是视网膜病理的原因，预后是好的，通常在 1 周内恢复正常视力。

3. 持续的神经状态改变　约 5% 的子痫后患者会有严重的意识改变，包括持续的昏迷。这是由于患者出现广泛的脑水肿和一过性颞叶钩回疝，并可能导致死亡。

4. 死亡　一部分子痫的患者由于大面积脑出血可导致抽搐时死亡或者抽搐后不久就死亡。非致死性出血可能导致偏瘫。年长的有潜在慢性高血压的患者更容易出现脑出血。罕见的死亡原因包括颅底小动脉瘤破裂或者动静脉畸形。

三、处理

帕克兰医院从 1955 年开始就有了治疗子痫的标准治疗方案。治疗方案的主要内容参见表 24-1。

表 24-1 帕克兰医院治疗子痫的主要内容

1. 硫酸镁负荷剂量静脉推注后，继续静脉滴注控制抽搐
2. 当收缩压达到 160mmHg 或者舒张压 110mmHg 时，间断静脉使用降压药来降低血压
3. 除非出现肺水肿，避免使用利尿药。除非失血过多，限制静脉输液，避免使用高渗液体
4. 患者抽搐治疗稳定后终止妊娠

1. **硫酸镁控制抽搐** 在重度子痫前期和子痫患者中，胃肠外使用硫酸镁是有效的抗惊厥方法，且不会引起母胎中枢神经系统抑制，药物可连续静脉注射或者间断肌内注射（表 24-2）。重度子痫前期的治疗剂量和子痫相同。由于分娩和临产时更容易出现抽搐，所以子痫前期 - 子痫患者通常在分娩和产后 24h 使用硫酸镁。硫酸镁不能用于治疗高血压。

表 24-2 治疗重度子痫前期和子痫的硫酸镁剂量

连续静脉注射

（1）将 4～6g 硫酸镁负荷剂量溶入 100ml 液体，静脉注射 15～20min

（2）以 2g/h 的速度维持静脉滴注（每小时 50ml）

（3）每 4～6 小时测定 1 次血清镁浓度，维持血镁在 2～3.5mmol/L［4～7mEq/L（4.8～8.4mg/dl）］

（4）分娩后 24h 停用硫酸镁

间断肌内注射

（1）静脉给予 4g 20% 的硫酸镁（$MgSO_4 \cdot 7H_2O$ 美国药典委员会）溶液，速度不超过 1g/min

（2）然后给予 50% 的硫酸镁溶液 10g，每侧臀部外上部用 3 英寸长、20 号针各注射 5g（加 1ml 2% 利多卡因可减少不适）。如果抽搐持续 15min 以上，再以静脉追加 2g 20% 硫酸镁溶液，速度不超过 1g/min。如果孕妇体型较大，最多缓慢加到 4g

（3）每 4 小时在双侧臀部的外上部交替给予 5g 50% 硫酸镁溶液注射，要确保在以下情况下使用
　①膝反射存在
　②没有呼吸抑制
　③前 4h 尿量超过 100ml

（4）分娩后 24h 停用硫酸镁

［经许可转载自 Cunningham FG, Leveno KJ, Bloom SL, et al（eds）. Williams Obstetrics.23rd ed. New York, NY: McGraw-Hill, 2010.］

通常来说，使用硫酸镁后患者会停止抽搐，在 1h 或 2h 内恢复空间和时间意识。10%～15% 接受硫酸镁治疗的患者会复发抽搐，可以再次给予 20% 的硫酸镁 2g 缓慢静脉推注。体型小的患者只需 1 次 2g 硫酸镁剂量，如果体型较大则需 2 次。抽搐以后，对于过度激惹的患者可以给予苯巴比妥钠静脉注射治疗。子痫的患者在分娩后 24h 需持续硫酸镁治疗。对于产后的子痫患者，硫酸镁需在抽搐后 24h 持续使用。

硫酸镁的药理作用及毒性：硫酸镁（美国药典委员会）是 $MgSO_4 \cdot 7H_2O$，不是 $MgSO_4$。胃肠外给予镁几乎全由肾排出，确保足够的尿量、膝反射和无呼吸抑制则可避免中毒。镁浓度在 $2\sim3.5mmol/L$［$4\sim7mEq/L$（$4.8\sim8.4mg/dl$）］可以预防子痫抽搐。当镁浓度达到 $5mmol/L$［$10mEq/L$（约 $12mg/dl$）］时则膝反射消失。当血清浓度超过 $5mmol/L$（$10mEq/L$），呼吸抑制开始出现，超过 $6mmol/L$（$12mEq/L$）时则出现呼吸麻痹、停止。在高血清浓度时，会出现呼吸抑制，需要机械通气治疗，只要能防止缺氧，患者一般不会发生意识障碍。静脉给予 $1g$ 葡萄糖酸钙可恢复由硫酸镁引起的轻中度呼吸抑制。可惜的是，静脉注射钙效果持续时间短，对于重度呼吸抑制、障碍的患者，气管内插管和机械通气是必要的。高浓度镁对心肌的毒性作用不常见，镁引起心力衰竭的原因可能和呼吸障碍和缺氧有关。如果有合适的通气，即使血清镁浓度很高，心功能也正常。

（1）肾功能受损：由于镁主要是肾清除的，所以如果肾小球滤过功能下降，采用之前所述的剂量时，血清镁浓度会升高。即使不知道肾功能情况，硫酸镁的首剂使用也是安全的。可以通过测定血清肌酐来评估肾功能，当高于 $114.9\mu mol/L$（$1.3mg/dl$），我们只能给表 24-2 中列出的一半的维持剂量，这样可以将镁浓度控制在 $2\sim3.5mmol/L$（$4\sim7mEq/L$）。监测血清镁离子水平可用来调整输注速度。

（2）子宫作用：在体内或体外相对高浓度的镁离子都会抑制子宫肌肉收缩。在前述的方案和血浆浓度下，没有证据显示硫酸镁会抑制子宫肌，除了在给负荷量时，以及之后极短的时间内肌力会下降。

（3）胎儿作用：母体胃肠外给予镁会快速通过胎盘，并在胎儿血清中达到平衡，在羊水中较少。除非分娩时有严重高镁血症，否则不会有新生儿呼吸抑制。我们没有发现硫酸镁治疗后的新生儿损害。硫酸镁是否造成胎心率变化，尤其是变异度，目前还存在争议。

2.降压治疗　有很多药物可以用于治疗子痫患者的重度高血压，帕克兰医院的一线降压药物是肼屈嗪。

（1）肼屈嗪：在帕克兰医院，当舒张压超过 $110mmHg$ 或者收缩压超过 $160mmHg$ 时则静脉注射肼屈嗪（表 24-1）。每 $15\sim20$ 分钟静脉注射 $5\sim10mg$ 肼屈嗪直到血压控制满意。产前和产时的满意疗效是指舒张压控制在 $90\sim100mmHg$，而不是低到影响胎盘灌注。使用肼屈嗪已经证实可以预防脑出血。很少有对肼屈嗪反应不佳而需更换降压药的情况。当血压更高时应避免增大肼屈嗪的首剂。不能根据高血压水平来预测其对 $5mg$ 或 $10mg$ 药物剂量的效果，因此我们总是给予 $5mg$ 作为首剂。

（2）拉贝洛尔：静脉注射拉贝洛尔也可以治疗急性高血压，其降压更快，引起的心动过速也少。我们的方案是先给予 $10mg$ 静脉注射，如果血压 $10min$

内没有下降到理想水平，则追加 20mg。如果再不佳，每 10 分钟后可再分别给予 40mg，第二个 40mg 和 80mg。我们发现肼屈嗪比拉贝洛尔降压效果更好。

（3）利尿药：由于子痫患者有血容量降低，强效的利尿药会进一步减少胎盘灌注。因此，利尿药不用于降压，以免母体血液浓缩，对母胎造成不利影响。

（4）其他降压药：尽管钙离子通道阻滞药被成功用于降压治疗，但在产科中较少运用。由于担心硝普钠会导致胎儿氰中毒，所以除非患者对肼屈嗪、拉贝洛尔或者硝苯地平均无反应时才考虑使用。

（5）持续产后高血压：降压药物导致胎盘灌注下降和影响胎儿状态的潜在问题在产后已经消除。如果产后仍存在控制困难的严重高血压，可重复静脉注射肼屈嗪或其他药物，也可以应用其他方案。我们成功的应用肌内注射肼屈嗪控制血压，通常每 4～6 小时注射 10～25mg。一旦复测血压接近正常，可停用肼屈嗪。

如果产后患者持续或反复高血压，必要时可口服拉贝洛尔或者噻嗪类利尿药。有许多其他药物可用来降压，包括 β 受体阻滞药和钙离子通道拮抗药。持续或顽固高血压可能有至少两种机制：①潜在慢性高血压；②水肿液体重新分布到静脉内。

3. 静脉注射液体治疗　除非患者有呕吐、腹泻或者产时失血过多，乳酸林格液输注速率一般为 60ml/h，不超过 125ml/h。重度子痫前期和子痫患者可有少尿，同时母体血容量也比正常孕妇减少，往往会导致积极补液。控制补液的理由是典型的子痫孕妇已经存在过多的细胞外液体，在血管内和血管外间隙分布不合理。大量输液可能增加血管外液体的分布不均，导致肺水肿和脑水肿的风险增加。

4. 有创血流动力学监测　对于子痫前期-子痫患者不需要进行有创血流动力学监测，只有那些合并多种临床状况的妇女才需要，比如心脏病和（或）重度肾脏疾病可导致肺水肿。如果肺水肿无法解释或者比较顽固时，则该监测很有必要。

5. 分娩　为了避免剖宫产对母体的风险，子痫孕妇可首选帮助阴道试产的措施。在子痫发作后，通常会自然发动临产，对于那些离足月还较远的孕妇在这种情况下也可较容易的引产。不论什么方式分娩，都无法立即痊愈，但顺产的妇女其产后严重并发症较少见。

分娩时失血：血液浓缩，或者说达不到正常孕期血容量增加是重度子痫前期-子痫的特征。这些达不到正常妊娠高血容量的孕妇，比起正常血压的孕妇对于失血的耐受能力更差。必须知道的是，产后出现快速的血压下降大多是因为过度失血，而非血管痉挛好转。当产后出现少尿，需检查血细胞容积来帮助发现是否过度失血，如果确诊则应及时输血。

四、镇痛和麻醉

随着过去 10 年间局部麻醉技术的改善，硬膜外麻醉被一些支持者推荐可减轻血管痉挛和降低血压。而且，许多倾向于硬膜外阻滞的人认为，全身麻醉由于气管插管对患者的刺激可导致急性血压升高，引起肺水肿、脑水肿或颅内出血。也有人称气管插管对于子痫前期患者的气道水肿尤为高风险。这些对子痫患者在剖宫产时麻醉方式的利弊及安全性的不同观点已经统一，现在大多数人认为硬膜外麻醉是更好的方法。

随着硬膜外镇痛的流行和越来越方便的实施，许多麻醉师和产科医师开始认为硬膜外镇痛是分娩时子痫前期治疗的一个方面。尽管硬膜外镇痛对于妊娠相关的高血压患者是安全的，但未被证明是降血压的治疗方法。

更多内容参考 *Williams Obstetrics* 第 23 版第 34 章 "Pregnancy Hypertension"。

（译者 李 艳）

第25章 胎盘早剥

胎盘早剥的定义为正常位置的胎盘发生提前剥离。发生率约为 1/200。有些胎盘早剥的出血淤积在胎膜和子宫壁之间，然后从宫颈流出造成外出血（彩图18）。但少部分的出血并不流出而是保留在剥离的胎盘和子宫之间，导致隐性出血（彩图19）。胎盘早剥分为全部或部分剥离（彩图20）。隐性出血的胎盘早剥对母体的危险更大，不仅是因为它可能引起消耗性凝血功能障碍，而且出血量不易评估。

胎盘早剥的发病原因不清，但是有些病症与发病密切相关。其中一些列在表25-1中。到目前为止认为胎盘早剥与某些类型的妊娠高血压疾病的关系最为密切，其中包括子痫前期、妊娠期高血压和慢性肾炎。在严重胎盘早剥导致胎儿死亡的病例中，有一半的孕妇存在高血压。直到因出血而减少的血容量被充分的纠正后，一些高血压才能表现出来。慢性高血压的妇女胎盘早剥的发生率要高 3 倍，子痫前期的妇女更是高 4 倍。

表 25-1　胎盘早剥的危险因素

危险因素
高龄和多产
子痫前期
慢性高血压
胎膜早破
吸烟
血栓形成倾向
使用可卡因
胎盘早剥史
子宫肌瘤
外伤，例如车祸

一、复发性胎盘早剥

有胎盘早剥史的妇女再次妊娠时发生复发性胎盘早剥的概率高 10 倍。再次妊娠时的处理非常困难，是因为胎盘早剥会突然发生在妊娠的任何时期，甚至发生在胎儿远离成熟时。在大多数病例中，胎盘早剥发生前胎儿是正常的，现有的用于评估胎儿状况的方法通常是无法预测的。

二、胎母失血

胎盘早剥出血多数来源于母体。在非创伤性胎盘早剥中，有证据表明有10%的胎盘早剥会发生母胎失血，且失血量少于10ml。显著的胎儿失血更可能常见于创伤性胎盘早剥。在这种情况下，胎儿失血多是由于胎盘撕裂或断裂而不是胎盘剥离本身。

三、临床评估

胎盘早剥相关的常见症状见表25-2。然而，需要强调的是，胎盘早剥的症状是变化多样的。例如，外出血大量，而胎盘剥离面积不大且胎儿可以存活。极少数情况下，没有外出血但是胎盘已经完全剥离，胎儿死亡。

表 25-2   胎盘早剥的症状与体征

阴道出血
子宫易激惹或压痛
胎儿窘迫
子宫收缩过频
子宫张力高
特发性早产
死胎

（经许可引自 Hurd WW，Miodovnik M，Hertzberg V，Lavin JP. Selective management of abruptio placentae: A prospective study. Obstet Gynecol，1983，61：467.）

重度胎盘早剥的诊断是明确的。轻度且更常见的胎盘早剥则难以明确识别，其诊断常需采用排除法。当妊娠期出现阴道出血，必须通过临床观察和超声检查以排除前置胎盘或其他引起阴道出血的原因。长期以来认为，有理由相信伴有疼痛的阴道出血意味着胎盘早剥，而无腹痛的阴道出血提示前置胎盘（见第26章）。不幸的是，鉴别诊断并不简单。前置胎盘临产时引起的疼痛被认为是胎盘早剥，另一方面，胎盘早剥误诊为临产或早产，有时根本无疼痛表现。后者更可能为后壁的胎盘。现有的实验室检查和诊断方法都不能准确地判断胎盘剥离的程度。

1. 消耗性凝血功能障碍   胎盘早剥是产科中最常见的引起临床显著消耗性凝血功能障碍的原因之一。在重症胎盘早剥导致胎儿死亡的病例中，30%有低纤维蛋白原（少于150mg/dl），合并有纤维蛋白降解产物 D-二聚体的增加和其他凝血因子的减少。在早期，重度的低纤维蛋白原血症可以伴或不伴有血小板的减少，然而重复输血后，血小板减少则很常见，这是因为储存血是血小板缺乏的。重度的凝血功能障碍在胎儿存活的病例中很少出现。

2. 肾衰竭　急性的肾衰竭是由于胎盘早剥引起的出血所造成的。幸运的是，胎盘早剥引起的肾衰竭病例中，3/4 是可逆性急性肾小管坏死。即使是胎盘早剥合并有严重的血管内凝血和出血的情况，积极的补充血液和晶体液通常都可以预防肾衰竭的发生。

3. 库弗莱尔子宫　胎盘早剥引起的广泛出血可以进入子宫肌层并渗透到子宫浆膜层（彩图 21）。这被称为子宫胎盘卒中。最早在 20 世纪初期由 Couvelaire 描述，现在经常称为库弗莱尔子宫。有时候，出血会浸入输卵管系膜、阔韧带、卵巢表面，也会进入腹腔。这种子宫肌层的出血很少影响到子宫收缩而造成严重的产后出血，因此不是子宫切除的指征。

四、处理

胎盘早剥的处理需依据孕龄、母胎的状况来决定。如果胎儿存活已成熟，且短时间内不能经阴道分娩，需行紧急剖宫产。大量出血时，积极足量补充血液及晶体液的同时，尽快结束分娩控制出血以抢救产妇及胎儿（见第 29 章）。如果诊断不明确，胎儿存活且无胎儿窘迫的证据，可以密切观察，必要时及时干预。

分娩：当胎儿死亡或者胎龄太小无法存活时，没有证据表明规定人为的分娩时间限制是必需的。反之，母体的预后依赖于足够的液体和血液补充治疗，而不是分娩的时间间隔。

如果胎盘早剥严重，造成胎儿死亡时，应施行阴道分娩，除非有大量出血，且有力的输血不能纠正或者有其他产科并发症无法进行阴道分娩时。严重的凝血功能障碍会对剖宫产造成很大的麻烦，腹部和子宫切口有可能会出血不止。胎盘植入部位的止血主要依赖于子宫收缩。因此，阴道分娩时，通过药物和子宫按摩可以促进子宫肌层血管的收缩以避免严重出血，即使在凝血因子缺乏的情况下亦可奏效。此外，出血可以从阴道流出。

更多内容参考 *Williams Obstetrics* 第 23 版第 35 章 "Obstetrical Hemorrhage"。

（译者　李　艳）

第26章 前置胎盘

　　胎盘覆盖于或非常靠近宫颈内口，称为前置胎盘（图 26-1），发病率约为 1/200。在表 26-1 中总结了前置胎盘的 4 种类型。表 26-2 中显示了前置胎盘的危险因素。虽然 50% 的孕妇在临近足月时才出现第一次出血，但是剩余的孕妇仍会发生早产是一个令人生畏的问题，因为不是所有存在前置胎盘的孕妇和早产儿可以按照预期得到治疗。从孕妇的角度出发，足量的输血和剖宫产显著降低了前置胎盘孕产妇的死亡率。

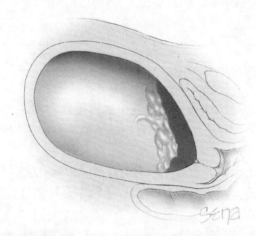

图 26-1　完全性前置胎盘，即便只是适度的宫颈扩张也可以出现大量出血

［经许可转载自 Cunningham FG, Leveno KJ, Bloom SL, et al（eds）. Williams Obstetrics. 23rd ed. New York, NY: McGraw-Hill, 2010.］

表 26-1　前置胎盘分型

1. 完全性前置胎盘：胎盘完全覆盖于宫颈内口（图 26-1）
2. 部分性前置胎盘：胎盘部分覆盖于宫颈内口
3. 边缘性前置胎盘：胎盘边缘达宫颈内口边缘
4. 低置胎盘：胎盘附着于子宫下段，胎盘边缘未达宫颈内口，但接近于宫颈内口

表 26-2　前置胎盘的高危因素

1. 高龄产妇
2. 多次妊娠
3. 剖宫产史
4. 吸烟

一、前置血管

当胎盘中的血管穿出胎膜出现在宫颈内口称之为前置血管。前置血管（图26-2）被认为对胎儿是非常危险的。当胎膜破裂时可导致前置血管破裂，使大量的胎儿血液被释放，最终导致较高的胎儿死亡率。通过观察瑞氏染色（Wright stain）的血涂片，寻找是否存在有核红细胞是一种快速有效的检查方法，因为通常只有脐血中的红细胞是有核的，而母血中则不是。

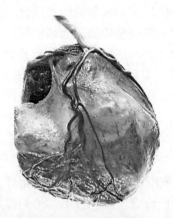

图 26-2　前置血管。胎盘（底部）及胎膜被内翻暴露羊膜。注意在胎膜（顶部）内的粗大血管，它们接近于胎膜破裂的位置。当这样的血管出现在宫颈内口时诊断为前置血管。注意这是一根帆状附着的脐带

二、胎盘粘连及植入

约 7% 的前置胎盘可能并发胎盘植入，甚至更严重的一种形式，即穿透性胎盘植入（胎盘植入见第 28 章）。如此异常牢固的胎盘附着是可以预见的，因为前置胎盘可导致子宫下段的蜕膜发育不良。

三、临床评估

大部分前置胎盘的患者表现为无痛性出血，通常发生在中孕期晚期甚至更晚。某些发生了流产，可能是由于胎盘生长时附着位置的异常。前置胎盘的出血发生前通常没有明显征兆，表现为孕妇出现无诱因的无痛性出血。幸运的是，前置胎盘孕妇第一次出血极少为致命性的大出血。通常，前置胎盘出血会自行停止，但是会反复发作。在某些孕妇中，特别是那些胎盘下缘靠近宫颈内口而未达宫颈内口的孕妇，直到分娩才出现出血，出血可能由少量出血进展为大量出血甚至其临床表现类似于胎盘早剥。

自发性出血的发生与子宫下段的形成有关。当胎盘覆盖于子宫颈内口时，

子宫下段的形成和宫颈内口的扩张不可避免的导致胎盘附着部位的分离。出血量的增加是由于子宫下段肌层没有能力使自身收缩从而压迫破裂血管。

当胎盘植入于子宫下段时，胎盘娩出后出血仍可能会继续，因为子宫下段的收缩能力弱于子宫体。出血也可以由子宫颈及子宫下段裂伤导致，特别在对一定程度的胎盘粘连进行手取胎盘操作后。在前置胎盘中极少见凝血障碍，即便是发生了植入位置的广泛分离。

当进入后半孕期的孕妇发生子宫出血时，应首先考虑前置胎盘及胎盘早剥。在进行适当的评估前，不应排除前置胎盘的可能性，评估方法包括超声检查明确排除前置胎盘。前置胎盘极少可以通过查体明确诊断，除非医师用手指通过宫颈触及胎盘。除非孕妇在手术室中做好了所有急诊剖宫产的准备，这样的检查是不被允许的，因为即便最轻柔的阴道检查都可能导致汹涌的出血。因此，除计划进行分娩的前置胎盘患者之外的患者均禁止阴道检查，因为阴道检查造成的大量出血将导致不得不立刻分娩，即便胎儿还未发育成熟。如此多此一举的检查极少有进行的必要，特别是绝大部分胎盘的附着位置可以用超声确定。

1. 超声定位　最简单、精确及安全确定胎盘位置的方式是经腹超声（彩图22及图 26-3）。假阳性通常由膀胱充盈导致。因此对于高度怀疑前置胎盘患者应在排空膀胱后再次行超声检查。另一种不常见的假阳性发生于一个巨大的胎盘种植于宫底并向各个方向延伸至宫颈内口，导致无法明确其种植位置。

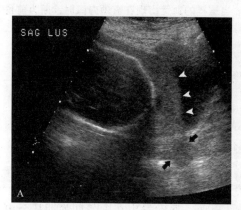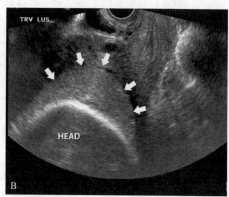

图 26-3　完全性前置胎盘

A. 腹部超声图像的胎盘（白色箭头）位于膀胱的后方，覆盖着宫颈（黑箭头）；B. 经阴道超声图像显示胎盘（箭头）完全覆盖宫颈，贴近于胎头

［经许可转载自 Cunningham FG, Leveno KJ, Bloom SL, et al（eds）. Williams Obste-trics. 23rd ed.New York, NY: McGraw-Hill, 2010.］

经阴道超声本质上提高了前置胎盘诊断的准确率。现在大部分观点都同意当腹部超声高度怀疑胎盘低置或覆盖宫颈内口时，应使用经阴道超声确诊。

2. 胎盘"移行"　在中孕期或晚孕期的早期，胎盘下缘邻近内口，但没有覆盖内口的孕妇，通常不会持续性前置至分娩。如彩图 23，在 28 周前超声发现前置胎盘的孕妇中，有剖宫产史的孕妇更有可能出现持续性胎盘前置。

胎盘移行的机制目前不完全明了。称之为移行也显然是用词不当的，因为无论如何绒毛穿透蜕膜并侵蚀两旁宫颈的状态是持续存在的。相对于前置胎盘，低置胎盘明显的移动可能是由于孕早期无法使用三维超声，而使用二维超声会导致定位不准确。这种困难是由子宫下段和上段肌层在孕期不同的生长速度导致的。因此那些"移行"的胎盘很有可能实际上绒毛最初就没有侵蚀到宫颈内口。

四、处理

对于没有活动性出血的早产病例，主要依靠密切观察。在某些案例中，长期住院可能是明智的，但是如果出血停止及胎儿被判断是健康的则可以考虑出院。重要的是患者及其家属要充分了解前置胎盘的风险，并准备好随时就诊。分娩时机由出血量及孕周决定。

分娩：几乎所有的前置胎盘患者都应选择剖宫产。大部分剖宫产手术会做一个子宫横切口。但是由于切口切入前壁胎盘会导致胎儿出血，在这种情况下有时候会推荐选择子宫纵切口。即使切口贯穿胎盘，产妇及胎儿的预后一般也是不会受到影响的。

由于子宫下段收缩性较差，在胎盘剥离后可能出现不可控的出血。当前置胎盘种植于前次剖宫产瘢痕时，将会增加胎盘因素导致的子宫收缩乏力及大出血的风险。当前置胎盘合并胎盘粘连时将会变得棘手，因为通过保守方法很难控制胎盘床的出血，所以须使用其他止血方式。使用 0 号可吸收线缝合植入点可以止血。在某些案例中，双侧子宫动脉结扎是有益的，而另一些案例中，使用髂内动脉结扎可止血。必要时，子宫切除术也是可行的。

更多内容参考 *Williams Obstetrics* 第 23 版第 35 章 "Obstetrical Hemorrhage"。

（译者　刘敏浩　校者　艾玉岩）

第27章 胎母输血

体积非常小的血细胞可以通过胎盘屏障从胎儿血循环中进入到母体绒毛间隙从而进入到母体血循环内。虽然胎 - 母出血在整个孕期发生概率均很高，但总的胎 - 母出血量很少（图 27-1）。大量的出血并不常见，2%～4% 胎母的出血量超过 30ml。很多事件可以导致胎母出血足够多，从而导致母体发生同源免疫反应（表 27-1）。

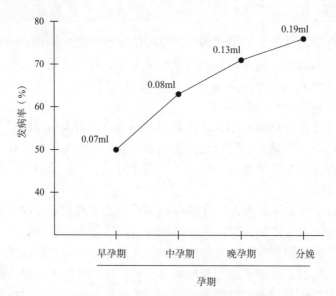

图 27-1 妊娠期胎 - 母出血的发病率，每个点对应的数字代表估计已转移到母体血循环的胎儿血量

［经许可转载自 Cunningham FG, Leveno KJ, Bloom SL, et al（eds）. Williams Obstetrics. 23rd ed. New York, NY: McGraw-Hill, 2010. Data from Choavaratana R, Uer-Areewong S, Makanantakocol S. Fetomaternal transfusion in normal pregnancy and during delivery.J Med Assoc Thai, 1997, 80: 96.］

表 27-1 导致胎母出血并且可能引起红细胞抗原同种免疫的原因

孕早期流产
　流产
　　稽留流产
　　人工流产
　　宫外孕
操作
　绒毛活检术
　羊膜穿刺术
　胎儿脐血穿刺术

续表

其他
  特发的
    母体创伤
    人工剥离胎盘术
    外倒转术

［经许可引自 Cunningham FG, Leveno KJ, Bloom SL, et al（eds）. Williams Obstetrics. 23rd ed. New York, NY: McGraw-Hill, 2010.］

　　胎盘早剥一般不引起大量的胎母出血，除非是由于创伤引起的，创伤引起的胎盘破裂可能增加胎母出血量。

一、检测

　　在母体血循环中的胎儿红细胞可以通过酸洗脱识别，这是 Kleihauer-Betke 测试的基础。这个测试基于胎儿红细胞中含有血红蛋白 F，它较血红蛋白 A 更能耐受酸洗脱。暴露于酸性环境中后，只剩下胎儿血红蛋白。胎儿红细胞可以被一种特殊的着色剂识别，并通过外周血涂片计量（彩图 24）。

　　母体血循环中 D 抗原阳性的胎儿红细胞，也可以使用玫瑰花环试验（rosette test）来检测。在测试中，母体血中混入抗 D- 抗体，其可与样本中 D- 抗原阳性的细胞相结合。载有 D- 抗原的红细胞随后发生叠加，并且在胎儿红细胞周围形成"玫瑰花环"，这是因为指示细胞通过抗体作用聚集附着于此。玫瑰花环的形成表明母体血循环中存在胎儿 D- 抗原阳性细胞。严重贫血的胎儿心率更容易表现为正弦波（见第 13 章）。一般来说，在同源免疫中发生贫血是逐步地或慢性地发生，相较于急性发作的贫血，胎儿更容易耐受前者。慢性贫血可能不会导致胎儿心率异常，除非到胎儿濒死。相比之下，急性贫血由于低血压可能导致深远的胎儿神经系统损伤，低灌注、局部缺血和脑梗死。不幸的是，发生急性出血后，随后的产科治疗通常不会改变预后。

二、胎儿出血程度的量化

　　除了识别胎 - 母出血，尝试量化胎儿出血非常重要。出血量可能影响产科治疗措施，并且可以指导 D- 抗原阴性的孕妇孕期应用抗 -D 免疫球蛋白的剂量。根据基本生理原则，胎儿出血的量可以根据 Kleihauer-Betke（KB）染色的结果，应用以下公式计算：

　　胎儿出血量 = MBV× 母体血细胞比容 ×KB 染色中胎儿细胞的百分比 / 新生儿血细胞比容

　　MBV= 母体血容量（maternal blood volume）（血压正常的正常女性约 5000ml）。因此例如中等身材的女性分娩一个 3000g 的婴儿，其 KB 中胎儿细胞阳性比率为 1.7%，则其胎儿出血量：

胎儿出血量 =5000×0.35×0.017/0.5=60ml

正常足月胎儿胎盘血流量约为 125ml/kg，血细胞比容约为 0.50。因此，胎儿已经失去了 60ml 全血进入到母体循环。这个数字代表了约 15% 的胎儿胎盘血容量，需要 2 次 300μg 剂量的抗 -D 免疫球蛋白预防同种免疫（1 剂 300μg 抗 -D 免疫球蛋白可中和 30ml Rh 阳性胎儿全血）。

更多内容参考 *Williams Obstetrics* 第 23 版第 29 章 "Disease and Injuries of the Fetus and Newborn"。

（译者　艾玉岩）

第 28 章　早期产后出血

早期产后出血有许多诱发危险因素和潜在危险因素（表 28-1）。约有 50% 的产妇死亡原因是早期产后出血。当出现产后出血多时应寻找出血原因。子宫收缩乏力，胎盘残留——包括胎盘植入及其他胎盘异常情况，以及产道裂伤，这几种情况是大部分早期产后出血的主要原因。

严重的产时或早期产后出血有很小的概率发生垂体衰竭（席汉综合征），其特征是泌乳失败，闭经，乳房萎缩，阴毛腋毛脱落，甲状腺功能低下和肾上腺皮质功能不全。席汉综合征的发病率最初估计为每 10 000 例分娩中有 1 例。现在，美国的席汉综合征的发病率更低。

表 28-1　早期产后出血的易发因素和病因

胎盘种植部位出血
子宫肌层张力低——子宫收缩乏力
一些全身麻醉药——卤化烃
子宫肌层灌注差——低血压
出血
麻醉
子宫过度膨胀——巨大儿、双胎、羊水过多
产程长
产程非常快
缩宫素引产或加促产程
多产
前次妊娠子宫收缩乏力史
绒毛膜羊膜炎
胎盘组织残留
胎盘小叶撕脱，副胎盘
异常附着——粘连、植入、穿透
产道损伤
大的会阴侧切，包括伤口延伸
会阴、阴道、宫颈撕裂
子宫破裂
凝血功能障碍
加重上述情况的出血

一、定义

传统上，产后出血被定义为经阴道分娩出血 ≥500ml 或剖宫产术分娩出血等于或超过 1000ml（彩图 25）。正常妊娠可以使女性血容量增加 30%～60%，平均增加了 1～2L 血容量。因此，在分娩过程中女性可以承受的失血量相当于孕期增加的血容量，而不引起明显的产后血细胞比容降低。所以经阴道分娩失血超过 500ml 并不一定是一件异常事件。但是实际失血量通常为估计的 2 倍。因此，估计失血量超过 500ml 的女性应引起注意。

二、胎盘附着处出血的正常控制

近足月时，估计血液以 600ml/min 的速度通过绒毛间隙。随着胎盘剥离，许多与胎盘进行血液交换的子宫动脉、静脉被突然切断。在胎盘着床部位，子宫肌层的收缩和回缩压迫血管，使其管腔关闭从而控制出血。胎盘组织滞留或大血块附着会阻止子宫肌层有效的收缩和回缩，从而影响胎盘部位的止血。如果在胎盘附着部位及附近的子宫肌层收缩良好，即使当凝血机制严重损伤，也不太可能发生致命的产后出血。

第三产程胎盘部分剥离时导致的出血是无法避免的。胎盘剥离时，胎盘附着面的血液会立即流入阴道（胎盘邓氏分离），或者隐藏在胎盘和胎膜后面（胎盘希氏分离），直至胎盘分娩。手法按压宫底可以显示胎盘是否有剥离。当脐带松弛提示胎盘位置下降。当有持续性出血时应进行人工剥离胎盘。如果子宫肌层没有立即收缩应进行子宫按摩。

三、人工剥离胎盘的方法

必须进行充分的镇痛或麻醉。注意无菌操作。一手从腹壁按住宫底，一手顺着脐带从阴道进入宫腔。扪及胎盘后，找到胎盘边缘，用手掌的尺侧缘分离胎盘和宫壁。用手背接触子宫壁，然后向翻书一样将胎盘从子宫壁剥离。当胎盘完全剥离，整只手抓住胎盘，慢慢从宫腔拿出（图 28-1）；同时，小心牵引胎膜将胎膜从蜕膜上剥离，必要时可用卵圆钳钳夹帮助剥离胎膜。一些临床医师喜欢用纱布擦拭宫腔。如果进行此项操作，应注意纱布不要遗留在宫腔。

四、子宫收缩乏力

胎盘娩出后，应立即触摸宫底以确定子宫收缩是否良好。子宫收缩差是产后出血的常见原因。子宫收缩乏力的诱发因素列于表 28-1。根据子宫收缩的情况来初步区别是子宫收缩乏力引起的出血还是撕裂伤引起的出血。收缩乏力的子宫是瘫软的，宫体触诊不明确。如果确定子宫收缩良好，仍有持续性出血，出血原因多半为产道裂伤。阴道出血为鲜红色也提示产道裂伤出血。为了明确出血原因是否为产道裂伤，应仔细探查阴道、宫颈、宫体。

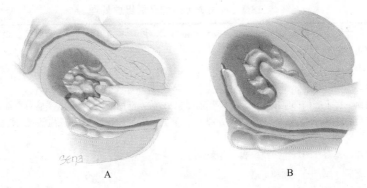

图 28-1 徒手剥离胎盘时，手指从胎盘一侧扫到另一侧（**A**），直到胎盘完全剥离，抓住，并取出（**B**）

［经许可转载自 Cunningham FG, Leveno KJ, Bloom SL, et al（eds）. Williams Obstetrics. 23rd ed. New York, NY: McGraw-Hill, 2010.］

有时产后出血可能由子宫收缩乏力和裂伤共同引起的，尤其是在手术助产分娩后。通常，分娩后应该探查阴道和宫颈排除产道裂伤引起的出血。探查时应充分麻醉，以缓解产妇不适感。臀位助产、内倒转术和剖宫产术后经阴道分娩，都应进行整个阴道、宫颈和宫腔的探查。

1. 缩宫素　如果子宫收缩欠佳，应用力按摩宫底。大多数情况下，按摩子宫同时，将 20U 缩宫素加入 1000ml 林格液或生理盐水静脉给药能有效加强宫缩，滴注速度约为 10ml/min（滴入缩宫素 200mU/min）。缩宫素未经稀释直接使用会引起严重低血压或心律失常。

2. 麦角衍生物　如果快速输注缩宫素无效，可肌内注射甲麦角新碱 0.2mg。这可以刺激子宫有效收缩控制出血。如果静脉给药，甲麦角新碱可能引起危险性高血压，尤其是对合并子痫前期的妇女。

3. 前列腺素　前列腺素 $F_{2\alpha}$ 的 15- 甲基衍生物也可被用于处理子宫收缩乏力。初始的推荐剂量是 250μg（0.25mg）肌内注射，必要时可 15～90min 后重复使用，最多使用 8 个剂量。不良反应除了引起呼吸道和血管收缩外，还包括腹泻、高血压、呕吐、发热、面潮红和心动过速。

4. 缩宫素无效的产后出血　多次使用缩宫素后仍持续出血要考虑是否有忽略性的生殖道裂伤，其中包括在某些情况下子宫破裂。因此，如果持续出血，不应再无计划的控制出血浪费时间，应立即启动表 28-2 和图 28-2 中详述的处理步骤。输血和手动压迫子宫、静脉注射缩宫素，能有效控制出血，很少需要额外措施。顽固性子宫收缩时，子宫切除术可作为一种抢救生命的措施（参见第 20 章）。另外，也可选择子宫动脉结扎术（图 28-3）、髂内动脉结扎术、子宫压迫缝合（图 28-4）、宫腔填塞或血管造影栓塞。

表 28-2　缩宫素无效的产后出血处理

（1）双手按压子宫（图 28-2）。一手经腹壁按摩子宫后壁，另一手经阴道按摩子宫前壁。此方法可控制大多数出血

（2）呼叫求助

（3）增加第二个大口径静脉留置针，输血的同时，缩宫素加入晶体液中静脉维持给药

（4）开始输血。每个产妇都应该查血型。如果可能的话，临产前做间接 Coombs 实验查血细胞抗体。如果实验是阴性的，不必进行交叉配血（见第 3 章）。在紧急情况下，O 型 Rh 阴性血的红细胞悬液作为"万能供体"使用

（5）探查宫腔，是否有胎盘组织残留或产道撕裂伤

（6）充分暴露后，探查子宫颈和阴道

（7）留置导尿管，监测尿量，了解肾灌注情况

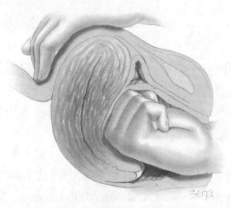

图 28-2　双手按压子宫，一手握拳压迫子宫前壁，置于腹壁的手按摩子宫。能有效控制子宫乏力引起的产后出血

［经许可转载自 Cunningham FG, Leveno KJ, Bloom SL, et al（eds）. Williams Obstetrics. 23rd ed.New York, NY: McGraw-Hill, 2010.］

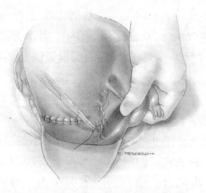

图 28-3　子宫动脉结扎术。缝合线从前向后穿过子宫侧壁，再从后向前穿过回到子宫前壁，将包含子宫动脉的组织结扎

［经许可转载自 Cunningham FG, Leveno KJ, Bloom SL, et al（eds）. Williams Obstetrics. 23rd ed. New York, NY: McGraw-Hill, 2010.］

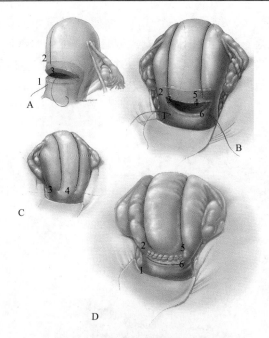

图 28-4　B-Lynch 子宫压迫缝合术

（A）～（D）子宫的前面观，（C）展示了子宫的后面观，数字表示缝合线的顺序

步骤 1. 从切口下方开始，针从子宫下段进入子宫腔；步骤 2. 针从切口上方穿出宫腔，缝线拉紧绕过宫底至子宫后壁；步骤 3. 缝针从子宫后壁穿入宫腔，然后缝线从宫腔右侧拉至左侧；步骤 4. 缝针从左侧子宫后壁穿出宫腔，拉紧缝线，从子宫后壁绕过宫底至子宫前壁；步骤 5. 缝针在切口上方穿过子宫肌层进入宫腔；步骤 6. 缝针从切口下方穿出，最后在切口下方第 1 点和第 6 点的缝线再打结

［经许可转载自 Cunningham FG, Leveno KJ, Bloom SL, et al（eds）. Williams Obstetrics. 23rd ed. New York, NY: McGraw-Hill, 2010.］

5. 髂内动脉结扎　髂内动脉结扎可明显减少子宫收缩乏力引起的产后出血（彩图 26）。将腹部正中切口向上延伸至脐部，髂内动脉结扎操作更容易。髂内动脉结扎可以降低结扎动脉远端压力。将动脉循环的压力降低至与静脉循环压力相似，更利于凝血块的形成。这些动脉的双侧结扎不会严重影响随后的生殖能力。

五、胎盘组织残留

小块胎盘组织残留很少引起早期产后出血，但是小块胎盘组织残留是产褥期迟发产后出血的潜在诱发因素。胎盘娩出后应常规检查胎盘组织是否有缺损。如果有部分胎盘组织缺失，应探查子宫，去除残留组织。有时副胎盘组织的残留是产后出血的原因。

六、胎盘粘连、植入和穿透性胎盘

胎盘粘连于胎盘着床部位常常因缺乏蜕膜层和纤维层（Nitabuch 层），胎盘剥离的蜕膜海绵层缺失。结果，一个或多个胎盘小叶牢牢的粘连在有缺陷的底蜕膜层甚至子宫肌层。当胎盘以这种方式致密粘连称为胎盘粘连，当绒毛侵入到子宫肌层称为胎盘植入，当绒毛穿透整个子宫肌层称为穿透性胎盘（图 28-5）。危险因素包括胎盘附着于子宫下段或附着于前次子宫切口。

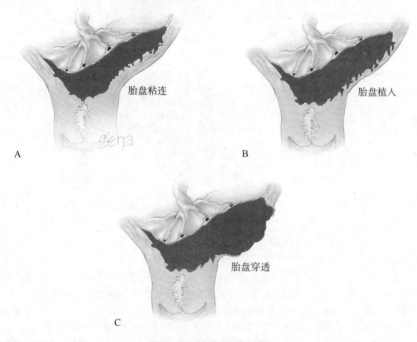

图 28-5 胎盘附着异常

A. 胎盘粘连；B. 胎盘植入；C. 穿透性胎盘

[经许可转载自 Cunningham FG，Leveno KJ，Bloom SL，et al（eds）. Williams Obstetrics. 23rd ed. New York, NY: McGraw-Hill, 2010.]

处理：根据胎盘附着的位置，植入子宫肌层的深度和胎盘小叶累及的数目的不同，在分娩过程中产生的问题也不同。胎盘累及的范围越广，尝试分娩胎盘过程中出血越多。如第 29 章所述及时输血或进行子宫切除术是成功控制出血的关键。或使用子宫动脉结扎、髂内动脉结扎或血管造影栓塞等措施替代。

七、子宫外翻

胎儿分娩后，完全性子宫外翻多是由于强行牵拉脐带，而胎盘着床在宫底处时所致（图 28-6）。不完全子宫外翻也可能发生（图 28-7）。子宫外翻多发生在胎盘粘连时，但有时在无胎盘粘连时也有可能发生。

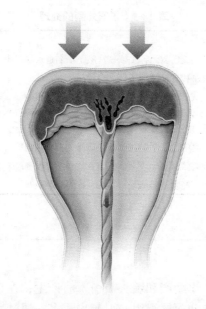

图 28-6　最可能发生子宫外翻的胎盘附着位置。牵拉脐带时胎盘仍附着，可能发生子宫外翻

　　处理：子宫内翻是出现致命的产后出血的最常见原因。处理不及时将明显增加死亡率。幸运的是，按照表 28-3 所述，通常可以将外翻的子宫恢复到正常位置。如果不能经阴道将子宫复位，立即进行剖腹手术。可以从阴道和腹壁同时将宫底向上推。有关子宫外翻手术治疗的进一步讨论，可以参阅 *Williams Obstetrics* 第 22 版第 35 章。

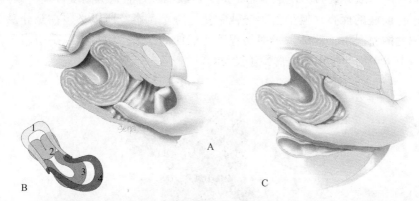

图 28 7　**A.** 不完全子宫外翻通过以下征象诊断：腹部触诊火山口状凹陷，经阴道触诊在子宫下段扪及宫底。**B.** 子宫外翻的进展程度。**C.** 要将子宫复位，将手掌放在宫底的中心，手指找到宫颈边缘。手掌向上按压越过宫颈水平，将子宫复位

［经许可转载自 Cunningham FG, Leveno KJ, Bloom SL, et al（eds）. Williams Obstetrics. 23rd ed.New York, NY: McGraw-Hill, 2010.］

表 28-3　子宫外翻的处理

1. 立即呼叫求助，包括麻醉师
2. 对于刚刚发生的子宫外翻且胎盘已剥离，手按住宫底，沿阴道长轴将子宫复位
3. 开放两条静脉通路，同时输血和林格液纠正低血容量
4. 如果胎盘仍附着在宫壁，应先建立输液系统，静脉补液，进行麻醉，最好是地氟烷或安氟醚，再剥离胎盘。抑制宫缩药物如特布他林、利托君或硫酸镁有助于使子宫松弛和复位。在此期间，如果子宫外翻在阴道外，应在阴道内将子宫复位
5. 剥离胎盘后，手掌放置在宫底中心，手指找出宫颈边缘，向上用力推宫底越过宫颈，将其复位
6. 一旦子宫复位，停止使用抑制宫缩药物，更换为缩宫素加强子宫收缩，操作者应维持子宫位于正常位置
7. 子宫收缩好后，操作者继续应经阴道监测子宫情况，能及时察觉是否再次发生子宫外翻

八、裂伤和血肿

（一）阴道裂伤

这些裂伤通常在产钳助产和胎头吸引术时产生，在自然分娩时也有可能发生。这些撕裂伤可延伸到深层组织，引起出血多，通过适当的缝合通常可控制出血。除非探查阴道上端，否则很容易忽略一些裂伤。出血时子宫收缩良好是提示有产道裂伤或胎盘组织残留，甚至两者均存在的有力证据。靠近尿道口的阴道前壁撕裂很常见，此类伤口比较表浅，出血较少甚至无明显出血，通常无须修补。如果伤口较大需要修补，应留置导尿管预防排尿困难。

（二）宫颈裂伤

第三产程或分娩后出现大出血，但子宫收缩良好时，应高度怀疑宫颈撕裂。必须进行彻底的探查，但是宫颈松弛常使探查不满意。所以必须在充分暴露和视野清楚的情况下，评估宫颈损伤程度。最佳的暴露措施是由助手用阴道直角拉钩，手术者用卵圆钳牵拉宫颈（图 28-8）。

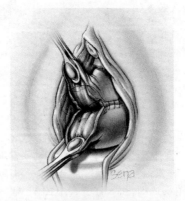

图 28-8　充分暴露宫颈后进行修补

［经许可转载自 Cunningham FG, Leveno KJ, Bloom SL, et al（eds）. Williams Obstetrics. 23rd ed. New York, NY: McGraw-Hill, 2010.］

　　由于出血通常来自伤口的上侧，所以缝合应从伤口上侧开始向外缝合。修复宫颈裂伤时，应用纱布压迫阴道裂伤缓解出血。间断缝合和连续缝合均可。

（三）血肿

　　血肿可分为外阴、外阴阴道、阴道旁，或腹膜后血肿。自然分娩或手术分娩都有可能发生。偶尔血肿延迟出现。在早期阶段，血肿形成一个圆形的肿块，肿块逐渐胀大，凸出阴道，有可能堵塞阴道。这些血肿，特别发展迅速的血肿，可能引起剧烈疼痛，这一症状通常是发现血肿的首要症状。

　　处理：离开产房后发现的外阴小血肿，可暂时先观察。如果疼痛明显，或者血肿进行性增大，最好的处理方式是切开。在张力最大的点切开，排空血液和凝血块，结扎出血点。褥式缝合无效腔。经常在血肿清除术后不再有明显出血点。这种情况下，应填塞阴道（而非血肿腔）12～24h。出现生殖道血肿时，实际出血量多于临床估计出血量。应进行足量的输血治疗防止血容量不足和严重贫血。血管造影栓塞已被广泛用于治疗顽固性血肿。

　　更多内容参考 *Williams Obstetrics* 第 23 版第 35 章 "Obstetrical Hemorrhage"。

（译者　向心力）

第 29 章　产科出血的输血治疗

产科出血的处理是产科护理的基础。出血引起的血容量不足是急性肾小管坏死（acute renal tubular necrosis，ATN），甚至急性呼吸窘迫综合征（acute respiratory distress syndrome，ARDS）的常见原因，在美国也是引起产妇死亡的首要原因。本章节的主要目的是为严重产后出血提供一个简单实用的处理指南。表 29-1 列出了处理产后出血需要考虑的方面。一个重要的目的就是预防临床休克，避免引起靶器官的损伤。应在休克发生前开始输血，而并非等到休克发生后。应强调的是，产后出血常发生在子痫前期或败血症患者，这类疾病使患者血管内皮细胞产生间隙，故此时输注血浆比输注晶体更能维持血管内血容量。

表 29-1　处理产后出血引起低血容量时的考虑事项

考虑事项	内容
估计失血量（estimation of blood loss，EBL）	失血量通常估计不足；实际失血通常为预测的 2 倍或更多。几乎一半经阴道分娩的 EBL>500ml，一半剖宫产分娩的 EBL>1000ml
临床低血容量	肾灌注是很好的监测血容量变化的"晴雨表"器官。当尿量<30ml/h 时提示肾灌注不足。并非所有的低血容量妇女出现"倾斜试验"阳性[1]
失血量>25%	开始出现低血容量症状
计算孕期及失血后的总血容量	见表 29-2
血细胞比容<0.25 或血红蛋白<80g/L	持续急性出血，应立即输血
产后出血原因	准备，如手术室、手术团队、麻醉
因输入晶体、库存血及凝血因子消耗导致的稀释性凝血障碍	可能发生在需要输入 5～10U 红细胞悬液时；应保持血小板>50×10⁹/L 和纤维蛋白原 >1g/L（100mg/dl）
晶体	初始复苏时输入晶体（失血量的 3 倍），记住晶体液能快速渗透到血管外间隙，1h 后仅 20% 留在血管内，所以输血更好
一或两个大口径静脉通路	以便快速输入血液和晶体

（1）倾斜试验：当患者有明显失血，她平躺时血压和脉搏是正常的，但坐起来时出现低血压或心动过速，或两者兼而有之。其他低血容量的症状包括恶心、呕吐甚至晕厥

一、估测血容量

估计正常孕妇及发生产后出血孕妇的总血容量都比较容易。假设一名妇女失血相当于孕期增多的血容量，总血容量降到了非妊娠状态（表 29-2）。换句话说，要按照非妊娠状态的血容量来处理患者。表 29-3 列出了按照母体血容量

这种方法来计算总血容量的例子。

表 29-2　母体总血容量的计算

非妊娠期血容量

［身高（in）×50］+［体重（lb）×25］/2= 血容量（ml）

• 孕期血容量

• 较非孕期增加 30%～60%

• 随着孕周增加而增多，在孕 34 周时达到高峰

• 孕期血容量较大时血细胞比容较低（约 0.30），血容量较小时血细胞比容较大（约0.38）

• 多胎妊娠血容量增加 40%～80%

• 合并子痫前期时血容量增加较少 —— 血容量与疾病严重程度成反比

严重出血产妇的产后血容量

通过补液，假设孕妇的总血容量快速回复到孕前水平 —— 因为孕期的高血容量状态不会再达到

（改编自 Leveno KJ, Cunningham FG, Gant NF, et al: Williams Manual of Obste-trics. 1st ed. New York: McGraw-Hill, 2003.）

表 29-3　根据表 29-2 中提供的方法，对于身高 162.6cm［64in（5ft4in）］的女性，根据孕期体重来计算非妊娠期及不同孕期的总血容量（TBV）

母体体重	非孕期总血容量	正常妊娠，孕晚期总血容量
56.7kg（125lb）	3100ml	4700ml
79.4kg（175lb）	3700ml	5600ml
102.1kg（225lb）	4400ml	6600ml

所有的容量均为大概估计所得

二、血制品

　　输注全血来处理低血容量休克是最理想的，但是基本不能实现。表 29-4 列出了处理产后出血时常用的血液成分。为了更好地了解血液成分，图 29-1 从献血开始展示了血制品的制备流程。表 29-5 列出了发生产科严重低纤维蛋白原血症时，如胎盘早剥，估算需要纤维蛋白原量的方法。

表 29-4　产后出血常用的血制品

血制品	每单位容量	每单位内容	产后出血时的作用
全血	约 500ml，血细胞比容约0.40	红细胞、血浆、600～700mg 纤维蛋白原，无血小板	恢复血容量和纤维蛋白原，每单位提升血细胞比容 3%～4%
浓缩红细胞	加上稀释液约 250ml，血细胞比容约 0.50～0.80	只有红细胞，无纤维蛋白原，无血小板	每单位增加血细胞比容 3%～4%

续表

血制品	每单位容量	每单位内容	产后出血时的作用
新鲜冷冻血浆	约250ml，使用前30min解冻	胶体液加上600~700mg纤维蛋白原，无血小板	恢复循环容量和纤维蛋白原（表29-5）
冷沉淀	约15ml，冷冻	约200mg纤维蛋白原加上其他凝血因子，无血小板	需要3000~4000mg使母体纤维蛋白原恢复到>150μg/dl（表29-5）
血小板	约50ml，室温贮存	一个单位可提高血小板计数约5×10⁹/L（最好是采用同一位献血者的"6包"）	通常输6~10U（最好是采用同一位献血者的"6包"）

（改编自 Leveno KJ, Cunningham FG, Gant NF, et al: Williams Manual of Obste-trics. 1st ed. New York: McGraw-Hill, 2003.）

表 29-5　计算血浆容量来估计需要补充的纤维蛋白原

1. 发生严重产后出血时估算非孕期的总血容量（表29-3）

2. 如果非孕期总血容量是3000ml，血细胞比容为0.20，那么血浆容量=3000ml×80%或者2400ml

3. 为了使血浆纤维蛋白原水平达到150mg/dl甚至更多，保证手术中凝血功能，以估计的血浆量（2400ml）乘以需要达到的纤维蛋白原浓度（150mg/dl），也就是说2400ml×150mg/100ml=3600mg，得出需要的纤维蛋白量

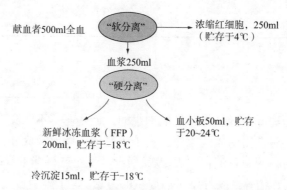

图 29-1　展示了从献血者采集一个单位全血后的处理和贮存

在帕克兰医院，当确定一名妇女体内没有抗红血细胞抗原的循环抗体后（间接 Coombs 试验阴性），可以输注特定类型的血液成分。将血液标本送到实验室同时检测"血型和抗体筛查"。这种方法节省了确认间接 Coombs 试验为阴性后再进行交叉配血的时间，通常为30min。但是，当间接 Coombs 试验为阳性时，需要花费4~6h甚至更长时间来进行交叉配血。注意，当间接 Coombs 试验（筛查）为阳性时，只能使用交叉配血后的血液成分。

　　需要强调的是特异血型的血液成分不仅包括红细胞，还包括新鲜冷冻血浆和血小板。冷沉淀没有特异性。换句话说，必要的时候 O 型阳性的患者需要 O 型阳性的红细胞悬液，O 型阳性的新鲜冰冻血浆和 O 型阳性的血小板。

　　确定血型需要约 5min，筛查抗体约需要 30min。对于有并发症的孕妇应在入院时即进行血型鉴定和抗体筛查，以便在临产或分娩出现严重产后出血时能立即输血。例如，如果提前已经检测血型和抗体筛查，患者为 O 型阳性血型，间接 Coombs 为阴性，当需要输血时，血库工作人员只要去冰库从架上拿到 O 型阳性血交给产科即可。这个流程已经在帕克兰医院实行了超过 25 年。当出现严重出血时，在进行血型鉴定和抗体筛查的同时，可以先直接输注 O 型阴性的浓缩红细胞（"万能供体"）。

　　帕克兰医院的输血实践：如果没有输血的实践经验，应对持续性、严重的产后出血时会出现混乱。根据帕克兰医院的多年经验，充分输血以维持尿量在30ml/h 或以上，维持血细胞比容在 0.25～0.30。输入全血极大地简化了临床上的输血难题。但由于全血很难得到，常采用成分输血。下面的案例是帕克兰医院输血实践的典型例子。需要强调的是，和其他医院一样，我们通常对产后出血引起的患者失血量严重估计不足。同时强调，无论是我们还是其他的单位，不愿输血通常是不正确的。

　　在这种情况下，该患者已经失血 2000ml 甚至更多。此外，处理前可能已出现低纤维蛋白原血症。绝非偶然，在留置导尿管时会发现患者无尿。最理想的处理措施是立即输 4U 全血（进行血型鉴定、抗体筛查和快速输入晶体液后；表 29-1），可以同时补充血容量和纤维蛋白原。当无法输全血时，应首先马上输浓缩红细胞，然后尽快输新鲜冷冻血浆（解冻后）。输血是否足够可以从以下方面估计：尿量＞30ml/h，血细胞比容为 0.25～0.30 以及床边进行凝血功能实验来检测纤维蛋白原是否足够。此时，推荐的成分输血比例为：4U 浓缩红细胞加上 4U 新鲜冷冻血浆，这相当于 4U 全血（2000ml）的作用。

　　更多内容参考 *Williams Obstetrics* 第 23 版第 35 章 "Obstetrical Hemorrhage"。

（译者　向心力）

第30章 羊水栓塞

羊水栓塞是以母体突发低血压、低氧血症、凝血因子消耗为特征的一系列复杂病理改变。它的临床表现有明显的个体差异，发病者可以以上述3种临床特点之一为主要症状，或者完全无上述症状。羊水栓塞发病率并不高（1∶20 000），但却占孕产妇死亡率的10%左右。

显然，临床变化通常是急剧性的。经典的案例表现为，妇女在分娩即将结束或分娩结束的瞬间开始喘气，然后迅速癫痫样发作，或心搏呼吸骤停，继发弥散性血管内凝血、大量出血，甚至死亡。这无疑是让人震惊的案例，但不同情况下临床表现不尽相同。羊水栓塞是罕见、不可预防及不可避免的，保持高度警惕性是降低发病率和死亡率的关键。

一、发病机制

羊水栓塞的发病机制为羊水突破母体与胎儿之间的生理屏障进入母体体循环。通常可在母体血管中发现胎儿来源的鳞状上皮细胞和滋养细胞。母体暴露于羊水中的物质有多种因素：终止妊娠手术、羊水穿刺或创伤，或分娩过程中子宫下段、宫颈裂伤。此外，剖宫产也提供了更多充足的机会使母体血液接触到羊水中胎儿来源的组织。

大多数情况下，羊水中胎儿来源组织暴露于母体血液循环并不产生不良后果。然而，在某些妇女中，这种暴露将引发一系列的复杂病理生理变化，以急性肺动脉高压导致缺氧和右侧心力衰竭为特征，随之而来的是低血压、左心室功能不全伴随心源性肺水肿、支气管痉挛，通常还有肺毛细血管内皮细胞损伤所致非心源性肺水肿。其后，弥散性血管内凝血（DIC）发生率高达80%，通常表现为大量出血。

二、诊断

羊水栓塞是一种临床诊断，其本质上是排除性诊断。既往，在母体血液中找到鳞状上皮细胞或其他胎儿来源组织碎片被认为是诊断羊水栓塞的病理学依据。实际上，组织病理学检查结果有时是非常明显的，尤其是涉及羊水胎粪污染的病例。因此，羊水栓塞通常是通过临床特点和症状来诊断（表30-1）。

表30-1 84位羊水栓塞孕妇临床表现

临床表现	Clark 等（1995）（n=46）	Weiwen（2000）（n=38）
低血压	43	38

续表

临床表现	Clark 等（1995）（n=46）	Weiwen（2000）（n=38）
胎儿窘迫	30/30[1]	NS
肺水肿或急性呼吸窘迫综合征	28/30	11
心搏呼吸骤停	40	38
发绀	38	38
凝血障碍	38	12/16[1]
呼吸困难	22/45[1]	38
痫样发作	22	6

（1）表示并不是所有病例都被统计

NS. 未被报道

三、处理

首先，治疗要针对纠正低氧血症和强心治疗。其次补充母体血容量治疗也十分必要，中心血管置管对正在进行的复苏治疗具有监测作用。在未分娩而发生心搏骤停的女性，应考虑在 3min 内行紧急剖宫产以期改善胎儿预后。但在未发生心跳骤停而血流动力学异常的女性中，做出这样的决策变得较为困难。渡过危险初期的妇女需加强监护，并与心脏科及呼吸科专家联系，咨询进一步治疗措施。新的研究数据表明，左心室辅助装置（LVAD）、一氧化氮（NO）、体外膜肺氧合（ECMO）技术的开展对羊水栓塞的处理产生了十分有效的作用。

四、预后

目前报道中，羊水栓塞相关的母体死亡率相当宽泛（25%～90%）。在幸存女性中，因缺氧造成深部神经损伤的比率高达 85%，胎儿的预后也较差，这与母体发生心搏骤停至分娩之间的间隔时间密切相关。新生儿的存活率约为 70%，但几乎 50% 的新生儿遗留有神经功能障碍。

更多内容参考 *Williams Obstetrics* 第 23 版第 35 章 "Obstetrical Hemorrhage"。

（译者　牛苏梅　赵肖波）

第31章 死胎和延迟分娩

妊娠期发生胎儿死亡后，通常2周内可以自发分娩，然而，由于怀有死胎带来的心理压力，通常在发现死胎后即开始引产术。这同时可以避免随后发生的凝血功能障碍。毫无疑问，更有效的引产方式（见第22章）增强了尽早分娩的渴望。

一、凝血功能变化

死胎后延迟分娩可以潜在的造成孕产妇凝血机制的严重破坏。这种破坏在胎儿死亡1个月内很少发生，但如果时间过长，约25%的孕妇会发生凝血障碍。消耗性凝血障碍可能是由于死胎内产生的促凝血酶原激酶进入到母体血循环而导致的。

同时，应考虑导致胎儿死亡的原因。在之前曾出现过外伤或考虑胎盘早剥的情况下，孕妇发生凝血障碍的风险非常高，必须进行凝血功能评估。

通常妊娠状态时，纤维蛋白原浓度可以低于非妊娠状态下的水平，在某些情况下，可以下降到有潜在危险的浓度100mg/dl甚至更少。常见的纤维蛋白原浓度降低比率见图31-1。同时，血清中纤维蛋白降解产物浓度升高。在这些情况下，血小板计数会减少，但即使纤维蛋白原水平很低，严重的血小板减少症也并不常见。虽然凝血不良可能在分娩前自发纠正，但这是不常见的，而且发生得很缓慢。

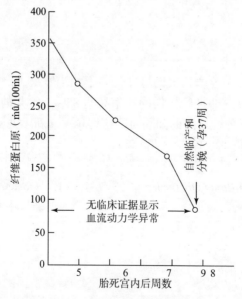

图 31-1 伴随死胎及延迟分娩孕周增加，母体低纤维蛋白血症不断加重

（经许可引自 Pritchard JA. Fetal death in utero. Obstet Gynecol, 1959, 14: 573.）

肝素治疗：在小心控制机体完整循环的情况下，使用低剂量的肝素可以纠正凝血功能不良（5000U，每天2～3次）。适当应用肝素可以阻止进一步病态消耗纤维蛋白原和其他凝血因子，从而减缓或暂时扭转循环中纤维蛋白的溶解和消耗。这些纠正措施必须要求患者没有活动性出血，并且在纠正凝血功能后同时采取促进分娩的有效措施。

二、多胎妊娠的胎儿死亡

约5%的双胎妊娠在20周后会发生双胎之一死亡。在多胎妊娠中至少一胎死亡而其余存活者，通常很少发生明显的凝血功能紊乱。发生凝血紊乱的病例通常是有血管吻合的单绒毛膜双胎。在这些情况下，由于发生了快速胎儿血流动力学的变化，幸存的双胞胎有极高的脑瘫和其他神经损伤的风险。这些变化发生在双胎死亡的时候，即使在之后尽快分娩幸存胎儿，也不能降低潜在损伤。

更多内容参考 *Williams Obstetrics* 第23版第35章 "Obstetrical Hemorrhage" 和第39章 "Multifetal Gestation"。

（译者 艾玉岩）

第32章 早产的定义、影响和病因

低出生体重这一术语特指婴儿出生时太小，而早产这一术语则特指婴儿出生的太早。早产是人类健康的主要潜在危害之一，是除了先天畸形外导致新生儿发病率和病死率最重要的成因。美国妇产科医师学会（Preterm labor. Technical Bulletin No.206，June1995）指出，在37足周前的分娩定义为早产。

随着对早产婴儿护理的改善，其他定义也逐渐衍生。比如，绝大多数早产儿的高死亡率和全身并发症来自34周之前的分娩，一些临床医师认为，34周是界定早产的重要临界点。极低出生体重儿（体重低于1500g或更少）和超低出生体重儿（体重低于1000g或更少）也是常用于描述早产儿的术语。

关于体型，胎儿或婴儿分为正常生长或适于胎龄儿（appropriate for gestational age，AGA），体型小或小于胎龄儿（small for gestational age，SGA），生长过快或大于胎龄儿（large for gestational age，LGA）。近年来，婴儿的出生体重低于第10百分位数同胎龄体重的情况被定义为小于胎龄儿。另一个对这类婴儿的常用术语，是胎儿生长受限。婴儿的出生体重高于第90百分位数同胎龄体重的情况被定义为大于胎龄儿，体重在10%～90%则属于适于胎龄儿。因此，只要婴儿在足月前出生，无论体重是小于或是大于胎龄，均属于早产。很重要的一点是，早产儿中有很多是经历过宫内不良生长的孩子。

如表32-1所示，在美国90%的健康新生儿几乎都是在37周或其以后出生的，而随着分娩孕周的降低，出生率也明显下降。在过去的20年里，包括美国在内的许多工业化国家，婴儿在足月前降生的比例逐渐增加了。早产的增加归因于多胞胎的发生频率的变化、产科干预的增加、提前发现早产方面的改进，以及使用超声估计胎龄的增加。

表 32-1　2005 年度美国婴儿死亡率

	婴儿生存数量（%）	婴儿死亡数量（%）
总数量	4 138 573（100）	28 384（100）
出生胎龄		
＜32 周	83 428（2）	15 287（54）
32～33 周	65 853（1.6）	1099（4）
34～36 周	373 663（9）	1727（10）
37～41 周	3 346 237（81）	8116（29）
≥42 周	239 850（6）	637（2）
未知	29 542（0.7）	516（2）

（引自 MacDorman MF，Mathews TJ. Recent trends in infant mortality in the United States. NCHS Data Brief, No. 9. Hyattsville, MD, National Center for Health Statistics, 2008.）

一、新生儿存活率的最低极限

图 32-1 记录了帕克兰纪念医院 2001—2005 年新生儿胎龄与存活率之间的关联及没有重大疾病新生儿的存活率。出生体重在 1000g 以上的新生儿生存的概率明显增加。这些数据还表明，新生儿体重在 500～750g 同样有一定的存活率。许多极低出生体重的婴儿，是由于生长受限，因此，其成熟度更高。显然，对新生儿的生存率的预期更多受胎龄和成熟度的影响，而不是简单地只看出生体重。

2001—2005新生儿监护病房有重症或无重症不同孕龄婴儿的存活率

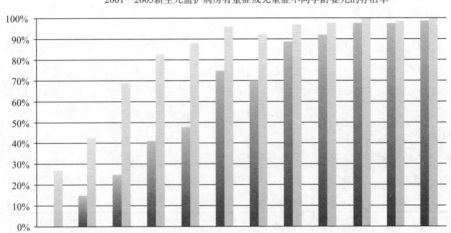

图 32-1　此图并不包含没有进行过复苏及先天畸形的婴儿，重症包括中等或严重的支气管发育不良，2 级或以上坏死性小肠结肠炎，3 级或 4 级脑室内出血

在不断创新的医学护理和悉心照料下，更早孕周出生的新生儿，其存活率的极限或者说下限已经逐步提高。就目前而言，胎龄为 23～25 周的新生儿，其存活率对于产科医师和儿科医师都是两难的挑战。26 周之前新生儿死亡的概率超过 75%。严重的婴儿发病和死亡基本都发生在胎龄 26 周之前的新生儿，尤其是胎龄 24 周之前的新生儿几乎都会发生。

不仅是胎龄更早的新生儿存活率提高了，体型更大的早产儿也具有了和正常胎龄出生的婴儿一样的存活率（图 32-1）。由于足月儿相比有更高的发病率，在近期，34～36 周出生的晚期早产儿也开始受到关注。这些婴儿占早产儿总数的 75%，并且数量正以最快的速度增加，同时占美国单胎早产儿的最大比例（表 32-2）。

表 32-2 帕克兰医院发布的存活婴儿中晚期早产儿与 39 周降生的婴儿发病率比对

发病率[1]	早产儿		足月产儿	
	34 周 （n=3498）	35 周 （n=6571）	36 周 （n=11 702）	39 周 （n=84 747）
呼吸窘迫				
人工呼吸机	116（3.3）[2]	109（1.7）[2]	89（0.8）[2]	275（0.3）
暂时性呼吸急促	83 428（2）	103（1.6）[2]	130（1.1）[2]	34（0.4）
脑室内出血				
1，2 级	16（0.5）[2]	13（0.2）[2]	7（0.06）[3]	13（0.01）
3，4 级	0	1（0.02）	1（0.01）	3（0.004）
败血症				
病情检查	1073（31）[2]	1443（22）[2]	1792（15）[2]	10，588（12）
培养证实	18（0.5）[2]	23（0.4）[2]	26（0.2）[3]	97（0.1）
光疗	13（6.1）[2]	227（3.5）[2]	36（2.0）[2]	857（1）
出生后 5min	5（0.1）	12（0.2）[2]	10（0.9）	54（0.06）
Apgar 评分≤3				
坏死性小肠结肠炎	3（0.09）[2]	1（0.02）[2]	1（0.001）	1（0.001）
产房插管	49（1.4）[2]	55（0.8）[3]	36（0.6）	477（0.6）
以上一个或更多	1175（34）[2]	1565（24）[2]	1993（17）[2]	11 513（14）

（1）数据以数字（%）形式呈现；（2）与 39 周的数据比较，$P<0.001$；（3）与 39 周的数据比较，$P<0.05$
（经许可转载自 McIntire DD，Leveno KJ. Neonatal mortality and morbidity rates in late preterm births compared with births at term. Obstet Gynecol, 2008, 111: 35-41.）

二、长期影响

对于出现在幸存界限边缘的婴儿，要将他们居高不下的重症发病率，以及正常生活的可能性，与获得存活的机会之间进行权衡。据报道，22 周前出生的婴儿只有不到 1% 可能能生存下来且不患有神经系统疾病（例如脑瘫）；在 23 周、24 周、25 周时，这个比例分别为 5%、12% 和 23%。综合这些以往的结果，我们的建议是对于 26 周后出生的胎儿，毫无疑问应给予充足的复苏和精细的看护，对于 25 周降生的婴儿则可能应该进行这些措施，酌情给予 24 周降生的婴儿实施这些措施，但 23 周或更早降生的婴儿则不应给予。

三、早产的类别和原因

1. 孕妇早产分娩可以分为三大类，常规分类包括了不同原因导致的早产。这些分组见表 32-3 所示。

表 32-3　早产并发症的妊娠常规分类

（1）严重危害胎儿、有时危及孕妇健康并需要进行医源性早产的妊娠并发症

（2）早产胎膜早破（preterm premature rupture of the membranes，PPROM）

（3）胎膜完整的自然早产（preterm labor，PTL）

（1）医源性早产：妊娠并发症时常需要做出一个临床决策来导致早产而不是继续妊娠。许多妊娠疾病可能出现这样的选择。最常见的情况是，这些并发症威胁胎儿的健康，继续在子宫内生存可能会导致胎儿的死亡。可以举出很多这样的例子，不过最常见的是母亲高血压、严重糖尿病、胎儿停止生长和胎盘早剥。

（2）早产胎膜早破：这个术语是用来表示在足月前并且分娩发动前胎膜的自然破裂。胎膜早破的发病机制仍然未知，但其和隐性感染有一定关联（见第34 章）。

（3）胎膜完整的自然早产：未足月时有完整胎膜并且发动的早产分娩必须与早产胎膜早破区分开来。常见的自然早产原因如表 32-4 所示。

表 32-4　按照降序排列的 23 周至 36 周早产发生的常见原因

胎盘前置或早剥

羊水感染

免疫性因素 —— 例如抗磷脂抗体综合征

宫颈功能不全

子宫 —— 畸形、羊水过多、肌瘤

母体 —— 子痫前期、药物中毒

外伤或手术

胎儿畸形

病因不明

2. 各种各样的因素皆与早产分娩有一定关联，无论是早产胎膜早破还是胎膜完整的早产自然分娩。

（1）生活方式因素：据报道，诸如怀孕期间吸烟、营养不良、体重增加不够，以及使用如可卡因或乙醇等药物的行为都是导致发生婴儿低出生体重和出现不良后果的重要原因。其中一些影响对于胎儿生长受限以及早产是毋庸置疑的。

其他产妇因素包括母亲年龄小、贫穷、身材矮小和职业因素。母亲的心理压力是另一个显而易见的重要的生活方式因素，然而很少被正式研究。

（2）遗传因素：根据多年观察，早产通常有家族聚集性。这份观察加上早

产的多发性及其在各种族之间的发生率不同，提示遗传因素是早产的原因之一。

（3）羊水和绒毛膜羊膜感染：各种微生物引起的绒毛膜羊膜感染已成为至今不明原因胎膜破裂和早产的一个可能解释。在没有明显临床感染征象且胎膜完整的早产孕妇中，通过经腹羊膜穿刺术，约有 20% 的人可以被发现存在病原菌。病毒产物也可被发现。

据推测细菌内毒素（脂多糖）进入羊水，刺激蜕膜细胞产生可以触发分娩的细胞因子和前列腺素。虽然细菌进入羊水的途径显然是在胎膜破裂后才会发生，但其进入完整胎膜的方式尚不清楚。有研究表明，大肠埃希菌可以穿透绒毛膜羊膜。因此，完整的子宫颈胎膜对于上行性的细菌入侵并不一定是必然的屏障。体外研究发现，暴露于细菌蛋白酶会降低胎膜的承载性。因此，微生物进入胎膜可能会引起胎膜破裂、早产，或两者兼而有之。

对可能导致早产的微生物发病机制的兴趣，促使一些临床医师对胎膜完好的妇女进行羊膜穿刺术检测潜在的羊水感染。在使用羊膜穿刺术管理胎膜完整早产的研究中心，一些实验室方法已经被证明有利于快速检测羊水感染，定义为羊水培养阳性。革兰染色阴性已被证明是最可靠的排除羊水细菌感染的检查（特异性为 99%），而白细胞介素 -6 水平升高是对检测羊水中含有细菌最敏感的检查（敏感性 82%）。

其他与早产相关的微生物包括细菌性阴道炎（见第 33 章）和衣原体感染。尽管沙眼衣原体是美国最常见的性传播的细菌病原体，宫颈感染对早产是否存在影响尚不清楚。疾病预防和控制中心做出在妊娠期筛查和治疗衣原体感染的指南的建议，是基于这种疾病在包括青少年的不同人群中发生均非常普遍，以及基于对孕晚期筛查和治疗的可能益处，即减少新生儿的眼炎或肺炎，而不是减少早产的发生率。

更多内容参考 *Williams Obstetrics* 第 23 版第 6 章 "Parturition" 和第 36 章 "Preterm Birth"。

（译者　周文婷）

第 33 章　早产的预测

传统上，产科对于早产主要集中在治疗干预而不是预防其发生。预防的第一步是对有早产风险的女性进行预测。

一、早产病史

前次妊娠的早产史与随后妊娠中发生早产关系密切。表 33-1 为帕克兰医院近 16 000 名妇女的发生复发性自发性早产的发病率。

表 33-1　15 863 名在帕克兰医院分娩的女性发生复发性自发性早产数据统计

分娩结局	二胎分娩孕周<34 周（%）
初产分娩孕周≥35 周	5
初产分娩孕周≤34 周	16
初产及二胎分娩孕周≤34 周	41

（经许可引自 Bloom SL, Yost NP, McIntire DD, et al. Recurrence of preterm birth in singleton and twin pregnancies. Obstet Gynecol, 2001, 98: 379.）

二、症状与体征

除了疼痛或者无痛性的子宫收缩，还可以有以下症状：如骨盆压力、痛经似的抽筋、水样或血性的阴道分泌物以及腰痛等，均与即将可能发生的早产有关。有些人认为这些症状在正常妊娠中也是很常见的，因此经常被患者、医师和护士忽略。一些研究人员强调了这些症状和体征的重要性。相反，其他人没有发现这些症状对于预测早产有意义。研究表明，这些症状和体征是早产发生的信号，包括子宫收缩，但这些只出现在早产发生前的 24h 内。因此，这些都是迟来的警告。

三、家庭子宫收缩监测

在早产不可逆转地发生前，诊断早产的目的是处理。为此，使用压力监测仪测量子宫活动受到了广泛关注。随后，以预防早产为目的的家庭子宫收缩监测被广泛应用于临床，但这在美国引起了相当大的争议。美国妇产科医师学会（Preterm labor. Technical Bulletin No.206，June 1995）仍然坚持以下观点："目前并没有明确证据证实这项昂贵且繁琐的系统可以影响早产率。"

四、宫颈扩张

中孕期以后发生的无症状宫颈扩张作为早产的危险因素引起了人们的关注。在帕克兰医院，在孕 26~30 周发生子宫颈扩张 2~3cm 的孕妇中，约有 1/4 会在 34 周之前分娩。其中很多女性在过去的妊娠史中经历过同样的事件。虽然已经清楚地知道，孕妇在妊娠晚期的早期被诊断发生宫颈扩张和宫颈管消退可以增加早产的风险，但这项检测并未明显改善妊娠结局。

五、超声测量宫颈长度

通过经阴道超声可以测量宫颈长度，但是这项检查需要特别的专业性。一些学者警告那些进行这项检测的人员，需要小心谨慎以避免由于潜在的解剖和技术缺陷影响而得出错误的结论。采用超声测量宫颈长度可以提高预测高危孕妇在 35 周之前发生自发性早产的风险。对宫颈长度偏短的妇女采用环扎术和阴道内孕激素的方法越来越受到欢迎。

六、胎儿纤维连接蛋白

纤维连接蛋白是一种糖蛋白，它有 20 种不同的分子形式，产生于多种不同类型的细胞，包括肝细胞、恶性肿瘤细胞、成纤维细胞、内皮细胞和胎儿羊膜。它在母体血液中及羊膜腔内高浓度表达，并被认为在细胞间黏附与胎盘植入蜕膜中起作用。胎儿纤连蛋白（FFN）可以在正常妊娠并且胎膜完整的孕妇的宫颈阴道部的分泌物中检测到，而且似乎可以反映分娩前宫颈的基质重塑。发生胎膜早破前取宫颈阴道部分泌物检测 FFN 可以作为预测早产发生的标志，这使人们对于使用纤维连接蛋白预测早产有了很大的兴趣。使用酶联免疫吸附试验的方法测量胎儿纤维连接蛋白，超过 50ng/ml 为阳性结果。应当尽量避免羊水及孕妇血液对样本的污染。美国妇产科医师学会对使用 FFN 的建议见表 33-2（Assessment of risk factors for preterm birth. Practice Bulletin No.31, October 2001）。

表 33-2　目前对于使用胎儿纤维连接蛋白检测宫颈阴道分泌物来预测早产发生的建议

- 胎膜完整
- 宫口扩张较小（<3cm）
- 孕周在 24 周至 34 周 6d
- 该检测不推荐作为普通人群的产科常规筛查（例如低风险无症状的女性）
- 胎儿纤维连接蛋白检测对于有早产症状的女性是有用的，阴性检测值可以表明发生早产风险较低，从而可以避免一些不必要的干预

（经许可引自 the American College of Obstetricians and Gynecologist Committee on Obstetric Practice. Assessment of Risk Factors for Preterm Birth. ACOG Practice Bulletin No. 31, October 2001, reaffirmed 2010.）

当一名孕妇在<35 周时超声检查提示宫颈缩短（即短于 25mm）合并胎儿纤维连接蛋白检测阳性时，提示与早产密切相关，尤其是有早产史的女性（表33-3）。基于缺乏行之有效的方案来预防早产发生，联合使用经阴道超声检测宫颈长度和胎儿纤维连接蛋白这两项检测的意义在于它的阴性预测价值。

表 33-3 前次妊娠有早产史的女性，根据其宫颈长度及胎儿纤维连接蛋白检测，再次发生小于 35 周自发性早产的风险

宫颈长度（mm）	胎儿纤维连接蛋白＋（%）	胎儿纤维连接蛋白－（%）
25	65	25
26～35	45	14
>35	25	7

（经许可引自 the American College of Obstetricians and Gynecologists Committee on Obstetric Practice. Assessment of Risk Factors for Preterm Birth. ACOG Practice Bulletin No. 31, October 2001.）

七、细菌阴道炎

细菌阴道炎（bacterial vaginosis，BV）指当产生过氧化氢的乳酸杆菌占优势的正常阴道菌群被厌氧菌、加德纳菌、动弯杆菌和支原体替代时发生的一种疾病。临床诊断特点包括以下几点。

1. 阴道 pH＞4.5。
2. 当阴道分泌物中加入氢氧化钾时，胺气味明显。
3. 阴道上皮细胞大量覆盖杆菌 —— "线索细胞"。
4. 均质的阴道分泌物。

细菌阴道炎也可以通过对阴道分泌物进行革兰染色来诊断。细菌性阴道炎女性其阴道分泌物的典型的革兰染色涂片中可见少量白细胞以及混合菌群，而正常女性的分泌物中通常乳酸杆菌为主。细菌性阴道炎与自发早产、早产胎膜早破、绒毛膜羊膜炎以及羊水感染有关。

八、孕激素治疗

最近报道，对高危女性（有早产史）进行预防性治疗，即每周 1 次肌内注射 250mg 的 17 α- 羟基孕酮己酸盐，可以减少早产和降低围生儿死亡率。对高危女性使用 100mg 天然黄体酮栓剂作为预防性治疗也有相近的作用。美国妇产科医师学会建议对有自发性早产史的女性提供孕激素以延长孕周。

更多内容参考 *Williams Obstetrics* 第 23 版第 36 章 "Preterm Birth"。

（译者 周文婷）

第 34 章　早产胎膜早破

早产胎膜早破（preterm premature rupture of the membranes，PPROM）是一个用来描述临产前发生自发性胎膜破裂并且发生在足月前的术语。目前已知的导致胎膜早破的危险因素包括前次妊娠早产史、隐性羊膜腔感染、多胎妊娠和胎盘早剥。

在入院时，75% 的存在 PPROM 的女性已经临产，5% 因为其他并发症分娩，还有 10% 会在 48h 内出现自发性早产。只有 7% 的 PPROM 患者的分娩发生在胎膜破裂 48h 以上（"期待处理"）。早产胎膜早破至分娩的时间与胎膜破裂时的胎龄成反比。因此，早产胎膜早破发生的孕周越小，距离分娩的潜在时间间隔越长。

一、早产胎膜早破的诊断和处理

1. 对于发生疑似胎膜破裂的女性，需要使用无菌窥器来进行检查以识别液体来自宫颈或积于阴道中。为了明确见到的液体是胎膜破裂流出的羊水，通常同时进行超声检查以证实羊水过少，明确胎先露并估计孕龄。硝嗪试纸检测阴道 pH 的方法假阳性率明显，检测可能受血液、精液污染或细菌阴道炎影响。显微镜检验宫颈阴道内分泌物寻找氯化钠结晶（羊齿状结晶）的方法也有明显的假阳性率。尽可能观察宫颈容受程度及宫口扩张程度，但目前不建议进行阴道指检。

2. 如果胎龄<34 周，但>24 周，并且没有其他母体或胎儿合并症，产妇将在分娩室内密切观察。通常采用连续胎心监测发现脐带受压的证据，尤其是在临产时。

3. 如果胎儿心率是可靠的，并且无临产征象，产妇可以转移到高危妊娠的产前病房，严密监测是否出现临产、绒毛膜羊膜炎或胎儿受累的表现。

4. 如果孕龄>34 周，在充分评估检查后仍未临产，则需要在排除禁忌证后采用静脉注射缩宫素催产。

5. 倍他米松肌内每 24 小时注射 1 次，共 2 次，增加胎儿成熟度。地塞米松可替代倍他米松使用（见第 35 章）。

6. 氨苄西林、庆大霉素（克林霉素 + 庆大霉素用于青霉素过敏的女性）静脉注射不超过 48h，以延长胎膜破裂到分娩的时间。这项治疗不重复使用，除非明确诊断绒毛膜羊膜炎。

7. 当确认即将分娩时，静脉注射氨苄西林，每 6 小时 2g，直至分娩，用于预防新生儿 B 组链球菌感染。

二、其他相关问题的处理

1. 24 周前胎膜早破的处理　在管理 24 周前胎膜破裂的患者时，母婴风险均要考虑在内。产妇风险包括宫腔感染和败血症。胎儿风险包括肺发育不全和肢体压迫性畸形，与长时间的胎膜早破导致的羊水过少有关。

2. 住院治疗　大多数产科医师会让早产胎膜破裂的孕妇住院治疗。担心长时间的住院费用通常毫无意义，因为大部分女性发生胎膜破裂后 1 周或更短时间内会分娩。

3. 明显的绒毛膜羊膜炎　假设没有发生由于脐带缠绕或脐带脱垂或胎盘早剥引起的围生期不良结局，延长胎膜破裂孕妇的孕周最令人担忧的问题是产妇或胎儿感染的风险。如果明确绒毛膜羊膜炎诊断，最好是催产启动阴道分娩。不幸的是，发热是唯一可靠的诊断依据：温度达到 38℃（100.4℉）或更高并伴随胎膜破裂提示感染存在。孕产妇白细胞增多本身是不可靠的。

更多内容参考 *Williams Obstetrics* 第 23 版第 36 章 "Preterm Birth"。

（译者　周文婷）

第35章　胎膜完整的早产

有一些因素在早产妇女的管理中非常重要，其中最重要的是准确的定义，是否同时伴有胎膜破裂。

一、诊断

由于缺乏明显宫颈管缩短及扩张的表现，早期难以区别真假临产。单纯表现为子宫收缩可被误诊为生理性子宫收缩（braxton hicks constractions）。这种不规律的、伴或不伴疼痛的宫缩常对早产诊断造成相当大的困扰。然而，由于生理性宫缩误诊为假临产而导致早产的妇女也不少见。

因此，为了减少单纯子宫收缩造成的误导，美国妇产科医师学会建议使用以下标准来定义孕 $20\sim36^{+6}$ 周的早产临产。

1. 伴有规律宫缩。
2. 宫颈管容受和（或）宫颈管扩张性变化。
3. 初始即表现为规律宫缩，宫口扩张＞2cm。

二、产前管理

对于胎膜完整的有早产症状的妇女其管理与胎膜早破孕妇的管理基本一致。此时治疗的关键是尽可能避免在 34 周之前分娩。宫缩抑制药的使用将在后面进行探讨。对于胎膜早破的孕妇，已早产临产者使用抗生素以延长孕周。针对胎膜完整的孕妇是否应使用抗生素进行了特定的研究，对各种抗生素研究的结果均令人失望。有可能是因为对胎膜完整的孕妇在早产临产后使用抗生素时机已晚，不能有效干扰生物化学级联反应并抑制宫缩。

住院或者在家卧床休息是最常用的预防早产的治疗方法。然而，并没有确凿的证据证实卧床休息可有效地预防早产。事实上，强制性卧床休息（洗漱及上厕所除外）3d 以上会增加发生血栓性并发症的发生。

1. 宫缩抑制药　许多药物都可被用于预防早产（抑制宫缩），但不幸的是，没有一种药物是完全有效的。因此，帕克兰医院不使用药物抑制宫缩。
美国妇产科医师学会（Preterm labor. Technical Bulletin No.206，June 1995）就抑制宫缩做出了以下声明。

至今，没有一项研究可以有力的证实抑制宫缩可提高新生儿存活率及远期预后指标。另外，抑制宫缩治疗对母亲及新生儿的潜在危害已经被证实。目前已证实孕 34 周前使用皮质醇激素是有益的，因此抑制宫缩治疗可短期用于延长孕周。是否应对所有孕周，尤其是大于 34 周的早产，进行抑制宫缩治疗，目前尚不明确。

　　基于上述不确定因素，美国妇产科医师学会（Management of preterm birth. Practice Bulletin No.78，June 2012）推荐，当出现规律宫缩伴明确的宫颈改变或有明显的宫颈容受或者宫口扩张，在需要使用皮质醇激素促胎肺成熟和（或）镁制剂保护神经前提下可考虑抑制宫缩治疗。抑制宫缩治疗的潜在并发症如表 35-1 所示。常用宫缩抑制药及剂量见表 35-2。宫缩抑制药的潜在并发症见表 35-3。

表 35-1　宫缩抑制药的潜在并发症

β- 肾上腺素能激动药

　　肺水肿

　　高血糖

　　低钾血症

　　低血压

　　心律失常

　　心肌缺血

硫酸镁（中毒）

　　呼吸抑制

　　复视

　　肌无力

　　心搏骤停

吲哚美辛（中毒）

　　肝炎

　　肾衰竭

硝苯地平

　　短暂低血压

表 35-2　常用宫缩抑制药

宫缩抑制药	剂量
硫酸镁	负荷剂量 4g 静推，此后 2～3g/h 静脉维持
利托君（β 受体激动药）	初始剂量 50～100μg/min，以每 10 分钟增加 50μg/min 的速度调整剂量，最大剂量为 350μg/min
特布他林（β 受体激动药）	250μg/（3 4h），皮下注射
吲哚美辛（前列腺素抑制药）	每次 50～100mg，口服或纳肛；24h 总剂量不超过 200mg
硝苯地平（钙离子通道阻滞药）	10～20mg/（4～6h），口服

表 35-3　硫酸镁在预防脑瘫中的应用[1]

新生儿结局	治疗方案		
	硫酸镁组例数（%）	安慰剂组例数（%）	相对风险度（95%CI）
随访 2 年人数	1041（100）	1095（100）	
胎儿或婴儿死亡	99（9.5）	93（8.5）	1.12（0.85~1.47）
中 - 重度脑瘫			
总数	20/1041（1.9）	38/1095（3.4）	0.55（0.32~0.95）
<24~27 周[2]	12/442（2.7）	30/496（6）	0.45（0.23~0.87）
≥28~31 周[1]	8/599（1.3）	8/599（1.3）	1.00（0.38~2.65）

（1）数据来源于 BEAM（产前硫酸镁应用硫酸镁益处）研究；（2）根据孕周随机

（引自 Rouse DJ，Hirtz DG，Thom E，et al. A randomized，controlled trial of magne-sium sulfate for the prevention of cerebral palsy. N Eng J Med，2008，359：895.）

2. 糖皮质激素治疗　为了将早产儿呼吸窘迫综合征发生率降到最低，常规对有早产风险的妇女使用倍他米松或地塞米松治疗以促进胎儿肺成熟。

根据美国国立卫生研究院共识发展会议（2000）关于产前重复应用糖皮质激素声明（2000 年 8 月 17~18 日，美国马里兰州贝塞斯达市）的建议：所有孕 24~34 周有早产风险的孕妇均应接受产前糖皮质激素治疗，但重复给药不应作为常规治疗。

在帕克兰医院，当首次诊断为早产临产或胎膜早破时，推荐倍他米松单疗程治疗：12mg/24h，连续 2 次，此后不再重复给药。许多医师倾向于使用地塞米松治疗，5mg/12h，连续 4 次。

3. 神经保护治疗　现有证据提示对较早期的早产，产前应用硫酸镁治疗可以降低早产婴儿脑瘫的发生率。我们选择使用 Rouse 及其同事的在 BEAM 研究中，对孕周<28 周婴儿所采用的用药方案（2008 年）见表 35-3，即初始负荷剂量 6g，之后维持 2g/h，持续 12h 以上并且在分娩前重复用药。

三、产程中管理

总的来说，孕周越小，产程中胎儿的风险越高。产程中需注意异常的胎心变化及宫缩情况，建议进行持续电子监护。胎儿心动过速（尤其合并胎膜早破时）往往提示存在感染。

1. 新生儿 B 族链球菌感染（GBS）预防　B 族链球菌感染在早产儿中很常见并且很危险。美国妇产科医师学会（Induction of labor for vaginal birth after cesarean delivery. Committee Opinion No.271，April 2002）推荐：对孕周<37 周且 B 族链球菌培养结果不明确或结果阳性的孕妇，临产后给予青霉素 G 或氨苄西林静脉滴注至分娩（表 35-4）。

表 35-4　围生期 GBS 预防：分娩期预防性抗生素应用指南

指南	治疗方案
推荐	青霉素 G，初始剂量 500 万 U 静脉注射，后 250 万～300 万 U/4h 静脉注射持续至分娩
或者	氨苄西林，初始剂量 2g 静脉注射，然后 1g/4h 静脉注射维持至分娩
如青霉素过敏[1]	
患者无过敏风险（详见表下定义）	头孢唑林，初始剂量 2g 静脉注射，然后 1g/8h 静脉注射维持至分娩
有高过敏风险，克林霉素及红霉素敏感的 GBS	克林霉素，900mg/8h 静脉注射至分娩
克林霉素及红霉素耐药的 GBS 或药敏不详	万古霉素，1g/12h 静脉注射至分娩

GBS.B 族链球菌；（1）可根据是否发生过过敏反应、血管性水肿、呼吸抑制、荨麻疹等表现来评估青霉素过敏

[引自 the Centers for Disease Control and Prevention. Prevention of Perinatal Group B Streptococcal Disease. MMWR 2010; 59（NO.RR-10）.]

2. 分娩期管理　如果产道不够松弛，当胎头下降至会阴后使用会阴侧切帮助分娩更有益处。自然分娩或者产钳分娩在保护早产儿脆弱头部上谁更具有优势仍存在争议。在大多数情况下，产钳分娩损伤更小的说法仍值得怀疑。事实上，对小孕周早产儿来说，压迫或牵拉头部造成的损伤应该比自然的推力来的更加严重。当分娩阵痛后，在自然推力的情况下不能娩出胎儿，考虑采用大小合适的出口产钳可能更有益处。

分娩时需要新生儿复苏专家及对患者病情非常熟悉的医师到场。在三级医院分娩的早产儿存活率更高，因此，强调专业人员及设备的重要性。

3. 剖宫产预防新生儿颅内出血　早产儿常发生生发基质出血，进一步发展为更严重的脑室内出血（见第 28 章）。曾经有假设认为，为了避免临产及阴道分娩造成风险而实施的剖宫产，可能会预防上述并发症的发生。但是，此后大量的试验均未证实这种假设。

更多内容参考 *Williams Obstetrics* 第 23 版第 36 章 "Preterm Birth"。

（译者　周文婷）

第36章 宫颈功能不全

宫颈功能不全特点包括孕中期或者孕晚期的早期无痛性宫颈扩张、伴随羊膜囊呈气球样突出于阴道内，随之发生胎膜破裂而分娩不成熟的胎儿。如不进行有效的治疗，这类患者将反复发生流产或早产。尽管宫颈功能不全的病因尚不明确，目前已知的病因有许多，宫颈损伤史是其中之一，包括扩张刮宫术、宫颈锥切史、宫颈烧灼史及陈旧性裂伤史等。此外，因宫内己烯雌酚暴露所致的先天性宫颈发育不全也是病因之一。

一、诊断

宫颈功能不全主要根据 1 次以上的中期流产史诊断。然而，超声检查尤其是经阴道超声检查毫无疑问是一项评估颈管缩短、宫颈内口漏斗形成及早期发现宫颈功能不全的有效方法。一般来说，对于有过前次中期流产史的孕妇在孕 16~18 周出现宫颈管长度<25mm，则提示此次妊娠有早产（流产）风险。

二、治疗

宫颈功能不全需手术治疗，包括不同类型的荷包缝合法来加固脆弱的宫颈。手术的禁忌证包括出血、宫缩及胎膜破裂。宫颈环扎一般推迟至妊娠 14 周以后进行，以排除其他原因导致的早期流产。目前对于进行环扎的最晚时机仍未达成共识。随着孕周增长，手术诱发早产或破膜的风险相应增加。因此，一些专家认为孕晚期卧床保胎治疗效果比环扎效果好，通常，孕 24~26 周后不建议进行环扎治疗。环扎手术前需进行 B 超检查明确胎儿是否成活，以及排除重要脏器畸形。术前建议进行阴道分泌物培养，包括 B 族链球菌、淋球菌、衣原体等，并对明显的宫颈感染进行治疗。术前及术后禁止性生活至少 1 周。

1. 紧急环扎 中孕晚期，在已发生宫颈扩张及容受的情况下进行的宫颈环扎往往被称为紧急环扎。突出的胎膜将显著增加手术失败率，感染是另一个高危因素。紧急环扎时将羊膜囊向上回纳至子宫下段或行羊膜穿刺术引流羊水缓解羊膜囊突出可延长妊娠。还有一个问题，不管是否进行环扎，孕妇都应该减少活动。建议禁止性生活。还应频繁进行宫颈检查来评估宫颈容受及扩张的情况。在孕 14~27 周期间每周进行 1 次子宫下段超声评估在一些孕妇的随访中证实是有效的。不幸的是，尽管进行这样的预防治疗，仍有可能发生快速宫颈容受及扩张。

2. 宫颈环扎术 孕期常用术式有两种。一种是由 McDonald 推荐的较简单的手术，第二种是略复杂的 Shirodkar 法（图 36-1 和图 36-2）。在 Shirodkar 法中，如果缝线能被黏膜层覆盖，则可持续保留，最终行剖宫产终止妊娠。相反地，如果缝线可以拆除，允许经阴道分娩。

　　McDanold 法及 Shirodkar 法的成功率都能接近 85%~90%，因此，没有必要进行相对更复杂的 Shirodkar 手术。Shirodkar 手术多用于前次 McDanold 环扎手术失败的患者或者宫颈结构异常的患者。当宫颈扩张程度很小且没有羊膜囊突出的情况下，环扎的成功率是较高的。

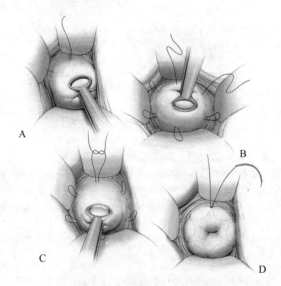

图 36-1　McDonald 环扎术

A. 在靠近宫颈内口处水平以 2 号单股丝线缝合宫颈体部；B~C. 连续环型缝合包绕宫颈口；D. 将环绕宫颈管的缝线充分拉紧后打结，可使宫颈管的直径减少至 5~10mm。环扎后治疗效果是非常明显的，且缝线的位置高一点效果更好，尤其当第一次缝合的缝线离宫颈内口不够近的时候
〔经许可转载自 Cunningham FG, Leveno KJ, Bloom SL, et al（eds）. Williams Obstetrics. 23rd ed. New York, NY: McGraw-Hill, 2010.〕

　　3. 经腹环扎术　有些情况下，特别是宫颈发育异常或经阴道环扎失败的患者，我们推荐从腹部切口在宫颈峡部水平进行环扎。在进行环扎、拆除缝线和（或）分娩时都需进行开腹手术。经腹环扎手术的潜在风险及并发症均高于经阴道环扎术。

　　4. 并发症　目前所知孕 18 周前进行环扎手术可显著降低手术并发症，尤其是术后感染的发生。孕 20 周后进行环扎手术，随着孕周的增加，破膜及宫内感染的风险随之增加。当出现感染症状时必须拆除缝线进行引产。

　　目前没有明确证据证实预防性应用抗生素或 β 受体激动药有任何附加价值。如手术失败或出现难免流产、难免早产症状，必须马上行紧急缝线拆除，如不拆除可能导致许多严重的后果。在缝线未拆除情况下出现强的宫缩可能导致子宫破裂或者宫颈撕裂。

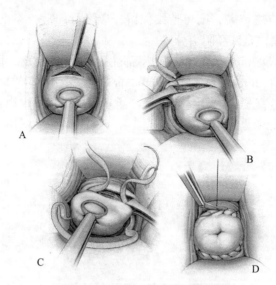

图 36-2   改良 Shirodkar 环扎术

A. 在宫颈前唇做一横切口并上推膀胱；B. 用 Mayo 针及 5mm Mersilene 线带由前向后进针；C. 线带在对侧相同位置由后向前进针，缝合的过程中使用 Allis 钳夹牵拉宫颈组织来减少线带保留在黏膜下的长度，由此更好地起到固定作用；D. 在确定每针缝线都拉紧后，在前方打结并以铬制肠线连续缝合关闭黏膜层包埋 Mersilene 线带

［经许可转载自 Cunningham FG, Leveno KJ, Bloom SL, et al（eds）. Williams Obstetrics. 23rd ed. New York, NY: McGraw-Hill, 2010.］

　　有些医师认为如缝扎的过程中或术后 48h 内出现破膜是拆除缝线的指征。有些医师认为出现感染的孕妇仍可进行观察，根据情况决定是否拆除缝线终止妊娠。对于此类患者的最佳治疗方案目前仍存在争议，尚无充分的研究数据能得出证据等级较高的治疗建议。

　　更多内容参考 *Williams Obstetrics* 第 23 版第 9 章 "Abortion"。

（译者　周文婷）

第37章 过期妊娠

过期（postterm）、延期（prolonged）、逾期（postdate）或过熟（postmature）通常都可自由互换的表示已超过正常持续时间的妊娠。过熟主要应用于胎儿特征的描述，此类胎儿具有病理性妊娠期延长的临床特征。妊娠期延长的首选表达方式为过期或延期妊娠，而逾期这个词可能应弃用。这里需要明确是仅有少数过期妊娠婴儿是过熟的。

国际公认的过期妊娠定义采取美国妇产科医师学会（过期妊娠处理指南，2004年9月）的定义，从末次月经第一天算起≥42周的妊娠。这个定义假定月经开始后的第2周排卵。根据末次月经来推算预产期将会有约10%妊娠妇女被错误归为过期妊娠，这主要是由月经周期不规则造成的。因为没有可靠的方法确定是否过期妊娠，所以当妊娠超过42周时，均应给予处理，过期妊娠胎儿宫内死亡率增加，尤其是出现胎粪时。

一、围生期发病率和病死率

过期妊娠胎死宫内增加的主要原因是羊水减少造成脐带受压、胎儿宫内缺氧。这种缺氧典型的表现是胎心率的延长和变异减速。超过42周尚未分娩的胎儿风险增加的另一个原因是，有些胎儿早已发生胎儿宫内生长受限或死胎，但是在之前并没有被发现。

过熟综合征：过熟新生儿的特征性表现包括皮肤皱纹、斑痕和脱皮及身体瘦长等。部分过熟新生儿因出生时窒息或胎粪吸入而病情严重。过熟综合征一直被认为是由于胎盘老化造成的。但是截至目前，研究者仍未能证实过期妊娠的胎盘有组织学上的退变，也没有发现其有形态和量上的改变。事实上过期妊娠胎儿体重仍在增长，巨大儿的发生增加，尽管生长没有妊娠早期生长得快，但说明在大部分的过期妊娠中胎盘功能仍是正常的。

二、处理

普遍认为过期妊娠需要产前干预。干预的措施包括选择性引产和产前胎儿监测（见第12章）。确切的干预时机和方法仍是有争议的。

1. 引产或胎儿监测　考虑到过期妊娠可能带来的风险（胎死宫内和胎儿患病），大多数专家推荐在风险发生前进行干预。部分孕妇会因为担心引产增加剖宫产率而选择期期待，对她们应予以加强产前监测。有随机试验比较引产与胎儿监测下的期待疗法，两种处理方法都获得了支持。

2. 41周或42周干预　应该在41周还是42周干预（引产或产前胎儿监测）

呢？支持何时干预的证据有限。目前没有随机对照试验提示，在42周前干预有益。事实上有些证据提示，42周前干预可能因增加剖宫产率而带来伤害，且并不能改善新生儿结局。

3. 羊水过少 羊水过少的过期妊娠胎儿通常处于危险中。虽然毫无疑问在羊水过少的情况下胎儿风险大，但是对羊水过少的诊断标准并不统一。目前推荐采用的标准包括最大羊水深度＜1cm或2cm，4个象限羊水指数（AFI）＜5cm或6cm或第5百分位数。由于羊水量可以突然减少，羊水量即使是正常的，也不能确保胎儿是安全的。

4. 推荐 图37-1是美国妇产科医师学会推荐的过期妊娠的评估和处理。图37-1归纳的过期妊娠处理流程已在帕克兰医院成功应用20年。

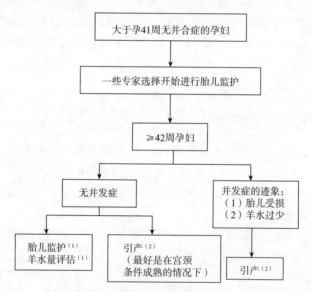

图 37-1 过期妊娠处理——美国妇产科医师学会推荐小结（2004）

（1）见原文推荐；（2）前列腺素可被用来促进宫颈成熟或引产

[经许可转载自 Cunningham FG, Leveno KJ, Bloom SL, et al（eds）. Williams Obstetrics. 23rd ed. New York, NY: McGraw-Hill, 2010.]

分娩期对于过期妊娠的胎儿尤其危险，所以对临产来到医院的过期妊娠妇女立刻进行胎心和宫缩监护非常重要。过期妊娠胎儿羊水中有黏稠的胎粪是很让人担忧的，胎头娩出后有效吸干净胎儿咽喉内的羊水可以将风险降到最低。胎儿一娩出就尽快进行气管吸引，以减少胎粪吸入综合征的发生。有时过期胎儿的持续生长会导致大于胎龄儿，并可能引起肩难产，因此应请有经验的产科医生来处理这种情况。

更多内容参考 *Williams Obstetrics* 第23版第37章 "Postterm Pregnancy"。

（译者 赵肖波）

第38章 胎儿生长受限

小于孕龄儿（small-for-gestational age，SGA）常被认为是由于胎儿宫内生长受限所导致。一般估计胎儿宫内生长受限的发生率为3%～10%。过去，小于孕龄儿也被称为胎儿宫内发育迟缓。为了避免"迟缓"会错误暗示家长胎儿智力有问题，所以目前更倾向使用"胎儿生长受限"。

一、定义

表38-1显示了从孕20～44周不同孕周胎儿出生体重的百分位数。小于孕龄儿是指出生体重小于同孕龄第10百分位数的胎儿。然而并不是所有出生体重小于第10百分位数的胎儿都是病理性因素导致的胎儿生长受限。有些小于孕龄儿仅仅是体格因素造成的。当考虑到出生体重的决定因素如母亲的种族、生育情况、体重和身高时，被诊断为小于胎龄儿的婴儿实际上有25%～60%的发育是基本正常的。也有学者提出将出生体重小于同孕龄第5百分位数定义为小于孕龄儿。有时将正常胎儿生长标准定义为平均值加减2个标准差。这样的标准将会限定小于孕龄儿为小于同孕龄的第3百分位数而不是第10百分位数。大多数胎儿不良结局就发生在出生体重为第3百分位数以下者（彩图27）。最近有学者提出个体胎儿生长潜力的概念以取代基于大样本人群的截断值。在这个模型中，个体胎儿小于其特定孕周的最佳生长尺寸，被认为是生长受限。

表 38-1 根据美国 3 134 879 例单胎新生儿出生体重计算出的不同孕龄胎儿出生体重的百分位数

孕周	百分位数				
	5th	10th	50th	90th	95th
20	249	275	412	772	912
21	280	314	433	790	957
22	330	376	496	826	1023
23	385	440	582	882	1107
24	435	498	674	977	1223
25	480	558	779	1138	1397
26	529	625	899	1362	1640
27	591	702	1035	1635	1927
28	670	798	1196	1977	2237
29	772	925	1394	2361	2553
30	910	1085	1637	2710	2847

续表

孕周	百分位数				
	5th	10th	50th	90th	95th
31	1088	1278	1918	2986	3108
32	1294	1495	2203	3200	3338
33	1513	1725	2458	3370	3536
34	1735	1950	2667	3502	3697
35	1950	2159	2831	3596	3812
36	2156	2354	2974	3668	3888
37	2357	2541	3117	3755	3956
38	2543	2714	3263	3867	4027
39	2685	2852	3400	3980	4107
40	2761	2929	3495	4060	4185
41	2777	2948	3527	4094	4217
42	2764	2935	3522	4098	4213
43	2741	2907	3505	4096	4178
44	2724	2885	3491	4096	4122

（经许可引自 Alexander GR, Himes JH, Kaufman RB, et al: A United States national reference for fetal growth. Obstet Gynecol, 1996, 87: 163.）

二、死亡率与患病率

如彩图 27 所示，生长受限的胎儿死亡率和患病率升高。胎儿死亡、窒息、胎粪吸入、新生儿低血糖、低体温的发生均有增加，胎儿神经系统发育异常也较常见。无论是足月产或早产均如此。

生长受限胎儿出生后的生长发育取决于导致生长受限的病因及婴儿期的营养和社会环境。因为先天性因素、病毒感染、染色体异常及母亲体质因素造成的生长受限，则其出生后生长发育仍受影响。由胎盘功能下降引起宫内生长受限，如果出生后环境合适，婴儿通常呈追赶式的生长并达到他们的遗传生长潜力。同样的，这类生长受限胎儿的神经发育也是受出生后环境影响的，较高社会经济地位家庭出生的婴儿在随访中较少发生生长发育问题。

三、加速成熟

已有大量报道都发现在妊娠合并症中存在生长受限的胎儿，其胎肺是加速发育成熟的。尽管这是当代围生医学的普遍共识，但几乎找不到任何临床信息，证实妊娠并发症会对胎儿有好处。

四、匀称性与不匀称性胎儿生长受限

匀称性胎儿生长受限是指胎儿身体各部分成比例的缩小，而不匀称性胎儿生长受限，胎儿腹围增长落后于胎儿头围的增长。通常来说如果胎儿生长受限是由病理因素导致的。例如怀孕早期化学物质的暴露、病毒感染、胎儿非整倍体导致细胞发育异常，理论上会导致胎儿头围及腹围匀称性缩小。相反，妊娠晚期发生的引起胎盘功能下降的疾病如高血压，理论上会导致葡萄糖的转运及肝储备的减少。胎儿的腹围（反映胎儿肝大小）因此就会缩小。同时，一般认为氧及营养成分会优先供应大脑，以满足大脑及头围的生长。这样就会导致非匀称性胎儿生长受限发生，表现为与缩小的肝（腹围）比较，大脑体积相对异常的增大。因为识别胎儿生长发育受限为均称型或不匀称型可能帮助检出危险因素，所以其产前诊断成为临床热点。

五、危险因素

1. **体格小的孕妇**　孕妇体格小，其胎儿也偏小。尽管这种现象是由于自然原因还是营养因素造成的原因不明，但是，这类母亲提供的环境比其遗传作用对出生体重的影响更重要。等于或低于平均体重的孕妇，孕期体重增加不足，会导致胎儿生长受限的发生。若孕妇体格健壮，在没有疾病的情况下，孕期即使体重增加低于平均水平，也不大会发生明显的胎儿宫内生长受限。孕期后半程不应严格控制孕妇的体重增加。

2. **社会剥夺**　社会剥夺导致的出生体重降低往往是和生活方式交织在一起，包括吸烟、酗酒、药物滥用和营养不良等。社会剥夺最严重的母亲有最小的婴儿，并且其社会心理支持不足更增加了生长受限婴儿的风险。

3. **孕妇及胎儿感染**　约 5% 的胎儿生长受限，是由病毒、细菌、原虫及螺旋体等感染导致。这些感染中了解最清楚的是风疹病毒和巨细胞病毒感染。甲肝及乙肝病毒感染不仅与早产有关，亦有可能导致胎儿宫内生长受限。有报道利斯特菌、结核、梅毒感染也与胎儿生长受限有关。弓形虫病是与不良胎儿生长最常相关的原虫感染，先天性疟疾也可产生相同结果。

4. **胎儿先天畸形**　在有大结构畸形的胎儿中有 1/4 伴有生长受限。通常来说畸形越严重，胎儿越易成为小于孕龄儿。这种情况在胎儿染色体畸形及心血管畸形中最明显。约 20% 生长受限的胎儿有染色体核型异常，而他们并没有超声能发现的明显的结构畸形。胎儿生长受限合并结构异常的，染色体异常的发生率更高。21-三体患者出生后生长明显缓慢，但在胎儿期仅存在轻度的生长受限。与 21-三体轻度或不同程度的胎儿生长受限不同，18-三体胎儿往往有明显的严重胎儿生长受限。13-三体胎儿也有不同程度的胎儿生长受限，但其通常没有 18- 三体严重。Turner 综合征（45，X 或性腺发育不全）或 Klinefelter 综合征（47，XXY）不存在严重的胎儿生长受限。许多遗传性综合征也与胎儿生长受限有关，如先天性成骨不全和各类软骨营养障碍等。

5. 化学致畸物 所有化学致畸物都能对胎儿生长产生不良影响。吸烟导致胎儿生长受限和早产，且与每天吸烟数目有直接关系。麻醉镇静类药物会减少孕妇食物摄入和减少胎儿细胞数目。乙醇是强致畸物，其作用与剂量存在线性关系。可卡因也不利于胎儿体重增加。在第 8 章中有详细的介绍。

6. 孕妇疾病 慢性血管疾病，尤其继发重度子痫前期者通常会导致胎儿生长受限。子痫前期，尤其是 37 周前发生的，本身也会导致胎儿生长受限。肾疾病可能会引起胎儿生长受限，一些会引起子宫 - 胎盘缺氧的状况如：慢性高血压，哮喘和高海拔地区，也与显著的胎儿生长受限相关。与低海拔地区胎儿相比，高海拔地区居住的孕妇胎儿体重偏轻。发绀型心脏病孕妇常伴有严重的胎儿生长受限。大多数情况下贫血不会导致胎儿生长受限。但镰形红细胞贫血或与孕妇疾病相关的其他严重的遗传性贫血是例外。

7. 胎盘和脐带异常 慢性部分胎盘早剥，胎盘大面积梗死和绒毛膜血管瘤可能会引起胎儿生长受限。脐带边缘插入尤其帆状附着胎盘更易引起胎儿宫内生长受限。

8. 异位妊娠 异位妊娠胎儿通常生长受限。孕妇存在某些类型子宫畸形也会导致胎儿生长受限。

9. 抗磷脂综合征 两类抗磷脂抗体与胎儿生长受限有关，包括抗心磷脂抗体和狼疮抗凝血物。有关的详细讨论见第 54 章。

10. 多胎妊娠 与单胎相比，双胎或更多胎妊娠，更倾向于使其中 1 个或 2 个胎儿发生生长受限。

六、胎儿生长受限的诊断

尽早进行孕龄的核实、关注孕期孕妇体重增加和在孕期仔细的测量宫底高度可以发现大多数的胎儿生长异常。如果宫底高度比预期值低超过 2～3cm，就应当怀疑存在胎儿生长受限。确认是否存在高危因素，包括前次分娩过生长受限胎儿，此次妊娠将会增加胎儿生长受限的发生概率。对于存在明显高危因素的孕妇，应该给予连续胎儿超声监测。在早孕期进行初次产检，及孕 32～34 周间第 2 次产检能发现很多胎儿生长受限的病例。

识别生长受限的胎儿是具有挑战性的。因为即使出生后在新生儿病房也不是总能识别出生长受限的新生儿。尽管如此，还是有很多简单的临床操作和较复杂的技术能够为我们诊断胎儿宫内生长受限提供有益的帮助。

多普勒脐血流测定：与胎儿生长受限密切相关的脐动脉多普勒测速异常特

征是舒张末期血流消失或反流，说明血管阻抗增加（见第 9 章）。图 38-1 是一个例子。在处理胎儿生长受限时，推荐多普勒脐血监测作为无应激试验和胎儿生物物理评分的一个补充。

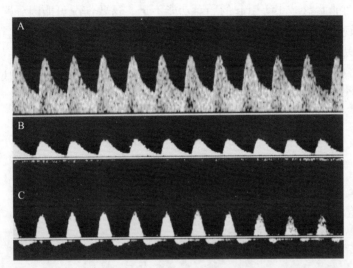

图 38-1　胎儿多普勒脐动脉血流研究，显示从正常到显著异常的变化

A. 正常脐动脉血流，收缩期 / 舒张期比值＜3.0；B. 脐动脉舒张期血流速度接近于 0，提示胎盘血管阻力增加；C. 舒张期脐动脉血流倒置（S/D 负值），是胎儿濒死征象

[经许可转载自 Cunningham FG, Leveno KJ, Bloom SL, et al（eds）. Williams Obstetrics.23rd ed. New York, NY: McGraw-Hill, 2010.]

七、处理

一旦怀疑存在胎儿生长受限，需努力明确诊断，确诊后需明确是否有胎儿畸形或处于危险状况。分娩时机是关键，临床医师常需要权衡胎死宫内及早产对胎儿造成的风险。

1. 近足月的胎儿生长受限　足月和近足月的生长受限胎儿，尽快分娩对胎儿是有利的。如果胎儿心率监测是令人放心的，可以尝试阴道分娩。不幸的是，这类胎儿与正常胎儿相比，往往不能耐受阴道分娩而通常需要剖宫产。更重要的是，因为胎儿生长受限的诊断具有不确定性，因此需要在确定胎儿肺成熟后再采取干预措施。此时可利用第 9 章和第 12 章介绍的产前胎儿监测技术指导期待治疗。

2. 远未足月的胎儿生长受限　孕 34 周前诊断的胎儿生长受限，如果胎儿羊水量和胎心监测正常，推荐期待观察治疗。超声检测是否存在胎儿异常，需每 2～3 周重复 1 次。只要胎儿连续生长、胎儿评估正常，允许期待至胎儿成熟，否则建议分娩终止妊娠。此时行羊水穿刺评估胎儿肺发育成熟度，有助于临床医师做出决定。

3. 生产和分娩　无论是自然发动或引产，怀疑有胎儿生长受限的胎儿在产程中应严密胎心监护，观察胎儿是否受到威胁。胎儿生长受限常是由于母血灌注不足或功能胎盘减小等引起的胎盘功能不足。这些情况可能因分娩而恶化。

胎儿娩出后有窒息和胎粪吸入的风险。所以新生儿出生时需要有能够熟练清理声带以下呼吸道（尤其是胎粪），及必要时会提供辅助通气的人员在场。严重生长受限胎儿易发生出生后低体温及代谢紊乱如低血糖、红细胞增多和血液黏滞度过高等情况。

更多内容参考 *Williams Obstetrics* 第 23 版第 38 章 "Fetal Growth Disorders"。

（译者　赵肖波）

第39章 巨 大 儿

巨大儿是被用来描述体型巨大的胎儿 / 新生儿的一种并不十分精确的术语。妇产科界共识是体重<4000g 的新生儿并不算很大，但是对于巨大儿的精确定义却并没有共识。

一、巨大儿的定义

临床上对于巨大儿有几种不同的定义。两种最常用的定义是基于出生体重的正态分布。巨大儿的一个定义是指出生体重超过同孕周第90百分位体重的新生儿。另一方面，也将出生体重大于同孕周出生体重2个标准差（第97百分位）定义为巨大儿。举例来说，孕39周出生的体重阈值约为4500g（第97百分位数），而不是4000g（第90百分位数）。出生体重超过某个特殊阈值也常被用来定义巨大儿。例如出生体重>4000g（8lb13.5oz）常用来定义巨大儿，其他的常用阈值还有4250g，甚至4500g（约10lb）。如表39-1所示，出生体重达到或超过4500g 的非常罕见（约占1.5%）。美国妇产科医师学会将巨大儿定义位出生体重≥4500g 的新生儿。

表39-1　帕克兰医院 1998～2008 年 171 755 活产新生儿体重分布

出生体重（g）	新生儿		孕妇糖尿病
	出生数	百分比	百分比
500～3999	154 906	90.2	5
4000～4249	9897	5.8	6
4250～4499	4349	2.5	7
4500～4649	1693	1.0	9
4750～4999	606	0.4	12
5000～5249	202	0.1	12
5250～5499	71	0	25
5500～5749	22	0	23
5750～5999	7	0	0
6000～6249	1	0	0
6250～6499	0	0	—
≥6500	1	0	0
总数	171 755		5.4

［经许可转载自 Cunningham FG, Leveno KJ, Bloom SL, et al（eds）. Williams Obstetrics. 23rd ed. New York, NY: McGraw-Hill, 2010. Data courtesy of Dr. Don McIntire.］

二、高危因素

仅有 40% 分娩巨大儿的孕妇存在已知的高危因素。如表 39-1 所示孕妇糖尿病增加分娩>4000g 胎儿的概率（见第 71 章和第 72 章）。然而需要强调的是，孕妇糖尿病仅与少部分巨大儿有关。糖尿病孕妇分娩的巨大儿，肩周径增大，导致阴道分娩时肩难产发生概率增加。表 39-2 列出其他可能增加巨大儿发生率的因素。这些因素是可以累加的。

表 39-2 巨大儿的相关高危因素

肥胖
妊娠期糖尿病及 2 型糖尿病
过期妊娠
经产妇
双亲体格高大
高龄产妇
曾经生育过巨大儿的孕妇
种族和人种因素

［经许可转载自 Cunningham FG, Leveno KJ, Bloom SL, et al（eds）.Williams Obstetrics. 23rd ed. New York, NY: McGraw-Hill, 2010.］

三、诊断

目前没有可以准确估计巨大胎儿体重的方法，因此，只有在出生后才能诊断巨大儿。肥胖孕妇更是增加了临床通过体检估计胎儿体重的难度。

有很多通过各种超声测量数值来提高胎儿体重估测精确性的尝试。基于超声测量胎儿头，股骨和腹围来估计胎儿体重的公式很多（见第 9 章），这些计算公式对于估计小于孕龄儿、早产儿准确性较高，而对于估计巨大儿则不那么有效。目前还没有能够准确估计巨大儿体重的公式。例如，大多数超声估计胎儿体重公式都有 ±15% 的误差。

四、可疑巨大儿的争议处理

准确知道胎儿体重，可以避免因巨大儿分娩引起的头盆不称或肩难产。有一些有争议的处理来避免巨大儿分娩过程中可能发生的并发症。

1.预防性引产 有些临床医生提出对于诊断为巨大儿的非糖尿病孕妇建议预防性引产，以避免胎儿继续增大，来减少阴道分娩潜在的风险。然而，和继续妊娠相比，引产并没有减少这类孕妇的剖宫产率或肩难产的发生率。

2.选择性剖宫产 有研究发现，与标准产科处理相比较，对超声诊断的巨大胎儿采取选择性剖宫产在医疗上和费用上均不合理。但是对有巨大儿的糖尿病孕妇进行选择性剖宫产是一种可靠的方法。在超声估计胎儿体重达到或超过4250g 的糖尿病妇女中，常规行剖宫产可明显减少肩难产率。

3. 肩难产预防　巨大儿阴道分娩的主要风险是肩难产及由此造成的永久性臂丛神经瘫痪。肩难产发生是由于孕妇骨盆能够让胎头通过，但是不足以让非常大的胎儿双肩径通过（见第 16 章）。在这种情况下，胎儿前肩嵌顿在孕妇耻骨联合上方。即使在分娩时有经验丰富的产科医师协助，也很难避免受累一侧肩部的臂丛神经损伤。幸运的是，只有＜10% 的臂丛神经损伤会造成永久性的臂丛神经瘫痪。

由于大多数的肩难产是不能被预测或预防的，所以在普通人群中对可疑巨大儿行择期剖宫产的政策是不合理的，因为其增加了剖宫产数量及医疗费用。对于糖尿病孕妇估计胎儿体重超过 4250g 或 4500g，进行择期剖宫产可能是合理的策略。

更多内容参考 *Williams Obstetrics* 第 23 版第 38 章 "Fetal Growth Disorders"。

（译者　赵肖波）

第 40 章　双胎妊娠：总论

在过去的 25 年里，美国的双胎妊娠的发生率史无前例的急剧上升（图 40-1）。这种上升趋势主要归因于辅助生殖技术的发展并已经成为一个重要的公共卫生课题。较高的早产儿出生率使得双胎新生儿的存活率下降并且其长期并发症的概率增高。帕克兰医院 2002～2006 年的统计表明，每 100 例分娩中有 1 对双胞胎出生，但双胎妊娠却占围生儿死亡的 1/10（表 40-1）。此外，双胎妊娠发生子痫前期、产后出血和孕产妇死亡等严重母体并发症的风险增加 2 倍以上。

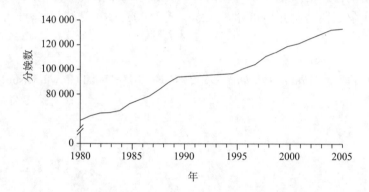

图 40-1　1980～2005 年美国双胎妊娠分娩数量

［经许可转载自 Cunningham FG，Leveno KJ，Bloom SL，et al（eds）. Williams Obstetrics. 23rd ed. New York, NY: McGraw-Hill, 2010. Data from Martin JA, Park MM: Trends in twin and triplet births: 1980–97. Natl Vital Stat Rep, 1999, 47: 1. Martin JA, Hamilton BE, Sutton PD, et al: Births: Final data for 2005. Nat Vital Stat Rep, 2007, 56: 1.］

表 40-1　2002～2006 年帕克兰医院分娩的单胎和双胎妊娠结局比较

结局	单胎妊娠	双胎妊娠
妊娠数	78 879	850
分娩胎儿数[1]	78 879	1700
死产	406（5.1）	24（14.1）
新生儿死亡	253（3.2）	38（22.4）
围生期死亡	659（8.4）	62（36.5）
极低体重儿（<1500g）	895（1.0）	196（11.6）

（1）出生数据表示形式为：数字（‰）

［经许可转载自 Cunningham FG，Leveno KJ，Bloom SL，et al（eds）. Williams Obstetrics. 23rd ed. New York, NY: McGraw-Hill, 2010.］

一、多胎妊娠的病因学

1. 单卵双胎　单卵双胎由一个单独的受精卵分离而来。根据受精卵分裂时机，单卵双胎可能为双绒毛膜双羊膜囊双胎、单羊膜囊双羊膜囊双胎或单绒毛膜单羊膜囊双胎（彩图 28）。单卵双胎的发生率在全球范围内保持恒定，大约为 1/250 次妊娠，多与种族、遗传、孕妇年龄和产次无关。尽管单卵双胎通常被认为"完全相同"的，但是有时并不如此。由于受精卵分裂后的突变，单卵双胎偶会出现遗传学变异或两胎儿有同样遗传学疾病但却表现出不同的表型。

2. 双卵双胎　双卵双胎由两个卵子形成各自的受精卵形成。双卵双胎的发生率为单卵双胎的 2 倍，其发生率与很多因素相关（表 40-2）。影响双卵双胎发生率的因素如种族、孕妇年龄、体重和多孕等均可能与促卵泡生成素（FSH）的水平有关。

表 40-2　影响双卵双胎发生率的因素

因素	影响双卵双胎发生的因素
种族	非裔美国人发病率较高；其次为高加索人群；亚洲人群较低
家族史	孕妇自身为双卵双胎增加双胎妊娠概率；但丈夫为双胎并不增加双胎妊娠发生率
孕妇年龄	37 岁怀孕为双胎妊娠发生率最高的年龄（与 FSH 增高有关）
产次	多产（尤其产次达到 7 次）与多胎发生率增加有关
营养	身材高大或体重大的女性容易怀上双胎妊娠
不孕症治疗	促排卵治疗受孕的妊娠中 25%~30% 为多胎妊娠；脉冲性促性腺激素治疗受孕的妊娠中 10% 为多胎妊娠，其中大多为双胎妊娠；促排卵同时增加了单卵双胎的发生率

二、鉴定双胎的卵性和绒毛膜性

产前鉴定绒毛膜性的原因是因为它有利于评估产科风险（表 40-3）。由于双卵双胎外观可能相似，而单卵双胎也不总是完全相同，因此鉴定卵性常需要复杂的遗传学检测。

表 40-3　双胎妊娠的卵性和双胎特殊并发症的总体概述

双胎类型	特殊的双胎并发症（%）				
	双胎	胎儿发育迟缓	早产[1]	胎盘血管吻合	围生儿病死率
双卵	80	25	40		10~12
单卵	20	40	50		15~18
双羊膜 / 双绒毛膜	6~7	30	40	0	18~20
双羊膜 / 单绒毛膜	13~14	50	60	100	30~40

续表

双胎类型	特殊的双胎并发症（%）				
	双胎	胎儿发育迟缓	早产[1]	胎盘血管吻合	围生儿病死率
单羊膜/单绒毛膜	<1	40	60~70	80~90	58~60
联体双胎	0.002~0.008	-	70~80	100	70~90

（1）37 周前分娩

（经许可引自 Manning FA: Fetal biophysical profile scoring. In: Fetal Medicine: Principles and Practices. Norwalk, CT: Appleton & Lane, 1995: 288.）

1. 超声评估　早孕期可以通过超声判断双胎的绒毛膜性（彩图 29）。发现单个绒毛膜提示单卵双胎妊娠，然而如果存在两个绒毛膜既可能是单卵双胎，也可能是双卵双胎（彩图 30）。存在 2 个独立的胎盘以及更厚的胎膜分隔支持双绒毛膜的诊断。如果在两层分隔的胎膜间有一个在绒毛膜表面伸展出去的三角形凸起的胎盘组织（术语为"双胎峰"征），提示为双绒双胎（彩图 31）。如果两胎儿性别不同，几乎都为双绒毛膜双胎。偶有病例报道单绒双胎一胎为 Turner 综合征（45，XO），外观为女性，而她的同卵双胎为男性胎儿（46，XY）。联合运用胎盘位置、是否存在双胎峰和胎儿性别等指标来对双胎绒毛膜性判断的准确率为 96%。

2. 胎盘检查　分娩后肉眼对胎盘和胎膜进行检查可明确大约 2/3 双胎的合子性质。当第一个胎儿娩出时，用一个脐带夹夹住其脐带。除非产前明确有 2 个胎盘，否则在另一个胎儿娩出前不采脐血。当第二个胎儿娩出后，用两个夹子夹在其脐带上。重要的是保证每个胎儿脐带均被夹住，这样可以防止胎盘吻合血管沿着未夹闭的脐带出血而导致未娩出胎儿失血。如果双胎儿共用一个羊膜囊或并列两个羊膜囊，囊间无绒毛膜将其隔开，就是单卵双胎；如果相邻的羊膜被绒毛膜分隔，则可能是单卵或双卵双胎，但双卵双胎更为常见（彩图 30）。

三、母体的适应性

多胎妊娠的母体生理变化较单胎妊娠严重。在早孕期，可能由于临时性的 β-HCG 增高，多胎妊娠孕妇恶心呕吐反应常较单胎的孕妇剧烈。通常母体血容量的增加在双胎中更明显。双胎妊娠的血容量较单胎增加 500ml 左右。双胎妊娠分娩期平均出血量亦较单胎妊娠多 500ml 左右。由于母体血容量显著增加以及第二胎儿对铁和叶酸的需要量额外增加，双胎妊娠孕妇更容易发生贫血。

双胎妊娠孕妇的心排血量要比单胎妊娠高出 20%。这主要归因于每搏排血量增加以及轻度增加的心率。多胎妊娠孕期子宫解剖学上的变化为形态上的增大，子宫及其内容物的容量可达 10L 或更多，重量可超过 20lb！

1.妊娠并发症 双胎妊娠发生妊娠期母体和胎儿并发症的概率更高，如早产和妊娠期高血压疾病。双胎妊娠的特有并发症在第 41 章讲述。下面主要讨论与单胎妊娠相似的并发症。

（1）早产：约 60% 的双胎在 36 周前分娩。延长分娩孕周的尝试主要有卧床休息、预防性口服 β 受体激动药、使用宫缩抑制药以及宫颈环扎。常规入院安胎治疗并没有能有效的延长分娩孕周或提高新生儿存活率。然而，约有 50%的双胎妊娠会因出现产科并发症如妊娠期高血压疾病或早产而入院治疗。关于宫缩抑制药的随机研究并没有提示其能够显著降低早产的发生率，而 β 受体激动药治疗可带来较高的母体风险，主要是母体血浆容量增加和心血管负荷增加导致潜在的肺水肿的风险。同样，预防性宫颈环扎或孕激素治疗也没有降低早产的发生率。

（2）妊娠期高血压：多胎妊娠易并发与妊娠相关的高血压疾病。在帕克兰医院，双胎妊娠妊娠高血压疾病的发生率为 20%。不仅发病率高，而且发病早且更为严重。处理双胎孕妇的妊娠期高血压疾病与单胎妊娠相似，在第 23 章中会具体讨论。

（3）自然流产：多胎妊娠流产率较高。双胎妊娠期胎儿丢失的发生率与足月分娩相比要高出 3 倍。单绒双胎流产的概率较双绒双胎更高。在某些病例中，所有的胎儿均丢失。在某些病例，只有一个胎儿丢失，则按单胎妊娠分娩。自然受孕的双胎发生早孕期的一胎丢失或"消失"的概率为 20%～60%。通常，在分娩时已经无法看到这些丢失的胎儿，医师可以安慰孕妇告知一胎早孕期的丢失并不会增加妊娠期并发症发生的风险。

2.双胎妊娠分娩孕周 早产是导致双胎新生儿死亡率和发病率增加的主要原因。此外，母体高血压、胎儿生长受限和胎盘早剥也是早产的主要原因。关于哪个孕周为双胎妊娠分娩孕周的上限暂无定论。据研究，孕周＞39 周后双胎死胎的发生率要高于新生儿死亡。在帕克兰医院，双胎妊娠的分娩孕周最多不超过 40 周。

更多内容参考 *Williams Obstetrics* 第 23 版第 39 章 "Multifetal Gestation"。

（译者 邹 刚）

第41章 双胎妊娠特有并发症

许多并发症是多胎妊娠特有的，以下将介绍双胎生长不一致、双胎输血综合征、双胎反向动脉灌注序列（twin reversed arterial perfusion，TRAP）、单羊膜囊双胎和联体双胎。虽然这些并发症在双胎妊娠中已详细描述，但也发生于多胎妊娠。

一、双胎生长不一致

双胎胎儿的大小不同，则可能是胎儿病理性生长受限的一个征象，算法是用较小胎儿以较大胎儿作为计算标尺进行比较。一般随着双胎间体重差异增加，围生期死亡率也相应增加。可有多种方法来确定双胎生长不一致。一种常用方法是使用所有的胎儿测量数据来计算双胎的预测重量，然后比较大小两胎儿的重量（较大胎儿的重量减去较小胎儿的重量，再除以较大胎儿的重量）。考虑到生长受限是主要担心的问题，以及腹围反映胎儿营养，一些学者以腹围差异超过20mm来诊断双胎生长不一致。

1.病因 双胎生长不一致的病因在单绒毛膜双胎和双绒毛膜双胎中常是不一样的。在单绒毛膜双胎中，生长不一致主要是因为双胎间胎盘血管吻合引起的血流动力学不平衡所致（见下述双胎输血综合征）。偶尔，双胎之一结构异常亦会导致单绒毛膜双胎胎儿大小不一致。而双绒双胎可能有不一样的遗传生长潜力，尤其是在性别不同时。并且，因为胎盘是独立的且需要更大的种植区域，其中一个胎儿的胎盘所占面积较小时可能会导致两胎儿生长不一致。三胎生长不一致的发生率是双胎的2倍，这一现象说明宫内拥挤也有一定影响。

综合数据分析表明，当体重相差超过25%时，常伴随双胎之一或两胎儿的生长受限，最能准确地预测不良围生期结局的发生。呼吸窘迫、脑室内出血、脑室周围白质软化、败血症和坏死性小肠结肠炎的发生率均随着双胎生长不一致的严重程度而上升。当体重相差超过30%时，胎儿死亡的相对风险增加5倍以上。

2.处理 超声监测双胎的生长发育是双胎妊娠的主要处理措施。羊水过少等其他超声发现可帮助评估胎儿风险。根据双胎生长不一致的程度和孕周，可能需要进行胎儿监测，尤其是其中之一或两胎儿发生生长受限时（见第12章）。除非胎儿可能已经成熟，一般不单纯因双胎生长不一致而终止妊娠。

二、双胎输血综合征

双胎输血综合征是单绒毛膜胎盘的血液循环相通，使得供血儿向受血儿输血。供血儿发生贫血和生长受限可能，而受血儿的红细胞过多，可能因循环过负荷而表现为胎儿水肿。多达 25% 的单绒毛膜双胎有这一临床特点，但仅有极少数受到严重影响。

1.病理生理学　几乎所有的单绒毛膜胎盘都有血管吻合，多数血流动力学平衡，所以不会带来胎儿不良妊娠结局。但是，近 50% 以上的单绒毛膜胎盘存在穿过绒毛组织毛细血管床的深部动静脉吻合，造成一个公用的绒毛区域。虽然大多数此种血管吻合血流动力学稳定并几乎无影响，但单向的动静脉吻合血流导致了双胎间显著的血容量差异，进而导致慢性双胎输血综合征的发生（图 41-1）。

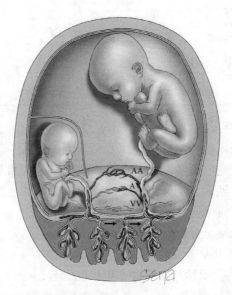

图 41-1　双胎间的血管吻合可能是动脉 - 静脉吻合（AV），动脉 - 动脉吻合（AA），或者静脉 - 静脉吻合（VV）。图中所示为在深部绒毛组织内,动脉静脉吻合形成了一个"共用的绒毛区域"或称为"第三循环"。血液经这一共用循环由供血儿流向受血儿。这导致供血儿生长受限，显著的羊水减少，最终形成"贴附儿"

［经许可转载自 Cunningham FG, Leveno KJ, Bloom SL, et al（eds）. Williams Obstetrics. 23rd ed. New York, NY: McGraw-Hill, 2010.］

慢性双胎输血综合征一般发生在中孕期，这时供血儿因为肾灌流量的减少而发生少尿。供血儿羊膜腔内羊水几乎消失，限制了胎儿运动，而出现"贴附儿"现象（也即固定不动胎儿）。同时，受血儿发生严重的羊水过多，可能是尿量增加所致。羊水过多 - 羊水过少的并发导致一胎儿生长受限、挛缩和肺发育不良，而另一胎儿胎膜早破和心力衰竭。

2.诊断　过去主要依靠双胎体重差异和血红蛋白差异来诊断双胎输血综合征，但是，这些一般到晚期才能发现。现在，常用以下超声发现来诊断双胎输血综合征：①单绒毛膜性；②同一性别；③大胎儿羊水过多，定义为最大羊水深度>8cm；④小胎儿羊水过少，定义为最大羊水深度<2cm。此外，还有一些超声发现支持诊断，包括双胎显著生长不一致，羊水过多胎儿心功能异常，脐血管和静脉导管的血流异常。一经确认，应对双胎输血综合征进行 Quintero 分期，详见表 41-1。除这些标准之外，有证据表明受血儿的心功能与胎儿结局有关。

表 41-1　双胎输血综合征 Quintero 分期

Ⅰ期：羊水量不一致，但超声仍可见供血儿膀胱
Ⅱ期：在Ⅰ期基础上，超声下供血儿膀胱消失
Ⅲ期：在Ⅱ期基础上，发生脐动脉或静脉导管血流异常
Ⅳ期：双胎任何一胎发生腹水或水肿
Ⅴ期：双胎任何一胎死亡

3. *治疗与结局*　目前有数种针对双胎输血综合征的治疗，包括羊水减量术、胎盘吻合血管的激光电凝术、选择性减胎和羊膜造口术。已有大量随机对照试验证明，吻合血管激光电凝术联合羊水减量术可以提高胎儿存活率。虽然是否对双胎输血综合征Ⅰ期和Ⅱ期进行激光治疗仍存在争议，但是目前激光电凝术仍是治疗严重双胎输血综合征的首选方法。

一般来讲，孕期越早诊断双胎输血综合征，预后越差。严重的双胎输血综合征常在妊娠 18~26 周表现出来，在孕 28 周前诊断的病例报道中，生存率变化很大，从 7%~75%。双胎输血综合征也可能引起小头畸形、脑穿通畸形和缺血坏死后遗症即多发性脑软化。在供血儿，缺血是因低血压和（或）贫血所致。在受血儿，缺血是因血压不稳定和严重低血压发作所致。双胎之一宫内死亡，存活胎儿脑瘫风险增加 40 倍，可能源于急性低血压所致。重要的是，由于一胎死亡所引发的急性低血压，即使一经发现一胎死亡立即娩出另一胎儿，仍然不可能避免对另一胎儿所造成的损伤。

三、单羊膜囊双胎

约 1% 的单卵双胎是单羊膜囊的。受精卵直到羊膜囊形成后才分裂，导致两个胚胎共用一个羊膜囊（见第 40 章）。诊断一般是根据超声未能发现双胎有羊膜分隔而做出的。

单羊膜囊双胎发病率和病死率急剧增加。脐带相互缠绕是胎儿死亡的一个最常见原因，估计至少有一半病例发生。其他的一些原因包括先天畸形、早产和双胎输血综合征。单羊膜囊双胎的处理仍存在疑问，因为脐带相互缠绕引起的胎儿死亡不可预见，并且对其缺乏有效的监测方法。数据显示，脐带缠绕引起的胎儿死亡多见于妊娠早期，而在孕 30~32 周后发生率较低。终止妊娠时机仍存在争议。

四、联体双胎

单羊膜囊妊娠的特有并发症是联体双胎，是由于受精卵在胚盘开始形成后才分裂（见第 40 章）。估计发生率为每 60 000 例妊娠中发生 1 例。联体的程度各不相同，可涉及任何器官，最常见的连接部位为胸部和（或）腹部（图 41-2）。常在孕中期通过超声做出诊断。在特定病例，随后进行 MRI 检查可提供有意义的解剖位置相关信息。联体双胎可能会因为结构异常不一致而变得更为复杂。如果重要器官没有被共用，经过仔细计划，手术分离有可能获得成功。产前进行儿外科医师咨询常能帮助父母做出决定。

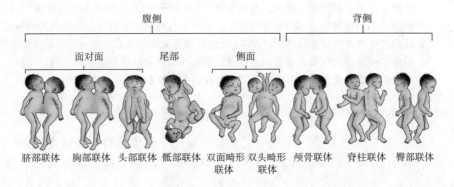

图 41-2　联体双胎类型

[经许可转载自 Cunningham FG, Leveno KJ, Bloom SL, et al（eds）.Williams Obstetrics. 23rd ed. New York, NY: McGraw-Hill, 2010. Redrawn from Spencer R. Theoretical and analytical embryology of conjoined twins: Part 1: Embryogenesis. Clin Anat, 2000, 13: 36.]

五、双胎一胎无心畸形

双胎一胎无心畸形也被称为双胎反向动脉灌注（TRAP）序列，虽然发生率极低，约 35 000 例分娩中有 1 例，但却是单绒毛膜双胎的严重并发症。在 TRAP 序列中，通常存在一个正常结构的供血胎儿及缺乏正常心脏和其他结构的受血胎儿。有理论假设 TRAP 序列是由胎盘中大的动脉 - 动脉吻合造成，并常伴有静脉 - 静脉吻合（图 41-3）。在单一且共用的胎盘中，供血儿的动脉灌注压超过受血儿的动脉灌注压，这样，受血儿接受来自供血儿的氧含量低的反向血流。这些"使用过的"氧含量低的血流通过受血儿的脐动脉优先进入受血儿髂血管。这样，血流仅灌注受血儿下半身，而破坏了上半身的生长和发育。无头生长称为无心无头畸胎；部分头部发育伴有可识别的肢体称为下级无心无头畸胎；无任何可识别的组织结构称为无心无形畸胎。

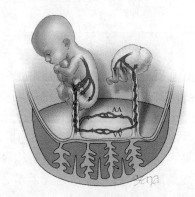

图 41-3 在 TRAP 序列中，通常存在一个正常结构的并以心力衰竭为特点的供血胎儿，和一个缺乏正常心脏的受血胎儿。有理论假设 TRAP 序列是由胎盘中大的动脉 - 动脉吻合造成的，并常伴有静脉 - 静脉吻合。在单一且共用的胎盘中，供血儿的动脉灌注压超过受血儿的动脉灌注压，这样，受血儿接受来自供血儿的氧含量低的反向血流。这些"使用过的"氧含量低的血流通过受血儿的脐动脉优先进入髂血管。这样，血流仅灌注受血儿下半身，而破坏了上半身的生长和发育

[经许可转载自 Cunningham FG, Leveno KJ, Bloom SL, et al（eds）. Williams Obstetrics. 23rd ed. New York, NY: McGraw-Hill, 2010.]

因为吻合血管的存在，双胎中的正常供血儿不仅要维持自身的血液循环还要供血给发育不全的无心受血儿。这可能导致正常供血儿的心脏扩大和高排血量心力衰竭。如不治疗，供血儿或"泵血儿"的死亡率将达到 50%～75%。治疗的目的是阻断双胎间的异常血管吻合。有报道称，在对发育异常的受血儿的脐血管进行射频消融术后生存率达到 90%。

更多内容参考 *Williams Obstetrics* 第 23 版第 39 章 "Multifetal Gestation"。

（译者 邹 刚）

第42章　三胎及以上妊娠

在 1980～1998 年，美国三胎及以上分娩数量增加超过 300%。但是自此之后，发生率相对稳定（图 42-1）。增长是由广泛使用辅助生殖技术造成的。双胎妊娠的并发症往往在多胎妊娠表现的更为严重。高血压，尤其是重度子痫前期的发生率，较双胎妊娠增加了数倍。新生儿治疗的进步已使活产三胎的生存率高达 95%，但早产仍导致较高的新生儿发病率。胎儿数量越多，分娩孕周通常越早（彩图 32）。三胎妊娠常规入院治疗并没有显示出对新生儿有益。但是，多数临床医师要求发生早产、高血压或其他妊娠期并发症的妇女立即入院治疗。

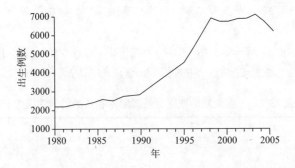

图 42-1　1980～2005 年美国出生三胎及以上多胎妊娠的数量

［经许可转载自 Cunningham FG, Leveno KJ, Bloom SL, et al（eds）. Williams Obstetrics. 23rd ed. New York, NY: McGraw-Hill, 2010. Data from Martin JA, Park MM. Trends in twin and triplet births: 1980–1997. Natl Vital Stat Rep, 1999, 47: 1. Martin JA, Hamilton BE, Sutton PD, et al. Births: Final data for 2005.Nat Vital Stat Rep, 2007, 56: 1.］

三胎及三胎以上的分娩明显较双胎更为复杂。由于不同的原因，三胎及以上妊娠妇女常接受剖宫产。

更多内容参考 *Williams Obstetrics* 第 23 版第 39 章 "Multifetal Gestation"。

（译者　邹　刚）

第43章 多胎妊娠的多胎减胎术 / 选择性减胎术

一、多胎减胎术

在多绒毛膜性多胎妊娠中，为提高剩余胎儿的存活率，选择性减去一胎或多胎作为一种治疗性干预提供给孕妇。减胎通常在孕 10～13 周进行。在该孕周范围内，多数自然流产已发生，此时胎儿大小中可以用超声进行评估了，减胎后残迹较小并且整个孕期发生流产的风险较低。通常，在超声引导下，通过对选定胎儿进行心脏或胸腔氯化钾注射来进行减胎，注意不要进入或穿过其他胎儿的羊膜囊。多数情况下减至双胎，以提高分娩至少一个可存活胎儿的概率。

与多胎减胎和选择性减胎相关的特异性风险见表 43-1。多胎减胎的流产率为 5%～15%，初始胎儿数量较多的妊娠有较高的术后流产率（图 43-1）。

表 43-1 与多胎减胎或选择性减胎术相关的特异性风险

1. 存留胎儿发生流产

2. 错误减去了正常胎儿

3. 减胎后发现保留了遗传或结构异常的胎儿

4. 损害而没有杀死胎儿

5. 早产

6. 生长发育不一致

7. 孕妇感染、出血，或可能因残留胚胎组织引起的弥散性血管内凝血

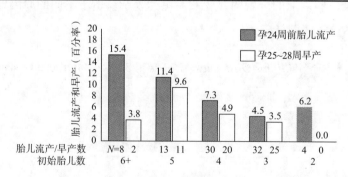

图 43-1 直方图显示了 1995～1998 年超过 1000 名接受选择性减胎的妇女，其小于孕 24 周的流产率和孕 25～28 周的早产率与最初胎儿数量间有对应关系

[经许可改编自 Elsevier，Evans ML，Berkowitz RL，et al: Improvement in outcomes of multifetal pregnancy reduction with increased experience. Am J Obstet Gynecol, 2001, 184（2）: 97–103.]

二、选择性减胎术

选择性减胎术指的是终止一个或多个畸形胎儿，而不仅仅是减少多胎妊娠的胎儿数量。一旦发现多胎妊娠胎儿结构不一致或遗传异常，可提供 3 种选择：①流产所有胎儿；②选择性减去异常胎儿；③继续妊娠。因为畸形常到妊娠中期才被发现，选择性减胎较多胎减胎更晚实施，风险更大。通常，该操作仅在畸形很严重或评估继续妊娠的风险高于此操作的风险时才进行。

除非采用像脐带结扎这样的特殊操作，选择性减胎仅能用于双绒毛膜妊娠，以避免损害存活胎儿。如果是双绒毛膜妊娠，可如前所述那样注射氯化钾。有经验的治疗中心，选择性减胎的流产率接近多胎减胎的流产率。

三、咨询

对要进行选择性减胎或多胎减胎的夫妇来讲，做出这样的决定是困难的。有关减胎或终止妊娠的相关伦理问题没有明确界定。在进行减胎之前，夫妇应该接受有关风险利弊的咨询，包括讨论继续妊娠的预期患病率和病死率。

更多内容参考 *Williams Obstetrics* 第 23 版第 39 章 "Multifetal Gestation"。

（译者　邹　刚）

第44章 妊娠期滋养细胞疾病

妊娠滋养细胞疾病可分为葡萄胎和葡萄胎后妊娠滋养细胞的肿瘤（表44-1）。后者被美国妇产科医师学会称为恶性滋养细胞疾病。有效的分类和治疗模式主要是基于临床发现和血清 β 人绒毛膜促性腺激素（β-HCG）而建立起来的。予以恰当管理，大多数妊娠期滋养细胞肿瘤是可治愈的。

表 44-1　妊娠滋养细胞疾病的分类

葡萄胎
完全性
部分性
妊娠滋养细胞肿瘤[1]
侵袭性葡萄胎
绒毛膜癌
胎盘部位滋养细胞肿瘤
上皮样滋养细胞肿瘤

（1）也称作恶性滋养细胞疾病
（改编自 FIGO Oncology Committee: FIGO staging for gestational trophoblastic neo-plasia 2000. Int J Gynecol Obstet, 2002, 77: 285. ）

一、葡萄胎（葡萄胎妊娠）

约每1000例妊娠中会出现一例葡萄胎。葡萄胎的组织学特征是不同程度的滋养细胞增殖和绒毛间质水肿。葡萄胎通常位于子宫腔；然而，它们偶尔会成为异位妊娠。胎儿或胚胎组织的有或无可以区别完全性或部分性葡萄胎（表44-2）。

表 44-2　部分和完全性葡萄胎的特点

特点	部分性葡萄胎	完全性葡萄胎
核型	常为69，XXX 或69，XXY	46，XX 或46，XY
病理		
胚胎-胎儿	通常有	无
羊膜，胎儿红细胞	通常有	无
绒毛水肿	多处，局灶性	弥漫性
滋养细胞增生	多处，局灶性，轻-中度	多处，轻-重度

续表

特点	部分性葡萄胎	完全性葡萄胎
临床表现		
诊断	稽留流产	葡萄胎妊娠
子宫大小	较正常周数体积小	较正常周数体积大 50%
卵泡膜黄素化囊肿	很少	25%～30%
并发症	很少	常有
持续性滋养细胞疾病	1%～5%	15%～20%

［经许可转载自 Cunningham FG, Leveno KJ, Bloom SL, et al（eds）. Williams Obstetrics. 23rd ed. New York, NY: McGraw-Hill, 2010.］

1. 完全性葡萄胎 组织学上，完全性葡萄胎的典型特点为水样变性和绒毛水肿，绒毛血管缺失，不同程度的滋养层上皮细胞增殖和胚胎成分（如胎儿和羊膜）缺失。大体上，绒毛膜绒毛出现明显的囊泡，大小从肉眼不可见到直径数厘米不等。

完全性葡萄胎的染色体组成通常是孤雄来源，为 46，XX。这种现象被称为雄核发育。完全性葡萄胎发展为妊娠滋养细胞肿瘤的风险约是 20%。

2. 部分性葡萄胎 部分性葡萄胎中病变是局灶性和轻度异形的，通常可见胎儿组织。如表 44-2 所示，其核型通常是三倍体核型 69，XXX、69，XXY 或 69，XYY，有一个母源和两个父源单倍体染色体。部分性葡萄胎的胎儿通常有三倍体的特征，包括多发性先天性畸形及生长受限，而且它是不能存活的。部分性葡萄胎发展为绒癌的风险是很低的。

3. 双胎葡萄胎 由一个二倍体葡萄胎和一个正常胎儿组成的双胎妊娠并不少见。共存的胎儿的存活取决于葡萄胎的部分是否导致了先兆子痫或大量失血等问题。双胎葡萄胎继发妊娠滋养细胞肿瘤的风险高于部分性葡萄胎，但低于单胎完全性葡萄胎。

4. 卵泡膜黄素囊肿 在许多葡萄胎的病例中，卵巢包含了多个被认为是由大量的 hCG 刺激黄体形成的卵泡膜黄素囊肿。这些囊肿的大小从显微镜下才可见，到直径 10cm 不等，表面是黄色光滑的。其中一些，特别是非常大的囊肿，可发生扭转、梗死、出血。因为分娩后囊肿消退，所以除非卵巢广泛梗死，否则卵巢不应被切除。

5. 葡萄胎的临床特点 葡萄胎的相关危险因素包括年龄、既往葡萄胎史、口服避孕药使用、既往流产史、吸烟、各种维生素缺乏、父亲的年龄大。过去几十年来，由于阴道超声和血清 hCG 定量应用于早期诊断，大多数葡萄胎的临床表现已经改变了。葡萄胎妊娠普遍存在子宫出血，从点状出血到大量出血都是可能的。在约 50% 的情况下，子宫大小明显超过预期，通常检测不到胎心。

　　特别重要的情况是已进入孕中期的葡萄胎妊娠合并子痫前期。事实上，先兆子痫在 24 周前很少见，所以在此之前的先兆子痫应考虑葡萄胎。可能出现明显的恶心和呕吐。由于 hCG 的促甲状腺激素样作用，葡萄胎妊娠妇女血浆甲状腺素水平通常都会升高，但临床上明显的甲状腺功能亢进症是不常见的。

　　6.诊断特点　一些孕妇在葡萄胎自然流产或手术清除之前很早就会出现表现。诊断准确率最高的是超声图像显示葡萄胎（图 44-1）。完全性葡萄胎的临床特点和诊断总结见表 44-3。

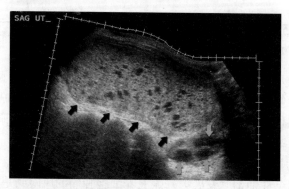

图 44-1　20 周大小子宫的矢状超声图像显示其中的完全性葡萄胎（黑色箭头）以及与之相关的卵巢卵泡膜黄素囊肿（白色箭头）

[经许可转载自 Cunningham FG, Leveno KJ, Bloom SL, et al（eds）. Williams Obstetrics. 23rd ed. New York, NY: McGraw-Hill, 2010.]

表 44-3　葡萄胎妊娠的临床和诊断特点

1.持续或间断流血约 12 周，通常不多，往往更接近棕色而不是红色的
2.在约 50% 的情况下，子宫扩大，与孕周不相称
3.尽管子宫可增大至脐部或更高的水平，但没有胎儿组织和胎心
4.特征性超声图像
5.妊娠期血清绒毛膜促性腺激素水平高于预期
6.24 周前出现先兆子痫
7.妊娠剧吐

　　7.处理　葡萄胎孕妇的管理有两条重要的基本原则。首先是葡萄胎的清除，其次是持续定期随访排除持续滋养细胞疾病。大多数临床医师会检查术前胸部 X 线片，但除非有宫外疾病证据，否则不常规进行 CT 或磁共振成像评估肝或脑的情况。

　　8.葡萄胎妊娠的终止　不论子宫大小，葡萄胎吸除术通常是首选的治疗。对于大的葡萄胎，充分的麻醉和输血支持是必要的。对于封闭的宫颈，术前使用渗透性扩张器扩宫颈可能有帮助。宫颈需要扩张至可以插入 10～12mm 吸管。

吸除大多数的葡萄胎组织后，应给予缩宫素。在子宫肌层收缩后，通常应用大刮匙深入且温柔地刮吸。术中超声有助于确保子宫腔排空。

如果年龄和产次等因素下患者没有再次怀孕的愿望，那么子宫切除术可优先于刮吸术。在 40 岁或以上的妇女中采用子宫切除术是合理的，因为在这一年龄组，继发恶性滋养细胞疾病的概率会增加。

9. 宫腔排空后监测　常用的后续监测方法列于表 44-4 中。主要目标是及时发现提示恶性肿瘤的情况。处理的主要环节就是进行血清 β-hCG 值的系列测量来检测滋养细胞疾病。即使少量的滋养细胞组织也可以通过该监测发现。该值应逐步下降到检测不出的水平，如彩图 33 所示。升高意味着滋养细胞的增殖，除非再次怀孕，否则应考虑是恶性可能。

表 44-4　葡萄胎妊娠随访原则

1. 在至少 6 个月的随访期内避免怀孕
2. 每 2 周监测血清绒毛膜促性腺激素水平
3. 留院治疗直至血清 hCG 水平持续下降。水平升高或持续处于高水平时通常需要治疗
4. 一旦血清 hCG 水平降至测量下限，那么每月监测 1 次，持续 6 个月

10. 预后　由于可迅速诊断，葡萄胎的病死率已降至接近零。在清除葡萄胎时，不同数量的滋养细胞（伴或不伴绒毛间质）可能从宫腔离开进入静脉。当进入的量足够大，就可能导致出现急性肺栓塞的症状和体征，甚至死亡。这样的死亡是罕见的，清除葡萄胎时大量滋养细胞栓塞也是罕见的。

尽管滋养层组织进入肺的数量不足以导致肺血管栓塞，但是它们侵入肺实质，有潜在的导致转移的可能，这在影像学上有明显表现。转移灶可能只包含滋养细胞（绒癌）或由滋养细胞和绒毛间质（侵袭性葡萄胎）共同组成。

二、妊娠滋养细胞肿瘤

妊娠滋养细胞肿瘤也称为恶性滋养细胞疾病，这个术语指的是侵袭性葡萄胎、绒毛膜癌、胎盘部位滋养细胞肿瘤和上皮样滋养细胞肿瘤。葡萄胎后妊娠滋养细胞肿瘤的诊断标准见表 44-5 所示。

表 44-5　妊娠滋养细胞肿瘤或葡萄胎后妊娠滋养细胞疾病诊断标准

1. 3 周或更长一段时间内 4 次（第 1，7，14，21 天）血清 β-hCG 水平（+10%）处于高水平
2. 3 周连续测量或 2 周内 3 次测得血清 β-hCG 升高＞10%
3. 持续 6 个月或更久仍可测得血清 β-hCG
4. 绒癌组织学诊断

（改编自 FIGO Oncology Committee: FIGO staging for gestational trophoblastic neo-plasia 2000. Int J Gynecol Obstet, 2002, 77: 285.）

1. 病因学   妊娠滋养细胞肿瘤几乎总是继发于妊娠。大多继发于葡萄胎，但也可继发于流产、正常妊娠、甚至是宫外孕。大多数妊娠滋养细胞肿瘤根据血清 β-hCG 水平诊断（见上述）。

（1）绒毛膜癌：这是种高度恶性的滋养细胞肿瘤，正常滋养细胞的侵袭性大大增加。特征性的肉眼表现是快速增长的肿块并侵犯肌肉和血管，导致出血和坏死。肿瘤呈暗红色或紫色，易碎。显微镜下可见细胞滋养细胞呈丛状或紊乱的排列，穿透肌肉和血管。与葡萄胎、侵袭性葡萄胎相比，绒癌的一个重要诊断特点是绒毛结构的缺失。

转移往往发生在早期，由于滋养细胞对血管的亲和力，血液传播多见。最常见的转移部位是肺（75% 以上）和阴道（约 50%）。超过 1/3 会发现卵巢黄素化囊肿。

（2）侵袭性葡萄胎：侵袭性葡萄胎具有鉴别意义的特点是过度的滋养细胞增生和通过滋养绒毛广泛渗透进入深肌层。这种葡萄胎具有局部侵袭性，但普遍缺乏明显的绒癌广泛转移的特点。

（3）胎盘部位滋养细胞肿瘤：很少，是一种可继发于任何正常足月妊娠或流产的、来自胎盘植入部位的滋养细胞肿瘤。出血是其主要症状。

（4）上皮样滋养细胞肿瘤：这种罕见的肿瘤来源于绒毛膜绒毛上皮。前次妊娠可能是很久之前的，甚至可能无法确认。大体上，肿瘤呈结节状。

2. 临床特点   恶性滋养细胞疾病可能继发于葡萄胎、流产、异位妊娠或正常妊娠。最常见的症状是不规则出血。出血可能是连续的或间歇性的，有时会突然大出血。一些妇女在阴道和外阴会出现转移性病变。还有一些人，子宫内肿瘤可消失，只留下远处转移灶。如果不治疗，绒毛膜癌是致命的。

3. 诊断特点   任何类型的妊娠后异常持续出血应及时检测血清 β-hCG 水平并考虑进行诊断性刮宫。非妊娠情况下持续升高的促性腺激素水平提示滋养细胞肿瘤。胸部 X 线显示孤立或多发性结节提示转移可能，应及时行进一步的脑、肺、肝和骨盆 CT 或 MRI。

4. 治疗   非转移性或低风险的转移性疾病可给予单药化疗。甲氨蝶呤、放线菌素 D 已被相当广泛地应用。将患者的风险基于以下因素归类：年龄、既往妊娠的类型和间隔时间、血清 hCG 浓度、肿瘤大小、部位、转移灶数目、是否曾化疗。子宫切除术治疗胎盘部位和上皮样滋养细胞肿瘤可能获得最好的疗效。

5. 预后   目前，非转移性肿瘤或低危妊娠滋养细胞肿瘤的妇女治愈率几乎为 100%。高风险转移性肿瘤的妇女有明显的死亡率，这取决于哪些因素被认为是"高风险"。据报道，缓解率为 45%～65%。主要有这 3 个因素认为与增加病死率有关：①首诊为广泛性绒癌；②缺少适当积极的初始治疗；③目前使用的化疗失败。

　　滋养细胞疾病后妊娠：滋养细胞疾病后，即使接受了标准化疗方案后，生育功能也并不会受损，并且妊娠结果通常是正常的。

　　更多内容参考 *Williams Obstetrics* 第 23 版第 11 章 "Gestational Trophoblastic Disease"。

（译者　周麟芳）

第二部分
妊娠期间医疗和手术并发症

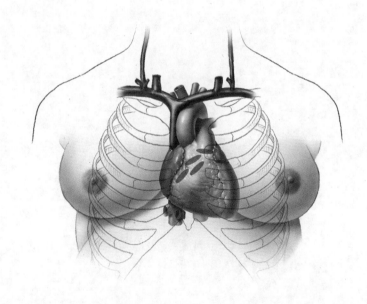

第45章 急性肺水肿及成人呼吸窘迫综合征

每500～1000例分娩中会发生1例肺水肿，最常见于先兆子痫、早产、胎儿手术及感染。使用 β 受体激动药抑制宫缩与肺水肿有关，尤其是在隐匿性绒毛膜羊膜炎和脓毒症的情况下使用时。当未使用宫缩抑制药时，大多数肺水肿的病例发生于年龄较大的患者，通常是伴有慢性高血压的肥胖患者，并合并出现了先兆子痫。这些病例往往是由手术分娩中急性失血、贫血和感染引起。

急性肺水肿有三大原因：①心力衰竭；②由于肺泡毛细血管损伤造成的渗透性水肿（急性呼吸窘迫综合征或成人呼吸窘迫综合征）；③这两个问题结合。急性肺损伤的渗透性水肿与表45-1中的多种障碍有关。虽然多数是偶然的，但是有些仅发生于孕妇。

成人呼吸窘迫综合征（acute respiratory distress syndrome，ARDS）是妊娠合并呼吸衰竭最常见的原因。它包括经呼吸道的持续肺泡上皮损伤和经肺血管的持续血管内皮细胞损伤。炎症部位趋化因子、中性粒细胞聚集，通过分泌细胞因子引发组织损伤。这导致肺毛细血管通透性增加，肺容量减少和分流导致低氧血症。妊娠合并ARDS的围生期病死率高达25%～40%。

表 45-1　妊娠妇女急性肺损伤和呼吸衰竭的原因分析

· 肺炎	· 保胎治疗
细菌	· 栓塞
病毒	羊水
吸入	滋养细胞疾病
· 脓毒症	空气
绒毛膜羊膜炎	· 结缔组织病
肾盂肾炎	· 物质滥用
产褥感染	· 刺激性吸入和烧伤
感染性流产	· 胰腺炎
· 出血	· 药物过量
休克	· 胎儿手术
大量输液	· 外伤
输血相关急性肺损伤	· 镰刀细胞病
· 子痫前期综合征	· 粟粒型肺结核

一、临床病程

随着肺损伤，临床情况很大程度上取决于损害的程度、代偿能力和疾病的阶段。例如，如果孕妇在初始损伤后不久分娩，往往除了换气过度外没有其他阳性体征，而且动脉氧合通常是足够的。随着损伤的继续，或随着时间的推移，听诊和 X 线支持肺损伤的证据会越来越明显。常会有肺顺应性降低和肺内血液分流增加。进一步发展，肺泡和间质水肿，炎症细胞和红细胞外渗。

再进一步发展为急性呼吸衰竭，表现为呼吸困难、呼吸急促和低氧血症。肺容积进一步损失，肺顺应性进一步恶化和肺内分流的进一步增加。有弥漫性异常听诊体征，影像学显示双侧肺受累。在这个阶段，损伤已经进展到一个点，在没有高浓度氧治疗的情况下将是致命的。在这一阶段，无论是面罩还是气管内插管，气道正压通气是非常必要的。

呼吸窘迫综合征的最后阶段时，在重症和难治性低氧血症中 30% 的结果是肺内过度分流。死腔增加，常超过 60% 的潮气量，这导致高碳酸血症，无法提供通气和氧合。代谢性和呼吸性酸中毒可导致心肌易兴奋、功能障碍和心搏骤停。

二、处理

在急性和严重的肺损伤，治疗应试图提供外周组织足够的氧合，同时确保不进一步加重肺损伤。静脉输注晶体和血液支持是必要的。肺动脉插管不改善预后。由于脓毒症在肺损伤中是常见的，应经验性应用抗生素治疗。

治疗重症肺损伤的孕妇，合理的目标是在吸入氧含量＜50% 与呼气末正压＜15mmHg 的情况下获得 PaO_2 60mmHg 或 90% 的血氧饱和度。分娩胎儿不改善母亲的氧合。

危重患者急性呼吸衰竭的治疗还需要仔细注意液体平衡，因为液体超负荷将进一步损害肺功能状态。除了记录输入量和输出量，还应记录每日体重变化。机械通气的患者每天要补充 1L 额外的液体。因为即使在正常压力下，呼吸窘迫综合征的特点也是肺通透性缺陷、液体漏入间质。因此，在避免降低心排血量的同时，最好保持最低的肺毛细血管楔压。

更多内容参考 *Williams Obstetrics* 第 23 版第 42 章 "Critical Care and Trauma"。

（译者　周麟芳）

第 46 章　肺动脉导管术

使用肺动脉导管极大地促进了对正常妊娠期血流动力学和对常见的产科情况的病理生理学的理解。这些情况包括重度子痫前期、急性呼吸窘迫综合征（ARDS）和羊水栓塞。就是说，在我们的经验中，危重产科患者很少需要有创血流动力学监测，其处理也很少有变动。

虽已经过多年的使用，随机研究却发现在内外科患者中肺动脉插管并没有益处，也没有改善生存或器官功能的证据。有创监测在产科患者中的指征也是非常有限的，要根据患者的病情和个体情况的需要。

有创监测通常是经颈内或颈外静脉或锁骨下静脉插管。股静脉和肘前静脉因导管定位难度大而不常用。然而，肘静脉通路在有凝血功能疾病的孕妇中应谨慎使用。

一、血流动力学指标

肺动脉导管监测获得的血流动力学信息包括持续中心静脉压、肺动脉压、间歇肺毛细血管楔压和通过热稀释法测得心排血量。可连续监测和记录心率和节律。全身动脉血压可通过无创（手动或自动血压计）或动脉插管测得。然而，由肺动脉血流动力学信息监测得到的数据并不总是能反映子宫胎盘灌注。在这方面，对胎儿心率模式进行评估是更可靠的。各种心肺参数的计算公式参见表 46-1。

表 46-1　得出各种心肺参数的公式

平均动脉压 $[(MAP) mmHg] = [SBP+2(DBP)] \div 3$

心排量 $[(CO) L/min] = 心率（HR）\times 每搏排血量$

每搏排血量 $[(SV) ml/搏动] = CO/HR$

每搏指数 $[(SI) ml/(搏动 \cdot m^2)] = SV/BSA$

心脏指数 $[(CI) L/(min \cdot m^2)] = CO/BSA$

体循环血管阻力 $[(SVR) dyn \cdot s/cm^5] = [(MAP-CVP)/CO] \times 80$

肺循环血管阻力 $[(PVR) dyn \cdot s/cm^5] = [(MPAP-PCWP)/CO] \times 80$

BSA. 体表面积（m^2）；CO. 心排量（L/min）；CVP. 中心静脉压（mmHg）；DBP. 舒张压；HR. 心率（次/分）；MAP. 全身平均动脉压（mmHg）；MPAP. 平均肺动脉压（mmHg）；PCWP. 肺毛细血管楔压（mmHg）；SBP. 收缩压

通过体表面积的计算结果，可以校正心脏排血量、每搏排血量、全身和肺血管阻力，从而获得指标值。目前还没有孕妇适用的特定的体表面积列线图；

因此，还是采用非妊娠妇女的体表面积列线图。健康非妊娠和足月妊娠孕妇的血流动力学参数显示在表 46-2 中。通过降低血管阻力和增加脉搏速率来适应血容量和心排血量的增加。

表 46-2　健康非妊娠和足月妊娠孕妇的血流动力学参数

指标	非妊娠	足月	变化（%）
心排量 [（CO）L/min]	4.3±0.9	6.2±1.0	+44
心率（次 / 分）	71±10	83±10	+17
平均动脉压（mmHg）	86±7.5	90±5.8	+4
体循环血管阻力（SVR）（dyn·s/cm^5）	1530±520	1210±266	−21
肺循环血管阻力（PVR）（dyn·s/cm^5）	199±47	78±22	−35
肺毛细血管楔压（mmHg）	6.3±2.1	7.5±1.8	+18
中心静脉压（mmHg）	3.7±2.6	3.6±2.5	−2
左心室搏出做功指数（g·m）	41±8	48±6	+17
胶体渗透压（mmHg）	20.8±1.0	18.0±1.5	−14
胶体渗透 / 楔压梯度（mmHg）	14.5±2.5	10.5±2.7	−28

（经许可引自 Clark SL，Cotton DB，Lee W，et al. Central hemodynamic assess-ment of normal term pregnancy. Am J Obstet Gynecol, 1989, 161:1439.）

二、说明

　　心脏的功能评估在 4 个方面：前负荷、后负荷、收缩力和心率。前负荷由心室内压力和容积确定，从而调整初始的心肌肌纤维长度。临床上，右、左心室舒张末期充盈压分别由中心静脉压和肺毛细血管楔压来进行评估。以中心静脉压和肺毛细血管楔压标示心排血量，为相应心室构建一个心功能曲线。心室功能曲线表明，心力衰竭者需要较高的前负荷或灌注压力以获得与正常心脏相同的心排血量（图 46-1）。同时测量心室充盈压和心排血量可以在床边估算最理想的前负荷。前负荷可以通过补充晶体、胶体或血液来提高，通过使用利尿药、血管扩张药或静脉切开术来降低。

　　后负荷是指在收缩过程中的心室壁张力，主要取决于舒张末期心室半径，主动脉舒张压和心室壁厚度。收缩期右心室或左心室内压力的升高程度主要取决于肺循环或体循环血管阻力。心力衰竭时后负荷增加，如先兆子痫时，每搏排血量和心排血量的降低都会使心力衰竭更加恶化。后负荷，就像前负荷一样，可以通过治疗来提高或降低。后负荷的增加是通过刺激 α 肾上腺素能受体（例如去氧肾上腺素）介导的。在间歇性动脉压监测下，通过小剂量增加肼屈嗪静脉注射的方法，降低后负荷或全身血管阻力，已被证实对母亲和胎儿都是安全的。硝普钠持续静脉滴注在重症监护病房是常用的治疗手段。

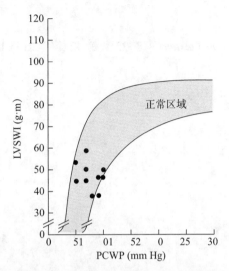

图 46-1　10 例足月妊娠健康孕妇的心功能。两条线之间的区域定义为正常功能区域，除 1 例孕妇外所有孕妇都处于正常区域

LSWI. 左心室每搏指数；PCWP. 肺毛细血管楔压

［经许可转载自 Cunningham FG，Leveno KJ，Bloom SL，et al（eds）. Williams Obstetrics. 23rd ed. New York, NY: McGraw-Hill，2010. Plotted data points from Clark SL，Cotton DB，Lee W，et al. Central hemodynamic assessment of normal term pregnancy. Am J Obstet Gynecol，1989, 161:1439.］

　　心脏的正性肌力状态定义为当前、后负荷保持不变时心室收缩的力量和速度。在低排性心力衰竭时，应使前、后负荷最优化。如果不能恢复到一个可以接受的心排血量，应注意改善心肌收缩力。β 受体激动药如多巴胺、多巴酚丁胺、异丙肾上腺素对提高心排血量非常有效。洋地黄可长期或短期使用。

　　心率是一个重要的参数，无论心动过速或心动过缓都会引起问题。如果心排血量由于心动过缓而减少，可以使用阿托品或心脏起搏器治疗。持续性心动过速会导致收缩期射血时间和舒张期充盈时间减少或心肌缺血，并引起充血性心力衰竭，尤其是伴有心脏瓣膜病时。应寻找和纠正心动过速的病理生理的原因；常见的原因包括发热、低血容量和疼痛。

三、并发症

　　血管内监测的风险包括对数据的过度解释或误解。最常见的并发症是气胸，颈内静脉穿刺时发生率为 0.01%，锁骨下穿刺时发生率为 5%。有报道在锁骨下静脉插管时发生胸腔内出血。肺动脉导管在通过右心时可能刺激各种室性和室上性心律失常，导管或导引器在相关的静脉中断开还可能会导致大出血。罕见的并发症包括肺动脉破裂、肺梗死、败血症、导管打结，血栓栓塞和球囊破裂。在需要有创监测的内外科患者中，包括死亡在内的主要并发症发生率为 3%。

更多内容参考 *Williams Obstetrics* 第 23 版第 42 章 "Critical Care and Trauma"。

（译者 周麟芳）

第47章 慢性高血压

怀孕前或孕20周之前出现高血压即可诊断妊娠合并慢性高血压。表47-1显示了诊断成年人高血压的阈值。在大多数患有慢性高血压的孕妇中，血压升高是唯一的表现。有些孕妇已经存在并发症，包括高血压性或缺血性心脏病、肾功能不全或既往卒中，这使其妊娠处于风险中。慢性高血压的易感因素包括肥胖和遗传。慢性高血压的孕妇有较高的发生先兆子痫风险，这大大增加了早产等妊娠并发症，如胎盘早剥、胎儿生长受限的风险。

表 47-1　成年人血压的分类与处理

分类	血压		生活方式改变	处理[1]	
	收缩压（mmHg）	舒张压（mmHg）		首次药物治疗	
				不伴有并发症	伴有并发症[2]
正常	<120	且<80	鼓励	不需治疗	慢性肾病或糖尿病
高血压前期	120~139	或80~90	是		
高血压1级	140~159	或90~99	是	多数可用噻嗪类利尿药。可考虑 ACEI，ARB，β受体阻断药、CCB 或联用	慢性肾病或糖尿病还需要其他药物：利尿药、ACEI，ARB，β受体阻断药，CCB
高血压2级	≥160	或≥100	是	多数应两种药物联用。通常为噻嗪类利尿药联合 ACEI 或 ARB 或 β受体阻断药或CCB[3]	

（1）治疗由最高血压范围决定；（2）伴有慢性肾病或糖尿病的高血压患者，目标血压<130/80mmHg；（3）有直立性低血压风险的患者首次联合用药时，应谨慎

ACEI. 血管紧张素转化酶抑制药；ARB. 血管紧张素受体拮抗药；CCB. 钙通道阻滞药

（引自the Joint National Committee. The seventh report of the Joint National Committee on prevention, detection, evaluation, and treatment of high blood pressure.National Institutes of Health Publication No. 03-5233, May 2003.）

一、慢性高血压对妊娠的影响

1. 母体影响　大多数妇女在怀孕前通过服用降压药可以有效地控制血压，但她们仍存在胎盘早剥和先兆子痫的风险。合并慢性高血压的孕妇母体死亡率

从 10/100 000 增加至 230/100 000。

2. 胎盘早剥　胎盘早剥的概率在非高血压孕妇中为 1/（200～300），在高血压孕妇中增加至 1/50，在严重高血压孕妇中为 1/12。吸烟会增加这种风险。

3. 先兆子痫　一般认为，慢性高血压的孕妇先兆子痫的风险增加，这种并发症的发生率为 25%。

4. 胎儿、新生儿的影响　由重度子痫前期导致的医源性早产和高血压性胎盘血管疾病导致的胎儿生长受限，是妊娠合并慢性高血压孕妇围生儿死亡率和发病率的主要原因（表 47-2）。

表 47-2　妊娠期高血压、先兆子痫或妊娠早期需降压治疗的孕妇结局

数据	慢性高血压范畴	例数	妊娠结局百分比			
			<35 周分娩[1]	出生体重<第 10 百分位	转入 NICU	围生期死亡率
伯明翰阿拉巴马大学（1991～1995）	所有患者	568	20	—	21	9
母体胎儿医学单位网络（1991～1995）	所有患者	763	18	11	24	5
	无先兆子痫	570	12	11	19	4
	有先兆子痫	193	36	13	40	8
Parkland 医院（1997～2002 年）	20 周前 Rx 血压>150/100mmHg	117	—	20	17	5

（1）在伯明翰阿拉巴马大学分娩为<34 周

（引自 Sibai BM, Lindheimer M, Hauth JC, et al. Risk factors for preeclampsia, abruptio placentae, and adverse neonatal outcomes among women with chronic hypertension.N Engl J Med, 1998, 339:667.）

（Dr. Gerda Zeeman 提供数据）

胎儿生长受限的发生与母体高血压的严重程度直接相关。母体高龄、高血压的程度严重、需要额外的降压药物，以及存在靶器官损害，如肾或心功能不全，都增加了胎儿生长受限的风险。对轻度慢性高血压妊娠妇女早期就开始降压治疗的效果尚不明确。虽然这种治疗对母亲是无害的，但是对胎儿的潜在收益或不利影响尚不明确。

二、孕前及孕早期评估

理论上应该建议慢性高血压妇女进行孕前评估。需要明确高血压病程、血压控制水平及降压治疗情况。查明一般情况、日常活动、饮食和不良的个人行为。特别要关注一些不良事件，如脑血管意外、心肌梗死、心力衰竭或肾功能不全。

评估还包括评估肾、肝和心功能。心功能评估应针对性地寻找任何心律失常或左心室肥厚的证据，因为这些证据都可以说明长期高血压病程和（或）血压控制不佳。具有明显的左心室肥厚的妇女妊娠期发生心功能不全和充血性心力衰竭的风险明显增加。对发生过不良事件或存在长期高血压的妇女，建议心脏超声检查。

通过血肌酐和尿蛋白定量评估肾功能。如果其中有一项异常，这些妇女在怀孕期间不良事件的风险进一步增加。但是，很难鉴别到底是肾疾病还是怀孕影响所造成的异常。一般来讲，虽然不是精确线性，肾功能不全与妊娠期高血压所导致的并发症成反比。对于那些经治疗后舒张压仍保持 110mmHg 或更高，需要多种药物联合降压，或其血清肌酐值＞176.8μmol/L（2mg/dl）的妇女，妊娠是相对禁忌证。更强的禁忌证包括既往有脑血管血栓或出血、心肌梗死、心力衰竭的妇女。

三、妊娠期间的管理

合并慢性高血压的孕妇治疗目标是尽量减少或防止任何上述不良孕产妇或围生儿结局。管理目标通常针对预防中度或重度高血压和重度子痫前期。推荐行为修正包括膳食咨询以及减少吸烟、乙醇、可卡因或其他物质滥用。不管是否怀孕，患有重度高血压的妇女必须接受治疗。这也包括既往有脑血管事件、心肌梗死、心脏或肾功能不全等严重不良事件的孕妇。我们同意对健康妇女在舒张压持续高于 100mmHg 或更高的情况下就开始降压治疗的理念。

1. 妊娠期的降压治疗　伴有慢性高血压的孕妇在妊娠开始阶段已经服用降压药后，是否继续服用降压药是有争议的。尽管对母体控制血压有益，更低的血压理论上会减少胎盘血液灌注并有害于胎儿。妊娠合并慢性高血压的孕妇经降压治疗的研究并未显示先兆子痫的发生率降低。最近研究的一项重要发现是，治疗组没有发现不良事件。因此，无并发症的轻度或中度慢性高血压的妇女，如果在未怀孕时即需要用降压药物，则她们在孕期接受降压药物治疗也是合理的。关注于胎儿生长受限的理论认为由于降低了母亲的血压，降低胎盘灌注与胎儿生长发育异常相关。

2. 降压药物选择　几种不同种类的抗高血压药物已被用于孕妇。α甲基多巴有良好的效果而且用于孕妇是安全的。肾上腺素能药物，特别是拉贝洛尔，也可以使用，特别是在欧洲，但尚未显示出相较于α甲基多巴的优势。阿替洛尔，已经被证实与生长受限有关，应避免在妊娠期使用。也有报道使用尼非地平，但这些数据过于局限，不建议在妊娠期常规使用。在很大程度上是理论上存在的担心，利尿药通常不作为怀孕期间的一线治疗间，特别是在 20 周后。这主要是担心利尿药会减少循环血容量，引起胎盘功能不全。血管紧张素转化酶抑制药与胎儿畸形有关，在怀孕期间不可以使用。

3. 胎儿评估　慢性高血压控制良好并且没有既往并发症因素的孕妇，一般可以预期有一个良好的妊娠结局。因为即使是没有其他健康问题的轻度高血压患者，其发生胎盘早剥、先兆子痫、早产、胎儿生长受限的风险也会增加，通常建议对胎儿进行一系列的产前评估（见第 12 章）。根据病情的严重程度和临床的病程来决定从什么孕周开始进行这一系列的检查。

4. 先兆子痫的诊断　合并慢性高血压的孕妇很难诊断先兆子痫。支持合并子痫前期诊断的标准包括蛋白尿的发生；原有蛋白尿的恶化；神经系统症状，包括严重的头痛和视力障碍；少尿及抽搐或肺水肿。支持诊断的实验室检查包括血清肌酐水平升高、血小板减少 [血小板 $<100\times10^9$/L（ 100 000/mm^3 ）]，或血清肝转氨酶水平明显升高。

5. 分娩　无并发症、血压控制良好、正常妊娠过程、胎儿正常生长发育、正常羊水量的孕妇，在我们的医疗机构中会等待足月分娩。有并发症或胎儿检查异常的孕妇应考虑引产。在一般情况下，应尝试阴道分娩。这也包括重度子痫前期的孕妇。

四、产后注意事项

许多患有慢性高血压和重度子痫前期的孕妇与正常孕妇相比，血容量减少。这些孕妇的血管明显收缩，而且一般情况下出血也较多，这都会导致产后少尿。仅仅靠静脉补充晶体和胶体来维持血容量和肾灌注是十分困难和冒险的。输血可能是必要的，以维持血容量，确保组织灌注。在产后，组织间液被立即动员和排泄，这些孕妇的左心室负荷会因此而增加。在这些情况下会并发脑水肿、肺水肿、心力衰竭和肾功能不全。

更多内容参考 *Williams Obstetrics* 第 21 版第 45 章 "Chronic Hypertension"。

（译者　周麟芳）

第48章　妊娠合并心脏病

心脏病是 25～44 岁女性的主要死因。因为它在育龄妇女中比较常见，1%的孕妇有不同程度的心脏病。尽管在过去的 50 年里心血管疾病引起母体死亡有显著的下降，心脏疾病导致的母体死亡仍值得注意。例如，1991—1999 年在美国，4200 例妊娠相关母体死亡中有 8% 由单纯的心肌病引起。

一、生理因素

对于孕期妇女，妊娠引起的血流动力学改变是引起潜在心脏病发生的主要因素。其中最重要的一点是孕期心排血量增加 50%。到孕 8 周时就已经增加了总增加量的 50%，到孕中期达到高峰。早期心排血量增加是因为外周血管阻力降低和相对血压下降而使每搏排血量增加。在孕晚期，静息脉搏增加，以及每搏排血量增加更多，则可能和血容量增加而导致的舒张期灌注增加有关。

由于在孕早期心排血量就有明显的改变，所以伴有严重心功能不全的妇女往往不到孕中期就产生心力衰竭。在另一些女性中，当循环血容量在孕期最后 3 个月中达到高峰时发生心力衰竭。然而大部分人在围生期才出现心力衰竭，因为在这个时期有额外的血流动力学负担存在。对于存在心脏器质性疾病的人来说，这时心排血量生理性迅速改变往往使她们不能承受。

二、心脏病的诊断

彩图 34 中显示，正常妊娠许多生理性改变使心脏病的诊断更加困难。比如，心脏收缩期杂音、呼吸困难、正常妊娠和心脏病都会产生水肿。表 48-1 中列出孕期心脏病可能的症状和体征。没有这些情况的孕期妇女很少有严重的心脏病。

1. 诊断性检查　大部分心血管诊断性检查都是无创且对于孕妇是安全的。代表性的常规检查有心电图、心脏超声和胸部 X 线片。如果需要，在限制 X 线照射情况下可以进行心脏导管。

表 48-1　妊娠合并心脏病临床征象

症状
进行性呼吸困难或端坐呼吸
夜间咳嗽
咯血
晕厥
胸痛

续表

临床体征
　　发绀
　　杵状指
　　持续性颈静脉怒张
　　3/6 级或以上收缩期杂音
　　舒张期杂音
　　心脏扩大
　　持续性心律失常
　　持续性第二心音分裂
　　肺动脉高压标准

（1）心电图：当解读一张心电图时需要考虑一些妊娠状态所可能造成的改变。因为随着孕期横膈被抬高，心电图中平均会有 15º 的电轴左偏，下壁导联轻微 ST 段改变。还有，心房和心室的期前收缩相对的更加频繁。妊娠不会引起电压的改变。

（2）心脏超声：心脏超声的广泛应用使得大部分妊娠合并心脏病得以被准确、无创的诊断。在心超中能看见一些妊娠引起的生理性改变，包括三尖瓣反流、明显的左心房增大和横切面下左心室流出量增加。

（3）胸部 X 线：当临床怀疑心脏病时，应用胸部正侧位 X 线片会很有用。使用铅衣后胎儿射线暴露会降到最低。X 线并不能检测出轻度的心脏扩大，因为孕期心脏轮廓通常会增大；然而，可以排除明显的心脏增大。

2. 临床分级　对于评估有心脏病史的孕妇，通常有两个常用的临床分类方案。表 48-2 为纽约心脏协会提出的分类系统。这个分级系统对于评估心脏功能性容量很有用，也有助于提供妇女怀孕及继续妊娠的建议。

表 48-2　纽约心脏协会分级

Ⅰ级：代偿 —— 体力活动不受限
　　这些女性没有心功能不全症状，也没有心绞痛

Ⅱ级：身体活动轻度受限
　　这些女性静息时没有不适，但进行一般的体力活动，会引起极度疲劳、心悸、呼吸困难、心绞痛等不适

Ⅲ级：体力体活动明显受限
　　这些女性静息时没有不适，但即使轻于正常活动，也会引起极度疲劳、心悸、呼吸困难、心绞痛等不适

Ⅳ级：严重受损 —— 不能从事任何体力活动
　　即使在静息时也有可能发生心功能不全或者心绞痛的表现，进行任何活动均会加重不适

三、处理

1. **Ⅰ级和Ⅱ级**　心功能Ⅰ级和大部分Ⅱ级的妇女极少在孕期发病，罕见死亡。然而在孕期和产后，需要特别关注的是预防和早期发现心力衰竭。充血性心力衰竭通常是逐渐发生的。首先出现的危险征象可能是持续的肺湿啰音，往往伴有夜间咳嗽。突然不能从事日常活动，进行性呼吸困难，有喘憋感的咳嗽是严重心力衰竭的表现。临床体征包括咯血，进行性水肿和心动过速。

感染被证明是重要的诱发心力衰竭的因素。应该对所有妇女宣教，避免接触呼吸系统感染人群，包括一般的感冒，一旦有任何感染迹象立即汇报。推荐使用肺炎及流行性感冒的疫苗。此外，在心瓣膜病中，细菌性心内膜炎是会致死的并发症。

孕期禁止吸烟，因为它对心脏有不良影响，同时可能导致上呼吸道感染。使用毒品，尤其静脉用药会有危害，因为它对心血管系统有不良影响，也会增加感染性心内膜炎风险。

（1）临产和分娩：一般来说，除非有产科剖宫产指征，否则应阴道分娩。对于一些严重心脏病女性，可以使用肺动脉导管来持续监测血流动力学。这可以在临产开始或者计划性剖宫产时进行。根据我们的经验，对于心功能Ⅰ级和Ⅱ级的女性，整个孕期很少应用这种检查。

临产时心血管失代偿可能表现为肺水肿、缺氧、低血压，或者都有。根据个体不同血流动力学情况和基础心脏疾病给予合适的治疗方案。比如，二尖瓣狭窄失代偿合并肺水肿主要是由于绝对或者相对的血容量过多，常用最好的方法是积极利尿。如果表现为心动过速，通过 β 受体阻滞药控制心率。另一方面，由于主动脉狭窄导致失代偿和低血压，同样的治疗可能会致命。除非搞清楚基本的病理学和失代偿原因，用经验性治疗很危险。

分娩过程中，有严重心脏疾病妇女应采取半侧卧位。宫缩间期应经常监测生命体征。心率增快＞100 次 / 分或者呼吸＞24 次 / 分，尤其是伴有呼吸困难，可能提示将发生心力衰竭。一旦有任何心脏失代偿的征象，应该立即加强医疗护理。需要记住的是分娩本身不一定改善母体的情况。而且，急诊手术分娩可能会尤其危险。显然，在这种情况下，如果需要决定加快分娩，需要充分考虑母体及胎儿的情况。

（2）麻醉：减轻疼痛和焦虑非常重要。尽管对于一些女性静脉镇痛足够缓解疼痛，但大部分情况下还是推荐连续硬膜外麻醉。区域麻醉的主要危险是母体的低血压。对于有心内分流的女性尤其危险，这些患者中心脏内血液没有通过肺部，而是右心血液直接向左心流动。对于存在肺动脉高压或主动脉狭窄的人来说，低血压很危险，因为心室的输出依赖足够的前负荷。对于这样的妇女，区域性麻醉和全身麻醉更合适。

对于轻度心血管代偿的妇女阴道试产，硬膜外麻醉加静脉镇静往往足够了。这能够使产时心输出波动降到最小，而且可以允许产钳及胎吸助产。蛛网膜下阻滞-椎管麻醉或鞍状阻滞通常不用于有显著心脏病的女性。

对于剖宫产，大部分临床医师使用硬膜外麻醉，但注意对于肺动脉高压患者不能使用。一些疾病禁用椎管麻醉。最后，插管全身麻醉，合用硫喷妥钠、琥珀酰胆碱、一氧化二氮和至少30%的氧气也可以达到满意的效果。

（3）产褥期：在孕期，分娩中极少或没有表现出心脏问题的女性，在产后仍有可能失代偿。因此，产褥期依然需要仔细的护理。产后出血、贫血、感染和血栓是比心脏病更严重的并发症。实际上，在一些有潜在心脏病的女性中，这些因素经常引起产后心力衰竭。

如果要在顺产后进行输卵管结扎，最好推迟手术，直到确定母亲没有发热、贫血以及能够正常活动而没有呼吸窘迫。没有进行输卵管结扎的女性应给予详细的避孕宣教。

2. Ⅲ级和Ⅳ级　对于这类女性最重要的问题是是否能够怀孕。那些选择怀孕的女性应该充分地了解风险并且完全地配合。如果发现的足够早，一些有严重心脏病的女性应该考虑终止妊娠。如果继续妊娠，经常需要长时间住院治疗和卧床休息。

对于没那么严重的疾病，分娩时通常使用硬膜外麻醉。大部分情况下可以阴道分娩，有产科指征的进行剖宫产。决定进行剖宫产需要考虑到特定的心脏疾病、母体整体的情况、麻醉支持的可能性和经验。这些女性通常不能耐受重大手术，应该在有处理复杂心脏病经验丰富的医院分娩。

3. 外科手术纠正后的心脏病　许多育龄女性进行过人工二尖瓣和主动脉瓣手术替换严重受损的瓣膜，甚至在替换过3个心脏瓣膜的女性里也有顺利的生育。

人工机械瓣膜置换后的女性需要抗凝治疗，非孕期推荐使用华法林。包含人工瓣膜引起的栓塞和抗凝造成的出血需要引起足够重视。总体上说，有人工瓣膜的孕妇母体死亡率为3%～4%，胎儿丢失的发生也很常见。猪瓣膜更加安全，因为不用使用抗凝药；然而，孕期有5%～25%的比例发生瓣膜功能障碍、恶化、胎停。

4. 避孕　因为容易形成血栓，对于有人工瓣膜的女性雌-孕激素联合的口服避孕药并不合适。考虑到严重心脏病女性面临的妊娠风险，可以考虑绝育。

四、心瓣膜病

风湿热在美国不常见，因为拥挤的居住环境较少、青霉素的使用以及非风湿性链球菌株的演化。然而，它依旧是严重心瓣膜病的主要原因。

1. 二尖瓣狭窄　3/4 的二尖瓣狭窄由风湿性心内膜炎引起。狭窄的瓣膜阻止血液从左心房到心室的流动。严重的二尖瓣狭窄，左心房会扩大。如表 48-3 中所示，左心房压力慢慢升高并导致严重肺动脉压升高，限制心排血量。正常妊娠增加了前负荷，伴有其他因素需要增加心排血量时，就会导致伴有肺水肿的心力衰竭。而且，25% 的二尖瓣狭窄的女性在第一次妊娠期间就出现心力衰竭。

正常二尖瓣面积为 $4.0cm^2$。当发生狭窄，面积减少至 $2.5cm^2$，会出现相关症状。最主要的不适主诉为肺水肿引起的呼吸困难和静脉高压。其他常见症状有疲劳、心动过速、咳嗽和咯血。

对于患有严重二尖瓣狭窄的患者，任何原因引起的心动过速都会缩短心室扩张充盈时间，增加二尖瓣梯度，升高左心房、肺静脉和毛细血管压力，可能引起肺水肿。因此，窦性心动过速常用 β 受体阻滞药进行预防性治疗。房性心动过速，包括心房颤动，在二尖瓣狭窄患者中也很常见，必要时采用心脏复律进行积极治疗。心房颤动也容易导致室壁栓子形成，导致动脉栓塞，可能会发展成脑血栓。

处理：首先要求限制体力活动。如果出现肺淤血进展的症状，需要进一步限制活动，限盐饮食，开始利尿治疗。经常根据活动和焦虑情况予以 β 受体阻滞类药物减缓心率。如果新发心房颤动，可以给予静脉内维拉帕米 5～10mg 或者进行电复律。对于慢性心房颤动，可以用地高辛或 β 受体阻滞类药或钙通道阻滞药减缓室律。必要时也可以使用肝素等抗凝药（见第 52 章）。

表 48-3　主要心瓣膜病

类型	病因	病理	妊娠
二尖瓣狭窄	风湿性心脏病	左心房增大，肺动脉高压，心房颤动	血容量过多导致心力衰竭、心动过速
二尖瓣关闭不全	风湿性二尖瓣脱垂，左心室增大	左心室增大，偏心性肥大	后负荷降低能改善心室功能
主动脉瓣狭窄	先天性二尖瓣膜病	左心室均匀肥大，心排血量减少	中度狭窄可耐受，严重狭窄伴前负荷降低可致命（如出血、区域性麻醉）
主动脉瓣关闭不全	风湿性心脏病、结缔组织病、先天性心脏病	左心室肥大，扩张	后负荷降低改善心室功能
肺动脉狭窄	先天性心脏病、风湿性心脏病	严重狭窄合并右心房和右心室增大	轻度狭窄通常可以耐受，严重狭窄导致右心衰竭和房性心律失常

对于患有严重二尖瓣狭窄的孕妇，临产和分娩过程很危险。疼痛、用力和焦虑都会引起心动过速，增加心率相关心力衰竭的风险。分娩时进行椎管麻醉，同时严密监测静脉补液以避免血容量过多是最好的方法。肺毛细血管楔压在产后甚至会马上进一步升高。这可能由于低阻的胎盘循环消失，下肢和盆腔静脉以及此时已经排空的子宫进行的"自体输血"。前负荷急剧升高也会升高肺毛细血管楔压，引起肺水肿。因此，必须警惕血容量过多。

阴道分娩更为合适，某些作者推荐进行引产，这样产程和分娩就可以被随时监测并有最具经验的团队来介入。对于患有严重狭窄和慢性心衰的孕妇，进行肺动脉插管可以有助于指导处理决策。可能需要对分娩期心内膜炎进行预防用药（表48-4）。

表 48-4　美国心脏协会对于进行口腔科操作时预防心内膜炎的指南

在这些患者中，对于所有口腔科操作，包括对牙龈组织、牙根区域，或刺破口腔黏膜的操作都推荐进行预防

（1）人工心脏瓣膜或使用人工材料修复的瓣膜

（2）先前感染性心内膜炎

（3）某些先天性心脏病变

- 可引起发绀的、未痊愈的心脏病，包括保守性旁路移植和导管

- 用人造材料或装置修复后的心脏病变 —— 通过外科手术或者导管安装，在内皮化之前进行6个月后续修复治疗

- 使用人造材料的部分进行修复病变，防止内膜化

（引自 Wilson W, Taubert KA, Gerwitz M, et al. Prevention of infective endocarditis: guidelines from the American Heart Association: a guideline from the American Heart Association Rheumatic Fever, Endocarditis and Kawasaki Disease Committee, Council on Cardiovascular Disease in the Young, and the Council on Clinical Cardiology, Council on Cardiovascular Surgery and Anesthesia, and the Quality of Care and Outcomes Research Interdisciplinary Working Group. Circulation, 2007, 116:1736.）

2. 二尖瓣关闭不全　当收缩期二尖瓣闭合不良时，会出现二尖瓣反流，逐渐出现左心室扩张及偏心性肥大（表48-3），很多原因能够引起慢性二尖瓣反流，包括风湿病、二尖瓣脱垂或者任何病因引起的左心室扩张，如扩张性心肌病。其他少见的原因还包括二尖瓣环钙化、某些食欲抑制药，老年女性还可能因为缺血性心脏病。急性二尖瓣关闭不全的原因包括急性腱索断裂、乳头肌梗死或者感染性心内膜炎引起瓣叶穿孔。

对于非孕期患者，二尖瓣功能不全引起的症状比较少见，除了感染性心内膜炎很少需要瓣膜置换。同样的，在孕期二尖瓣反流可以耐受，可能因为全身血管阻力降低，使反流减少。妊娠期间很少发生心力衰竭，有时会出现心动过速需要治疗。可能需要对细菌性心内膜炎进行分娩期间的预防（表48-4）。

3. 二尖瓣脱垂　二尖瓣脱垂的诊断依赖病理学证实存在结缔组织功能异常，

一般命名为黏液瘤性退化——可能波及瓣膜叶本身、瓣膜环或腱索。黏液瘤性退化的病因学未明。大部分患有二尖瓣脱垂的女性没有症状，通过体检或者偶尔做超声心动检查的时候诊断。有少数女性会出现一些症状，比如焦虑、心悸、呼吸困难、不典型胸痛、昏厥。严重的脱垂增加猝死、感染性心内膜炎、脑栓塞的风险。

　　对妊娠的影响：有二尖瓣脱垂的孕妇很少出现心脏并发症。事实上，妊娠引起的高血容量会改善二尖瓣功能调整。对于有症状的孕妇，β受体阻滞类药物可用于减轻症状、缓解胸痛和心悸、降低致命的心律失常的风险。二尖瓣脱垂伴反流、瓣膜增厚或者两者同时出现，是发生细菌性心内膜炎的高危因素（表48-4）。一般来说没有黏液瘤性病理学改变的患者在妊娠期可以得到好的结局。

　　4. 动脉狭窄　动脉瓣膜狭窄是一种老年化疾病，如果女性30岁之前患有该疾病，往往提示先天性病损。最常见的先天狭窄病是二尖瓣。正常情况下2～3cm^{2}的动脉截面积因狭窄而缩小，造成射血阻力。左心室和体动脉外流通道的收缩阻力梯度逐渐增加。然后出现左心室的偏心性扩张，严重时，舒张末期压力增高，射血分数降低，心排血量减少（表48-3）。临床特征性表现出现较晚，包括胸痛、呼吸困难、心力衰竭、心律失常引起的猝死。费力性胸痛出现后，平均存活期为5年，有症状的患者有进行瓣膜置换的指征。

　　妊娠期不常出现临床上典型的动脉狭窄。轻到中度的狭窄是可以耐受的，但是严重的有致命危险。主要血流动力学问题是固定心排血量伴有严重的狭窄。在妊娠期，很多因素会进一步降低前负荷，恶化固定的心排血量，如失血、区域麻醉、腔静脉阻塞。重要的是，这些因素会降低心、脑、子宫灌注。因此，妊娠期严重的动脉狭窄是非常危险的。瓣膜梯度在100mmHg以上的患者风险更大。

　　孕期处理：对于没有症状的孕妇，仅需要密切观察，无须治疗。有症状的孕妇处理包括限制活动和治疗感染。如果卧床休息后持续存在症状，则需要考虑进行瓣膜置换或通过心肺通路进行瓣膜修复手术。

　　对于有严重动脉狭窄的女性，分娩期严密监测很重要。肺动脉插管也许有帮助，因为低血容量到血容量过度之间的液量范围很小。动脉狭窄的患者需要足够的心室舒张末期充盈压来维持心排血量和全身灌注。舒张末期容量急剧下降会导致低血压、呼吸困难、心肌梗死及猝死。因此，处理这些孕妇时最重要的是避免心室前负荷下降，维持心排血量。在分娩过程中，这些孕妇应处于"湿"面，保证血管内容量在安全的最高水平，避免出现意外的出血。

　　分娩过程中，硬膜外麻醉比较理想，与标准区域性麻醉技术相比，它可以避免可能出现的危险的低血压。孕妇的血流动力学情况稳定时，如有产科指征，也可使用产钳或吸引器助产。分娩过程中宜对细菌性心内膜炎采取预防治疗（表48-4）。

5. 主动脉瓣关闭不全　主动脉反流是（舒张期）血流从大动脉回流至左心室。主动脉瓣功能不全常见原因是风湿热、结缔组织病以及先天性病损。在马方综合征中，主动脉根部扩张，造成主动脉瓣关闭不全。急性关闭不全可能由细菌性内膜炎或动脉夹层引起。和二尖瓣关闭不全一样，主动脉关闭不全也与食欲抑制药物芬氟拉明及右芬氟拉明有关。

慢性病例会逐渐出现左心室肥大和扩张（表48-3）。这会引起缓慢进展的疲劳、呼吸困难和水肿，随后出现迅速恶化。主动脉瓣关闭不全在妊娠过程中通常可以被很好地耐受。与二尖瓣关闭不全一样，降低血管阻力可以改善病情。如有症状需进行治疗以防心力衰竭，如静卧休息、限盐饮食、利尿。无论阴道分娩还是剖宫产，采用硬膜外麻醉。可能需要对分娩期的细菌性心内膜炎进行预防（表48-4）。

五、感染性心内膜炎

感染波及心内膜，产生附着在瓣膜上的赘生物。感染性心内膜炎可能波及天然或者人工的瓣膜，可能与滥用静脉药物有关。患有先天性心脏病经手术治疗的儿童和成年人风险更高。

1. 急性心内膜炎　常由凝固酶阳性链球菌引起，金黄色葡萄球菌是主要的致病原，约见于1/3的天然瓣膜感染及半数静脉药物滥用者。在那些与滥用药物无关的病例中，80%累及左心，致死率近50%。表皮链球菌常引起人工瓣膜感染，肺炎链球菌和淋病奈瑟菌可能引起急性暴发性疾病。

心内膜炎症状各异，且发展过程不易察觉。几乎所有人都出现发热，80%～85%的病例可及心脏杂音。常见厌食、疲劳和其他相关症状，病情常常被描述为"感冒样"。其他体征包括贫血、蛋白尿、栓塞表现，包括瘀斑、局灶的神经症状、胸部或腹部疼痛、四肢缺血。在一些病例中，会发展为心力衰竭。一般病例症状持续数周而无法确诊。因此，需要对心内膜炎诊断保持高度警惕。诊断还需要除外发热性疾病的病因，得到血培养的结果。心脏超声是有用的，但可能会遗漏仅为2mm的病灶或者位于三尖瓣的病灶。心脏超声阴性并不能排除心内膜炎。

治疗以药物治疗为主，必要时可手术介入。了解感染病原体对于抗菌选择很重要。很多草绿色链球菌对静脉用青霉素G加用庆大霉素敏感，疗程2周。复杂感染需要更长的疗程，对青霉素过敏的女性可以进行脱敏治疗或静脉用头孢曲松或万古霉素，疗程4周。链球菌、肠球菌和其他病原体应根据微生物培养敏感性治疗4～6周。人工瓣膜感染应治疗6～8周。持续的天然瓣膜感染可能需要置换，人工瓣膜感染更需要置换。耐甲氧西林金黄色葡萄球菌（MRSA）引起的右心感染使用万古霉素治疗。

2. 亚急性细菌性心内膜炎　这个诊断是指基础心脏病合并毒力较弱的细菌感染。常见于天然瓣膜感染。引起无痛性细菌性心内膜炎的病原体常为草绿色链球菌或肠球菌。

预防性抗菌治疗：美国心脏协会建议根据风险分级进行预防（表 48-4）。推荐的预防方案包括 2g 氨苄西林或 1g 头孢唑林或头孢曲松静脉或肌内注射。对于青霉素皮试过敏的患者，可以用前面所说的后两种药物；如果有过敏史，600mg 林可霉素静脉用。口服药物推荐使用 2g 阿莫西林。如果考虑肠球菌感染，也可以使用万古霉素。

六、围生期心肌病

这是一种排除性诊断，与非妊娠期患者的暴发性扩张性心肌病类似。虽然围生期心肌病这个术语已经被广泛用于描述无明显病因的围生期心力衰竭，但是否存在妊娠诱导的特定心肌病还有疑问。表 48-5 为诊断标准。由于必须排除其他病因，需要对新发心室功能异常仔细评估。在大多数病例中，心力衰竭是由于潜在病因造成，比如高血压心脏病、临床无症状的二尖瓣狭窄、肥胖或心肌炎。无论引起心功能紊乱的基础疾病是什么，发生围生期心力衰竭的女性往往有产科并发症（子痫前期、急性贫血、感染），这些因素都可能诱发或加重心力衰竭。

表 48-5　围生期心肌病的诊断标准

（1）妊娠最后 1 个月或分娩后 5 个月内发生的心力衰竭

（2）没有其他引发心力衰竭的原因

（3）妊娠最后 1 个月之前没有发现心脏病

（4）通过经典心脏超声标准证实左心室收缩功能异常，如短轴缩短率或射血分数减少

［经许可引自 Pearson GD, Veille JC, Rahimtoola S, et al.　Peripartum cardio-myopathy.National Heart, Lung, and Blood Institute and Office of Rare Diseases（National Institutes of Health）Workshop Recommendations and Review. JAMA, 2000, 283: 1183.］

治疗主要是对心力衰竭的治疗。限制盐的摄入，使用利尿药减轻前负荷。然后用肼屈嗪或其他血管扩张药物减轻后负荷，然而如果孕妇还没分娩，应避免使用血管紧张素转化酶抑制药。因为地高辛具有正性肌力作用，可以使用，除非有复杂性心律失常。由于存在发生肺栓塞的高风险，通常推荐预防性使用肝素。

在 6 个月内恢复心室功能的围生期心肌病的女性，会有好的预后。然而对于没有恢复的女性，会有较高的发病率和死亡率。

心律失常：慢性心律失常，包括完全性传导阻滞，可以获得好的妊娠结局。一些具有完全性传导阻滞的女性在临产和分娩的过程中发生晕厥。安装有永久人造起搏器的女性往往能够很好地耐受妊娠。

快速性心律失常很常见，应该立刻考虑存在潜在心脏病的可能。潜在的室上性心动过速最常见。如果迷走神经没有刺激转变，通过钙离子或 β 受体阻滞药物治疗。对于孕期有快速性心律失常的妇女，腺苷对于心脏的复律是安全且有效的。尽管这些药物对于胎儿没有危害，曾有报道腺苷引起胎儿心动过缓。孕妇不是心脏电复律的禁忌证。

心房扑动和心房颤动更有可能和基础疾病相关，比如甲状腺功能亢进或二尖瓣狭窄。主要的并发症包括卒中。如果孕期有慢性持续心房颤动，可以用一些肝素，尤其是合并二尖瓣狭窄。心房颤动合并二尖瓣狭窄的情况下，如果心室率增加，孕晚期会发生肺水肿。

七、肺动脉高压

原发性肺动脉高压很少见，通常病因不清。可疑的高危因素包括某些食欲抑制药物、人类免疫缺陷病毒、胶原血管紊乱、抗磷脂抗体综合征、甲状腺功能亢进。肺动脉高压，是一种血流动力学表现，不是一个诊断，诊断标准为非孕期时平均肺动脉压超过 25mmHg。现在使用世界卫生组织的分类。不同类别的诊断和治疗有很大的区别。Ⅰ级指影响肺小血管的特定疾病；Ⅱ级在妊娠妇女中更常见，是由左心或瓣膜疾病引起的肺动脉高压；Ⅲ级是合并肺疾病；Ⅳ级是由于慢性血栓栓塞性疾病；Ⅴ级是混合类型。

症状不典型，最常见的为用力呼吸困难。在Ⅱ级疾病中，常表现为端坐呼吸和夜间呼吸困难。当右心室输出固定，发生心绞痛和晕厥，这提示疾病进展。通常胸片表现肺门扩张周围血管减少。也能够发现导致肺动脉高压的肺实质性的原因。通过心脏超声诊断，右心插管可确诊，不过一般在孕期延期进行。

寿命取决于发现时的原因及严重程度。比如，尽管先天性肺动脉高压是致命的，60% 的人有 3 年生存率，但如果由胶原血管疾病引起，则只有 35% 能有3 年生存率。一些病变对肺动脉扩张有反应，钙通道阻滞药，环前列腺素类似物或内皮缩血管肽受体阻滞药，都能够提高生活质量。环前列腺素类似物，例如前列环素和曲前列环素可以显著减少肺血管阻力，但需要非肠道用药。

艾森曼格综合征指任何心脏病引起的肺动脉高压，肺动脉阻力超过全身血管阻力，造成右向左分流。患者往往多年没有症状。并且发展持续 20～30 年。孕期的病情取决于肺动脉高压的严重程度。有艾森曼格综合征女性不耐受低血压，引起死亡的原因往往是右心衰竭引起的心源性休克。

对妊娠的影响：可能会造成母亲的死亡，尤其是先天性的肺动脉高压。预后取决于病因。有严重的疾病，尤其是肺动脉改变，大部分是Ⅰ级，不适合妊娠。合并较轻级别的其他原因——往往是Ⅱ级，预后好很多。对于有症状的孕妇治疗包括限制活动和孕晚期避免仰卧，利尿药、吸氧和血管扩张药为治疗症状的标准方法。

　　分娩的处理是一个大问题。这些孕妇一旦静脉回流降低，右心室充盈，就面临最大的风险。区域性麻醉也会引起问题，可能引起低血压，分娩时严密注意失血情况。

　　更多内容参考 *Williams Obstetrics* 第 23 版第 44 章 "Cardiovascular Disease"。

（译者　王新彖）

第49章 肺 炎

肺炎是一种累及包括呼吸细支气管和肺泡组织在内的、大气道远端肺实质的炎症。肺炎可以引起通气功能显著下降，对于孕妇来说难以耐受。无论引起肺炎的病因是什么，这点似乎都是正确的。另外，胎儿对于缺氧及酸中毒耐受差，往往会引起早产。由于肺炎的很多病因是由于上呼吸道病毒感染性疾病引起的，症状的恶化或持续可能意味着发展为肺炎。任何怀疑肺炎的孕妇均应进行胸部正侧位 X 线平片检查。

一、细菌性肺炎

妊娠状态本身并不易感肺炎。妊娠合并肺炎的发生率约为 1.5/1000，其中至少 50% 是细菌性肺炎。最常见的病原体是肺炎链球菌。其他引起肺炎的细菌包括肺炎支原体和流感嗜血杆菌感染。衣原体肺炎也是妊娠期肺炎的主要原因。

1.诊断 肺炎典型的症状包括咳嗽（90% 的病例）、呼吸困难（65%）、咳痰（65%）和胸膜炎性胸痛（50%）。上呼吸道症状和乏力的症状通常更早出现。常有轻度的白细胞增高。尽管根据胸部 X 线片的表现不能判断病原体，X 线对于诊断来说是必须的（图 49-1）。

约只有 50% 的病例能够明确病原体。根据美国传染病协会和美国胸科协会，并不强制检查明确病原体。因此，并不推荐进行痰培养、血清学检查、冷凝集实验和细菌抗原检查。唯一例外的是需进行流感 A 和 B 病毒的快速血清学检查。

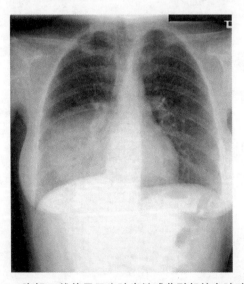

图 49-1 胸部 X 线片显示为肺炎链球菌引起的右肺叶肺炎

2. 处理　在处理社区获得性肺炎时，住院可能是一个最重要的决定。具有表 49-1 显示的高危因素，尤其是多个高危因素并存时，需要立刻住院。至少住院可以在第一天提供严密的观察来确定治疗对感染是否有效及肺功能有没有恶化。

抗菌治疗是经验性的。由于成年人肺炎大部分病例是由肺炎链球菌、支原体或衣原体，在单纯感染的病例中使用大环内酯类药物，比如红霉素、阿奇霉素或者克拉霉素等，是合适的选择。红霉素常用的剂量是 500～1000mg，每 6 小时 1 次，可以静脉给药，至少在治疗开始时。

对于有表 49-1 中所显示并发症的女性，除了使用大环内酯类药物，还要加用头孢呋辛或者头孢曲松。采用针对肺炎链球菌的单药治疗，例如氟喹诺酮类，包括莫西沙星、吉米沙星、左氧氟沙星等都是可以的。在一些地区，多达 25% 分离出的肺炎链球菌对于大环内酯类耐药。由于这其中仅有极少数对于氟喹诺酮类也耐药，因此推荐使用氟喹诺酮类治疗。氟喹诺酮类致畸性很低，因此有指征情况下推荐使用。如果考虑为社区获得性甲氧西林耐药金黄色葡萄球菌，则需加用万古霉素。

表 49-1　严重社区获得性肺炎的标准

并存的慢性病
临床表现
呼吸频率≥30 次 / 分，低血压、低体温（＜36℃）或精神状态变化
肺外疾病
实验室表现
白细胞减少（＜4000/μl）；PaO_2/FiO_2 比率≤250；血小板减少（＜100000/μl）；尿毒症
影像学表现
累及多个肺叶

［引自 The Infectious Diseases Society of America/American Thoracic Society（Adapted from Mandell et al. Infectious Diseases Society of America/American Thoracic Society consensus guidelines on the management of community-acquired pneumonia in adults.Clin Infect Dis, 2007, 44（Suppl 2）：S27–72）.］

通常在 48～72h 临床症状会有明显改善。典型的发热持续 2～4d。如果发热不退，有必要考虑复查胸部 X 线片。胸部 X 线片显示有所加重的情况在刚开始是比较常见的，胸片的异常需要 6 周才能完全恢复正常。约 20% 的病例会存在一定的渗出。不过，在轻度的患者中，这些情况会改善，也不会遗留不良后果。相反的，在严重的社区活动性肺炎中影像学表现恶化表示预后不良。推荐持续治疗至少 5d，有 15% 的病例治疗失败。

3. 预防　肺炎疫苗对 23 种不同血清型的疫苗相关的细菌有 60%～70% 的预防作用。对于健康的孕妇不推荐使用疫苗。这种疫苗推荐给免疫异常成年人使用，比如人类免疫缺陷病毒（HIV）感染者、显著的吸烟史。也可以用于患有基础疾病如糖尿病、心脏病、肺病或肾病及无脾或镰状细胞病的孕妇。

二、病毒性肺炎

（一）流感性肺炎

包括肺炎在内的呼吸道感染是由流感 A 和 B 型 RNA 病毒引起的。流感感染会很严重，常在冬季暴发。病毒由悬浮颗粒传播，可迅速感染纤毛柱状上皮，肺泡上皮，黏液腺细胞和巨噬细胞。如果是单纯感染，临床病程通常持续 2～5d。

在大多成年人中，感染是自限性的，但肺炎是最常见的并发症。临床上，病毒性肺炎和细菌性肺炎很难区分。原发性肺炎是最严重的类型，它的特征是稀痰和胸片显示间质渗出（图 49-2）。继发性细菌性肺炎更为常见，常由链球菌和葡萄球菌引起。继发感染常在临床好转 2～3d 出现。

1. 预防　疾病控制和预防中心和美国妇产科医师学会推荐只要是在 10 月至第二年 5 月中旬流感高发季节处于怀孕的妇女，无论孕周都应注射减毒流感疫苗。

没有证据表明灭活流感疫苗会致畸。鼻腔给药的减毒活疫苗孕妇禁用。

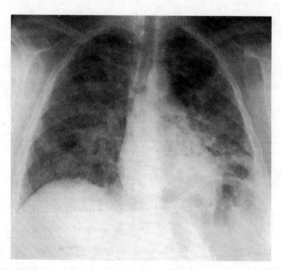

图49-2　考虑病毒性肺炎的27周孕妇胸部X线片。可见弥散性渗出。由于病情恶化，呼吸衰竭，患者 1 周后死亡

（经许可转载自 Richey SD, Roberts SW, Ramin KD, et al. Pneumonia compli-cating pregnancy.Obstet Gynecol, 1994, 84:525.）

2. 治疗　一般来说，对于单纯性流感，推荐解热及卧床休息等支持治疗。

如果发生严重感染，在最初的 48h 内使用神经氨酸苷酶抑制药，奥司他韦每次 75mg，每日 2 次，可以减轻感染的严重程度。也可以对于没有免疫的、高危的暴露女性进行预防性治疗来减少临床感染的可能。使用抗病毒药物治疗流感在孕妇中数据较少，但药物被认为是低风险的。鼓励医生定期了解疾病防治中心指南，以了解主要致病毒株及对抗病毒药物耐药的信息。

（二）水痘型肺炎

水痘 - 带状疱疹病毒是 DNA 疱疹病毒中的一种，成年人中 95% 对此免疫。首次感染引起水痘，在血清学阴性的个体中，其致病率为 90%。在健康的患者中，典型症状为斑丘疹和疱疹，伴随着全身症状和发热，持续 3～5d。如果在孕 20 周前感染，可能会感染胎儿，引起持久性的后遗症。

尽管水痘最常见的并发症是皮肤链球菌和葡萄球菌的继发感染，但它最严重的并发症是水痘型肺炎。约 5% 的成年人发病。病程通常 3～5d，表现为呼吸急促、干咳、呼吸困难、发热和胸膜炎性胸痛。胸部 X 线片显示特征性结节样渗出和间质性肺炎（表 49-2）。在危重病例中，表现为肺散在坏死和出血。尽管肺炎和皮肤病灶一起消退，发热和肺功能损伤会持续数周。

1. 处理　患有水痘型肺炎的妇女需要住院治疗，静脉使用阿昔洛韦，每隔 8 小时 10～15mg/kg 的剂量。

2. 预防性治疗　对于可疑接触病例，在 96h 内予以水痘 - 疱疹免疫球蛋白（VZIG）以预防或减弱水痘感染，不过在美国，尚未对此形成统一流程。80%～90% 的成年人已经从先前有症状或者无症状感染中获得免疫。因此，在使用免疫球蛋白治疗前，应该采用酶联免疫溶解试验（ELISA）或膜抗原荧光抗体法（FAMA）测试抗体。

3. 预防　水痘的减毒活疫苗（varivax）推荐用于易感的成年人。不过该疫苗对孕妇禁用。

三、肺孢子虫肺炎

在获得性免疫缺陷综合征（AIDS）的女性患者中，最常见的合并感染为寄生虫卡氏肺孢子引起的间质性肺炎。在免疫受损的患者中，这是种致命的感染，自从 1980 年代发现 AIDS 流行以来，这就是一种常见并发症（见第 85 章）。症状包括干咳、呼吸急促、呼吸困难，胸片特征性表现弥散性渗出。尽管痰培养可以确定病原体，可能还需要支气管镜进行灌洗液和组织活检。母亲死亡率可能会相当高。

治疗采用复方磺胺甲噁唑或者喷他脒。两者均为 C 类药物。在一些病例中，需要气管内插管和机械通气。

对于一些 HIV 阳性患者，疾病防治中心推荐对肺孢子虫感染进行预防，每日 1 次加强口服复方磺胺甲噁唑。这些患者包括 CD4$^+$ 淋巴细胞计数少于 200×10^{6}L（200/μl）的女性，曾经有咽喉念珠菌感染病史的患者，或者 CD4$^+$ 细胞在淋巴细胞中占比 14% 的患者。

更多内容参考 *Williams Obstetrics* 第 23 版第 46 章 "Pulmonary Disorders"。

（译者　王新焘）

第50章 哮 喘

哮喘是一种气道功能异常的慢性炎症，人群中发病率约为 8%。哮喘的标志为可逆性气道梗阻，由支气管平滑肌收缩，黏液过度分泌，黏膜水肿引起。多种刺激因子都可以引起气道炎症，包括刺激物、病毒感染、阿司匹林、冷空气以及运动。正常妊娠中功能残气量变小，有效分流增加，使孕妇更易发生低氧血症。没有证据表明妊娠对哮喘有影响。事实上，约 1/3 哮喘患者在妊娠的某个时间病情恶化，其余的可能改善或者不变。由于 F 系列前列腺素和麦角新碱会加重哮喘，应尽量避免使用这类产科药物。

一般来说，除非有严重疾病，哮喘对妊娠结局影响不大。严重的哮喘会增加子痫前期、早产、低出生体重儿，以及围生儿死亡的发生率。危及生命的并发症包括哮喘持续状态、肺炎、纵隔气肿、急性肺心病、心律失常和肌肉疲劳的呼吸停止。当需要机械通气时，母儿死亡率上升。

一、临床病程

临床上，哮喘的表现多种多样，从轻度喘息到严重支气管狭窄引起的呼吸衰竭、严重的低氧血症及死亡。急性支气管痉挛的功能性结果是导致气道梗阻和气流减少。呼吸费力逐渐加重，患者觉得胸部发紧，喘息和无法呼吸。由于气道狭窄的情况不均一，氧化作用的改变最早表现为通气 - 血流不匹配。

图 50-1 总结了哮喘的临床分级。轻度病例中，低氧血症最初可以由高通气来很好的代偿，反应为动脉氧分压正常，二氧化碳分压下降，导致呼吸性碱中毒。当气道狭窄加重，通气 - 血流失调进一步加重，出现动脉低氧血症。如果气道阻塞严重，由于呼吸肌疲劳，通气严重不足，早期二氧化碳潴留。因为通气过度，可能在一开始只表现为动脉二氧化碳分压回到正常水平。最后，气道狭窄十分严重，出现呼吸衰竭，特征为高碳酸血症和酸中毒。

对患者哮喘严重程度的主观印象常与气道功能或通气的客观测量指标不符。临床检查对于评估严重程度也不够精确，但有用的表现包括呼吸费力、心动过速、奇脉、呼气延长，使用辅助呼吸肌。如果出现中心性发绀和意识状态改变，可能提示致命发作。

1. 动脉血气分析 动脉血气分析的测量可以获得母亲氧合，通气和酸碱状态的情况。要注意分析结果时要和妊娠时的正常值相比较。比如，二氧化碳分压高于 35mmHg 以及 pH 低于 7.35 可能与孕妇高通气和二氧化碳潴留有关。

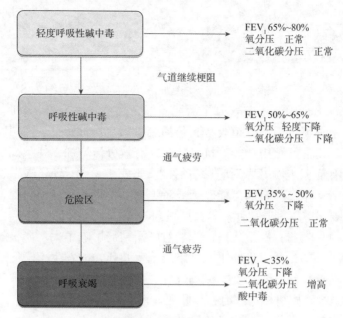

图 50-1　哮喘临床分级

[经许可转载自 Cunningham FG, Leveno KJ, Bloom SL, et al (eds) . Williams Obstetrics. 23rd ed.New York, NY: McGraw-Hill, 2010.]

2.肺功能检测　肺功能检测在急慢性哮喘的处理中已经成为一项常规检查。一秒用力呼气量（FEV_1）与最大呼气量的比值是反映疾病严重程度的最佳单项测试。呼气高峰流量（PEFR）与 FEV_1 相关，可以通过便宜的手提式峰流表进行可靠的测量。这两个测试对于检测气道梗阻情况是最有用的。如 FEV_1 低于1L 或预期值的 20%，表示病情严重，可能表现为低氧血症，治疗效果不佳和复发率高。

二、慢性哮喘的处理

妊娠期间的哮喘有效的处理包括客观评估肺功能，避免或控制环境中的刺激物，药物治疗以及患者教育。一般来说，中到重度哮喘的孕妇应每天测量并记录 2 次 PEFR。正常值为 380～550L/min，每个妇女的基础值不同。推荐根据这些测量值来调整治疗。

门诊患者治疗取决于病情严重程度。表 50-1 中列出了哮喘孕妇在门诊处理的用药和剂量的建议。轻度哮喘患者，根据需要使用吸入 β 激动药。持续性哮喘用吸入类固醇激素进行治疗。根据需要每 3～4 小时使用 1 次吸入剂。目标是缓解症状，减少 β 激动药的使用。色甘酸钠（B 类）和奈多罗米钠抑制肥大细胞去颗粒化。它们对于急性哮喘无效，用于预防慢性哮喘。

茶碱是一种甲基黄嘌呤，它的多种盐化物有扩展支气管并可能有抗炎作用。

某些衍生物可用于吸入皮质醇激素和 β 激动药治疗效果不佳的门诊患者口服维持治疗（表 50-1）

表 50-1 孕期慢性哮喘阶梯治疗

严重程度	治疗步骤
轻度间歇发作	必要时使用吸入 β 激动药[1]
轻度持续状态	低剂量吸入皮质醇激素[2]
	或可选择色甘酸、白细胞三烯拮抗药、茶碱
中度持续状态	低剂量吸入皮质醇激素和长效 β 激动药[3] 或者必要时中等剂量吸入类固醇激素和长效 β 激动药
	或可选择低剂量（必要时中等剂量）吸入类固醇激素加茶碱或白细胞三烯拮抗药
重度持续状态	大剂量吸入皮质醇激素和长效 β 激动药且必要时口服类固醇激素
	或可选择大剂量吸入皮质醇激素和茶碱及口服类固醇激素

（1）推荐使用沙丁胺醇，因为有更多孕期使用安全的数据；（2）推荐使用布地奈德，因为在孕期使用更有经验；（3）推荐使用沙美特罗，因为在美国应用的时间更长

（引自 Dombroski MP. Asthma and pregnancy. Obstet Gynecol, 2006, 108:667. Fanta CH: Asthma. N Engl J Med, 2009, 360:1002. Namazy JA, Schatz M: Current guidelines for the management of asthma during pregnancy. Immunol Allergy Clin North Am, 2006, 26:93. National Heart, Lung, and Blood Institute, National Asthma Education and Prevention Program. Working group report on managing asthma during pregnancy:Recommendations for pharmacologic treatment, update 2004.）

白三烯调节药能抑制白三烯的合成，包括齐留通、扎鲁司特和孟鲁司特。可以口服或者吸入，来预防哮喘，但对急性发病无效。在妊娠期使用经验较少。

三、急性哮喘的处理

妊娠期急性哮喘的治疗和非妊娠期的哮喘相似。但不同的是孕妇入院的门槛大大降低。静脉补液可以帮助大多数患者清除肺分泌物。给予面罩吸氧。治疗目标是使血氧分压高于 60mmHg，最好到正常，同时血氧饱和度 0.95。肺功能测定基础值包括 FEV_1 和 PEFR。常需要胸部 X 线片检查。持续进行指氧监测和胎心监护能提供有用的信息。

急性哮喘一线治疗药物包括 β 肾上腺素激动药 —— 肾上腺素、异丙基肾上腺素、特布他林、沙丁胺醇、乙基异丙基肾上腺素和间羟异丙肾上腺素。所有急性重症哮喘患者应早期给予皮质醇。每 6 小时静脉予以甲泼尼 40～60mg。也可以注射相应剂量氢化可的松或口服泼尼松。在治疗急性哮喘时，要强调的是，由于皮质醇类要数小时后起效，无论是静脉还是气雾剂给药，都要同时使用 β 激动药。

根据治疗效果来决定进一步处理。如果使用 β 激动药进行初始治疗后，PEFR 高于基础值的 70%，可以考虑出院。一些孕妇可能需要更长时间的观察。

对于 β 激动药治疗 3 次后仍有明显呼吸困难或 PEFR 小于预计值 70% 者，则建议住院。孕妇应予以密切治疗，包括吸入 β 激动药、静脉皮质醇类，严密观察是否有呼吸困难或呼吸疲劳。

哮喘持续状态和呼吸衰竭：任何类型的重度哮喘，经过 30～60min 彻底治疗后没有缓解，称为哮喘持续状态。在孕期，通过积极治疗，母亲的呼吸状况仍继续恶化，需要考虑尽快插管治疗（表 50-1）。疲劳、二氧化碳潴留或者低氧血症是插管和机械通气的指征。

四、临产和分娩期的处理

临产和分娩过程中应该继续规律使用哮喘药物。近 4 周接受全身类固醇类治疗的孕妇继续予以大剂量皮质醇。常用方案为氢化可的松 100mg，临产后每 8 小时静脉用药直到分娩后 24h。入院时测量 PEFR 和 FEV_1。如果哮喘症状加重，治疗后定期复查。

分娩时选择的麻醉药物应为无组胺释放的麻醉药，如芬太尼优于哌替啶或吗啡。硬膜外麻醉更为合适。对于剖宫产，可选择传导麻醉，因为气管内插管可能引发严重的支气管痉挛。对于难治性产后出血的患者，应使用前列腺素 E_2 和其他宫缩药，而不使用前列腺素 $F_{2\alpha}$，因为后者可能引起哮喘患者严重支气管痉挛。

更多内容参考 *Williams Obstetrics* 第 23 版第 46 章 "Pulmonary Disorders"。

（译者　王新焘）

第 51 章　肺结核、结节病与囊性纤维化

一、肺结核

国外出生人口肺结核病例占美国活动性肺结核病例的一半以上。此外，在美国有 1000 万～1500 万人经结核菌素皮肤试验阳性被确诊为潜伏性结核。虽然结核病程中妊娠曾经被认为会导致严重后果，但通过现代抗结核治疗这不再是正确的。然而，肺结核可能会导致不利的妊娠结局。在未完成抗结核治疗或呈进展性或存在肺外结核的情况下，早产、低出生体重、生长受限及围生儿死亡率都会增高。

1. 新生儿肺结核　先天性肺结核是一种罕见和致命的疾病，常通过脐静脉血行播散，或由分娩时吸入感染性分泌物引起。它常与孕产妇 HIV 感染以及未经治疗的活动性肺结核有关，表现为肝脾大、呼吸困难、发热及淋巴结肿大。

2. 结核病筛查　目前的指南包括在高危人群中进行皮试，如表 51-1 所示。首选的抗原是 5 个中等强度结核菌素单位的纯化蛋白衍生物（PPD）。如果皮内试验为阴性，则不需要进一步的评估。皮试阳性结果应根据风险因素来判定。对于非常高危患者，即 HIV 阳性、X 线胸片异常或者近期接触活动性肺结核患者，5mm 或更大可认为阳性。对于高危患者，即出生于国外者、静脉注射毒品但 HIV 阴性者、低收入人群者或当地医疗环境会增加患结核病的风险者，10mm 或更大可认为阳性。没有上述危险因素的人群，15mm 或更大可认为阳性。美国疾病控制和预防中心推荐用体外 QuantiFERON-TB Gold 试验和皮试诊断潜伏感染。它还可以区分由于感染和卡介苗（BCG）接种所导致的免疫反应。

表 51-1　潜伏结核感染的高危人群

护理人员
与感染者有接触
国外出生
HIV 感染
在收容所工作和生活者
酗酒
非法使用毒品
被拘留者和囚犯

（引自 Centers for Disease Control and Prevention.）

3.临床病程　结核分枝杆菌通过吸入而感染，刺激肺部产生肉芽肿性反应。在超过 90% 的患者中，感染是潜伏的并长期处于休眠状态。在一些妇女，尤其是那些免疫功能低下或有其他疾病的妇女中，结核可以重新被激活而导致临床疾病。临床表现一般包括咳嗽、少量咳痰、低热、咯血、消瘦。X 线胸片上可见不同的浸润性病灶，并可能会有相关的空洞或纵隔淋巴结肿大。在培养阳性的患者中，约 2/3 的痰标本涂片染色阳性，可见抗酸杆菌。在任何器官都可能发生肺外结核，几乎 40% 的 HIV 阳性患者为播散型的结核。

4.治疗　在妊娠期内治疗与否取决于多项因素。对 PPD 阳性且无活动性疾病的 HIV 阴性的孕妇，通常是等待产后再进行治疗。对存在近期皮试变化者应该治疗，因为第一年感染活动的发生率是 3%。暴露于活动性感染的皮试阳性的孕妇应该治疗，因为感染的发生率是每年 0.5%。最后，HIV 阳性的孕妇也应该接受治疗，因为她们活动性疾病的风险为每年 8%。

由于耐药菌株的出现，美国疾病控制中心推荐使用联合 4 种药物的方案对有症状的非妊娠患者或活动性肺结核患者进行初始治疗。这 4 种药物是异烟肼、利福平、乙胺丁醇、链霉素或吡嗪酰胺，在获得药敏报告之前联合应用。所有的第一次分离的菌株均应进行药物敏感性试验。幸运的是，大多数一线抗结核药物不会对胎儿产生不利的影响。不过链霉素是例外，它可能造成先天性耳聋。此外，在妊娠早期给予吡嗪酰胺的安全性也尚未明确。

美国疾病控制中心建议，孕妇的口服药物治疗方案应包括：①异烟肼，5mg/kg，每日不超过 300mg；同时给予维生素 B_6，25～50mg/d。②利福平，每日 10mg/kg，每日不超过 600mg。③乙胺丁醇，5～25mg/kg，每日不超过 2.5g。

这些药物给药至少 9 个月，如果患者所处地区居民异烟肼耐药结核分枝杆菌普遍增加，可加用吡嗪酰胺（例如德克萨斯、新墨西哥、加利福尼亚和其他许多州，需联系当地卫生部门）。感染 HIV 的孕妇，如果正在使用某些核苷反转录酶抑制药，利福平或利福布汀可能是禁忌。在抗结核治疗中并不禁止母乳喂养。

异烟肼常引起一过性的肝酶升高，因此应检验肝功能，不过，只有在肝酶升高超过 5 倍正常水平才需要停药。

二、结节病

结节病合并妊娠很罕见，而且除非原来就存在严重疾病，结节病很少对胎儿有不利影响。这是一种病因不明的，以 T 淋巴细胞和巨噬细胞在非干酪性肉芽肿内聚集为特征的慢性全身性疾病。肺部受累最常见，其次是皮肤、眼和淋巴结。在美国的患病率为，每 10 万男女比例平衡人群中发生 10～40 例，在非洲裔美国人中患病率增加 10 倍。临床表现各不相同，但最常见的是呼吸困难、干咳，在无全身症状时，可能不知不觉发展几个月之久。

间质性肺炎是肺受累的标志。超过 90% 的患者在一定的时间点会有异常的胸片表现。淋巴结肿大出现于 75%～90% 的病例中，特别是纵隔；25% 的患者有葡萄膜炎；25% 的人有皮肤受累，常表现为结节性红斑。任何其他器官系统都可能累及。没有病理活检不能确诊。

治疗方案根据症状、体征、胸部 X 线和肺功能检查决定。除非呼吸道症状严重，治疗通常是先观察几个月，如果炎症不消退，则用泼尼松，1mg/（kg · d），持续 4～6 周。治疗方法在妊娠和非妊娠妇女中是一样的。

三、囊性纤维化

囊性纤维化是一种在白种人中最常见的严重的遗传性疾病。它是由 7 号染色体长臂上的 1000 多个点突变中的一个引起的。由于诊断和治疗的进步，近 80% 的患有囊性纤维化的妇女能够生存到成年。虽然很多患者因为性发育延迟和宫颈异常黏液产生会导致不孕不育，但是能怀孕者也并不少见。经常被报道的妊娠结局包括早产（10%～50%），妊娠期间母体死亡（1%～5%，在分娩后 2 年内可达 18%）。妊娠结局与肺功能异常的严重程度呈负相关。支气管腺体肥大黏液堵塞和小气道阻塞导致继发感染，最终导致慢性支气管炎和支气管扩张。超过 90% 的人，呼吸道见铜绿假单胞菌增殖，少数病例也会有金黄色葡萄球菌、流感嗜血杆菌、嗜麦芽窄食单胞菌和洋葱伯克霍尔德菌。急性和慢性实质性炎症，最终引起广泛的纤维化，并伴有气道阻塞，导致通气 - 灌注功能障碍。最终导致肺功能不全。

四、妊娠期管理

孕前咨询是必要的，遗传咨询在第 6 章中讨论。选择怀孕的妇女应密切监测肺功能，以免发展为重复感染、糖尿病和心力衰竭。FEV1 能达到 70% 以上，是一个预示成功妊娠的良好指标。应注意体位引流和支气管扩张药的治疗。吸入重组人脱氧核糖核酸酶 1 和 7% 生理盐水都能通过降低痰液黏度改善肺功能。如并发症发生，特别是发生肺部感染，则建议立即住院。建议在分娩过程中采用硬膜外麻醉，尤其是需要手术分娩时。

更多内容参考 *Williams Obstetrics* 第 23 版第 46 章 "Pulmonary Disorders"。

（译者　周麟芳）

第52章 血栓栓塞性疾病

妊娠和产褥是最易导致健康女性发生静脉血栓和肺栓塞的因素之一。事实上，2005年美国623例妊娠相关因素导致的死亡病例中血栓性肺栓塞约占9%。

妊娠妇女中所有血栓栓塞症（深静脉血栓或肺血栓）的发生率约为0.1%，约50%产前被识别，50%在产褥期被发现。制动可能是深静脉血栓最强烈的诱发因素，深静脉血栓的发生率在哺乳期已显著下降，就是因为早期离床活动已经得到广泛实施的效果。

一、血栓形成倾向

许多种参与抑制凝血或纤溶系统的孤立蛋白缺失 —— 即所谓的血栓形成倾向 —— 可以导致高凝状态和复发性静脉血栓栓塞症。血栓形成倾向将在第53章进行讨论。

二、深静脉血栓形成

下肢深静脉血栓形成（deep venous thrombosis，DVT）的症状和体征差异非常大，取决于堵塞的程度和炎症反应的程度。典型产褥期下肢静脉的血栓静脉炎是突发的、严重的小腿和大腿疼痛、水肿。典型的血栓为单侧性，发生在从足部至髂股部的深静脉系统。有时反射性动脉痉挛可以引起苍白、肢体变冷伴脉搏消失 —— 又称股白肿或牛奶腿。更可能发生的情况是，已经产生一定数量的血栓但没有疼痛、发热及肿胀。更重要的是小腿疼痛，无论自发性疼痛还是检查时的挤压痛，或敲击跟腱（Homan征）产生的，有可能是由血栓或肌肉拉伤或损伤造成的。由于分娩时小腿和产床搁足板之间不恰当的接触而导致肌肉拉伤或损伤，在产褥期早期很普遍。

1. 诊断　虽然静脉造影仍是DVT确诊的标准，但非侵入的检查方法在临床确诊上已逐步取代这些方法。压缩超声造影，即联合应用双功能超声和彩色超声，是目前用于发现肢体DVT的主要检查项目。重要的一点是，即使是正常的超声结果也不能完全排除肺栓塞，因为生成的血栓可能已经造成栓塞或血栓发生在深部盆腔静脉，超声检查无法发现。对孕妇来说，与肺栓塞相关的血栓最常起源于髂静脉。

磁共振成像可以应用于一些特殊病例，如超声检查结果不明确，或超声检查未发现异常但临床仍可疑者。这项技术能对腹股沟韧带以上的解剖结构有清晰的分辨。相位显像技术可以用于诊断盆腔静脉血流的有无（图52-1）。磁共振检查的另一优点是可以冠状面和矢状面成像。还有，对于没有DVT但临床表现提示静脉血栓的患者，磁共振造影可以发现一些非血栓方面的问题，包括蜂窝织炎、水肿、血肿和表浅静脉炎。

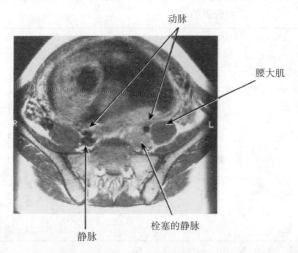

图 52-1　孕 26 周女性，有肺栓塞的表现，但缺乏下肢深静脉血栓的临床表现。T_1 加权影像提示左髂总静脉栓塞，而右髂静脉和双侧髂动脉为正常的缺失信号

　　计算机断层扫描也可以用于评估下肢情况。这项技术应用比较广泛但需要使用造影剂和电离辐射。不过，正如在附录 C 中讨论的，这种辐射对胎儿是微不足道的，除非是需要盆腔静脉显影。

　　表浅静脉血栓症：局限于隐静脉系统表浅静脉的血栓症与 DVT 不同，治疗包括镇痛、弹力支持治疗和休息。如果症状没有即刻消失或怀疑深静脉血栓，需要进行合适的诊断措施。如果确诊深静脉血栓则需要使用肝素。典型的浅表血栓静脉炎与浅表静脉曲张有关，或者是静脉内留置导管的后遗症。

　　2. 治疗　DVT 的治疗包括抗凝、制动和镇痛治疗。妊娠期或产褥期患 DVT 的所有女性初始抗凝治疗均为普通肝素或低分子肝素。妊娠期女性继续肝素治疗，而哺乳期则采用华法林治疗。

　　大多数情况下，以上治疗可以迅速缓解疼痛症状。症状完全减轻后，可以足部穿弹力袜逐步恢复活动，同时继续进行抗凝治疗。一般在治疗 7～10d 后可以达到这个阶段。

　　（1）肝素：妊娠期血栓栓塞症的肝素治疗初始剂量为静脉推注，继之静脉持续滴注以达到足够的抗凝效果。肝素有很多种用法可以达到这种疗效，其中帕克兰医院使用肝素的方法如表 52-1。静脉抗凝治疗应该持续 5～7d，然后改为肝素皮下用药。用药间隔为 8h，并使用药间隔时间内部分凝血激活酶时间（PTT）维持在延长为正常的 1.5～2.5 倍。治疗至少维持至急性期后 3 个月。如果在这个节点患者仍是妊娠状态，尚不清楚是应该继续使用治疗剂量的抗凝药还是使用预防剂量的抗凝药。

表 52-1　帕克兰医院针对静脉血栓栓塞患者的持续静脉内
应用肝素的常规

起始肝素用量
□单位静脉推注（推荐 80U/kg，最大剂量 9000U），然后
□单位 / 小时静脉滴注［推荐 18U/（kg·h），如果需要精确至 50］
静脉滴注速度调整——基于部分凝血激活酶时间（PTT）

PTT（s）[1]	干预剂量[2]	基础静脉滴注调整速度[3]
<45	80U/kg 静脉推注	↑ 4U/（kg·h）
45～54	40U/kg 静脉推注	↑ 2U/（kg·h）
55～84	/	/
85～100	/	↓ 2U/（kg·h）
>100	停止静脉滴注 60min	↓ 3U/（kg·h）

（1）PTT 目标 55～84；（2）精确至 100；（3）精确至 50
［经许可转载自 Cunningham FG, Leveno KJ, Bloom SL, et al（eds）. Williams Obstetrics. 23rd ed. New York, NY: McGraw-Hill, 2010.］

　　肝素治疗的并发症包括血小板减少症、骨质疏松症和出血。肝素相关的血小板减少症有 2 种类型。最常见的肝素诱发型血小板减少症（heparin-induced thrombocytopenia, HIT）是一种非免疫性、良性、可逆性的，发生于开始治疗后数日，不需中止治疗，5d 后可缓解。HIT 更严重的一种类型根源于一种与抗 IgG 抗体有关的免疫反应，可以对抗血小板因子 4 和肝素复合物。长期用药可以导致骨质疏松，吸烟者更易致病。为了避免严重的骨质疏松，应提倡肝素治疗的女性补充钙和维生素 D。

　　（2）低分子肝素：普通肝素衍生物家族有很多种类，它们的分子量 4000～5000Da，而普通肝素分子量 12 000～16 000Da。与普通肝素相似，低分子肝素不通过胎盘。

　　2002 年，Lovennox 制造商曾警告妊娠期肝素应用与先天畸形有关，而且增加出血风险。美国妇产科医师学会在通过深入的综述（*Safety of Lovenox in pregnancy Committee Opinion* No.276，2002 年 10 月）后得出结论：这些风险罕见，发生率并不比预期高，而且没有显著的因果关系。协会再次总结：伊诺肝素和达肝素钠孕期用药安全。

　　需要警惕的是低分子肝素不能用于有人工心脏瓣膜的患者，因为有形成瓣膜血栓的报道。应用低分子肝素可能增加局部麻醉相关脊柱内出血的风险。最后，剖宫产后 2h 内应用低分子肝素可以增加伤口血肿的风险。

　　（3）华法林：一般孕期禁用华法林衍生物抗凝。这些药能通过胎盘，引起

出血，从而导致胎儿死亡和畸形。但哺乳期应用安全（美国儿科学会、美国妇产科医师学会，2004 年）。产后静脉血栓可以一开始同时静脉应用肝素和口服华法林治疗，肝素一般应用 5d 后停药，研究显示产后女性华法林的平均用量比非孕女性显著增加（45mg 较 24mg），应用时间也更长（7d 较 4d），才能达到目标 INR。分娩后，大部分患者需要抗凝治疗至少 6 周。

三、肺栓塞

尽管肺栓塞导致的产妇死亡占孕产妇死亡的 10%，其在孕期和产褥期的发生很少见，发生率平均为 1/7000，产前及产后发生栓塞的概率几乎相同。临床证据显示，70% 的肺栓塞病例先是发生了腿部的深静脉血栓。其他来源的血栓特别是来源于深部盆腔髂静脉的血栓，患者通常在出现栓塞症状前没有血栓症状（表 52-2）。

表 52-2　与肺栓塞相关的最常见症状

呼吸困难 / 气急
胸膜炎性胸痛
咳嗽
咯血
焦虑
心动过速

肺栓塞相关的体征包括肺动脉瓣关闭音增强、肺部啰音或肺部摩擦音。心电图可以表现或不表现为电轴右偏。即使是严重的肺栓塞，支持其诊断的症状、体征和实验室证据也可能是非特异性的。

1. 诊断　与深静脉血栓类似，首先高度怀疑肺栓塞，随后进行客观的实验室检查。图 52-2 是孕期可疑肺栓塞患者的评估流程。如果怀疑其他疾病应进行胸片检查。在很多中心，螺旋 CT 检查已经取代了繁琐的肺通气 - 灌注扫描。

以上扫描应用小剂量的放射活性药物，通常静脉应用含 ^{99m}Tc 标记的大颗粒聚合物的白蛋白，胎儿放射暴露的量极微小（见附录 C）。但这些扫描不能提供确诊性诊断依据，因为其他疾病如肺炎或支气管痉挛也可以引起血流灌注缺陷。对于血流灌注正常的患者可以增加吸入 ^{133}Xe 或 ^{99m}Tc 后进行通气扫描检查，因为肺炎或低通气疾病可以表现出血流灌注正常，但通气检查异常，因而可以与之相鉴别。

螺旋 CT 检查：螺旋 CT 可以对从主要肺主动脉血管至肺段支气管和亚段支气管血管分支进行快速成像，标准单次螺旋 CT 检查胎儿放射暴露的量比进行肺通气灌注显像扫描要小。而螺旋 CT 扫描的敏感性和特异性却与它相似。

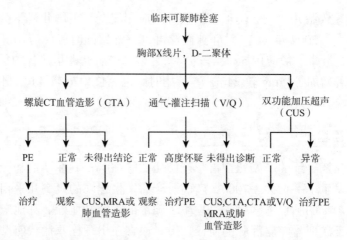

图 52-2　孕期可疑肺栓塞患者的评估流程。是否行螺旋 CT 检查及肺通气 - 灌注扫描取决于各个医疗单位及个体的能力和经验

CTA. CT 血管造影；CUS. 压缩超声造影；MRA. 磁共振血管造影；PE. 肺栓塞

非确诊性结果是指这些结果提示有中到低危肺栓塞可能，或不提示高危可能

［经许可转载自 Cunningham FG, Leveno KJ, Bloom SL, et al（eds）. Williams Obstetrics. 23rd ed. New York, NY: McGraw-Hill, 2010. Adapted from Nijkeuter M, Ginsberg JS, Huisman MV. Diagnosis of deep vein thrombosis and pulmonary embolism in pregnancy: A systematic review. J Thromb Haemost, 2006, 4:496. Tapson VF. Acute pulmonary embolism.N Engl J Med, 2008, 358:1037.］

　　帕克兰医院现在应用多排螺旋 CT 作为对孕期妇女进行评估的一线方法。尽管这种技术有很多优势，不过我们却发现高分辨率让我们发现了先前不可能被发现的很小的末梢血管栓塞，而这些发现的临床意义不明。

　　2. 治疗　肺栓塞的治疗与 DVT 类似。一般来说初始肝素治疗方式与 DVT 治疗相同。

　　对非孕患者，最常见的死因是复发性肺栓塞。为了预防这种情况，大多数医生推荐治疗性抗凝 4～6 个月。对产后发生血栓栓塞疾病的产妇，或产前给予肝素治疗的孕妇在分娩后，一般都给予华法林治疗。

　　（1）腔静脉滤器：与单用肝素治疗预防肺栓塞相比，DVT 患者常规置入腔静脉滤器并没有更多益处。在极少数情况下肝素治疗不能预防盆腔或下肢血栓引起的复发性肺栓塞，这种情况是采用腔静脉滤器的适应证。可以从颈静脉或股静脉置入这种装置，也有推荐孕期从肾上静脉置入腔静脉滤器。

　　（2）抗凝治疗和分娩：任何肝素制剂最严重的并发症是出血，在近期手术或裂伤的患者中更加容易发生，如阴道分娩或剖宫产。肝素对分娩期出血量的影响相关因素如下：①肝素给药的量、用药途径和给药时间；②手术切口和撕裂伤口的程度；③产后子宫收缩和复旧的程度；④是否存在其他凝血功能缺陷的情况。

一般来说，在临产和分娩期应停止肝素治疗。如果子宫收缩好，下生殖道未发现损伤，可以在分娩后数小时重新开始应用肝素。或者，慎重起见，肝素应用可以推迟 1～2d。鱼精蛋白静脉缓慢滴注可以快速逆转肝素的作用。因为鱼精蛋白具有抗凝作用，因此其用量不能超过中和肝素所需要的用量。

近期患肺栓塞的孕妇，如果必须进行剖宫产分娩，会存在严重的问题。逆转抗凝状态可能会伴随再次发生栓塞，但在充分抗凝的情况下进行手术又可能造成威胁生命的产后出血和麻烦的血肿。这种情况下，术前需考虑置入腔静脉滤器。

剖宫产术后 48～72h 应用常规治疗剂量的肝素可能会出现严重的出血。

四、孕前曾发生血栓栓塞的孕妇

对于有确切血栓栓塞史的女性最佳治疗仍不明确。我们 Parkland 医院多年来对有血栓栓塞史的女性常规皮下注射肝素，5000～7500U，每天 2～3 次。这种剂量治疗下复发性静脉血栓栓塞的概率很低。最近，我们成功应用肝素 40mg，每天 1 次皮下注射，来预防复发性血栓栓塞。

更多内容参考 *Williams Obstetrics* 第 23 版第 47 章 "Thromboembolic Disorders"。

（译者　倪晓田）

第53章　遗传性易栓症

　　在凝血级联反应中有许多调节蛋白承担着抑制凝血的重要作用（图53-1）。遗传性或获得性缺失这些抑制蛋白（统称血栓倾向）可以导致高凝状态和复发性静脉血栓栓塞。尽管这种异常总共出现于15%的欧洲白种人人群，但却占妊娠期发生血栓栓塞事件人群的一半多。

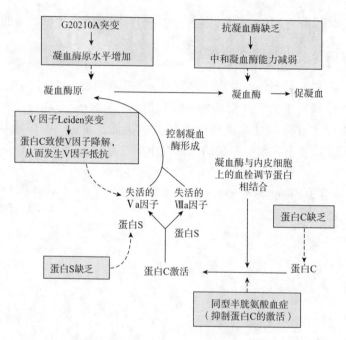

图 53-1　遗传性易栓症疾病总览和其对凝血级联反应的影响

［经许可转载自 Cunningham FG, Leveno KJ, Bloom SL, et al（eds）. Williams Obstetrics. 23rd ed. New York, NY: McGraw-Hill, 2010. Adapted from Seligsohn U, Lubetsky A: Genetic susceptibility to venous thrombosis.N Engl J Med, 2001, 344: 1222.］

　　抗磷脂综合征是一种获得性凝血异常性疾病，而抗凝血酶缺乏、蛋白C缺乏、蛋白S缺乏、V因子Leiden突变、促凝血酶G20210A突变和高同型半胱氨酸血症却是遗传性疾病。近期很多观点认为，一些妊娠期合并症和这些凝血异常相关。很多遗传性血栓倾向与子痫前期和子痫相关联，特别是HELLP综合征、胎儿生长受限、胎盘早剥、复发性流产和死胎。

　　抗磷脂抗体是在2%非创伤性的静脉血栓症患者中检测到的自身抗体，这些抗体与系统性红斑狼疮也相关。携带中到高滴度抗体的患者可以表现出抗磷脂抗体综合征，具体表现为包括静脉和动脉血栓栓塞在内的很多临床症状。尽管这些血栓栓塞大多发生于下肢，但女性易发生血栓的常见部位还有门静脉、肠系膜静脉、阑尾静脉、锁骨下静脉、大脑静脉。抗磷脂抗体也是动脉血栓的预测因子。实际上，抗磷脂抗体在健康年轻女性发生动脉卒中的病因中占5%以上。血栓也可以发生于相对不常见的部位如视网膜动脉、锁骨下动脉、肱动脉或末梢动脉。

抗磷脂抗体综合征的诊断和治疗在第54章中讨论。

一、抗凝血酶缺乏

凝血酶的主要作用是血栓形成，而抗凝血酶是抑制这一过程的最重要的因子。抗凝血酶缺乏主要由发生在常染色体显性遗传的数种突变引起。纯合子引起的抗凝血酶缺乏是致死性的。

尽管罕见，仅影响1/5000的个体，但抗凝血酶缺乏是遗传性凝血疾病中最易引起血栓形成的疾病。抗凝血酶缺乏患者一生中患血栓疾病的风险是50%～90%，其中50%～60%在孕期，33%发生在产褥期。患抗凝血酶缺乏的孕妇在孕期无论有无血栓史都应进行适当剂量的肝素预防性治疗。

二、蛋白 C 缺乏

凝血酶与小血管内皮细胞上的血栓调节素结合后，它的促凝血活性会被中和（表53-1）。凝血酶也可以激活蛋白C（一种天然的抗凝物），在蛋白S存在时蛋白C可以使Ⅴa因子和Ⅷa因子失活，从而控制凝血酶的生成。

不同蛋白C的突变类型达160多种，蛋白C缺乏的发生率为2/1000～5/1000，属于常染色体显性遗传。蛋白C缺乏的女性怀孕后患血栓栓塞症的风险在3%～20%，最易发生在产褥期。约50%的杂合子至成年期会发生血栓事件。

三、蛋白 S 缺乏

蛋白S是一种循环抗凝物，由蛋白C激活后可降低促凝物的生成。通过抗原检测方法检测游离、功能性和总蛋白S水平评估蛋白S缺乏。正常妊娠期这3个水平均显著下降，有些病例甚至下降50%。蛋白S缺乏是由多种常染色体显性突变引起的，总的发生率为0.8/1000。有3种缺陷类型与相应的游离性、功能性和总蛋白S水平下降相关。由于孕期这3项指标均降低，所以在孕期诊断困难。

蛋白S缺乏患者一生中发生血栓栓塞性疾病的概率为50%，其中妊娠期风险高达6%，与蛋白C缺乏类似，产褥期发生血栓栓塞的风险更高，可以达22%。

四、V因子 Leiden 突变（激活蛋白 C 抵抗）

V因子 Leiden 突变是一种发生率最高的血栓形成倾向性综合征。这一疾病的特征是血浆对激活蛋白 C 的抗凝血作用产生抵抗（图 53-1）。最常见的 V因子 Leiden 突变的命名是以首次描述过该突变的城市命名的。这种 V因子的错义突变导致 V因子氨基酸多肽中在 506 位点的谷氨酰胺被精氨酸替代，从而导致蛋白 C 被激活后因 V因子突变发生抵抗。异常的 V因子蛋白没有受阻，仍保持其促凝活性，容易导致血栓形成。

非妊娠期发生血栓栓塞性疾病的患者中有 20%～40% 发现为 V因子 Leiden 突变杂合体。两个野生个体产生遗传性纯合子非常罕见，可以使血栓形成的风险增加 100 倍以上。

激活蛋白 C 抵抗可以用生物检测来发现。在早孕期之后，由于其他凝血蛋白的改变，出现抵抗属于正常。因此，妊娠期可以应用 DNA 分析的方法进行 V因子 Leiden 的检测。激活蛋白 C 抵抗也可以由抗磷脂综合征及其他种类的 V因子基因缺陷引起。

母胎医学单位网进行了一项前瞻性研究，随访了约 5200 例 V因子 Leiden 突变体孕妇。V因子 Leiden 杂合子携带者发生率为 2.7%。3 例肺栓塞和 1 例深静脉血栓（0.8/1000）中无一例属于 Leiden 杂合子携带者。杂合子携带者不增加发生子痫前期、胎盘早剥及胎儿生长受限的风险。研究者总结认为，对 Leiden 突变进行产前筛查，或者对没有静脉血栓栓塞史的携带者进行预防治疗是不合适的。V因子 Leiden 纯合子突变在孕期应接受肝素个体化剂量进行预防。

五、促凝血酶 G20210A 突变

促凝血酶基因错义突变可以导致促凝血酶的过度积累，然后它们可转化成凝血酶。现发现白色人种的发生率约 2%，而其他人种中极罕见。这种突变可以增加一生中患血栓栓塞性疾病的风险 2～3 倍。病例对照研究表明它在孕期将血栓栓塞疾病的发生率增加 3～15 倍。纯合子女性应给予个体化肝素剂量进行预防。

如果同时携带促凝血酶 G20210A 突变与 V因子 Leiden 突变，患者患血栓栓塞疾病的风险增加。双杂合子个体比单一 Leiden 突变杂合子个体血栓栓塞复发的概率增加 2.6 倍。双突变携带者在发生一次血栓事件后应接受终身抗凝治疗。

六、高同型半胱氨酸血症

高同型半胱氨酸激活内皮细胞的 V 因子，从而抑制蛋白 C 活性，增加血栓形成风险（图 53-1）。孕期血栓形成风险增加 2～3 倍。高同型半胱氨酸与 V 因子 Leiden 突变或促凝血酶 G20210A 突变共同存在会进一步增加风险。高同型半胱氨酸血症还增加早发型动脉粥样硬化的风险及增加胎儿神经管缺陷的风险。

依据空腹水平的升高可以诊断高同型半胱氨酸血症。正常妊娠期间，同型半胱氨酸的平均浓度降低，孕期高同型半胱氨酸血症的诊断以 $\geqslant 12\mu mol/L$ 为截断值。对有静脉血栓史的女性建议低剂量抗凝预防治疗。

七、如何检测遗传性血栓倾向

诊断遗传性血栓形成倾向的推荐方法见表 53-1 的总结。如果条件允许，应在血栓事件发生后至少 6 周进行实验室检查，同时患者应处在非孕状态、没有接受抗凝或激素治疗。

表 53-1　遗传性易栓症的检测

易栓症	检测方法	孕期检测是否可靠	急性血栓症发生时检测是否可靠	使用抗凝药后检测是否可靠
V 因子 Leiden 突变	激活的蛋白 C 抵抗试验（第 2 代）	是	是	是
	如果异常：进行 DNA 分析	是	是	是
凝血酶基因 G20210A 突变	DNA 分析	是	是	是
蛋白 C 缺乏	蛋白 C 活性（＜60%）	是	否	是
蛋白 S 缺乏	功能实验（＜55%）	否[1]	否	否
抗凝血酶缺乏	抗凝血酶活性缺乏（＜60%）	是	否	否

（1）如果有必要在孕期筛查，游离蛋白 S 抗原水平的截断值在中孕期和晚孕期分别为低于 30% 和低于 24%（引自 The American Congress of Obstetricians and Gynecologists. Inherited Thrombophilias in Pregnancy. Practice Bulletin No. 113, July 2010.）

八、血栓栓塞症的预防

孕期或产后是否进行抗凝治疗取决于有无深静脉血栓栓塞史、遗传性血栓形成倾向的严重程度及其他危险因素。美国妇产科医师学会对 9 种不同临床类型的遗传性血栓倾向均有相应的推荐方法。对血栓形成倾向患者孕期治疗参见：Practice Bulletin No.113，July 2010。

　　更多内容参考 *Williams Obstetrics* 第 23 版第 47 章 "Thromboembolic Disorders" 和第 54 章 "Connective Tissue Disorders"。

（译者　倪晓田）

第 54 章　抗磷脂抗体综合征

抗磷脂抗体是一种可以拮抗磷脂的抗体，包括狼疮抗凝物和抗心磷脂抗体。抗磷脂抗体综合征是一种自身免疫性疾病，其特征是：反复动脉和（或）静脉血栓、血小板减少症、胎儿丢失，特别是发生于中孕期的死胎。狼疮抗凝物和抗心磷脂抗体的出现与蜕膜血管病变、胎盘梗死、胎儿生长受限、早发重度子痫前期和反复胎死宫内关系非常大。其中一部分人（如狼疮患者）还容易发生静脉和动脉血栓、脑血栓、溶血性贫血、血小板减少症和肺动脉高压。以上症状可以单发（原发性）或合并系统性红斑狼疮或其他自身免疫紊乱（继发性）。

狼疮抗凝物在体内的作用与其名称的含义相反，它具有强有力的促血栓形成作用。它的名称来源于以往观察到它可以延长所有磷脂依赖性凝血试验，包括凝血酶原时间、部分凝血活酶时间和印度蝰蛇毒液时间。最具有特异性的试验是部分印度蝰蛇毒液时间和血小板中和试验。目前哪种筛查试验最好还存在争议，但如果加入正常血浆后任何一种试验阳性都可以确诊。

抗心磷脂抗体可以用酶联免疫吸附法对血清进行检测，检查值分为阴性、低度阳性、中度阳性和高度阳性。这些抗体可以单独 IgG，IgM 和 IgA 中的一种或同时存在。多数情况下单独存在的 IgM 抗心磷脂抗体由感染或药物引起，无毒性作用。约 5% 健康孕妇筛查抗磷脂抗体低度阳性，这一点与非孕群体相同。

一、诊断

因为有约 20% 抗磷脂抗体综合征患者仅有狼疮抗凝物反应阳性，应同时进行凝集试验检测狼疮抗凝物和 ELISA 试验检测抗心磷脂抗体。抗磷脂抗体综合征临床和实验室诊断标准总结如表 54-1。表 54-2 是进行抗磷脂抗体综合征实验室筛查的适应证。

表 54-1　抗磷脂抗体综合征[1]的临床和实验室诊断

诊断标准	定义
临床标准	
产科	①3 次或以上孕 10 周内的自然流产；②1 次或以上大于孕 10 周无法解释的胎儿死亡；③重度子痫前期或发生在孕 34 周前因胎盘灌注不足需终止妊娠者

续表

诊断标准	定义
血管栓塞	①无法解释的静脉血栓；②无法解释的动脉血栓；③任何组织或器官的小血管血栓，缺乏血管壁炎症的显著证据
实验室指标	
抗心磷脂	标准酶联免疫吸附试验测定下，间隔6周以上，出现2次或以上IgG或IgM抗心磷脂抗体中等滴度或高滴度
狼疮抗凝物	间隔6周以上，2次或以上检测到狼疮抗凝物出现于血浆。根据国际血栓和止血协会指南，检测方法如下：①磷脂依赖的凝集筛查试验延长（如活化部分凝血活酶时间、白陶土（kaolin）凝血试验、稀释罗素蝰蛇毒液时间、稀释凝血酶原时间）；②难以用正常乏血小板血浆来纠正的筛查试验延长；③可以用过量磷脂来缩短或纠正的筛查试验延长；④除外其他凝血疾病（如Ⅷ因子抑制因子，肝素）

（1）如果符合一项以上抗磷脂综合征的临床指标和一项实验室指标就可以诊断抗磷脂抗体综合征

（引自 Wilson WA, Gharavi AE, Koike T, et al. International consensus statement on preliminary classification criteria for definite antiphospholipid syndrome: Report of an international workshop. Arthritis Rheum, 1999, 42:1309–1311. Copyright © Wiley-Liss Inc.）

表 54-2   抗磷脂抗体检测的适应证

1次及以上大于孕10周胎儿形态正常但原因不明的胎儿死亡

1次及以上孕34周前胎儿形态学正常但因子痫前期、子痫或胎盘功能不良导致的早产

3次及以上孕10周前发生的原因不明的连续性自然流产

原因不明的静脉或动脉血栓或小血管血栓（不存在血管壁炎症）

（引自 Wilson WA, Gharavi AE, Koike T, et al. International consensus statement on preliminary classification criteria for definite antiphospholipid syndrome: report of an international workshop. Arthritis Rheum, 1999, 42:1309–1311. Copyright © Wiley-Liss Inc.）

二、治疗

抗磷脂抗体女性患者的治疗方案总结如表54-3。目前对抗磷脂抗体女性的治疗有多项评估，认为这些治疗可以通过影响免疫和凝血系统对抗抗体的不良行为。最有效的治疗是低剂量肝素（7500～10 000U 皮下注射，每日2次），同时给予低剂量阿司匹林（60～80mg，每日1次）。肝素治疗的原理是预防血栓事件。肝素治疗还可以预防胎盘蜕膜-绒毛接触面血栓形成。然而，肝素治疗有许多并发症，包括出血、血小板减少、骨质减少和骨质疏松。

表 54-3　抗磷脂抗体阳性女性患者的治疗方案

特点	治疗[1]
抗磷脂抗体综合征（APS）	
前次妊娠发生死胎或反复自然流产的 APS	皮下分次注射预防剂量的肝素（每日 15 000～20 000U 的普通肝素或其他制剂的等效剂量）及每日低剂量的阿司匹林 补充钙和维生素 D
有血栓史或卒中史的 APS	使用肝素达到完全抗凝 或 皮下分次注射预防剂量的肝素（每日 15 000～20 000U 的普通肝素或其他制剂的等效剂量） 和 每日低剂量的阿司匹林 补充钙和维生素 D
无前次妊娠丢失或血栓史的 APS	最佳方案不确定；方案包括不治疗、每天低剂量阿司匹林治疗、每天预防剂量肝素治疗加低剂量阿司匹林治疗

特点	治疗[1]	
	非孕状态[2]	妊娠者[3]
抗磷脂抗体阳性而无 APS		
狼疮抗凝物（LA）或抗心磷脂（aCL）IgG 中到高滴度阳性	最佳方案不确定；方案包括不治疗或每天低剂量阿司匹林治疗	最佳方案不确定；方案包括不治疗、每天低剂量阿司匹林治疗，每天预防剂量肝素治疗和低剂量阿司匹林治疗
低水平 IgG aCL，只有 IgM aCL 阳性，只有 IgA aCL 阳性而 LA 阴性；抗磷脂抗体阳性而 LA 和 aCL 阴性	最佳方案不确定；方案包括不治疗或每天低剂量阿司匹林治疗	最佳方案不确定；方案包括不治疗或每天低剂量阿司匹林治疗

（1）如有禁忌证出现不应服用该药物；（2）应对所有患者询问有无血栓和血栓栓塞的症状；（3）所有患者在孕期均应接受严密的母胎监护

低剂量阿司匹林可以阻断花生四烯酸向血栓烷 A_2 的转化，据称还能增加前列环素合成。由于阿司匹林降低了血栓烷 A_2，而后者可以激活血小板，引起血管收缩；同时增加前列环素，前列环素的作用与之相反。服用低剂量阿司匹林可能引起术中小血管出血，除此之外没有明显不良反应。

1. 糖皮质激素类药物　糖皮质激素没有广泛用于治疗原发性抗磷脂抗体综合征。对于继发性抗磷脂抗体综合征（如红斑狼疮），预防妊娠期狼疮暴发时使用泼尼松的剂量应维持在最低有效剂量。激素治疗的不良反应显著，包括骨质减少、骨质疏松和病理性骨折；伤口愈合受阻；引发妊娠期糖尿病和显性糖尿病。硫唑嘌呤和环孢霉素不改善标准治疗的疗效。甲氨蝶呤和环磷酰胺因有致畸的潜在可能而被禁用。

2. 免疫球蛋白治疗   一线治疗方案失败后，可以采用此种治疗方案，特别是前次妊娠出现过子痫前期和胎儿生长受限的情况。免疫球蛋白的应用方法为静脉给药，剂量为 0.4g/（kg·d），持续 5d，每月进行 1 次。或 1g/kg 每月单次使用。每 5 天的 1 个疗程花费为 5000～8000 美元。其不良反应是可能出现过敏反应。

3. 治疗结果   尽管据报道目前的治疗对妊娠结局有改善，但需要警惕的是胎儿生长受限和子痫前期仍常见。低剂量阿司匹林治疗和糖皮质激素治疗不总是起作用的，部分患狼疮和抗磷脂抗体但没有接受治疗的女性妊娠结局正常。有报道前次妊娠死胎和抗磷脂抗体滴度＞40 IgG 单位的女性，即使接受泼尼松和（或）阿司匹林治疗，再次发生死胎的风险仍高达 72%。

更多内容参考 *Williams Obstetrics* 第 23 版第 54 章 "Connective Tissue Disorders"。

（译者   倪晓田）

第55章　系统性红斑狼疮

系统性红斑狼疮（SLE）是一种病因不明，针对一种或多种细胞核成分产生自身免疫抗体和免疫复合物，对组织和细胞造成损伤的疾病。这种疾病在生育年龄的发生率是 1/500。10 年和 20 年生存率分别是 75% 和 50%，死因大多是感染、狼疮暴发、终末脏器衰竭和心血管疾病。

一、狼疮对妊娠的影响

狼疮对妊娠结局的影响取决于多种因素。这些因素包括开始妊娠时疾病的状态、是否有其他内科或产科疾病，以及是否同时存在及抗磷脂抗体。妊娠期间有 1/3 的患者好转、1/3 疾病不发生变化、1/3 病情恶化。据报道妊娠期间有 1/20 的概率可能发生威胁生命的事件（表 55-1）。一般来说归因于肾损伤、心肌炎及浆膜炎，但与子痫前期和抗磷脂抗体综合征相关的并发症同样让人担忧。

表 55-1　系统性红斑狼疮对母亲和胎儿的影响

结局	描述
母亲	
狼疮暴发	孕期 1/3 患者发生狼疮暴发
子痫前期	其发生率是否增加目前意见不一
	狼疮暴发可以是致命的（1/20 概率）
	狼疮暴发的发生与不良围生儿结局有关
	若抗磷脂抗体阳性预后更差
	若并发肾炎其发生率普遍增加
早产	增加
围生儿	
早产	若并发子痫前期，其发生率增加
生长受限	发生率增加
死胎	增加，特别是抗磷脂抗体阳性患者
新生儿狼疮	发生率约 10%——除了心脏传导阻滞均为暂时性

［数据引自 Lockshin MD, Sammaritano LR. Rheumatic disease // Barron WM, Lindheimer MD（eds）. Medical Disorders During Pregnancy. 3rd ed. St. Louis, MO: Mosby, 2000: 355. Petri M, Allbritton J. Fetal outcome of lupus pregnancy: A retrospective case-control study of the Hopkins Lupus Cohort. J Rheumatol, 1993, 20:650. Yasmeen S, Wilkins EE, Field NT, et al. Pregnancy outcomes in women with systemic lupus erythematosus. J Matern Fetal Med, 2001, 10（2）: 91–96.］

一般来说，以下情况妊娠结局更好：①狼疮已处于静止期超过 6 个月；②没有活动性肾脏受累表现如蛋白尿或肾功能损伤；③没有并发子痫前期；④抗磷脂抗体阴性。

二、狼疮对胎儿的影响

新生儿狼疮并不常见，其特征为皮肤损伤（狼疮性皮炎）和不同程度的血液学和系统性紊乱，有时伴先天性心脏传导阻滞。皮肤狼疮、血小板减少和自身免疫性溶血都是一过性的，数月可自愈。新生儿反复发生皮肤狼疮的风险为 25%。

抗 SS-A（Ro）和抗 SS-B（La）抗体（表 55-2）可能导致胎儿在房室结和 His 束区域发生播散性心肌炎和纤维化，从而引起先天性心脏传导阻滞。然而，存在抗 SS-A 和抗 SS-B 抗体的女性发生心律失常的概率只有 3%。一旦发生心脏损伤将是持久性的，一般需要心脏起搏器治疗。先天性心脏传导阻滞的发生率为 10%～15%。

表 55-2　系统性红斑狼疮患者产生的一些自身免疫性抗体

抗体	发生率（%）	临床相关
抗核抗体	84～98	多种抗体、多次试验阴性表明基本排除狼疮
抗 dsDNA	62～70	对系统性红斑狼疮具有特异性，与肾炎和狼疮活动性有关
抗 Sm	30～38	狼疮特异性
抗 RNP	33～40	多发性肌炎、硬皮病、狼疮、混合性结缔组织疾病
抗 Ro（SS-A）	30～49	Sjögren 综合征、皮肤狼疮、ANA 阴性狼疮、伴有心脏传导阻滞的新生儿狼疮
抗 La（SS-B）	10～35	在狼疮中出现、可能肾炎发生率有所降低、Sjögren 综合征
抗组蛋白	70	一般出现于药物诱导性狼疮（95%）
抗磷脂	21～50	狼疮抗凝物和抗心磷脂抗体与血栓、胎儿丢失、血小板减少、瓣膜性心脏病、梅毒试验假阳性
抗红细胞	60	显性溶血不常见
抗血小板	30	血小板减少

［经许可引自 Arbuckle MF, McClain MT, Rubertone MV, et al. Development of autoantibodies before the clinical onset of systemic lupus erythematosus.N Engl J Med, 2003, 349:1526. Hahn BH. Systemic lupus erythematosus ∥ Braunwald E, Fauci AS, Kasper DL, et al（eds.）. Harrison's Principles of Internal Medicine. 15th ed.New York: McGraw-Hill, 2001: 1922. Shmerling RH. Autoantibodies in systemic lupus erythematosus-there before you know it. N Engl J Med, 2003, 349:1499.］

三、临床表现

狼疮的临床表现、病程和结局均极具多样性。其临床表现初始可能局限于一个器官系统，随着疾病进展逐渐累及其他系统，或初始就累及多个系统。一般表现如表 55-3。

表 55-3　系统性红斑狼疮的临床表现

器官系统	临床表现	百分比
全身性	乏力、不适、发热、体重降低	95
肌肉骨骼系统	关节痛、肌痛、多关节炎、肌病	95
血液系统	贫血、溶血、白细胞减少症、血小板减少、狼疮抗凝物	85
皮肤	蝶形红斑、盘状红斑、光敏感、口腔溃疡、脱发、皮肤红斑	80
神经系统	认知功能异常、器质性大脑综合征、精神病、癫痫发作	60
心肺系统	胸膜炎、心包炎、心肌炎、Libman-Sacks 心内膜炎	60
肾脏	蛋白尿、管型、肾病综合征和肾衰竭	30~50
胃肠道	厌食症、恶心、疼痛、腹泻	45
血栓形成	静脉性（10%）、动脉性（5%）	15
眼	结膜炎	15
妊娠	复发性流产、早发型子痫前期、死胎	30

[经许可引自 Hahn BH. Systemic lupus erythematosus // Braunwald E, Fauci AS, Kasper DL, et al.（eds）. Harrison's Principles of Internal Medicine.15th ed. New York, NY: McGraw-Hill, 2001: 1922.]

四、诊断

最新来自美国风湿协会（1997）的系统性狼疮的诊断标准如表 55-4。如果满足诊断标准 11 项中 4 项及以上标准，无论间断或同时发生，狼疮的诊断均成立。识别抗核抗体（ANA）是最好的筛查方法，但 ANA 阳性并不具有特异性。例如，在一些正常的个体、其他自身免疫疾病、急性病毒感染和慢性炎症过程中也可以存在低抗体滴度，数种药物也可以引起 ANA 阳性。几乎所有狼疮患者 ANA 试验均阳性。抗双链 DNA（dsDNA）抗体和抗 Sm（Smith）抗原抗体对狼疮也有相对高的特异性，然而表 55-2 中列的其他抗体则没有特异性。

表 55-4　1997 年美国风湿协会修订的"系统性红斑狼疮[1]"诊断标准

标准	注释
颧部红斑	蝶形红斑
盘状红斑	红斑、脱屑，毛囊堵塞
光敏感	暴露于紫外线后引起红斑
口腔溃疡	一般无痛性
关节炎	非侵蚀性，累及 2 个及以上周围关节
浆膜炎	胸膜炎或心包炎
肾病	蛋白尿 ≥0.5g/d 或 +++，或有细胞管型
神经症	不明原因的抽搐或精神病
血液系统紊乱	溶血性贫血、白细胞减少症、淋巴细胞减少症或血小板减少症
免疫系统紊乱	抗 dsDNA 或抗 Sm 抗体，或 VDRL 假阳性，抗心磷脂 IgM 或 IgG 抗体水平异常，或狼疮抗凝物
抗核抗体	ANAs 效价异常

ANAs. 抗核抗体；dsDNA. 双链 DNA；Sm. Smith 抗原；VDRL. 性病研究实验室试验
（1）如果疾病任何阶段满足 4 条标准，诊断系统性狼疮的特异度达 98%，敏感度达 97%
（经许可引自 Hochberg MC. Updating the American College of Rheumatology revised criteria for the classifi-cation of systemic lupus erythematosus.Arthritis Rheum, 1997, 40:1725. ）

1. 药物诱导性狼疮　有报道多种药物可以诱导狼疮样综合征。一般停药后症状会消退，极少与肾小球肾炎相关。有关的药物包括普鲁卡因胺、奎尼丁、肼屈嗪、α- 甲基多巴、苯妥英、苯巴比妥。

2. 狼疮与子痫前期 - 子痫　狼疮患者发生子痫前期很常见，狼疮肾病患者发生早发子痫前期更常见。有时狼疮肾病与重度子痫前期很难区分。中枢神经系统受累的狼疮可能引发惊厥，类似子痫的发作。血小板减少伴或不伴溶血可能进一步混淆诊断。

五、治疗

目前治疗主要包括孕妇和胎儿的临床情况监护。建议频繁进行血液学评估和肝肾功能的评估，以便在孕期和产褥期监测病情变化和活动性。

很多临床医师推荐多项实验室技术监测狼疮活动性和狼疮暴发的发生。不过，红细胞沉降率检查因孕期纤维蛋白原增多而不准确。而且，尽管 C3、C4、CH50 补体水平降低或低水平与疾病活动性有关，但是其高水平并不确保疾病不会转为活动期。

毫无疑问妊娠合并狼疮显著增加孕期发生胎儿生长受限、围生期发病率及病死率（表 55-1）。美国妇产科医师学会发布的产前胎儿监护指南（实践公告 No.9，1999.9，2007 年更新）推荐从 32～34 周起每周 1 次进行胎儿监护（见第 12 章）。如果出现狼疮暴发、严重蛋白尿、肾功能受损及相关的高血压和（或）子痫前期，预后将更差。除非高血压病情进展，或有胎儿窘迫或生长受限的证据，妊娠应期待至足月并可根据产科指征决定分娩时机。

1. 药物治疗　狼疮无法治愈，也不大可能完全缓解。关节痛和浆膜炎可以用非类固醇抗炎药物治疗，包括阿司匹林，因为这些药物有导致胎儿动脉导管早闭的风险，一般在 24 周前用治疗剂量。但低剂量的阿司匹林在整个孕期均可安全用于治疗抗磷脂抗体综合征（见第 54 章）。

威胁生命的或有严重致残表现的需要用皮质类固醇治疗，如泼尼松，1～2mg/（kg·d）。病情控制后，应减少用量至每晨给予 10～15mg。对于严重的狼疮暴发，推荐应用脉冲疗法，包括每 24 小时给予甲泼尼龙 1000mg，持续 3d，然后酌情返回维持剂量。皮质类固醇治疗可以导致妊娠期糖尿病甚至胰岛素依赖型糖尿病。产褥期可以给予服用这些药物或近期服用此类药物的孕妇"应激剂量"（如氢化可的松每 8 小时静脉用药 100mg）。

除非发生威胁生命的并发症，孕期应避免使用免疫抑制药物如硫唑嘌呤。环磷酰胺是一种细胞毒制剂，已有报道可致畸。抗疟药物有助于控制皮肤疾病，部分医师推荐对孕前服用此类药物的孕妇在妊娠期继续服用。

2. 避孕　一般来说，鉴于此类疾病与一些疾病的发生相关，并可增加围生期不良预后，狼疮和相关慢性血管或肾疾病的女性患者应减少怀孕次数。因此，输卵管绝育术可能有益，在产后或疾病静止的任何时期均可实施。应谨慎服用口服避孕药，因为血管疾病在狼疮疾病中相对常见。单孕酮注射和置入都具有有效的避孕效果，且不会引起狼疮暴发。宫内节育器的应用因增加感染概率也存在争议。

更多内容参考 *Williams Obstetrics* 第 23 版第 54 章 "Connective Tissue Disorders"。

（译者　倪晓田）

第56章　风湿性关节炎和其他结缔组织疾病

结缔组织疾病，也称为胶原血管病，是一组非器官特异性的疾病，因此，可以引起广泛的临床表现。这类疾病大多以结缔组织异常为特征，由大量自身免疫抗体引起的病理免疫介导。系统性红斑狼疮（见第55章）和抗磷脂抗体综合征（见第54章）属于结缔组织病，已在其他章节讨论。这一章主要介绍几种妊娠妇女可能发生的相对少见的结缔组织病。

一、风湿性关节炎

这是一种慢性多关节病变性疾病，症状包括滑膜炎、疲劳、厌食、乏力、体重减轻、抑郁和一些不典型肌肉骨骼表现，通常手部、手腕、膝部和足部受累常见，表现为疼痛伴随肿胀、压痛，活动后加重。关节外表现包括类风湿皮下小结、血管炎和胸膜肺部症状。1987年美国风湿协会修订的诊断标准的敏感性和特异性约为90%（表56-1）。

表 56-1　1987 年修改的风湿性关节炎分类标准

标准	定义
1. 晨僵	关节及关节周围发生持续 1h 及以上晨僵，活动后好转
2. 3 个及以上关节出现关节炎	医师发现 3 个及以上关节的软组织肿胀
3. 手关节发生关节炎	末端指间关节、掌指关节或桡腕关节出现肿胀
4. 对称性关节炎	出现对称性的关节肿胀炎症
5. 类风湿皮下小结	肘部或手指关节出现硬性无压痛的皮下结节
6. 血清类风湿因子	出现类风湿因子
7. 影像学改变	影像学显示手关节或腕关节侵蚀或骨量减少性改变

注：1~4 标准出现须≥6 周。风湿性关节炎的诊断须出现 4 条及以上标准，且不需要排除标准。新标准诊断风湿性关节炎（RA）的敏感性为 91%~94%，特异性为 89%
[引自 Arnett FC, et al. The American Rheumatism Association 1987 revised criteria for the classification of rheumatoid arthritis. Arthritis Rheum, 1988, 31（3）:315–324.]

类风湿关节炎对妊娠结局没有显著的不良影响。大多数情况下类风湿关节炎女性患者可以成功妊娠。实际上，其类风湿关节炎的症状在妊娠期间能得以改善，不过，产后病情恶化也很常见。

类风湿关节炎的治疗主要是缓解疼痛、减少炎症、保护关节结构和功能不受破坏。物理治疗、专业性指导和自身保健治疗非常重要。阿司匹林或其他任何一种非甾体抗炎药是治疗的基础。相对较新的药物环氧酶 -2（COX-2）抑制药因能降低胃肠道溃疡的发生风险被广泛应用。疾病活动期可以加用糖皮质激素治疗，在疾病活动期的前 2 年使用泼尼松 7.5mg/d 可大大减轻关节侵蚀性病变。除此之外，皮质类固醇应尽可能避免使用，但也有医师使用低剂量皮质类固醇激素联合水杨酸类药物治疗。

妊娠期常规不使用硫唑嘌呤、环磷酰胺或甲氨蝶呤进行免疫抑制治疗。在这些药物中，如果需要应用只有硫唑嘌呤可以考虑，因为其他药物均致畸。

如果颈椎受累，妊娠期应特别注意。因为容易发生半脱位，妊娠期由于关节松弛，至少在理论上是发生颈椎半脱位的高危因素。某些关节严重受累可能影响分娩，如髋部关节畸形可能妨碍阴道分娩。

二、系统性硬化病（硬皮病）

这类疾病的特征是正常胶原蛋白的过度产生，导致皮肤、血管及内脏器官（如胃肠道、心脏、肺和肾）纤维化。肺间质纤维化伴随血管病变可以导致肺动脉高压。目前没有有效的治疗方法，主要是对症治疗和改善末梢器官受累的治疗。皮质类固醇只对炎症性肌炎、心包炎和溶血性贫血有效。

妊娠合并硬皮病的结局与疾病严重程度有关。弥漫性硬皮病、硬皮病合并高血压或硬皮病累及肾或心脏，或出现肺纤维化者预后不佳。出现肾功能不全和恶性高血压者增加重度子痫前期的发生率。如果出现肾或心脏疾病的急剧恶化，需考虑终止妊娠。

硬皮病可以期待阴道分娩，但如果软组织病变导致难产则需剖宫产。因为这类女性可能张嘴能力受限，全身麻醉时气管插管需特别注意。再加上食管功能受损，也很容易发生误吸，因此，首选硬膜外麻醉。其他少见的结缔组织异常疾病概括于表 56-2。

表 56-2　少见的结缔组织疾病

疾病	特征	治疗
结节性多动脉炎	小血管及中等大小血管发生坏死性血管炎，与乙肝病毒抗原血症相关	高剂量泼尼松和环磷酰胺，如果与乙肝病毒相关加用拉米夫定
韦格纳肉芽肿病	上呼吸道、下呼吸道和肾出现坏死性肉芽肿性血管炎	皮质类固醇激素治疗，严重者可加用环磷酰胺
多发性大动脉炎	无脉症、累及大血管的慢性炎症性动脉炎	皮质类固醇治疗、受累血管外科旁路治疗或血管成形术
马方综合征	常染色体显性遗传性结缔组织异常疾病；主动脉平滑肌弹性层退化导致主动脉扩张或形成动脉瘤	尽可能主动脉夹层修补

续表

疾病	特征	治疗
埃勒斯 - 当洛斯综合征	结缔组织变化包括皮肤弹力过度、血管受累可以导致卒中或出血	对子宫破裂、卒中或产后出血等并发症进行急性处理
皮肌炎和多肌炎	主要累及皮肤和肌肉的急性或慢性炎症性疾病，15% 疾病并发恶性肿瘤	皮质类固醇激素；也可以使用硫唑嘌呤、甲氨蝶呤或静脉使用免疫球蛋白治疗

更多内容参考 *Williams Obstetrics* 第 23 版第 54 章 "Connective Tissue Disorders"。

（译者　倪晓田）

第57章 妊娠剧吐

妊娠16周前出现中等强度的恶心和呕吐尤为常见，近半数孕妇出现此类症状。若出现严重的恶心呕吐，且对饮食调整和止吐药治疗无效，称之为"妊娠剧吐"。"妊娠剧吐"宽泛地定义为因严重的呕吐造成体重下降，脱水、饥饿引起的酸中毒，呕吐物中盐酸丢失引起的碱中毒和低钾血症。在一些病例中，可发展成持续性的肝功能异常。住院患者中，超过50%可能出现轻度高胆红素血症和肝酶升高。肝酶罕有超过200U/L。妊娠剧吐的发病与HCG及雌激素水平升高或快速增加有关，或两者联合作用。另有报道与导致消化性溃疡的幽门螺杆菌有关。

处理

治疗门诊患者时，通常建议少食多餐，避免饱腹感，避免促进或加重症状的食物。维生素B_6或维生素B_6联合多西拉敏（盐酸双环胺）被证实安全、有效，是孕期治疗恶心呕吐的首选药物。如果上述简单的治疗措施效果不佳，可予以止吐药如异丙嗪（25mg，每6小时口服）、丙氯拉嗪、氯丙嗪和昂丹司琼等，缓解恶心呕吐症状。严重的病例中，还可给予甲氧氯普胺（10mg，每6小时口服），该药在不刺激胃、胆囊或胰腺分泌的情况下，增加上消化道蠕动。有报道认为，甲泼尼龙在治疗严重妊娠剧吐患者中无效。

顽固性妊娠剧吐 约1/4妊娠剧吐患者需要住院治疗。呕吐症状可能迁延不愈，频繁发作且症状严重。我们曾诊疗过一位妊娠剧吐并发严重氮质血症的患者，血清肌酐水平高达442μmol/L（5mg/dl）。其他严重的并发症可能包括食管贲门黏膜撕裂、食管破裂、双侧气胸、纵隔气肿、维生素K缺乏凝血异常引起的严重鼻出血，维生素B_1缺乏引起的Wernicke脑病（失明、抽搐和昏迷）。

静脉补充晶体液被用来纠正脱水、电解质缺乏和酸碱平衡。补液应包含适量钠、钾、氯、乳酸盐或碳酸氢盐、糖和水，且在呕吐症状控制前均为肠外营养。另可给予异丙嗪（25mg，每6小时静脉注射）或甲氧氯普胺（10mg，每6小时静脉注射）。

如存在持续性呕吐，应考虑诊治其他疾病，如肠胃炎、胆囊炎、胰腺炎、肝炎、消化性溃疡、肾盂肾炎和妊娠期急性脂肪肝。在一些情况下，社会和心理因素影响疾病的发展。合并这些情况的患者，住院治疗后症状通常会显著缓解,一旦出院后症状随即复发。积极纠正心理和社会问题有助于疾病缓解。

更多内容参考 *Williams Obstetrics* 第 23 版第 49 章 "Gastrointestinal Disorders"。

(译者 王伟琳)

第58章 妊娠期胆汁淤积症

妊娠期胆汁淤积症（intrahepatic cholestasis of pregnancy, ICP）是由妊娠诱发，产后缓解的一种疾病。该病曾被命名为妊娠期复发性黄疸、淤胆型肝病和妊娠期黄疸，临床表现以皮肤瘙痒、黄疸为特征，发病率为 1/1000～1/500。目前病因尚不清楚，既往认为易感人群因妊娠期高雌激素水平刺激发病。另有学者认为，由硫酸黄体酮代谢物分泌缺陷引起。证据显示产科胆汁淤积与多种调节肝细胞转运系统的基因突变有关。

一、临床表现

尽管 ICP 常于中孕期发病，但大部分患者在晚孕期才出现皮肤瘙痒，通常以全身皮肤瘙痒为主诉，除非有挠抓造成的表皮破损，一般不伴皮损。约 10% 的少部分孕妇在出现皮肤瘙痒后的几天内出现黄疸。不会出现全身症状。

胆汁淤积患者肝清除胆汁酸不彻底，使血清胆汁酸水平升高。血清总胆汁酸水平可能升高 10～100 倍。高胆红素血症以结合胆红素升高为主，总胆红素水平罕有超过 68.4～85.5μmol/L（4～5mg/dl）。碱性磷酸酶水平通常高于正常妊娠水平。转氨酶通常正常或轻度升高，但很少超过 250U/L。肝活检显示轻度胆汁淤积和肝细胞内胆红素，以及不伴坏死的胆小管阻塞。这些病理改变在产后消失，通常再次妊娠或口服含雌激素类避孕药时复发。

鉴别诊断应包括产科和非产科原因引起的肝功能异常。务必首要排除子痫前期，血压正常和蛋白尿阴性是鉴别要点。超声检查有助于排除胆石症和胆道梗阻。如果肝酶只有轻度升高可除外急性病毒性肝炎。然而，妊娠合并慢性丙肝的患者孕期出现肝内胆汁淤积症的风险增加约 20 倍。

二、处理

胆汁淤积相关的皮肤瘙痒系因血清胆盐升高造成，临床处理可能颇为棘手。口服抗组胺药和外用润肤霜或可缓解些症状。消胆胺能结合胆盐，可能对于症状缓解有一定作用，但就我们的临床观察来看，其效用至多中等。此外，考来烯胺影响脂溶性维生素的吸收，可能引起维生素 K 缺乏。我们曾报道过因此发生胎儿凝血功能异常继发颅内出血的病例。

熊去氧胆酸被报道能够快速缓解产科胆汁淤积症患者的皮肤瘙痒症状，并降低肝酶水平。且该药在缓解皮肤瘙痒症状的疗效优于考来烯胺。其他有助于缓解皮肤瘙痒的药包括地塞米松和阿片受体拮抗药纳曲酮。

三、胆汁淤积对妊娠结局的影响

尽管早期有报道指出，孕妇胆汁淤积增加围生儿死亡率，但近期的文献并未证实该风险。另有研究发现，妊娠胆汁淤积增加早产和羊水胎粪污染发生率。尽管尚不明确加强胎儿监护是否能改善妊娠结局，但鉴于现有证据模棱两可，对该病患者加强产前检查仍是合理的。

更多内容参考 *Williams Obstetrics* 第 23 版第 50 章 "Hepatic, Gallbladder, and Pancreatic Disorders"。

（译者　王伟琳）

第59章 胆囊和胰腺疾病

一、胆石症和胆囊炎

在美国，40 岁以上女性 20% 存在胆囊结石。大多数胆囊结石含有胆固醇，其过量分泌入胆汁被认为是形成结石的主要发病机制。胆泥是胆囊结石形成的重要前体，妊娠期间，胆泥形成可能增加，约 30% 发展成胆结石。早孕期后，胆囊容积在空腹和餐后收缩后均为非孕期时的 2 倍。胆囊排空不完全可能造成胆固醇结晶淤积，是形成胆结石的必要条件。上述发现支持妊娠胆囊结石风险增加这一说法。孕期胆囊炎的发病率约 1/1000。

1. 临床表现 有症状的胆囊疾病包括急性胆囊炎、胆绞痛和急性胰腺炎。急性胆囊炎通常在胆管阻塞时发病。大多数急性炎症存在细菌感染。超过半数的急性胆囊炎患者，有过胆石症诱发的右上腹痛病史。急性发病时，临床表现为腹痛伴厌食、恶心呕吐、低热和白细胞计数轻度升高。超声可以发现 2mm 以上的结石。高达 90% 的患者经超声证实有结石（图 59-1）。

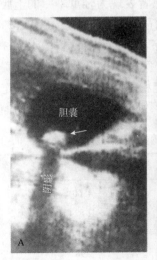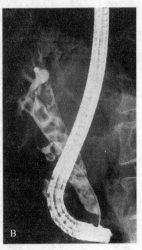

图 59-1 胆囊结石

A. 超声下可见一枚大的胆囊结石，注意回声阴影；B. 内镜下胰胆管造影术（ERCP）提示多发胆管结石
［经许可转载自 Greenberger NJ, Paumgartner G.Disease of the gallbladder and bile ducts // Fauci AS, Braunwald E, Kasper DL, et al（eds）. Harrison's Principles of Internal Medicine. 17th ed. New York, NY: McGraw-Hill, 2008: 1991.］

2. 处理 急性胆囊炎孕期或产褥期处理与非孕期相似。尽管药物治疗对急性胆囊炎有效，但目前达成的共识是早期行胆囊切除术。胆囊炎急性发作时，

药物治疗应先于手术治疗，包括胃肠减压、静脉补液、抗感染和镇痛治疗。

通常情况下，有症状的胆石症患者孕期行胆囊切除术预后良好。相反地，保守治疗患者孕期复发率高；再者，如果孕晚期胆囊炎复发，容易出现早产，胆囊切除术操作更困难。因此，在帕克兰医院，我们已更新为推荐手术治疗，尤其合并胆源性胰腺炎者。对妊娠妇女而言，腹腔镜胆囊切除术和开腹方式疗效相当。

内镜下逆行胰胆管造影术（ERCP）在孕期很大程度上有助于移除阻塞胆管的结石。很多情况下该手术经过改良以避免暴露于辐射。尽管孕期可以安全且成功地进行 ERCP，但在帕克兰医院约 1/6 患者治疗后出现胰腺炎。

无症状的胆石症：孕期对于无症状的胆石症，无指征行胆囊切除术。

二、急性胰腺炎

急性胰腺炎症由胰蛋白酶原活化诱发，继而胰腺自体溶解。妊娠期间，胆石症是胰腺炎最为常见的诱因。少数情况下，术后患者可发生非胆源性胰腺炎，或由乙醇、药物、囊性纤维化或病毒感染引发。一些特定的代谢异常如妊娠期急性脂肪肝和家族性高三酰甘油血症也易发生胰腺炎。

1. 临床表现   非孕期急性胰腺炎患者表现为轻重不一的上腹痛、恶心呕吐和腹胀，通常伴低热、心动过速、低血压和腹部压痛。高达 10% 患者可并发肺部症状，进一步发展成急性呼吸窘迫综合征。血清淀粉酶水平 3 倍于正常值上限可确诊（表 59-1），但淀粉酶水平与疾病严重程度无关。事实上，除外胰腺炎进行性加重，通常 48～72h 后血清淀粉酶水平恢复正常。测定血清脂肪酶活性增加诊断率，另有患者出现白细胞计数增加，25% 出现低钙血症。

表 59-1   43 名胰腺炎患者实验室指标

检查	平均值	范围	正常值
血清淀粉酶（U/L）	1392	11～4560	30～110
血清脂肪酶（U/L）	6929	36～41 824	23～208
总胆红素（mg/dl）	1.7	0.1～4.9	0.2～1.3
天冬氨酸转氨酶（U/L）	120	11～498	3.35
白细胞（每微升）	12 000	1000～14 600	4100～10 900

［经许可引自 Elsevier, from Ramin KD, Ramin SM, Richey SD, et al.Acute panc-reatitis in pregnancy. Am J Obstet Gynecol, 1995, 173（7）:187–191.］

2. 处理   治疗包括镇痛、静脉补液，禁食减少胰腺分泌。轻中度患者不需要胃肠减压。急性胰腺炎对于大多数患者为自限性疾病，炎症多在 3～7d 消退。合并持续性或严重的胆源性胰腺炎的孕妇，经 ERCP 移除结石和乳头切开可成功治疗。细菌二重感染的坏死性胰腺炎病例中，抗生素治疗可改善孕妇预后。在一些病例中，开腹手术可挽救性命。炎症消退后，所有胆源性胰腺炎患者均应考虑行胆囊切除术，因为未切除胆囊妇女胰腺炎常复发。

妊娠结局与疾病严重程度相关。幸运的是，现今的治疗下很少发生孕产妇死亡，但严重病例中胎儿丢失率上升。

更多内容参考 *Williams Obstetrics* 第 23 版第 50 章 "Hepatic, Gallbladder, and Pancreatic Disorders"。

（译者　王伟琳）

第60章 阑尾炎

阑尾炎是妊娠期最常见的手术探查指征之一。一项纳入超过 700 000 名孕妇的研究显示，每 1000 人中有 1 人在孕期行阑尾切除术，其中阑尾炎确诊率为 65%（1/1500）。同年龄段，妊娠妇女阑尾炎发生率可能低于非孕妇女，这一"保护"效应在孕晚期最为显著。

一、诊断

妊娠合并阑尾炎的诊断通常更为困难，在于①厌食、恶心、呕吐这些孕期常见症状在阑尾炎发病时同样存在；②随着子宫增大，阑尾的位置通常向上、向外移位，以至于发病时腹痛及压痛的位置可能不固定于右下腹（图 60-1）；③正常妊娠也可能出现一定程度的白细胞计数升高；④阑尾炎的诊断可能与早产、肾盂肾炎、肾绞痛、胎盘早剥或子宫肌瘤变性混淆；⑤相较于非孕妇女，孕妇尤其在晚孕期，通常不具备阑尾炎发病时的"典型"症状。因为增大的子宫而导致阑尾位置逐步上升，大网膜局限感染的保护作用变得越来越小，以至于阑尾穿孔和弥散性腹膜炎在孕晚期更为常见。

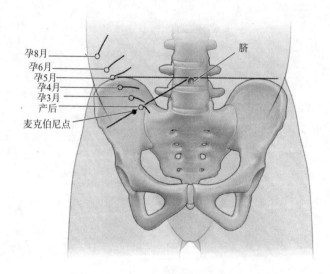

图 60-1　随着孕周增加阑尾位置的变化

（改编自 Baer JL, Reis RA, Arens RA. Appendicitis in pregnancy with changes in position and axis of normal appendix in pregnancy. JAMA, 1932, 98:1359.）

持续性腹痛和腹部压痛是最具重复性的临床发现，大部分研究发现，阑尾的位置随着孕周增加而改变，疼痛的部位也随之外移。孕期通过腹壁逐步加压超声诊断阑尾炎是困难的，在于增大的子宫导致盲肠异位使准确检查变得困难。在非孕妇女中，阑尾 CT 诊断的敏感度和准确度高于超声，就我们的临床观察，在孕妇诊断中有一定前景。

二、处理

一旦怀疑阑尾炎，应即刻手术探查。尽管有时诊断错误可能导致正常阑尾被切除，但宁可开了不必要的刀，好过于因延误治疗而恶化成弥漫性腹膜炎。

妊娠前半周期，腹腔镜对于疑诊阑尾炎患者已成为治疗常规。尽管有些临床医师质疑腹腔镜 CO_2 气腹可能造成胎儿酸中毒和低灌注，但对于腹腔镜手术的生理反应和临床应用经验看来，可消除这方面的顾虑。一项大样本的研究发现，孕 20 周前腹腔镜手术和开腹术手术在围生儿结局方面没有差异（见第 88 章）。倘若选择开腹手术，大部分术者倾向于麦克伯尼点切口。

手术探查前，应静脉使用抗生素如第 2 代头孢菌素或青霉素类 / β- 内酰胺酶抑制药。除外阑尾坏疽、穿孔或阑尾周围蜂窝织炎这类情况，术后可停用抗生素。若没有发展成弥漫性腹膜炎，预后多良好。罕有阑尾切除同时行剖宫产的情况。尽管腹膜炎时常并发宫缩，有的学者建议使用抑制宫缩药，而我们并不建议。有报道表明，妊娠合并阑尾炎时过多的静脉补液量和抑制宫缩药增加肺损伤风险。

未诊断的阑尾炎通常引起早产。增大的子宫常常有助于局限感染灶，一旦分娩后子宫排空，感染灶破裂流脓至盆腔。此类病例中，产后数小时便出现急腹症症状。务必牢记产褥期盆腔感染一般不会造成腹膜炎。

三、对妊娠的影响

阑尾炎增加流产或早产的可能性，尤其出现腹膜炎时。妊娠 23 周后阑尾炎术后继发早产率增加，平均胎儿丢失率约为 20%。延误手术治疗总是增加胎儿和孕产妇发病率和病死率。笔者认为，妊娠合并阑尾炎时，母儿败血症和新生儿神经损伤有相关性。

更多内容参考 *Williams Obstetrics* 第 23 版第 49 章 "Gastrointestinal Disorders"。

（译者　王伟琳）

第61章　病毒性肝炎

过去 15 年，有症状的肝炎在孕妇中发病不太常见。病毒性肝炎共分为 5 型：甲型（HAV）、乙型（HBV）、丁型（HDV，HBV 相关 δ 因子）、丙型（HCV）和戊型（HEV）。其他致病因子如庚型肝炎病毒（GBV-C）和 TT 病毒不会造成肝炎。所有的肝炎病毒（除外 HBV），均为 RNA 病毒。表 61-1 列出孕期需与病毒性肝炎鉴别诊断的疾病。

表 61-1　妊娠期病毒性肝炎的鉴别诊断

疾病	鉴别要点
病毒性肝炎	转氨酶轻中度升高 病毒血清学阳性 肝细胞排列紊乱，重度炎症细胞浸润
妊娠期急性脂肪肝	转氨酶轻度升高 轻度炎症细胞浸润，伴重度微血管脂肪沉积
毒性损伤	药物暴露史（如四环素，异烟肼，依托红霉素，甲基多巴）
妊娠期肝内胆汁淤积症	瘙痒 胆盐升高 胆汁淤积伴轻度炎症
重度子痫前期	高血压、水肿、蛋白尿、少尿 血尿素氮、肌酐、尿酸、转氨酶和乳酸脱氢酶升高 血小板减少
单核细胞增多症	流行性感冒样症状 异嗜性抗体阳性 转氨酶升高
巨细胞病毒性肝炎	巨细胞病毒 病毒培养或 PCR 阳性 转氨酶升高
自身免疫性肝炎	抗核抗体，抗肝肾微粒抗体 转氨酶升高

（引自 American College of Obstetricians and Gynecologists. Viral Hepatitis in Preg-nancy. ACOG Educational Bulletin 248. Washington, DC: ACOG；1998.）

一、临床表现

绝大部分为亚临床感染。明显的临床症状、恶心、呕吐、头痛或乏力可能先于黄疸 1～2 周出现。甲型肝炎发病时低热更常见。出现黄疸时，症状多已好转。血清转氨酶升高程度因人而异，峰值的出现与疾病严重程度不一致。转氨酶通常在黄疸出现时达到峰值 400～4000U/L。典型病例中，血清胆红素水平在转氨酶下降时仍持续升高，峰值达 85.5～342μmol/L（5～20mg/dl）。所有甲型肝炎和大部分的乙型肝炎患者，通常 1～2 个月可以达到临床和血清学治愈。

大多数死亡病例系因暴发性肝坏死所致，在孕晚期务必与妊娠期急性脂肪肝鉴别。约 50% 暴发性肝炎患者为乙型肝炎，同时丁型肝炎常见。暴发性肝炎通常出现肝性脑病，死亡率为 80%。

二、甲型肝炎

甲型肝炎病毒是一种直径 27nm 的 RNA 微小核糖核酸病毒，经由粪 - 口途径传播。感染通常为食用污染的血源或水源引起，潜伏期约 4 周。个体感染后污染粪便，在相当短暂的一段病毒血症期内，血液也具有感染性。发病时症状和体征没有特异性，大多为无黄疸型，病情较轻。早期血清学检查可发现 IgM 抗体，可能持续数月（表 61-2）。甲型肝炎恢复期，IgG 抗体占主导，持续存在，提供免疫保护。

通过接种甲醛灭活的甲型肝炎减毒疫苗获得主动免疫，有效率超过 90%。疾病控制与预防中心推荐易感人群接种疫苗，如前往甲型肝炎高发地区，非法药物使用者，慢性肝病或凝血因子异常患者。孕妇在近 2 周内与甲型肝炎感染人群有密切接触或性行为，可予以 0.02ml/kg 免疫球蛋白进行被动免疫。

发达国家中，甲型肝炎对妊娠的影响不大。然而贫困人群中，围生儿和孕产妇死亡率实质上是上升的。治疗包括均衡饮食和减少活动。病情轻者可门诊治疗。

尚无证据显示甲型肝炎病毒有致畸性，且几乎不传给胎儿。尽管如此，可能增加早产率，另有新生儿胆汁淤积报道。

表 61-2　肝炎患者简易诊断方法

诊断	血清学检查			
	HBsAg	抗 HAV IgM	抗 HBc IgM	抗 HCV
急性甲型肝炎	−	+	−	−
急性乙型肝炎	+	−	+	−
慢性乙型肝炎	+(1)	−	−	−
慢性乙型肝炎合并 　急性甲型肝炎	+(1)	+	−	−

续表

诊断	血清学检查			
	HBsAg	抗 HAV IgM	抗 HBc IgM	抗 HCV
急性甲型和乙型肝炎	+	+	+	-
急性丙型肝炎	-	-	-	+

HAV. 甲型肝炎病毒；HBc. 乙型肝炎核心；HBsAg. 乙型肝炎表面抗原；HCV. 丙型肝炎病毒
（1）HBsAg 可能低于检测阈值，因此为阴性
［改编自 Dienstag JL, Isselbacher KJ. Acute viral hepatitis // Braunwalkd E, Fauci AS, Hauser SL, et al（eds）.Harrison's Principles of Internal Medicine. 15th ed. New York, NY: McGraw-Hill, 2001: 1742.］

三、乙型肝炎

　　乙型肝炎感染在全世界范围内发病，但在一些地区呈流行性发病，尤其是亚洲和非洲。乙型肝炎由嗜肝 DNA 病毒感染造成，是急性肝炎及其严重后遗症（即慢性肝炎、肝硬化和肝细胞癌）的主要致病因素。感染乙型肝炎的大多为静脉药物滥用者，同性恋者，医务工作者和需要输注血制品者（如血友病患者）。经由感染的血液或血制品，以及性交时唾液、阴道分泌物和精液传播。因为相似的传播途径，乙型肝炎患者同时感染 HIV-1 型病毒常见，增加肝相关疾病发病率。

　　一旦感染后，最先的血清学检测指标为 HBsAg（图 61-1）。HBeAg 抗原阳性意味着完整病毒颗粒，总是存在于急性肝炎发病早期。然而，HBeAg 持续存在提示为慢性感染。急性肝炎后，约 90% 患者完全治愈。10% 慢性感染的患者中，约 1/4 发展成慢性肝病。血清学 HBeAg 阳性最易恶化为肝细胞癌。

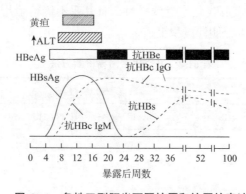

图 61-1　急性乙型肝炎不同抗原和抗原的表达

ALT. 丙氨酸转氨酶；HBc. 乙型肝炎核心；HBeAg. 乙型肝炎 e 抗原；HBsAg. 乙型肝炎表面抗原
［引自 Dienstag JL, Isselbacher KJ. Acute viral hepatitis //Fauci AS, Braunwald E, Isselbacher KJ, et al.（eds.）: Harrison's Principles of Internal Medicine. 14th ed. New York, NY: McGraw-Hill, 1998: 1677.］

　　与甲型肝炎相同，发达国家中，急性乙型肝炎的临床病程不因妊娠而改变。治疗为支持性治疗。与甲型肝炎一样，早产率可能增加。大多数为慢性，无症状感染，在产前筛查时发现诊断。临床考虑为慢性肝炎的妇女，一般在孕期不进行抗病毒治疗。

　　胎儿经胎盘感染病毒的发生率并不如以往认为的那样常见。羊水或脐带血中罕有发现 DNA 病毒，大部分新生儿感染是由于食用了包括母乳的母体体液而垂直传播、携带乙型肝炎表面抗原和 e 抗原的母亲更易将疾病传播给新生儿，而抗 HBe 抗体阳性者无传染性。感染乙型肝炎的新生儿一般无症状，如果出生后短时间内没有进行主动或被动免疫，85% 将变成慢性感染。

　　预防新生儿传播：疾病控制中心数据显示〔June 28，2002 MMWR 51（25）；549-552，563〕，1987—2002 年，美国围生儿感染率下降了 75%。通过产前筛查常可预防新生儿感染，出生于血清学阳性母亲的新生儿，出生后即刻予以乙型肝炎免疫球蛋白，同时注射乙型肝炎重组疫苗三针方案中的第一针。血清学阴性的高危孕妇在孕期可接种乙型肝炎疫苗。

四、丁型肝炎

　　丁型肝炎又称为 delta 肝炎，该病毒必须与乙型肝炎同时感染，在血清中持续存在的时间不会长于乙型肝炎病毒。传播途径类似于乙型肝炎。乙型肝炎和丁型肝炎同时感染的慢性肝炎者病情更严重。新生儿乙型肝炎疫苗通常能够预防 delta 肝炎，故新生儿感染不常见。

五、丙型肝炎

　　丙型肝炎传播途径与乙型肝炎相同。急性感染后，抗 HCV 抗体平均 15 周后血清学转阴，而一些病例中，需要 1 年时间。抗体阳性不能预防传染。事实上，86% 抗 HCV 抗体阳性者感染丙型肝炎 RNA 病毒，因此具有传染性。丙型肝炎感染后常发展为迁延性疾病。

　　围生儿结局并不受母体血清学阳性影响，即使病毒载量超过每毫升 500 000 拷贝。丙型肝炎母儿垂直传播率在 3%～6%，孕妇同时感染 HIV 时风险更高。与水平传播一样，抗体没有保护作用。目前，尚无措施预防产时传播。鉴于此，疾病控制与预防中心不建议孕期筛查。但出生于 HCV 阳性孕妇的新生儿应进行检测与随访。

六、戊型肝炎

　　戊型肝炎病毒为水源性病毒，经肠道传播，流行病学特征类似于甲型肝炎。目前血清学诊断并未广泛普及。初步证据显示，感染戊型肝炎的孕妇垂直传播率高，包括经胎盘传播。另有证据发现孕期感染病情更严重，尤其在晚孕期感染。

七、庚型肝炎

庚型肝炎为血源性传播，通常与丙型肝炎同时感染，并不引起肝炎。

八、慢性肝炎

慢性肝炎是由不同病因引起，以持续性肝细胞坏死、炎症活化为特征的肝疾病，肝细胞纤维化可能导致肝硬化，最终恶化成肝衰竭。至今，大多数慢性肝炎为感染乙型肝炎或丙型肝炎所致。另一病因为自身免疫性慢性肝炎，以血清高滴度抗核抗体为特征。

大部分急性乙型肝炎和丙型肝炎为无黄疸型，临床上不易察觉。同样地，大部分慢性肝炎发病多无症状，通过筛查（如献血时）发现血清转氨酶升高而诊断。有症状时多不典型，通常为乏力。肝穿刺活检确诊。大多数患者在血清学或病毒学诊断后即予以治疗。在治疗慢性病毒性肝炎方面，目前对非孕妇女已累积了相当丰富的经验，1/3 患者可被治愈。一些患者中，以肝硬化致肝衰竭或静脉曲张出血为首要就诊原因。

大多数慢性肝炎的年轻妇女或无症状，或病情轻微。对于血清学阳性的无症状妇女，不影响妊娠。而对于有症状的慢性活动性肝炎者，妊娠结局主要取决于病情严重程度和有无门静脉高压。少数女性患者尽管病情控制得当，但考虑到远期预后不良，应向其告知肝移植，流产和绝育有关事宜。

更多内容参考 *Williams Obstetrics* 第 23 版第 49 章 "Gastrointestinal Disorders"。

（译者　王伟琳）

第 62 章　妊娠期急性脂肪肝

妊娠期急性脂肪肝，又被称为急性脂肪变态或急性黄色萎缩，是孕妇急性肝衰竭最常见的病因。其严重的类型，估计发病率为 1/10 000。目前证据表明，尽管不适用于所有病例，妊娠期急性脂肪肝发病与隐性遗传异常的线粒体脂肪酸氧化有关，以长链 3- 羟基辅酶 A 脱氢酶（LCHAD）功能缺陷最为常见。携带 LCHAD 突变基因杂合子的孕妇，如果其胎儿为纯合子，则妊娠期急性脂肪肝的发病风险增加。

一、临床表现

妊娠期急性脂肪肝常于孕晚期发病，平均发病孕周 37.5 周（范围，31～42周）。该病在初产妇、男胎和多胎妊娠中更为常见。以数日或数周内出现厌食、恶心呕吐，上腹痛或黄疸进行性加重为典型表现。呕吐是许多孕妇最主要的症状。在 50% 孕妇中，出现高血压、蛋白尿和水肿这些提示为子痫前期的症状。

二、诊断

实验室检查异常包括低纤维蛋白原，血凝试验延长，低胆固醇血症，高胆红素血症和肝酶轻度升高（通常＜1000U/L）。凝血功能异常主要因为肝生成促凝血物质障碍，其次因为消耗增加。纤维蛋白裂解产物或 D- 二聚体升高程度不一。内皮细胞活化增强导致血液浓缩、肝肾综合征、腹水，有时还会出现渗透性肺水肿。血常规常显示母体白细胞计数增加，血小板减少和贫血，后者系因溶血引起。因而，外周血涂片可发现棘状红细胞和有核红细胞。

影像诊断方面，超声、CT 和磁共振对于确诊妊娠期急性脂肪肝敏感性均不佳。

大多数孕妇在疾病诊断后病情加重。约 50% 患者出现严重的低血糖、肝性脑病、凝血功能障碍和肾衰竭表现。胎儿死亡在这类严重病例中更常见。幸运的是，分娩可以终止肝功能迅速恶化。

三、处理

首要处理原则是加强支持治疗和尽快终止妊娠。终止妊娠时间拖延过久可能增加母儿风险。有些胎儿在确诊时可能已经继发于母体酸中毒而胎死宫内，这时倾向于阴道分娩。存活的胎儿通常无法耐受阴道分娩，如果孕妇同时合并凝血功能障碍，临床处理存在矛盾。凝血功能未纠正情况下行剖宫产对于孕妇可能是致命的。如果需要进行剖宫产，或阴道分娩时并发裂伤，常需输注各种量的冷冻血浆、冷沉淀、全血、红细胞悬液和血小板。

分娩后，肝功能开始好转。病情过渡期间，仍需要加强支持治疗。此时可能出现两种并发症，约 25% 患者因为血管加压素水平升高继发尿崩症，过半数产妇将出现急性胰腺炎。

支持治疗下，患者多能完全恢复正常。孕产妇死亡由败血症、出血、吸入性肺炎、肾衰竭、胰腺炎和消化道出血造成。治疗也是直接针对这些并发症。在顽固性病例中，有报道采用血浆置换，甚至肝移植进行治疗。

更多内容参考 *Williams Obstetrics* 第 23 版第 50 章 "Hepatic，Gallbladder，and Pancreatic Disorders"。

（译者 王伟琳）

第63章 无症状菌尿

无症状菌尿（ASB）是指尿液中有持续活跃的复合性细菌繁殖而没有临床症状。孕期发生 ABS 的概率为 2%～7%，发病率与产次、种族及社会经济水平相关。患有镰状细胞贫血症的多产次非洲籍美国人发病率最高，富裕的低产次白种人患病率最低。典型的菌尿在初次产检就存在，若尿液的细菌培养结果为阴性，仅有不到 1% 的孕妇会发展为泌尿系感染。产前菌尿可以持续到产后，其中一些女性的肾盂造影提示有慢性感染、梗阻性病变或者先天性泌尿系畸形。这些患者复发有症状的感染很常见。大多数证据表明，无症状菌尿不大可能是导致低出生体重儿和早产儿发生的显著因素。无症状菌尿是否与妊娠期高血压、子痫前期和妊娠期贫血相关，目前尚存争议。似乎除非是严重的泌尿系感染，否则无症状菌尿对妊娠结局的影响甚微。

一、诊断

清洁中段尿样本中的单一尿路致病菌数 > 100 000/ml 具有诊断意义。鉴于部分尿液中的细菌菌落浓度只有 20 000～50 000/ml 的患者也会发展为肾盂肾炎，对于检出低浓度菌尿患者也需谨慎考虑治疗。

美国儿科学会和妇产科学会（Guidelines for Perinatal Care, 6th ed AAP and ACOG 2007: 100-1）建议在初次产检时常规筛查菌尿。在发病率低的情况下，尿液培养筛查可能不符合成本 - 效益原则。举例来说，当无菌性菌尿发病率不超过 2% 时，较便宜的检验方法如白细胞酯酶 - 亚硝酸盐试验更符合成本 - 效益原则。感染初期通常经验性用药治疗，无须做药敏检测。

二、治疗

无症状菌尿的孕妇可任选如表 63-1 所示的一系列抗生素治疗方案进行治疗。可依据体外药敏试验选用敏感的抗生素，但大多为经验性用药治疗。使用所有这些方案的复发率约为 30%。若不治疗无症状菌尿而任其持续，约 25% 的感染孕妇日后会发展为急性肾盂肾炎。使用抗生素治疗菌尿可预防大部分的临床显性感染。对于持续性或者反复发作的菌尿患者，可在妊娠结束前采取抑菌治疗，每晚睡前给予呋喃妥因 100mg。

表 63-1　妊娠合并无症状菌尿的抗生素治疗方案

单剂疗法

　　阿莫西林，3g

　　氨苄西林，2g

　　头孢菌素，2g

　　呋喃妥因，200mg

　　磺酰胺，2g

复方磺胺甲噁唑，320/1600mg

3d 方案

　　阿莫西林，500mg，3 次 / 日

　　氨苄西林，250mg，4 次 / 日

　　头孢菌素，250mg，4 次 / 日

　　呋喃妥因，50～100mg，4 次 / 日；100mg，2 次 / 日

　　磺酰胺，500mg，4 次 / 日

其他方案

　　呋喃妥因，100mg，4 次 / 日，连续 10d

　　呋喃妥因，100mg，睡前服，连续 10d

治疗失败

　　呋喃妥因，100mg，4 次 / 日，连续 21d

持续性或者复发性无症状菌尿的治疗

　　呋喃妥因，100mg，睡前服用，直至分娩

　　更多内容可参考 *Williams Obstetrics* 第 23 版第 48 章 "Renal and Urinary Tract Disorders"。

（译者　陈　晓）

第64章 膀 胱 炎

膀胱炎通常以尿痛、尿急和尿频为主要症状，很少合并全身症状。可存在脓尿和菌尿，镜下也常见血尿。偶尔充血性膀胱炎会出现肉眼血尿的情况。尽管膀胱炎通常不出现并发症，但逆行感染也可导致上泌尿道炎症。

处理

多种抗生素联合方案治疗女性膀胱炎均取得良好疗效。妊娠期无症状性菌尿的抗生素治疗方案对于膀胱炎也具有令人满意的疗效（表63-1）。

出现尿频、尿急、排尿困难、脓尿等症状但尿液培养阴性可能是衣原体感染引起的尿道炎。衣原体是一种常见的泌尿生殖系病原体。尿道衣原体感染常伴随化脓性宫颈炎，红霉素治疗有效。

更多内容可参考 *Williams Obstetrics* 第23版第48章 "Renal and Urinary Tract Disorders."。

（译者 陈 晓）

第65章 急性肾盂肾炎

肾感染是妊娠期最常见的严重内科合并症，占产前住院患者数的4%。尿源性脓毒血症是导致感染性休克的主要原因，还可能与早产儿脑瘫的发病率增加相关。多数孕妇的感染是由于妊娠期尿液流速减缓，下尿道细菌逆行而引起。年轻和初产妇是相关的高危因素。

一、临床表现

肾感染更易发生在孕中期以后。50%以上的病例是单独右侧感染，双侧感染的概率约为1/4。肾盂肾炎的症状包括发热、寒战、一侧或双侧胁腰部疼痛，可伴随厌食、恶心和呕吐等。尽管通常症状明显，易于诊断，但肾盂肾炎在产前仍然易与临产、绒毛膜羊膜炎、阑尾炎、胎盘早剥或者肌瘤变性相混淆，在产褥期还易与子宫体炎和盆腔蜂窝织炎相混淆。

二、诊断

发热时体温可高达甚至超过40℃，低体温可低至34℃。单侧或双侧肋脊角可有叩击痛。尿检可发现大量成丛白细胞及细菌。有3/4的患者的尿液或者血液中可分离出大肠埃希菌，其余的病原体包括肺炎克雷伯菌、肠杆菌和变形杆菌。

几乎全部的临床症状甚至急性肾盂肾炎的严重并发症均由内毒素血症造成。体温调节失衡为其中一个常见的临床表现。急性肾盂肾炎可伴随肾小球滤过率的大幅度可逆性下降。由于细菌内毒素会引起肺泡受损和肺水肿，1%～2%的产前急性肾盂肾炎女性可因此出现不同程度的呼吸功能不全。一些肺损伤严重的孕妇甚至会出现急性呼吸窘迫综合征，需机械通气治疗。内毒素导致的溶血也很常见，其中约1/3的孕妇可出现急性贫血。重要的是，约15%的急性肾盂肾炎孕妇会合并菌血症。

三、处理

妊娠期急性肾盂肾炎治疗方案见表65-1。通常建议患者住院治疗。门诊治疗只适用于极少数患者，且需密切随访。

静脉输液以保证足够的尿量是必需的治疗措施。尽管常规行血液和尿液的细菌培养，但有些医师认为该检测价值有限。由于细菌和内毒素很常见，需密切监护患者以便及时发现内毒素性休克及其继发病理性改变的症状，建议患者住院也正是基于此。需密切监测尿量、血压和体温的变化。发热需及时处理，通常给予对乙酰氨基酚和物理降温治疗。这对于早孕期患者至关重要，因为高热可能对胎儿有致畸作用。

表 65-1　妊娠期急性肾盂肾炎的治疗方案

1. 住院治疗

2. 血液、尿液细菌培养

3. 血象、血清肌酐和电解质

4. 监测生命体征，包括尿量；必要时留置导尿

5. 静脉输注晶体液扩容确保尿量达 30ml/h

6. 静脉抗菌治疗

7. 若有呼吸急促或者呼吸困难行胸部 X 线片拍摄

8. 48h 后复查血象和血生化

9. 解热后改口服抗菌药

10. 退热 24h 后可出院，建议抗生素治疗持续 7～10d

11. 停止抗生素治疗 1～2 周后行尿培养

静脉补液和抗菌治疗对肾盂肾炎起效迅速。通常是经验性用药，联合使用氨苄西林、庆大霉素、头孢唑林或者头孢曲松对 95% 的患者有效。对氨苄西林耐药的大肠埃希菌越来越常见，只有不到一半的菌株对氨苄西林敏感，但大多数对头孢唑林敏感。因此，临床医师倾向于将氨苄西林和庆大霉素或者其他氨基糖苷类抗生素联合应用。使用肾毒性药物治疗时，连续监测血清肌酐的变化很重要。还有一些医师倾向联合使用头孢菌素和广谱青霉素，结果显示，对 95% 的患者有效。在患者体温恢复正常后可改为口服抗生素，退热超过 24h 可允许出院。建议整个疗程中使用抗生素持续 7～10d。

由于在孕期泌尿系统的改变会持续存在，感染有复发的可能。伴或不伴临床症状的复发性感染均很常见，除非治疗措施确保尿液长期无菌，否则复发率可达 30%～40%。建议患者睡前持续服用 100mg 呋喃妥因，可将菌尿的复发率降低至 8%。

初始治疗无效的肾盂肾炎：一般说来，临床症状可在治疗的 2d 内得到缓解，尿培养在 24h 内可转阴。近 95% 的妊娠期患者可在 72h 内解热（图 65-1）。若临床症状在 48～72h 无明显缓解，应考虑评估是否有泌尿系梗阻。可采取肾超声检查判断是否有肾盂扩张、尿路结石或者可能存在的肾内／肾周脓肿或者蜂窝织炎。然而，超声并不能总是成功的定位病灶。因此，对于持续性尿脓症

患者，即使超声检查阴性也并不能停止检查和评估。有些患者需做腹部 X 线平片，因为近 90% 的肾结石是射线透不过的。放射诊断的益处远远大于可能对胎儿造成的风险。若腹部 X 线平片结果为阴性，那么可行肾盂造影，注射造影剂 30min 后显影，通常结合完备的影像信息可发现泌尿系统是否有结石或者结构异常。还可行泌尿系统磁共振成像。放置双"J"管可解除大部分患者的梗阻。若解除不成功，可行经皮的肾造口术。若仍不成功，为控制感染需行手术取出肾结石。

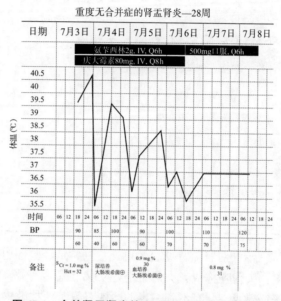

图 65-1 合并肾盂肾炎的 28 周初产妇的生命体征表

（经许可引自 Cunningham FG. Urinary tract infections complicating pregnancy.Clin Obstet Gynecol, 1988, 1: 891）

更多内容可参考 *Williams Obstetrics* 第 23 版第 48 章 "Renal and Urinary Tract Disorders" 和第 5 章 "Maternal Physiology"。

（译者 陈 晓）

第66章 肾结石

由于肾和尿路结石好发于男性和老年人，妊娠合并泌尿系统结石并不常见，只有 1/3000～1/2000 的发病概率。尽管有肾结石病史的患者再发结石的风险增加，但尚无证据表明妊娠会增加再发结石的风险。而且，除非频发泌尿系感染，结石对妊娠并无任何负面影响。

80% 的结石由钙盐构成，并且在其中半数的病例中，家族特发性高钙尿症是最常见的原因。应排除甲状腺功能亢进。矿物质结石与感染相关，通常尿检中可培育出变形杆菌或者克雷伯菌。尿酸结石则更为少见。

一、诊断

理论上来说，由于妊娠期输尿管生理性扩张，妊娠期女性在结石排出时的症状会相对少一些。然而，在我们观察到的妊娠合并肾结石的孕妇中，90% 以疼痛为主要症状，只有 1/4 伴随肉眼血尿。持续性肾盂肾炎在足量抗菌治疗不满意时，需检查是否有泌尿系统梗阻的可能，其中大多可归因于肾结石。

超声检查有助于确诊可疑性肾结石，但妊娠相关的肾积水有可能影响检测结果。如果发现异常扩张而并未见到结石，那 X 线检查如肾盂造影可能会有所帮助。经腹彩色多普勒超声在输尿管入膀胱处未测到"尿液喷射"现象，也提示尿路结石的存在。

二、治疗

妊娠合并肾结石的治疗方案取决于临床症状和所处孕周。常规予静脉输液和镇痛治疗。超过半数的有症状的妊娠期结石的患者都合并感染，需积极治疗。2/3 的患者通过保守治疗病情好转，结石可自行排出。其余的 1/3 患者则需行侵入性操作治疗。

一般情况下，梗阻、感染、顽固性疼痛和严重出血是取出结石的指征。对于妊娠期患者可经膀胱镜放置一个可伸缩的小网来取出结石。其他的治疗手段包括放置输尿管支架、经皮肾造口术、碎石术、经输尿管激光消融术和手术探查。对于许多病例而言，碎石术可取代手术治疗。碎石术是一种体外治疗的方法，利用经皮超声或者经输尿管激光消融等方法消除结石。由于治疗梗阻的支架需要每 4～6 周更换 1 次，一些医师对于妊娠早期的患者倾向于选择碎石术。

更多内容可参考 *Williams Obstetrics* 第 23 版第 48 章 "Renal and Urinary Tract Disorders"。

（译者　陈　晓）

第67章 急、慢性肾衰竭

一、急性肾衰竭

表67-1列出了与妊娠期急性肾衰竭相关的疾病。对于单纯子痫前期的患者，及早发现其肾衰竭并给予适当的治疗，将避免对肾造成不可逆的损伤。产科患者发生急性肾衰竭而需要透析治疗的原因包括流产（25%）、出血（35%）和子痫前期（50%）。出血是子痫前期相关的急性肾衰竭发生的协同因素。

表 67-1 妊娠期急性肾衰竭的相关因素

先兆子痫 - 子痫
滥用药物
人类免疫缺陷病毒（HIV）感染
系统性红斑狼疮
流产
肾病综合征
脓毒血症
产后出血
镰状细胞病
胎盘早剥
尿道梗阻
其他

（经许可引自 Nzerue CM，Hewan-Lowe K，Nwawka C. Acute renal failure in pre-gnancy:A review of clinical outcomes at an inner city hospital from 1986–1996. J Natl Med Assoc，1998，90:486）

急性肾小管坏死导致肾皮质坏死，出现少尿或者无尿、尿毒症，若不进行透析治疗通常在2～3周死亡。在病变早期分辨出急性肾小管坏死是不可能的。预后取决于坏死的程度，因为肾功能的恢复是由残存的肾组织数量决定的。妊娠期患者的血肌酐值≥132.6μmol/L（1.5mg/dl），可判断为急、慢性肾功能受损。

1. 预防 经以下方法通常可预防急性肾小管坏死。

（1）在如胎盘早剥、前置胎盘、子宫破裂或者产后子宫收缩乏力导致的急性大出血时，积极迅速的输血治疗（见第29章）。

（2）合并重度子痫前期和子痫的患者，及时终止妊娠，若大量出血需及时输血（见 *Williams Obstetrics*，第23版，第29章）。

（3）密切监测妊娠合并肾盂肾炎、感染性流产、羊膜炎和其他盆腔感染导致的脓毒血症的患者，以发现感染性休克的早期征象（见第21章）。

（4）在改善心排血量确保维持肾灌注之前，避免使用强效利尿药治疗少尿。

（5）除非明确是血管病理性扩张性低血压，否则避免使用血管收缩药治疗低血压。

2. 妊娠合并急性梗阻性肾衰竭 很罕见的情况下妊娠期双侧输尿管被增大的子宫压迫导致梗阻，进而出现少尿和氮质血症。输尿管部分梗阻可能还会出现液体潴留和明显的血压升高。当梗阻解除时（如分娩后），由于尿液大量排出，血压也会随之下降。有泌尿系统手术史的孕妇更易出现上述梗阻的情况。

3. 特发的产后肾衰竭 这是一类有争议的急性肾衰竭综合征，在产后6周内发病。相关内容见第70章溶血性尿毒综合征的讨论。

4. 处理 识别急性肾衰竭及其诱因很重要。大部分患者是在产后出现急性肾衰竭；因此治疗时无须顾虑胎儿。少尿是急性肾功能受损的重要征象。遗憾的是，强效利尿药如呋塞米虽然可增加尿量改善少尿症状，但又有可能加剧肾功能损害。在产科患者中，肾前和肾内因素通常是可以手术的。如果出现明显的氮质血症和严重持续性少尿，应在全身状况恶化之前进行血液透析。及早透析可明显减少病死率和增加肾功能恢复的程度。治疗结束后，肾功能通常可达到或者接近正常水平。

二、慢性肾衰竭

当与慢性肾衰竭女性讨论生育和妊娠并发症风险的时候，肾功能受损程度和是否合并高血压对咨询至关重要。

肾，特别是肾小球及其毛细血管对很多种急、慢性疾病很敏感。临床主要有四类肾小球病变综合征：急性、急性进展性肾小球肾炎；肾病综合征；无症状的尿沉渣异常和慢性肾小球肾炎。这些疾病主要发生在育龄期的年轻女性，因此有可能合并妊娠。很多这类疾病发病的首要表现为慢性肾功能不全。

1. 肾病综合征 肾病综合征是许多原因导致的多种肾疾病的总称。其中一部分病变见表67-2。肾病综合征以尿蛋白超过3g/d、低蛋白血症、高脂血症和水肿为主要特征。患者可能合并有肾功能受损（如血肌酐升高）。

2. 生理变化 轻度肾功能不全［血清肌酐<132.6μmol/L（1.5mg/dl）］的女性患者，妊娠期间肾血流量和肾小球滤过率会增加。中度肾功能不全［血清肌酐132.6~265.2μmol/L（1.5~3mg/dl）］患者中可有50%患者的肾小球滤过率增加，而重度肾功能不全［血清肌酐>265.2μmol/L（3mg/dl）］则不会出现上述改变。

表 67-2   成人肾病综合征的病因

微小病变（20%）

　　特发性（大多数）

　　药物诱发（NSAIDs，利福平）

　　HIV 感染

　　淋巴组织增生性疾病

局灶性或节段性肾小球硬化（33%）

　　特发性（大多数）

　　HIV 感染

　　糖尿病

　　反流性肾病

　　镰状细胞病

　　肥胖

膜性肾小球病变（30%~~40%）

　　特发性（大多数）

　　乙型、丙型肝炎、梅毒、疟疾、心内膜炎

　　自身免疫性疾病（结缔组织病、Graves 病和桥本甲状腺炎）

　　癌症

　　药物

膜增生性肾小球肾炎

　　自身免疫性疾病（系统性红斑狼疮）

　　慢性乙型、丙型肝炎、HIV 感染、心内膜炎

　　白血病、淋巴瘤

糖尿病肾病

　　淀粉样变性

HIV. 人类免疫缺陷病毒；NSAID. 非甾体抗炎药

［引自 Brady HR, O'Meara YM, Brenner BM. The major glomerulopathies. //Braunwald E, Fauci AS, Kasper DLDL, et al（eds）. Harrison's Principles of Internal Medicine.15th ed. New York, NY: McGraw-Hill, 2001.: 1580.］

　　妊娠期间，血容量的扩张和肾疾病的严重程度相关，因此也就跟血清肌酐值成比例。轻、中度肾功能不全的患者，妊娠期血容量和正常女性一样会增加 50%。然而重度肾功能不全患者，妊娠期血容量仅增加约 25%。最终，尽管妊娠期诱导的生理性红细胞增多，但不及血容量的增加多，因此会造成原有的贫血加剧。

　　3. 处理   导致终末期肾疾病最常见的诱因有糖尿病、高血压、肾小球肾炎

和多囊肾。很多慢性肾病的病例，都需要活检来明确潜在的病因。我们建议活检最好推迟到结束妊娠后再做，除非该结果与改变治疗措施相关。

　　妊娠合并慢性肾病的患者需要更加频繁的产检和血压监测。根据病情的严重程度，决定采取何种频率来复查血清肌酐值以评估肾功能，若有必要尿蛋白定量也需连续监测。患者还需筛查是否合并菌尿并予以治疗来降低出现急性肾盂肾炎的风险。尽管建议慢性肾病患者在非妊娠期采取低蛋白饮食，但妊娠期并不适用。皮下注射重组人红细胞生成素对治疗慢性肾功能不全相关的贫血有效，然而高血压是其不良反应之一。出现高血压后的处理详见第 23 章，怀疑有胎儿生长受限见第 38 章。

　　一般说来，是否能成功结束妊娠不是取决于潜在的肾疾病，而是与肾功能受损程度相关。除了会增加先兆子痫和子痫的风险，肾功能相对正常并且妊娠前无高血压的患者通常可以顺利妊娠。肾功能受损越重，妊娠期出现并发症的可能性也会越大。至少 50% 的肾功能不全的患者会出现高血压。中度肾功不全患者中有约 80% 会出现高血压加重或者先兆子痫或者子痫，而重度患者约 90% 会发病。

　　4. 妊娠期透析　需要透析的患者，增加透析频率有可能改善妊娠结局。无论是血液透析还是腹部透析，透析的方式对妊娠结局无显著影响。

　　5. 产后随访　妊娠是否会加重慢性肾功能不全是一个长期悬而未决的问题。至少对于大部分女性，如果不伴随先兆子痫或者子痫或者出现大出血和重度胎盘早剥，妊娠并不显著加速基线肾功能的恶化。这个结论看上去似乎是合理的。重要的是，由于慢性肾病远期进展的可能性不可避免，对母体最终的预后需谨慎。

三、肾移植后妊娠

　　建议进行过肾移植的患者需满足以下条件再考虑妊娠。

　　1. 移植手术后至少 2 年内总体健康状态良好。

　　2. 无重度肾功能不全 [血肌酐<176.8μmol/L（2mg/dl），最好不超过 132.6μmol/L（1.5mg/dl）] 且具备稳定的肾功能，无或少量尿蛋白，无明显排斥反应，造影无肾盂肾盏扩张。

　　3. 无高血压，或者有可控制的轻度高血压。

　　4. 药物治疗已减少到维持水平（如泼尼松用量每天不超过 15mg，硫唑嘌呤每天不超 2mg/kg，环孢素每天不超过 5mg/kg）。

　　这类患者若有无症状性菌尿需治疗，如果复发，需在妊娠期持续抑菌治疗。为监测硫唑嘌呤和环孢素的毒性，需定期复查肝酶和血常规。首先查血清肌酐值监测肾功能，如结果不正常需检测 24h 肌酐清除率。妊娠晚期血肌酐清除率下降不超过 30% 是正常的。整个孕期，需仔细监测患者是否并发先兆子痫。这些患者合并高血压的处理与非肾移植的患者相同。移植感染或者排斥时需入院积极治疗。由于胎儿宫内生长受限和早产的发病显著增加，也需加强胎儿监护（见第 38 章）。除非移植的肾阻碍产道影响分娩，是否行剖宫产取决于是否有产科指征。

　　更多内容可参考 *Williams Obstetrics* 第 23 版，第 48 章 "Renal and Urinary Tract Disorders"。

（译者　陈　晓）

第68章 贫 血

正常女性在不缺铁和叶酸情况下，在妊娠期也会出现血红蛋白的轻微减少（彩图35）。这是由于正常妊娠期，相对于血红蛋白质量和血细胞容积的增加，血容量的扩增更显著。孕早期和接近足月时，大多数正常孕妇的血红蛋白值超过110g/L。孕中期的血红蛋白浓度相对较低。因此，疾病控制预防中心（CDC）将贫血定义为在孕早期和孕晚期血红蛋白浓度低于110g/L，在孕中期低于105g/L。

一、贫血的病因学

育龄期女性患有任何疾病导致的贫血都有可能在妊娠期发生。表68-1列举了妊娠期贫血的主要常见病因分类。本章，我们着重于探讨妊娠期贫血的常见病因。读者可参考第23版 *Williams Obstetrics* 第51章，获取罕见的溶血性和再生障碍性或发育不良性贫血等疾病的相关知识。

表 68-1　妊娠期贫血的病因

获得性
　缺铁性贫血
　急性失血性贫血
　恶性肿瘤或者炎症导致的贫血
　巨幼细胞性贫血
　获得性溶血性贫血
　再生障碍性或者发育不良性贫血
遗传性
　珠蛋白生成障碍性贫血
　镰状细胞血红蛋白病
　其他血红蛋白病
　遗传性溶血性贫血

二、缺铁性贫血

铁缺乏和急性大出血是导致妊娠期和产褥期贫血最常见的两种病因。通常，两种病因密切相关，因为孕期大量失血也伴随着血红蛋白的减少和贮存铁的消耗，并可能成为下次妊娠时发生缺铁性贫血的重要原因。

一例典型的单胎妊娠的孕妇在妊娠期需要的铁总量平均接近于 100mg，极大地超过了大多数孕妇的贮铁量。除非正常妊娠所需铁量和孕妇储铁量之间的差距可以由肠道吸收铁来弥补，不然就会出现缺铁性贫血。由于缺铁性贫血孕妇转运给胎儿的铁量和正常孕妇并无明显差别，所以严重贫血患者的新生儿并不会受到缺铁性贫血的影响。

1. 诊断　孕妇中度贫血（血细胞比容为 22%～29%）的初次评估应包括检测血红蛋白、血细胞比容和红细胞指数；仔细检查外周血涂片；如果患者来自非洲，需检查是否有镰状细胞；检测血清铁浓度或铁蛋白，或者两者都检测。实际上，孕妇中度缺铁性贫血的诊断通常是推断性的，大部分基于排除了其他原因导致的贫血。

2. 治疗　治疗的主要目标是纠正血红蛋白含量并最终恢复原有的铁贮存量。两个目标都可通过口服铁剂来达到，如简单的含铁复合物 —— 硫酸亚铁、富马酸铁或者葡萄糖酸铁 —— 可提供每日约 200mg 铁元素。要补充铁储存量，需维持 3 个月的口服治疗直到贫血被纠正。当给予中度缺铁性贫血的孕妇足量铁治疗时，可通过检测网织红细胞计数的升高来检测血液系统的反应。

除非发生出血性血容量不足或需对重度贫血（血细胞比容＜20%）的患者施行紧急手术，通常很少采用输注红细胞悬液或全血的方法来治疗缺铁性贫血。

三、急性失血性贫血

急性大量出血时需行紧急治疗来恢复和维持重要脏器如肾等的血流灌注。尽管输血通常无法完全弥补出血造成的血红蛋白的丢失；通常，一旦危险的低血容量被纠正，出血被止住，就需用铁剂来治疗剩余的贫血。若中度贫血孕妇的血红蛋白浓度＞70g/L，情况稳定，没有进一步大出血的可能并且行动自如，无不利症状，采取持续 3 个月口服铁剂治疗比输血的方法更好。

四、贫血相关的慢性疾病

妊娠期很多慢性疾病会导致贫血。包括慢性肾病、肠炎、系统性红斑狼疮、肉芽肿性感染、恶性肿瘤和类风湿关节炎。这些贫血的典型特征均为血容量的增长超过红细胞增长的比例。

重组人红细胞生成素已被成功用于治疗合并慢性肾功能不全妇女的慢性贫血，通常在血细胞比容接近 0.2 的时候开始使用。但令人担忧的是，此方法有升高血压的不良反应，而高血压在合并肾疾病的女性患者中本就已经很普遍。其他被报道过的不良反应还包括纯红细胞再生障碍性贫血和产生抗促红细胞生成素抗体。

五、巨幼红细胞性贫血

在美国，妊娠期出现的巨幼红细胞性贫血几乎都与缺乏叶酸有关。这些女性通常都很少食用新鲜绿叶蔬菜、豆类及动物蛋白。治疗妊娠导致的巨幼红细胞贫血应包括补充叶酸、营养饮食和铁剂。每日至少1次口服1mg的叶酸有显著的血液学效应。治疗4~7d后，网织红细胞计数开始显著上升。由于胎儿和胎盘能够有效地从母体血液循坏中吸取叶酸，即使母亲患有重度的叶酸缺乏性贫血，胎儿也不会发生贫血。

大量的对叶酸缺乏的研究主要集中在它对胎儿神经管发育缺陷的影响。这些研究发现，使疾病预防控制中心（CDC）和美国妇产科医师学会提出建议（Neural tube defects，Practice Bulletin No. 44，July 2003），育龄期妇女每日至少需口服0.4mg叶酸。当大量需要叶酸时，如多胎妊娠或者溶血性贫血（镰状细胞贫血），建议额外补充叶酸。其他需额外补充的情况有克罗恩病、乙醇中毒和一些炎症性皮肤病。有证据表明有神经管缺陷儿生育史的女性，若持续在孕前和孕早期每日服用4mg叶酸，则神经管缺陷胎儿的再发率降低。

孕期缺乏维生素 B_{12} 导致的巨幼细胞贫血极罕见。以我们有限的经验得知，孕期维生素 B_{12} 的缺乏大多由胃部分或者全部切除导致。其他致病原因有克罗恩病、回肠切除和小肠细菌过度生长。

更多内容可参考 Williams Obstetrics 第23版第，51章"Hematological Disorders"。

（译者 陈 晓）

第69章 血红蛋白病

镰状细胞性贫血（SS病）、镰状细胞血红蛋白C病（SC病）及镰状细胞β珠蛋白生成障碍性贫血病（S-β珠蛋白生成障碍性贫血病）是最常见的镰状细胞性血红蛋白病。这些血红蛋白病会增加母体发病率和病死率、流产和围生儿死亡率。

一、镰状细胞特征

遗传自双亲一方的血红蛋白S基因和遗传自另一方的血红蛋白A基因构成了镰状细胞的特征。镰状细胞的特点是不会升高流产、围生儿死亡率、低出生体重或妊娠期血压升高的发生率。但是患者泌尿系感染的概率比正常孕妇增加了2倍。

二、血红蛋白C

血红蛋白C的特点是不会引起贫血，也不会诱发不良妊娠结局。然而当同时遗传镰状细胞的特征时，其导致的血红蛋白SC病的问题是我们本章要讨论的。

三、珠蛋白生成障碍性贫血

基因病变性血红蛋白病被称为珠蛋白生成障碍性贫血，特征是一条或多条正常珠蛋白链被破坏。合成速率异常会导致无效的红细胞生成、溶血和不同程度的贫血。根据珠蛋白与其正常母链相比的缺失量，我们将珠蛋白生成障碍性贫血进行分类。主要的2种类型包括：α肽链损伤导致的α珠蛋白生成障碍性贫血和β肽链损伤导致的β珠蛋白生成障碍性贫血。不同种族人群孕期这些病症的发病率为1/300～1/500。

四、诊断

依据美国妇产科医师学会（The use of hormonal contraception in women with coexisting medical conditions, Practice Bulletin No. 18, July 2000），当有指征行镰状细胞筛查时，血红蛋白电泳是主要的检查手段。在α或β珠蛋白生成障碍性贫血高风险的患者中，筛查应从红细胞指数的评估开始。如果平均红细胞容积（MCV）<80fL，并且排除缺铁性贫血，那么接下来需要行血红蛋白电泳筛查。血红蛋白A_2水平升高（超过3.5%）或血红蛋白F水平升高（1%～10%），提示β-珠蛋白生成障碍性贫血基因的存在。如果MCV较低，排除缺铁性贫血，并且血红

蛋白电泳结果不符合 β 珠蛋白生成障碍性贫血，那么需要做基于 DNA 的测试来发现 α 珠蛋白生成障碍性贫血所特有的 α 珠蛋白基因缺失。

五、治疗

要充分治疗患有镰状细胞性贫血病或者其他类型镰状细胞性血红蛋白病的孕妇，必须对其进行密切观察，仔细评估所有的症状、体征以及实验室检查结果。需要大量叶酸，应每日给予 4mg。

妊娠期的某些特别的环境会增加孕妇的发病率。隐匿性菌尿和急性肾盂肾炎的发病显著增加，密切的检测菌尿并根治菌尿，对预防症状性尿路感染十分重要。肺炎，尤其是肺炎链球菌引起的肺炎很常见。在这些妇女中，建议接种多价的肺炎球菌疫苗。应每年接种流行性感冒疫苗。

镰状细胞性贫血的女性很少死于心脏病，但是几乎所有患者最终都有某种程度的心功能不全。慢性高血压会加重病情。尽管大部分患者妊娠期能够毫无问题的承受这些变化，但是并发如重度子痫前期或者重度感染等疾病时，可能会发生心室衰竭。肺动脉高压导致的心力衰竭也有发生的可能。表 69-1 列举了镰状细胞综合征相关的母体并发症。

表 69-1　镰状细胞综合征妊娠期并发症的增加率

并发症	OR	P 值
原有的内科疾病		
心肌病	3.7	<0.001
肺动脉高压	6.3	<0.001
肾衰竭	3.5	09
妊娠期并发症		
脑静脉血栓	4.9	<0.001
肺炎	9.8	<0.001
肾盂肾炎	1.3	0.5
深静脉血栓	2.5	<0.001
肺栓塞	1.7	0.08
脓毒综合征	6.8	<0.001
分娩并发症		
妊娠期高血压 / 子痫前期	1.2	0.01
子痫	3.2	<0.001
胎盘早剥	1.6	<0.001
早产	1.4	<0.001
胎儿生长受限	2.2	<0.001

OR. 比值比

（数据引自 Villers MS, Jamison MG, DeCastro LM, et al. Morbidity associated with sickle cell disease in pregnancy. Am J Obstet Gynecol, 2008.199:125.el.）

1. 镰状细胞危象   带有血红蛋白 S 的红细胞被血红蛋白还原和聚集的时候会发生镰状病变。临床上，当不同的器官出现缺血和梗死的表现时，标志着出现了镰状细胞病变。这些改变引起一些临床症状，主要是疼痛，被称为"镰状细胞危象"。肝素化或右旋糖酐并不能缓解血管内细胞镰状化造成的疼痛。给予静脉补液以维持血容量，严重疼痛者可肠道外给予吗啡或哌替啶。很多患者经常由于疼痛减少饮水，而出现脱水；而且经常发热，也会加重低血容量。鼻导管吸氧可增加氧分压和减少毛细血管水平的镰状细胞密度。我们发现严重疼痛发生后输注红细胞并不能缓解疼痛的强度，也不能缩短持续时间。相反，预防性红细胞输注几乎总能够通过阻止血管闭塞性事件来解除疼痛。

还有一个常见的危险是一些有症状的患者可能会被断然认为镰状细胞危机。结果导致，当异位妊娠、胎盘早剥、肾盂肾炎、阑尾炎、胆囊炎或者其他一些严重产科疾病或者药物引起了疼痛和（或）贫血的时候，这些原发疾病就会被忽视。"镰状细胞危机"只应在排除了其他所有导致疼痛、发热和血红蛋白减少的病因后，才能被诊断。

多达 40% 的患者遭受了严重而频繁的并发症，即急性胸部综合征。主要症状为胸膜炎样胸痛、发热、咳嗽、肺水肿和缺氧。

2. 胎儿健康评估   由于胎儿生长受限和围生儿病死的发生率很高，所以系列的胎儿评估很必要。美国妇产科医师学会（Hemoglobinopathies in pregnancy. Practice Bulletin No. 78，January 2007）推荐从孕 32～34 周开始，行每周 1 次的产前胎儿监护。应行一系列超声来检测胎儿生长情况和羊水容量。在 Parkland 医院，我们对患者采用一系列超声检查，来监护羊水量和胎儿生长情况。除非孕妇自述胎动减少或者出现其他一些显著的并发症急需住院，并不常规使用 NST 和 CST 检查。

3. 分娩   患有血红蛋白病 SS 的孕妇在分娩时的处理与妊娠合并心脏疾病时一样（见第 48 章）。硬膜外麻醉适用于此类患者产程和分娩过程。应准备好同型血液。如果发生了阴道难产或剖宫产，且血细胞比容 0.2，应输注袋装红细胞悬液来提高血红蛋白浓度。同时，需注意预防循环负荷过重导致的心室衰竭和肺水肿。

4. 预防性输注红细胞   预防性输注红细胞治疗镰状细胞综合征在目前仍存在争议。预防性输血能够缓解镰状细胞危象导致的疼痛和减少并发症。目前的共识是要么预防性输血，或仅在具有适当指征的时候输注红细胞。一些临床医生选择对有多次血管梗阻闭塞病史以及不良妊娠结局史的孕妇，进行预防性输血。

5. 避孕和绝育   镰状细胞特征的女性，可使用口服复合型避孕药（oral contraceptives，OGs）。对于镰状细胞血红蛋白病的患者，应有临床决策和知情同意的保障。目前的共识是对于此类患者，妊娠带来的风险远远大于口服复合型避孕药的风险；然而关于口服避孕药的评论差别很大。很多学者由于口服避孕药潜在的血管和血栓性不良反应而不建议使用避孕药。长效醋酸甲羟孕酮被证实有缓解疼痛危象和改善贫血的作用，可能更适合此类患者。宫内节育器会增加感染的风险，可能是禁忌的。不幸的是，最安全的避孕措施往往会导致最高的失败率（避孕套、泡沫、子宫帽）。经产妇可提供永久性绝育方法。

更多内容可参考 *Williams Obstetrics* 第 23 版第 51 章 "Hematological Disorders"。

（译者　陈　晓）

第70章　血小板减少

妊娠期引起血小板减少的原因可以是遗传性的或特发性的。表70-1列出了引起血小板减少的18种原因。本章将集中讨论由妊娠本身引起的血小板减少（妊娠期血小板减少）、免疫性血小板减少性紫癜（ITP）、同种免疫性血小板减少（ATP）、血栓性血小板减少（TTP）和溶血性尿毒综合征（HUS）。

表70-1　妊娠期血小板减少的可能原因

1. 获得性溶血性贫血

2. 重度子痫前期或子痫

3. 严重产科出血并输血

4. 胎盘早剥导致的消耗性凝血功能异常

5. 脓毒血症

6. 系统性红斑狼疮

7. 妊娠期血小板减少

8. 抗磷脂综合征

9. 免疫性血小板减少（ITP）

10. 同种异体免疫性血小板减少（ATP）

11. 血栓性血小板减少

12. 溶血

13. 再生障碍性贫血

14. 严重叶酸缺乏导致的巨幼细胞性贫血

15. 病毒感染

16. 药物引起

17. 过敏反应

18. 接触放射性物质

一、妊娠期血小板减少

妊娠期血小板减少定义为妊娠期血小板计数<150×10⁹/L（150 000/μl），发生率为4%～7%。约1%的患者血小板计数<100×10⁹/L（100 000/μl）。在诊断妊娠期血小板减少时必须排除由免疫因素及妊娠期高血压引起的血小板减少。

妊娠期血小板减少有以下特点。

• 血小板轻度减少，通常>70×10⁹/L（70 000/μl）。

• 孕妇通常无任何症状及出血的病史。血小板减少是在产前例行筛查时发现。

• 孕妇怀孕前无血小板减少的病史（前次妊娠除外）。

• 通常在产后 2～12 周血小板计数恢复正常。

• 胎儿及新生儿发生血小板减少概率极低。

二、免疫性血小板减少性紫癜（ITP）

该疾病过去一直被称为：特发性血小板减少性紫癜。其实质是一个免疫过程，产生了直接破坏血小板的抗体。抗体包裹的血小板在网状内皮系统，尤其是脾内，被过早地破坏。目前还不清楚血小板相关免疫球蛋白（Platelet-associated immunoglobulins, PAI）：PAIgG，PAIgM 和 PAIgA 产生机制，但大多数研究者认为它们是自身抗体。

急性 ITP 常见于儿童期，是由病毒感染导致。大多数患者自行缓解，约 10% 的患者转变为慢性。与儿童相反，成年人的 ITP 多见于年轻女性，为慢性疾病，很少能自行缓解。目前没有证据提示原已缓解的 ITP 患者在孕期会病情复发或原处于活动期的患者在孕期病情会进一步加重。

ITP 没有特殊的临床表现、症状和确诊试验，其诊断需要排除其他引起血小板减少的疾病。临床上符合以下 4 点表现的，可以考虑 ITP。

• 持续性血小板减少［血小板计数＜100×10⁹/L（100 000/μl），外周血涂片上可有或无巨血小板细胞］。

• 骨髓活检巨核细胞数量正常或增多。

• 排除其他可能引起血小板减少的全身性疾病或药物引起的血小板减少。

• 排除脾增大。

1. 孕期治疗　如果血小板计数＜50×10⁹/L（50 000/μl）则需要考虑治疗。皮质类固醇激素 1mg/（kg·d）有升血小板作用，治疗通常需要持续整个孕期。激素治疗通常能改善病情，但对于难治患者则需要给予静脉注射高剂量免疫球蛋白。若患者对激素或免疫球蛋白治疗均无效，则脾切除可能有效。在孕晚期脾切除操作很困难，同时行剖宫产对手术视野暴露的改善可能是必要的。

2. 对胎儿和新生儿的影响　抗血小板 IgG 抗体可以通过胎盘从而引起胎儿和新生儿血小板减少。严重血小板减少的胎儿在产程和分娩过程中颅内出血风险增高。约有 12% 的 ITP 孕妇所生育的新生儿会发生严重血小板减少［＜50×10⁹/L（50 000/μl）］。约 1% 的 ITP 孕妇所生育的新生儿会发生颅内出血，其中约半数新生儿出生时血小板计数并不低于 50×10⁹/L（50 000/μl）。

没有任何临床表现或实验室检查能准确预测胎儿血小板计数，且其与孕妇血小板计数间没有相关性。在产程中，当羊膜破裂、宫口开大到 2～3cm 时，可以通过采取胎儿头皮血来确定胎儿血小板计数。在过去，当胎儿头皮血血小板计数<$50×10^9$/L（50 000/µl），则行急诊剖宫产。对 ITP 孕妇也可以通过经皮脐静脉穿刺来确定胎儿血小板计数，但是该项操作有较高的并发症发生率（4.6%）。

在有剖宫产手术指征时可以行剖宫产分娩，但是预防性的剖宫术似乎并不能减少胎儿及新生儿颅内出血的发生。

三、同种免疫性血小板减少（ATP）

这种类型的血小板减少与自身免疫性血小板减少有几个重要的区别。与 Rh 溶血相似，其机制是母亲产生针对胎儿血小板的抗体破坏胎儿血小板，而孕妇的血小板计数通常是正常的。因此，只有分娩了受累的新生儿后才能诊断同种免疫性血小板减少。与 ITP 另一个重要区别是，ATP 可以引起严重的胎儿血小板减少，从而导致孕 20 周前就发生胎儿颅内出血。

胎儿血小板减少是由于孕妇产生针对胎儿血小板的抗体破坏胎儿血小板而导致。最常见的抗体是抗 PL^{A1} 血小板特殊抗原。基于人群中 HPA-1a 阴性的携带者百分比估算，每 50 例孕妇中将有 1 例发生 ATP。而实际情况是 ATP 发生率非常低（1/5000～1/10 000），这是因为在母胎界面必须发生大量出血才能激发这种同种免疫反应，仅有 5%～10% HPA-1a 阴性孕妇在孕期会发生如此严重的出血。其他被报道过的重要抗体还包括抗 HPA-5b，HPA-3a 和 HPA-1b 抗原抗体。幸运的是，每周输注免疫球蛋白可以使胎儿血小板维持在足够高水平而耐受阴道分娩。ATP 可以根据临床上孕妇血小板计数正常且没有任何免疫性疾病，但是其新生儿血小板减少，而无其他疾病来明确诊断。第一次妊娠就会受累的占到 50%。再次妊娠有 70%～90% 复发率。再次妊娠时通常发病早，病情重。因为再次妊娠胎儿血小板减少严重，侵入性的治疗有待斟酌，好在给予母亲每周 1mg/kg 输注免疫球蛋白能预防胎儿自发性出血。

四、血栓性微血管病变（TTP 和 HUS）

TTP 典型的五联征包括血小板减少、发热、神经系统受累、肾功能受损和溶血性贫血。HUS 与 TTP 类似，但肾功能损害更严重，神经系统受累相对较轻。特发性产后肾衰竭是指发生在产后 6 周内的急性不可逆性衰竭，伴有血小板减少和微血管病性溶血性贫血。虽然这些综合征中的多种表现很可能是不同发病机制引起，但是在成年人患者中，它们之间很难鉴别。

孕期血栓性微血管病变发生率 1/25 000，这与住院患者中的发生率一致。重度子痫前期、子痫也会继发血小板减少和贫血，所以常与 TTP 混淆也不奇怪。子痫前期，尤其是不典型子痫前期，与上述疾病的鉴别是很困难的，特别是在疾病的初期。血栓性微血管病变的一个不变的特征是严重的贫血，而如此严重的贫血在子痫前期中，即使是在 HELLP 综合征中也是很罕见的。分娩会使子痫前期、HELLP 综合征病情得到缓解，但是没有证据提示分娩会改善血栓性微血管病变的病情。更重要的是 64% 血栓性微血管病变患者会在孕期或非孕期病情复发，或再次妊娠的前 12 周内复发。

血栓性微血管病变特点是血小板减少、红细胞破碎性溶血和多器官功能障碍。血小板减少通常非常严重，但是幸运的是，患者严重的自发性出血并不常见。微血管病性溶血通常引起中到重度的贫血，常需要输血来纠正。血涂片的特点是可以见到红细胞碎片。网织红细胞计数增高，可以见到大量的有核红细胞。消耗性凝血功能障碍虽较常见，但是凝血功能改变是轻微的，临床表现也不明显。40% 的患者有病毒感染的前驱症状。90% 患者存在或会发生神经系统症状，包括头痛、意识改变、痉挛或者卒中。因为都有肾功能受损，所以很难区分 TTP 和 HUS。一般认为 HUS 患者的肾衰竭更严重，50% 的患者需要血透。最近的研究证实，编码切割血管性血友病因子的内皮细胞源性金属蛋白酶 ADAMTS13 基因的不同缺陷与数种不同临床表现的 TTP 发生有关。

治疗：在确诊是由 TTP 或 HUS 引起的血栓性微血管病变前需要排除重度子痫前期和子痫。应先评估终止妊娠是否有利于疾病状况的改善，然后考虑血浆置换术、换血治疗、大剂量激素治疗及其他的治疗措施前做出评估。重度子痫前期及子痫引起的溶血和血小板减少不是血浆置换的指征。对严重的危及生命的贫血需要即刻输红细胞。对于有轻微神经系统症状的每日给予泼尼松 200mg，若症状明显或恶化，则需要每日血浆置换。根据我们帕克兰医院的经验，63% 的患者经过血浆置换后症状得到改善。

最近的观察性研究提示，血栓性微血管病变的孕妇将会有一系列的长期并发症，包括病情反复发作、肾疾病需要血透和（或）肾移植、严重的高血压、罹患血液传播性疾病甚至死亡。虽然不能确定孕妇与非妊娠妇女疾病的预后是否有差别，但是可以明确的是孕期发生血栓性微血管病变的孕妇近期及远期死亡率明显增高。

更多内容参考 *Williams Obstetrics* 第 29 章 "Diseases and Injuries of the Fetus and Newborn"，第 48 章 "Renal and Urinary Tract Disorders" 和第 51 章 "Hematological Disorders"。

（译者 赵肖波）

第71章　妊娠期糖尿病

妊娠期糖尿病是指孕期出现或孕期首次发现的不同程度的糖耐量异常。无论是否需要胰岛素治疗的患者均适用于该定义。疾病名称"妊娠期糖尿病"提示这种疾病可能是由妊娠引起，或许是由于妊娠期葡萄糖代谢发生异常的生理病理变化。另一可能的解释是妊娠期糖尿病是刚好在这期间发病或之前没有被发现的2型糖尿病。大多数妊娠期的糖尿病（约90%）是妊娠期糖尿病。妊娠期糖尿病患者如空腹血糖＜5.8mmol/L（105mg/dl）则被归类为A1级，如空腹血糖≥5.8mmol/L（105mg/dl）则被归类为A2级。约15%妊娠期糖尿病患者会表现出空腹血糖升高。可以确定的是，空腹血糖升高出现地越早，越有可能是孕前已存在糖尿病。

妊娠期糖尿病孕妇最担心的围生期问题是胎儿过度生长，这可能导致产伤。与显性糖尿病相比，妊娠期糖尿病出现胎儿异常的可能性较低。同样地，与显性糖尿病发生死胎风险增高不同，仅需饮食治疗的妊娠期糖尿病死胎风险无明显增高。与此相反，高空腹血糖的妊娠期糖尿病与显性糖尿病相比其不明原因死产的发生风险一致。母体并发症包括高血压发生率和剖宫产率增加。

一、巨大儿

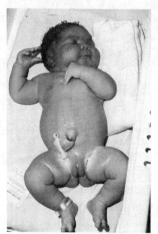

图 71-1　这例巨大儿是一位妊娠期糖尿病孕妇分娩的，出生体重为 6050g

［经许可转载自 Cunningham FG, Leveno KJ, Bloom SL, et al（eds）. Williams Obste-trics. 23rd ed. New York, NY: McGraw-Hill, 2010.］

妊娠期糖尿病围生期的主要注意点是预防由于巨大儿造成的难产及肩难产过程中造成的产伤。妊娠期糖尿病孕妇的巨大儿与其他大于胎龄儿的身体分布不同。具体来说，这种巨大儿的肩部和躯干脂肪沉积过度，使他们更加容易发生肩难产（图71-1）。不过，幸运的是，即使在妊娠期糖尿病孕妇中，肩难产的发生率也并不高（仅3%）。由于容易出现头盆不称，糖尿病孕妇剖宫产率较高。

目前广泛认为这些巨大儿存在由母体高血糖症引起的胎儿高胰岛素血症，这将反过来刺激体细胞过度增长。类似地，新生儿高胰岛素血症会引起低血糖。

二、筛查

虽然已进行超过 40 年的相关研究，目前仍无公认一致的最佳妊娠期糖尿病筛查方案。1997 年美国更正以往推荐使用的普通筛查方案，并推荐使用表 71-1 中的方案进行选择性筛查。2001 年美国妇产科医师学会总结认为，在某些临床中心进行选择性筛查，在其他机构进行普通筛查是比较可行的筛查方案。早孕期不明确是否存在糖耐量受损的孕妇推荐在妊娠 24～28 周进行筛查。筛查采用口服 50g 葡萄糖粉试验。如血糖≥7.8mmol/L（140mg/dl）则需进一步进行口服 100g 葡萄糖粉耐量试验（详见之后讨论部分）。推荐进行葡萄糖粉负荷试验时检测血浆血糖浓度，避免使用手指末梢血来测定血糖。

表 71-1　第 5 届妊娠期糖尿病国际研讨会推荐的妊娠期糖尿病（GDM）的筛查方案（基于高危因素）

GDM 高危因素的评估：在初次产检时进行

• 低风险：如满足以下条件可以不进行常规的血糖检查

　- 属于 GDM 低发种族

　- 一级亲属无糖尿病史

　- 年龄＜25 岁

　- 孕期体重正常范围

　- 出生体重正常范围

　- 无糖代谢异常病史

　- 无不良妊娠结局史

• 中等风险：孕 24～28 周进行血糖筛查，筛查方案可选用以下任一种

　- 两步法：口服 50g 葡萄糖粉筛查试验（GCT），如超过 GCT 阈值则继续进行诊断性的口服 100g 葡萄糖粉耐量试验

　- 一步法：所有孕妇均进行口服 100g 葡萄糖粉耐量试验

• 高风险：如果满足以下一项或几项，则立即进行上述检查方案

　- 严重肥胖者

　- 2 型糖尿病家族史

　- 既往有 GDM 史、糖代谢异常史或尿糖史。如果此时筛查未诊断为 GDM，则在孕 24～28 周重复进行筛查或有临床表现提示高血糖症时立即重复筛查

[经美国糖尿病协会许可改编自 Metzger BE, Buchanan TA, Coustan DR, et al. Summary and recommendations of the Fifth International Workshop-Conference on Gestational Diabetes. Diabetes Care, 2007, 30（Suppl 2）: S251–S260.Copyright ©2007 American Diabetes Association. From Diabetes Care®, 2007, 30: S251–S260.]

三、诊断

目前用于诊断妊娠期糖尿病的最佳葡萄糖耐量试验国际上尚有争议。WHO 推荐使用口服 75g 葡萄糖粉耐量试验并测定 2h 后血糖，欧洲亦多采用这一方

式。美国多采用禁食一晚后进行口服 100g 葡萄糖粉耐量试验并测定 3h 后血糖作为标准。作为诊断妊娠期糖尿病的血糖阈值仍无统一标准。表 71-2 为第5 届妊娠期糖尿病国际研讨会推荐的血浆血糖浓度值。口服 75g 葡萄糖粉耐量试验的血糖标准在除美国以外的地区被广泛作为标准值，在美国使用的也越来越多。

表 71-2　第 5 届妊娠期糖尿病国际研讨会：口服葡萄糖耐量试验的 GDM 诊断标准[1]

时间	口服葡萄糖粉负荷			
	100g 葡萄糖粉[2]		75g 葡萄糖粉[2]	
空腹	5.3mmol/L	95mg/dl	5.3mmol/L	95mg/dl
1h	10.0mmol/L	180mg/dl	10.0mmol/L	180mg/dl
2h	8.6mmol/L	155mg/dl	8.6mmol/L	155mg/dl
3h	7.8mmol/L	140mg/dl	—	—

（1）筛查应在夜间禁食至少 8h 且不超过 14h 后的第二日上午进行，筛查前 3d 不控制饮食（每日摄入 ≥150g 糖类）且不限制身体活动，筛查期间孕妇应保持静息状态且禁烟。（2）有两项或两项以上的血浆血糖浓度超过诊断标准则可认为是阳性

［经许可引自 Metzger BE，Buchanan TA，Coustan DR，et al. Summary and recom-mendations of the Fifth International Workshop—Conference on Gestational Diabetes. Diabetes Care，2007，30（Suppl 2）.］

四、处理

根据 2001 年美国妇产科医师学会的指南，当单纯饮食治疗无法将空腹血糖控制在 5.3mmol/L（95mg/dl）以下或餐后 2h 血糖控制在 6.7mmol/L（120mg/dl）以下时，需给予胰岛素治疗。空腹血糖略高的孕妇是否需要胰岛素治疗还不明确。2007 年第 5 届妊娠期糖尿病国际研讨会推荐孕妇空腹状态下毛细血管血糖值应控制在 5.3mmol/L（95mg/dl）以下。

1. 饮食　营养咨询是妊娠期糖尿病临床治疗的基础。治疗目的包括：①提供母胎所需的营养物质；②控制血糖水平；③预防饥饿性酮症。2000 年美国糖尿病协会建议营养咨询应根据身高和体重进行个体化分配，建议每日饮食中热量 30kcal/kg（体重基于标准身体重量值）。这一建议同样适用于胰岛素治疗和仅需饮食控制的孕妇。体质指数＞30kg/m² 的肥胖孕妇需进一步限制热量摄入。

2. 运动　鼓励孕期进行身体锻炼活动。活动上半身肌肉或躯体进行适当负重活动是较适当的运动方式。上半身躯体的心血管锻炼活动可以降低血糖水平并减少使用胰岛素治疗的概率。

3. 胰岛素　经饮食控制后空腹血糖仍高于 5.8mmol（105mg/dl）的孕妇需开始胰岛素治疗。空腹血糖水平较低的孕妇是否需接受胰岛素治疗仍存在争议。胰岛素治疗通常可以在家中进行，但偶尔是需要住院治疗的。开始胰岛素治疗

时通常于早餐前使用，每日胰岛素总剂量 20～30U。每日胰岛素总量中，通常 2/3 为中效胰岛素、1/3 为短效胰岛素。

4. 口服降糖药　ACOG（2001）仍不推荐孕期使用口服降糖药。胎儿高胰岛素血症和先天性畸形发生率升高是主要担心的问题。

五、产科处理

妊娠期糖尿病孕妇如果无须胰岛素治疗，其分娩时机通常跟正常孕妇相同，不需要提前干预。产前胎儿监测（见第 12 章）是否必要目前还无统一结论，无严重高血糖症的孕妇何时开始产前胎儿监测亦无统一意见。为降低胎儿出生体重和预防肩难产而进行选择性引产的方法，仍存在争议且会增加不必要的剖宫产。由于高空腹血糖而需接受胰岛素治疗的孕妇通常需进行产前胎儿监测，并需诊断是否为显性糖尿病（见第 72 章）。

六、产后处理

约 50% 妊娠期糖尿病妇女在 20 年会后发展为显性糖尿病。因此，妊娠期糖尿病妇女在产后应进行定期血糖检查。推荐使用口服 75g 葡萄糖粉耐量试验进行筛查，表 71-3 列出了筛查标准。

表 71-3　第 5 届妊娠期糖尿病国际研讨会：妊娠期糖尿病妇女产后糖代谢评估建议

时间	检查	目的
产后（1～3d）	空腹血糖或随机血糖	检查是否存在持续性、显性糖尿病
产后早期（6～12 周）	75g 2h OGTT	产后评估糖代谢异常类别
产后 1 年	75g 2h OGTT	评估糖代谢
每年 1 次	空腹静脉血糖	评估糖代谢
每 3 年 1 次	75g 2h OGTT	评估糖代谢
孕前	75g 2h OGTT	糖代谢异常分类

美国糖尿病协会的分类标准（2003）

正常	空腹血糖受损或糖耐量减退	糖尿病
空腹血糖＜6.1mmol/L（110mg/dl）	6.1～6.9 mmol/L（110～125mg/dl）	≥7 mmol/L（126mg/dl）
餐后 2h＜7.8 mmol/L（140mg/dl）	2h≥7.8～11 mmol/L（140～199mg/dl）	2h≥11.1mmol/L（200mg/dl）

OGTT. 口服葡萄糖耐量试验

（经美国糖尿病协会许可引自 Copyright ©2007 American Diabetes Association. From Diabetes Care®, 2007, 30: S251–S260.）

如果产后口服 75g 葡萄糖粉耐量试验正常，此后至少应每 3 年重复筛查 1 次。有妊娠期糖尿病史的妇女再次怀孕发生妊娠期糖尿病的概率约为 2/3。肥胖的妊娠期糖尿病史妇女再次出现糖耐量异常的风险更高。因此，非孕期改变生活方式，包括控制体重和进行体育锻炼可以减少再次发生妊娠期糖尿病的风险，亦减少随后出现 2 型糖尿病的风险。近期诊断为妊娠期糖尿的妇女，使用小剂量口服避孕药是安全的。

更多内容参考 *Williams Obstetrics* 第 23 版第 52 章 "Diabetes"。

（译者　刘　丹）

第 72 章　孕前显性糖尿病

妊娠合并糖尿病可分为孕前糖尿病和妊娠期糖尿病。本书第 71 章讨论了妊娠期糖尿病。妊娠合并孕前糖尿病采用 White 分类法，这一分类法强调包括眼、肾、心脏在内多种靶器官是否受损，与妊娠结局密切相关。如表 72-1 所示，孕前糖尿病病程越长，则分类等级越靠后。近年来，ACOG 已经不建议采用这一分类法。目前关注的焦点在于糖尿病确诊时间和母体代谢水平控制情况。

表 72-1　1986～1994 年使用的妊娠合并糖尿病分类法

分级	发病时机	血浆血糖水平		治疗
		空腹血糖	餐后 2h 血糖	
A1	孕期	＜5.8 mmol/L（105mg/dl）	＜6.7 mmol/L（120mg/dl）	饮食
A2	孕期	＞5.8 mmol/L（105mg/dl）	＞6.7 mmol/L（120mg/dl）	胰岛素

分级	发病年龄	病程	血管损害	治疗
B	20 岁以后	＜10 年	无	胰岛素
C	10～19 岁	10～19 年	无	胰岛素
D	10 岁以前	＞20 年	良性视网膜病变	胰岛素
F	任意年龄段	不限	肾病[1]	胰岛素
R	任意年龄段	不限	增殖性视网膜病变	胰岛素
H	任意年龄段	不限	心脏	胰岛素

（1）妊娠期诊断标准：孕 20 周前尿蛋白≥500mg/24h

孕前糖尿病对妊娠结局有不良影响是明确的。糖尿病本身可能对胚胎、胎儿及母体造成严重的并发症。例如，合并孕前糖尿病的孕妇出现子痫前期的风险增加（详见第 23 章），约 50% 的糖尿病性肾病（F 级）的孕妇可能发生子痫前期。

一、对胎儿－新生儿的影响

严格控制孕前糖尿病孕妇的糖代谢情况、加强胎儿监护及新生儿监护可以减少 2%～4% 的围生儿死亡。围生儿死亡率保持在一个稳定值，是因为两大胎儿死亡原因（先天畸形和不明原因胎死宫内）通过目前的医学干预不能得到很好的改善。

1. 流产　自发性流产与早孕期血糖控制欠佳有关。早期糖化血红蛋白 A1 浓度＞12% 或餐前血糖浓度持续高于 6.7 mmol/L（120mg/dl）的孕妇流产风险增加。

2. 畸形 孕前糖尿病的孕妇发生重大畸形的概率为 5%～10%。在所有妊娠合并糖尿病围生儿死亡中，这些重大畸形胎儿约占到 50%。表 72-2 总结了与孕妇糖尿病相关的胎儿异常和其发生率。糖尿病不增加胎儿染色体异常的发生率。

表 72-2　显性糖尿病孕妇的新生儿先天性畸形

畸形	发生率[1]
尾部退化综合征	252
内脏反位	84
脊柱裂、脑积水或其他中枢神经系统缺陷	2
先天无脑畸形	3
心脏畸形	4
肛门 / 直肠闭锁	3
肾异常	5
发育不全	4
肾囊肿	4
双输尿管	23

（1）发生率是指和普通人群比较的发生率。心脏畸形包括大血管异位和室间隔 / 房间隔缺损
（引自 Mills JL, Baker L, Goldman AS. Malformations in infants of diabetic mothers occur before the seventh gestational week. Implications for treatment.Diabetes 1979, 28:292.American Diabetes Association. Medical Management of Pregnancy Complicated by Diabetes. 2nd ed. Jovanovic-Peterson L, ed. Alexandria, VA:American Diabetes Association, 1995.）

目前广泛认为孕前和早孕期糖尿病控制欠佳与严重胎儿畸形的发生有相关性。例如，受孕前糖化血红蛋白浓度低的孕妇出现胎儿异常的风险要低于糖化血红蛋白水平异常增高者。孕前血糖控制好的孕妇出现胎儿畸形的概率亦低于血糖控制欠佳者。最常见的胎儿单脏器 / 系统畸形是心脏、骨骼肌和中枢神经系统。

3. 不明原因的胎儿死亡 不明原因的死胎是孕前糖尿病孕妇特有的一种情况。之所以成为"不明原因"是因为这些死胎病例中未发现明显的胎盘功能不全、胎盘早剥、胎儿生长受限或羊水过少等异常情况。这些胎儿多为大于胎龄儿且多为分娩前死亡（通常发生在孕 34 周后）。不明原因胎死宫内的发生率约为 1%。目前这些死胎原因不明，有假说认为可能与高血糖症导致的慢性缺氧有关，胎儿畸形本身可能亦会导致死胎。另外有假说认为渗透性的绒毛水肿可能导致输送至胎儿的氧气减少及死胎。

胎盘功能不全引起的死胎在孕前糖尿病孕妇中发生率较高，通常与重度子痫前期有关。重度子痫前期反过来可能加重孕妇糖尿病的程度和增加血管并发

症。同样地，酮症酸中毒可能导致死胎。

4.巨大儿 孕妇平均血糖浓度高于 7.2mmol/L（130mg/dl）时巨大儿发生率明显增加。但是，将胎儿分为"巨大儿"和"非巨大儿"是不合适的，因为事实上所有糖尿病孕妇的胎儿都是"生长过度"。图 72-1 显示了糖尿病孕妇和正常孕妇的新生儿出生体重的分布情况，可见糖尿病孕妇的新生儿出生体重普遍大于正常的新生儿体重。胎儿生长过度可能开始于妊娠早期（孕 24 周前）并可能与妊娠早期血糖控制水平相关。

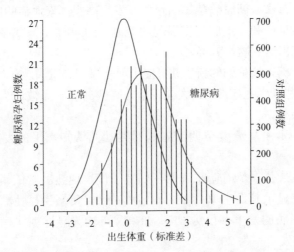

图 72-1 共 280 名糖尿病孕妇和 3959 名正常孕妇生育新生儿的出生体重分布（根据正常平均孕龄校正的标准差）

［经许可引自 Bradley RJ, Nocolaides KH, Brudenell JM.Are all infants of diabetic mothers "macrosomic"? BMJ, 1988, 297（6663）:1583–1584.］

5.羊水过多 妊娠合并糖尿病的孕妇常伴随羊水过多，其原因尚不明确。一个可能但未证实的病因是胎儿高血糖症引起的尿液生成增多。

6.早产 妊娠期过早出现显性糖尿病是早产的高危因素之一。孕前糖尿病孕妇发生早产的概率约为正常孕妇的 2 倍，且这些早产大部分并发子痫前期，多与糖尿病病情进展有关。

二、对新生儿的影响

现代的新生儿监护技术大大减少了由于早产导致的新生儿死亡率。但是，由于早产导致的新生儿病率仍是孕前糖尿病的严重不良后果。实际上，孕前糖尿病的新生儿某些疾病的发生与母体血糖代谢异常有特别的相关性。

1.呼吸窘迫 产科教学中普遍认为糖尿病孕妇的胎肺成熟延迟，导致出现新生儿呼吸窘迫的风险增高。随后的观察发现糖尿病影响胎肺功能这一观点似乎不正确。与显性糖尿病相比，分娩时孕龄对呼吸窘迫的发生有更显著的作用。

2. **低血糖** 出生后血糖浓度迅速降低是糖尿病孕妇生育的新生儿的一大特点。足月新生儿低血糖的定义是血糖≤1.9mmol/L（35mg/dl）。出现新生儿低血糖主要是由于母体高血糖慢性刺激胎儿胰腺 B 细胞过度增生导致。提早识别并治疗新生儿低血糖可以将潜在的严重后遗症最小化。

3. **低钙血症** 低钙血症是指足月新生儿血钙水平低于 2mmol/L（8mg/dl）。低钙血症是糖尿病孕妇分娩的新生儿最常见的代谢异常。引起低钙血症的原因尚不明确。

4. **高胆红素血症** 糖尿病孕妇的新生儿发生高胆红素血症的原因尚不明确。可能的原因包括早产和红细胞增多引起的溶血。约 40% 糖尿病孕妇的新生儿其静脉血红细胞容积达 65%～70%。

5. **心肌病** 糖尿病孕妇的新生儿可能出现肥厚型心肌病，有时可进展为充血性心力衰竭。这些新生儿通常为巨大儿，胎儿高胰岛素血症被认为与心脏疾病的发生发展有相关性。

6. **远期认知水平发展** 孕期糖尿病对婴幼儿认知水平的发展的影响微不足道。

7. **糖尿病的遗传** 孕前糖尿病的孕妇其子代出现胰岛素依赖型糖尿病的风险较低，有研究显示其发生率为 1%～3%。如果仅父亲为显性糖尿病，子代胰岛素依赖型糖尿病的发生率仅为 6%。如果父母均为显性糖尿病，子代胰岛素依赖型糖尿病的发生率为 20%。

三、母体并发症

糖尿病和妊娠相互作用明显，可能导致母体健康受到严重影响。糖尿病视网膜病变可能是一个例外，但是妊娠不会影响糖尿病的远期预后。

虽然酮症酸中毒、潜在高血压、子痫前期和肾盂肾炎导致孕妇死亡率增加 10 倍，但是目前糖尿病孕产妇死亡已经很罕见。H 级妊娠合并糖尿病孕妇即合并冠状动脉粥样硬化性心脏病的孕妇很罕见，但是其妊娠期死亡率较固定（约 50%）。

1. **子痫前期** 妊娠引起的或加重的高血压是妊娠合并糖尿病孕妇最常见的并发症，亦是导致其早产常见的原因。子痫前期的高危因素包括血管并发症、既往存在蛋白尿和慢性高血压（表 72-1）。子痫前期与血糖控制情况无关。妊娠合并糖尿病的孕妇并发子痫前期时其围生期死亡率较血压正常者高 20 倍。

2. **酮症酸中毒** 虽然仅 1% 妊娠合并糖尿病可能出现酮症酸中毒，但酮症酸中毒是最严重的并发症之一。酮症酸中毒的复发没有一个突出的因素。酮症酸中毒发生死胎的概率约为 20%。

3. 感染　有 80% 的妊娠合并胰岛素依赖型糖尿病孕妇在孕期可能出现 1 次感染，正常孕妇仅 25% 会发生。常见的感染包括真菌外阴阴道炎、泌尿系统感染、产后盆腔感染和呼吸道感染。产前肾盂肾炎发生率在糖尿病孕妇中增加约 4 倍，通过筛查无症状性菌尿症可减少发病率。

4. 糖尿病性肾病　F 级妊娠合并糖尿病的发病率约为 5%。约 50% F 级妊娠合并糖尿病孕妇可能发展为子痫前期。慢性高血压合并糖尿病肾病的孕妇发展为子痫前期的概率增加约 60%。血肌酐值 $\geq$ 133mmol/L（1.5mg/dl）和孕 20 周前尿蛋白 $\geq$ 3g/24h 提示存在子痫前期。妊娠本身不会恶化或改变糖尿病性肾病。

5. 糖尿病视网膜病变　视网膜病变的发生率与糖尿病的病程有关。糖尿病视网膜病变最先出现和最常见的可见病变是微小动脉瘤，动脉瘤中红细胞逃逸造成点状出血进而形成微小动脉瘤。这一区域漏出浆液形成硬性渗出物。这些病变被称为良性的或眼底的或非增生性视网膜病变。如果存在这些病变，无论其糖尿病病程长短，都被分类为 D 级妊娠合并糖尿病（表 72-1）。随着视网膜病变日益加重，眼底的异常血管逐渐闭塞，导致视网膜缺血坏死，形成絮状渗出物。此时称为前增生性糖尿病视网膜病变。由于发生梗死，视网膜表面和玻璃体腔内新血管形成，当这些新形成的血管出血时可导致视物模糊（图 72-2）。在新生血管出血前将其激光凝固可减少约 50% 的视力丧失和失明，这类损伤的妇女在孕期治疗也有效。

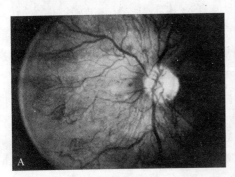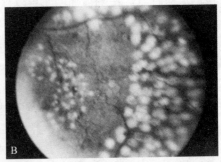

图 72-2　一位 30 岁糖尿病妇女的视网膜图片

A. 视盘表现为严重的增殖性视网膜病变，视盘附近有大量的新生血管网；B. 激光治疗后一部分急性激光凝固区表现为完全散开模式

[经许可引自 Elman KD, Welch RA, Frank RN, et al. Diabetic retinopathy in pregnancy: A review. Obstet Gynecol, 1990, 75:119.]

妊娠对增殖性视网膜病变的影响仍存在争议。通常认为妊娠对糖尿病的远期损害没有直接影响，但糖尿病性视网膜病变是一特例。大部分学者认为孕期激光凝固术和较好的血糖控制可以减少妊娠对视网膜病变的潜在有害影响。

6. 糖尿病性神经病变 虽然不常见，但少数孕妇可能出现与糖尿病相关的对称的外周感觉运动神经病变。糖尿病性胃病是另一种类型的神经病变，这种疾病很麻烦，可表现为恶心、呕吐，导致营养缺乏，并导致血糖控制困难。予甲氧氯普胺和 H_2 受体拮抗药是有效的治疗方法。

四、处理

孕前糖尿病孕妇的治疗是个体化的。最好在孕前开始治疗，在妊娠的不同时期治疗目标是不同的。

1. 孕前 为了减少孕早期胚胎流失和先天性畸形的发生，在孕前给予适当的医学治疗和健康宣教是必须的。不幸的是，约 60% 的糖尿病妇女是非计划性怀孕，这些妇女绝大多数是在未达到最佳血糖控制标准的情况下怀孕的。美国糖尿病协会建议胰岛素治疗时最佳血糖控制标准为：自我监测餐前血糖 3.9～5.6mmol/L（70～100mg/dl），餐后 1h 血糖<7.8mmol/L（140mg/dl），餐后 2h 血糖<6.7mmol/L（120mg/dl）。糖化血红蛋白 A_1 和 A_1c 可以提示过去 4～8 周循环中血糖控制情况，可用于监测早期代谢情况。当糖化血红蛋白 A_1>10% 时，出现胎儿畸形的风险显著升高。孕前和早孕期每日补充叶酸 400μg 可以减少糖尿病胎儿发生神经管缺陷的风险。

2. 妊娠早期 必要的处理包括认真的血糖监测。为此，许多产科医师让糖尿病妇女在妊娠早期住院治疗，给予个体化的血糖控制计划，并提供随后妊娠阶段的健康宣教。住院治疗同时可以评估血管合并症的情况并准确评估孕龄。

3. 胰岛素治疗 通常通过每日多次注射胰岛素来控制母体血糖水平，同时根据饮食摄入量调整。不建议使用口服降糖药，因其可能导致胎儿高胰岛素血症且可能增加先天性畸形的发生率。表 72-3 展示了常用的胰岛素类型。表 72-4 展示了孕期自我监测手指末梢毛细血管血糖值的推荐控制范围。强烈推荐使用血糖仪进行自我监测手指末梢毛细血管血糖值。

4. 饮食控制 国家孕产妇营养研究委员会推荐根据理想体重每日热量摄入量为 30～35kcal/kg，分为正常三餐和 3 次加餐。对于低体重孕妇，每日热量摄入量可增加至 40kcal/kg。理想的饮食结构应包括 55% 的糖类、20% 的蛋白质和 25% 的脂肪，其中饱和脂肪酸应<10%。肥胖的孕妇应减少热量摄入，在减轻体重的同时避免酮尿症。

5. 低血糖症 虽然显性糖尿病孕妇的治疗目标是达到正常妊娠时的血糖水平，但这一目标不是总能实现。因此，需要制订个体化方案避免过度的高血糖和频发低血糖。餐前血糖平均值接近 8.3 mmol/L（150mg/dl）时仍可得到较好的妊娠结局。因此，孕期和产后血糖水平较正常孕妇高的显性糖尿病妇女依然可以有好的妊娠结局。

表 72-3 常用胰岛素的类型

胰岛素类型	起效时间	峰值（h）	持续时间（h）
短效（SC）			
赖脯人胰岛素	<15min	0.5～1.5	3～4
天冬胰岛素	<15min	0.5～1.5	3～4
常规胰岛素	30～60min	2～3	4～6
长效			
中性精蛋白胰岛素悬液	1～3h	5～7	13～18
胰岛素锌混悬液	1～3h	4～8	13～20
长效锌胰岛素注射液	2～4h	8～14	18～30
甘精胰岛素	1～4h	峰值活性最小化	24

SC. 皮下注射

（引自 Fauci AS, Braunwald E, Kasper DL et al.Harrison's Principles of Internal Medicine. 17th ed., New York, NY: McGraw-Hill, 2008: 2275–2304.）

表 72-4 自我监测毛细血管血糖浓度目标

样本	浓度（mg/dl）
空腹	≤95
餐前	≤100
餐后 1h	≤140
餐后 2h	≤120
凌晨 2 点～6 点	≥60
平均值	100
HbA1c	≤6

（经许可引自 the American College of Obstetricians and Gynecologists. Pregestational Diabetes Mellitus. ACOG Practice Bulletin 60. Washington, DC: ACOG, 2005.）

6. 妊娠中期　如本书第 3 章所述，结合孕 16～20 周母亲血清甲胎蛋白浓度和孕 18～20 周超声指标可以评估胎儿神经管缺陷和其他异常。糖尿病孕妇的血清甲胎蛋白浓度略低于正常孕妇，因此解释应有相应的改变。

7. 妊娠晚期　推荐每周检测血糖水平和评估子痫前期风险。每 3 周或 4 周进行 1 次系统性超声检查以评估胎儿生长过度或不足及检测羊水量。血糖控制欠佳及高血压的孕妇建议住院治疗。建议在孕 26～32 周开始进行本书第 12 章介绍的胎儿产前监护，具体根据胎儿宫内死亡风险评估结果而定。根据 ACOG 指南建议妊娠晚期每周产检 1 次。

8. 分娩　糖尿病孕妇理想的分娩时机是近预产期。对孕周确定的孕妇，未进行胎肺成熟度检查的情况下，分娩计划最好是在满 38 周后。如果孕 38 周左右胎肺成熟度已检测 [如卵磷脂 / 鞘磷脂比值（L/S）]，证明已经成熟则随时可分娩。

如显性糖尿病孕妇 White 分类为 B 级或 C 级，通常建议在预产期或邻近预产期时行剖宫产终止妊娠，主要是为了避免胎儿过大造成产伤。糖尿病严重程度级别更高的孕妇尤其是合并血管损伤的孕妇，足月后成功引产的概率较低，导致其剖宫产率增加。当评估胎儿大小合适且宫颈条件适合时可尝试引产。

分娩时应尽量减少或避免长效胰岛素的使用。此时主要使用或仅使用常规胰岛素，因为分娩后胰岛素需要量显著减少。临床发现使用泵持续静脉滴注胰岛素效果较好（表 72-5）。分娩时或产后（剖宫产或阴道分娩）需要静脉补充液体和足量的葡萄糖以维持正常血糖水平。应频繁监测毛细血管或血浆血糖水平，并相应的给予常规胰岛素。通常产后 24h 内不需要胰岛素，随后的几天可能不同程度地需要使用胰岛素。必须及时检查有无感染并及时治疗。

表 72-5　ACOG（2005）推荐的分娩时胰岛素应用原则

- 睡前给予平时剂量的中效胰岛素
- 早上的胰岛素剂量暂停用
- 输注生理盐水溶液
- 一旦进入活跃期或血糖浓度 <3.9 mmol/L（70mg/dl），则将生理盐水溶液改为 5% 葡萄糖溶液，分娩时静脉滴注速度保持在 100～150ml/h［2.5mg/（kg·min）］，保持血糖浓度维持在 5.6mmol/L（100mg/dl）左右
- 用血糖仪在床旁每小时测 1 次血糖水平，调整胰岛素用量或葡萄糖静滴速度控制血糖水平
- 如果血糖浓度超过 5.6 mmol/L（100mg/dl），则以 1.25U/h 的速度静脉滴注常规胰岛素（短效）

（经许可引自 American College of Obstetricians and Gynecologists. Pregestational Diabetes Mellitus. ACOG Practice Bulletin 60. Washington, DC: ACOG, 2005.）

五、避孕

并无一种特定的避孕方法适合所有糖尿病妇女。小剂量口服避孕药仅适用于没有血管损害或其他高危因素如缺血性心脏病的糖尿病妇女。应规定可以使用的雌激素和孕激素的最低剂量。

口服或注射用的单孕激素类避孕药可以将糖类代谢影响最小化，因此可

以使用。由于宫内节育器可能增加盆腔感染的概率，临床医师不推荐糖尿病妇女使用。基于上述原因，许多显性糖尿病妇女选择产后绝育，这种方法更容易做到。

更多内容参考 *Williams Obstetrics* 第 23 版第 52 章 "糖尿病"。

（译者　刘　丹）

第 73 章 甲状腺功能减退症

一、临床型甲状腺功能减退症

妊娠合并临床型或显性甲状腺功能减退症的发病率约为 2/1000。当血清促甲状腺激素（TSH）异常升高合并血游离甲状腺素（T_4）减低时可诊断为临床型甲状腺功能减退症。最常见的病因为自身免疫破坏腺体或桥本甲状腺炎。5%～15% 的孕妇可检测出甲状腺过氧化物酶（TPO）抗体阳性，这些妇女中将有一半以上在之后会出现自身免疫性甲状腺炎。

显性甲状腺功能减退症与不孕症有相关性。妊娠合并显性甲状腺功能减退症的孕妇和胎儿出现子痫前期、胎盘早剥、心功能障碍、死产和早产等并发症的风险增加。幸运的是，给予适当的治疗后，围生期预后可得到改善。通常采用每日 50～100μg 的甲状腺素替代治疗。每隔 4～6 周应随访血清 TSH 和游离甲状腺素水平，每次可增加 25～50μg 的甲状腺素直至达到正常水平。妊娠时甲状腺素用量比非孕时增加 1/3。但是，治疗用量应注意个体化，不是每个孕妇都需要调整用量。

二、亚临床型甲状腺功能减退症

无症状的妇女如果出现血清 TSH 水平升高但血清游离 T_4 正常时可诊断为亚临床型甲状腺功能减退症。妊娠合并亚临床型甲状腺功能减退症的发病率约为 2.3%。每年有 2%～5% 的亚临床甲状腺功能减退症的育龄期妇女将进展为显性甲状腺功能减退。遗传是一个显著的风险因素。其他甲状腺功能减退的高危因素包括 1 型糖尿病和甲状腺过氧化物酶抗体。亚临床型甲状腺功能减退症对妊娠结局的影响仍不明确。妊娠合并亚临床型甲状腺功能减退症发生早产和胎盘早剥的风险可能增加。

三、母体甲状腺功能减退症对胎儿和婴幼儿的影响

有研究指出，无论临床型或亚临床型甲状腺功能减退症均可导致精神心理发展异常。与对照组相比，TSH 升高的孕妇其子代在学校表现较差、阅读认知能力略低且智商分值较低。某些机构推荐孕期筛查和治疗亚临床甲状腺功能减退症。但是，美国妇产科医师学会反对进行常规筛查。用有安慰剂对照的随机试验探索筛查和治疗亚临床甲状腺功能减退症的利弊的研究正在开展。

过去的 25 年里，加碘的食用盐和面包制品在美国已经渐渐减少，某些人群检测出碘缺乏。受孕后的短时间内胎儿神经系统的发育需要足量的碘。孕期推

荐的每日碘摄入量为 220μg。严重的碘缺乏可能导致地域性呆小症。虽然没有定量研究，但是目前认为中等程度的碘缺乏可能导致不同程度的影响智力和神经运动功能。虽然轻度碘缺乏是否影响智力发展仍存在疑问，补充碘可以预防胎儿甲状腺肿大。

四、先天性甲状腺功能低下

新生儿发生先天性甲状腺功能低下的概率约为 1/2500。由于临床新生儿甲状腺功能减退症常被漏诊，自 1974 年全美引入新生儿群体筛查，且有法律要求。早期和积极的甲状腺素替代治疗是关键。对那些经筛查被确诊的婴儿进行随访，发现及时和充分的治疗结果是令人满意的。大部分（不是全部）先天性甲状腺功能低下的后遗症（包括智力受损），通常是可以预防的。

更多内容参考 *Williams Obstetrics* 第 23 版第 53 章 "Thyroid and Other Endocrine Disorders"。

（译者　刘　丹）

第74章 甲状腺功能亢进症

一、临床型甲状腺功能亢进症

妊娠合并临床型甲状腺功能亢进症或甲状腺毒症的发生率为 1/2000～1/1000。轻度甲状腺毒症在妊娠期诊断较困难。表 74-1 列出了可能有帮助的体征。血清促甲状腺激素（TSH）异常降低合并游离 T_4 水平异常升高时可诊断为临床型甲状腺功能亢进症。甲状腺功能亢进症很少是由于游离 T_3 水平异常升高（T_3 毒症）引起。妊娠期甲状腺功能亢进症的主要病因是 Graves 病，这是一种由器官特异性的自身免疫抗体引起的疾病，通常与甲状腺刺激抗体有关。在大多数妇女，妊娠期甲状腺刺激抗体活性降低，这可能与其化学活性降低有关。

表 74-1 妊娠期甲状腺功能亢进症的体征

心动过速，超过正常妊娠可增加的范围
睡眠时脉搏异常升高
甲状腺肿大
眼球突出
正常体重的孕妇在正常或增加饮食量的情况下体重无法增加

妊娠结局与代谢调节是否达标有关。治疗时仍存在甲状腺亢进或未治疗的孕妇，发生子痫前期、心力衰竭和其他不良围生期结局的风险增高。甲状腺危象发生率极低且仅发生在未治疗的 Graves 病孕妇中。心力衰竭的发生率比甲状腺危象高，因为甲状腺亢进症的孕妇处于持续高排血的状态，导致心肌功能受损。肺水肿多是由并发子痫前期、贫血或败血症后恶化导致的。

治疗：孕期甲状腺功能亢进症通常可以用硫代酰胺类药物控制。孕期使用丙硫氧嘧啶（PTU）和甲巯咪唑（他巴唑）都是安全有效的。约 10% 可能出现短暂的白细胞减少，但是不需要中断药物治疗。约 0.3% 可能出现粒细胞缺乏症，需要停止用药。因此，如果用药期间出现发热和咽喉痛，孕妇需立即停药并进行全血细胞计数的检查。一些临床医师更倾向使用 PTU，因为 PTU 可以抑制 T_4 转化为 T_3，并且与甲巯咪唑相比 PTU 更不容易通过胎盘。PTU 与食管/后鼻孔闭锁或发育不全等胚胎发育异常无明显相关性，而甲巯咪唑可能导致这些疾病。PTU 的剂量通常为经验性的，初始剂量通常为每日 300～450mg。有报道指出血清游 T_4 达到正常水平的平均时间为 7～8 周。其他治疗包括药物控制甲状腺亢进症后进行甲状腺切除，但是孕期通常较少进行手术治疗。表 74-2

为甲状腺危象及心力衰竭的治疗指南。应用放射性碘治疗是禁止的。

表 74-2　妊娠期甲状腺危象的治疗建议

1. 予重症监护措施
2. 口服或经鼻导管给予 PTU1g，随后每 6 小时给予 200mg，持续给药
3. PTU 给药 1h 后，给予碘化物以抑制甲状腺释放 T_3 和 T_4。通常口服用药，可用饱和的碘化钾溶液每 8 小时 5 滴或卢戈溶液每 8 小时 10 滴。碘过敏的孕妇予碳酸锂每 6 小时 300mg 代替碘溶液
4. 每 6 小时静脉注射地塞米松 2mg，共计 4 次，可进一步抑制外周血的 T_4 转化为 T_3
5. 静脉使用 β 受体阻滞药，如果发生心力衰竭时应谨慎使用
6. 主要的治疗为支持性治疗及进一步处理高血压、感染和贫血

二、亚临床型甲状腺功能亢进症

无症状女性如果 TSH 水平异常降低而血清甲状腺激素水平正常则称为亚临床型甲状腺功能亢进症，妊娠期亚临床型甲状腺功能亢进症发病率为 1%～2%，某些病例可能是由于摄入外源性甲状腺激素造成的。亚临床型甲状腺功能亢进症与妊娠不良结局无相关性。约 50% 妇女随后的 TSH 可达正常水平。远期影响还不明确，因此定期检查是否发展为显性疾病是有理由的。

三、母体甲状腺功能亢进症对胎儿和婴幼儿的影响

新生儿可能出现暂时性的甲状腺毒症，有时需要进行抗甲状腺素治疗。胎儿或新生儿的甲状腺毒症是由母体甲状腺刺激抗体通过胎盘转运至胎儿体内导致，如果孕妇有 Graves 病则其新生儿发生甲状腺毒症的概率为 1%。母体进行抗甲状腺治疗，胎儿可有相应的改善，但是有胎儿死亡的报道。相反地，胎儿在宫内长期暴露于硫代酰胺类药物环境中可能导致新生儿甲状腺功能减退症。在其他病例中，胎儿可能出现甲状腺肿大。早期那些评估抗甲状腺治疗不良反应的结果被夸大了，其实妊娠期进行抗甲状腺治疗的风险极小。对甲状腺亢进症的孕妇在妊娠期给予药物治疗后，其子代包括儿童期认知和体格发育的长期影响的研究表明，药物对随后的生长和发育没有不良影响。

更多内容参考 *Williams Obstetrics* 第 23 版第 53 章 "Thyroid and Other Endocrine Disorders"。

（译者　刘　丹）

第75章 产后甲状腺炎

很可能在怀孕之前甲状腺炎的发生倾向就已经存在了，同其他自身免疫性内分泌疾病相同，病因可能与突发事件如病毒性感染和遗传及其他因素相互作用相关。仔细进行甲状腺功能紊乱相关的临床和实验室检查，5%～10%产后妇女可能被发现存在甲状腺炎。当出现产后甲状腺炎时，绝大部分妇女可检测出甲状腺过氧化物酶抗体。然而，诊断产后甲状腺炎非常少，主要是由于产后甲状腺炎多于常规产后检查之后发病，且临床表现非常模糊且无特异性。这些妇女比甲状腺功能正常的妇女更容易出现抑郁和记忆障碍。

临床表现：产后甲状腺炎有两个公认的临床阶段（表75-1）。产后1～4个月，近4%的妇女经历短暂的破坏性甲状腺毒症，这是由于腺体破坏导致激素释放过量。疾病开始是突然地，通常可发现较小的无痛性的甲状腺肿。症状包括疲劳和心悸。抗甲状腺治疗如丙硫氧嘧啶和甲巯咪唑通常无效，有时甚至这些药物会导致病情加速达到继发性甲状腺功能减退症的状态。通常不需要特别治疗，如果症状较严重，可以使用 β 受体阻滞药。这些患者约 2/3 可恢复正常甲状腺功能，其余 1/3 的患者可能发展为甲状腺功能减退症。

表 75-1 产后甲状腺炎的临床阶段

因素	产后甲状腺炎的临床阶段	
	甲状腺毒症	甲状腺功能减退症
疾病开始时间	产后 1～4 个月	产后 4～8 个月
发病率	4%	2%～5%
机制	破坏性激素释放	甲状腺功能减退
症状	较小的无痛性的甲状腺肿；疲劳，心悸	甲状腺肿，疲劳，无法集中注意力
治疗	根据症状使用 β 受体阻滞药	甲状腺素替代治疗 6～12 个月
后遗症	2/3 恢复正常功能 1/3 发展为甲状腺功能减退症	1/3 成为永久性甲状腺功能减退

产后 4～8 个月，2%～5% 妇女可能发展为甲状腺功能减退症。其中至少 1/3 产妇在之前经历过产后甲状腺功能紊乱的甲状腺毒症阶段。甲状腺功能减退症发展迅速，有时在 1 个月内达到。因此，有产后甲状腺功能减退症高危因素的妇女应在产后进行常规检查。如果发现甲状腺功能减退症，应开始甲状腺素替代治疗。目前建议甲状腺素替代治疗需持续 6～12 个月，然后逐步撤药。

出现产后甲状腺炎的妇女约 33% 会发展为永久性甲状腺功能减退症，甲状腺过氧化物酶抗体阳性的妇女发展为永久性甲状腺功能减退症的风险更高。显然这些妇女需要进行长期随访。

更多内容参考 *Williams Obstetrics* 第 23 版第 53 章 "Thyroid and Other Endocrine Disorders"。

（译者　刘　丹）

第76章 癫　痫

每200次妊娠中约会并发1次癫痫。痉挛性疾病是妊娠女性中第二位的同时肯定是最严重的常见神经病。

癫痫女性主要的与妊娠相关的威胁是增加了癫痫发作的概率和胎儿致畸的风险（见第8章）。癫痫发作频率的增加经常与抗痉挛药物水平未达治疗剂量，发作的阈值降低，或两者都有关。未达治疗剂量由多种因素决定，包括：①恶心和呕吐导致不服用药物；②胃肠运动减慢和使用抑酸药，减少了药物的吸收；③血管内扩容，降低了血清药物浓度；④诱导了肝、血清和胎盘中增加药物代谢的酶；⑤肾小球滤过增加，加快了药物的清除。这些正常的妊娠改变在某种程度上被结合蛋白下降使游离药物浓度增加这一事实所抵消。癫痫发作的阈值也可以被缺乏睡眠和分娩时的过度换气影响。患有最严重癫痫的女性更容易在妊娠期受影响而增加癫痫发作的频率。

一、临床表现

癫痫发作定义为中枢神经系统突发性障碍，以神经元异常放电伴或不伴意识丧失为特点。癫痫定义为一种状态，以发生2次或2次以上反复发作趋势为特点，且不是由任何已知的刺激所诱发。

1. 部分性发作　癫痫发作起源于大脑某一局灶部位并影响神经功能相对应的局部区域。癫痫被认为是由于外伤、脓肿或肿瘤引起的损伤，尽管很少被证明有过明确的损伤。单纯运动性发作起始于身体的某一局部且向身体同侧的其他区域进展，产生强直性及阵挛性的动作。单纯部分性发作可以影响感觉功能或产生自主功能障碍，或心理改变。单纯部分性发作通常不会丧失意识，且恢复迅速。部分性发作可以继发成为全身性发作，产生意识的丧失和全身抽搐。复杂部分性发作，也称作颞叶或精神运动性发作，通常会有意识不清，并有分离的感觉或认知障碍的状态。

2. 全身性发作　全身性发作同时涉及双侧大脑半球，且在突然丧失意识之前可能会有预兆。在大发作中，先是意识丧失，紧接着肌肉强直性收缩且呈僵硬的姿势，然后肌肉逐渐放松时四肢呈阵挛性收缩。常伴大小便失禁。后渐渐恢复意识，患者有一段时间可能感到头晕和丧失判断力。

失神发作，又称为小发作，存在意识丧失且没有肌肉活动，非常短暂，特点是立刻恢复意识和方向感。

二、诊断

通常来说，妊娠女性应该接受和其他任何人同样的评估。明确痉挛性疾病的原因，需要排除包括外伤、乙醇和其他药物引发的戒断、脑部肿瘤、脑动静脉畸形以及生化异常。CT 和 MRI 在妊娠期是安全的，如有需要可以做。

1. 处理　妊娠之前、妊娠期、妊娠后的处理均遵循特定的目标。

2. 妊娠前咨询　癫痫女性的子代罹患某些先天性畸形的风险增加，由癫痫本身，抗痉挛药物，或两者结合导致。总体上主要的先天性畸形的风险增加了 2.7 倍。一些癫痫是可遗传的，约 10% 的儿童在以后的生活中会发作。特殊药物相关的风险将会在第 8 章中讨论。服用抗癫痫药物的女性应每日使用 4mg 叶酸，因为大多数抗癫痫药物消耗叶酸。

3. 产前护理　妊娠期处理最主要的目标是保持癫痫不发作。为达目标，妊娠女性可能需要治疗恶心和呕吐，应当避免可引起发作的刺激物，且应严格遵嘱用药。通常来说，抗癫痫药物应当维持在最低的能控制癫痫发作的剂量。我们只推荐在癫痫发作时测量血清药物浓度，或者如果怀疑未遵医嘱用药时测量。妊娠期间抗癫痫药物蛋白结合改变使得治疗性的血清浓度标准值变得不可靠。

新诊断罹患癫痫的妊娠女性应开始服用抗癫痫药物。根据癫痫的分类决定治疗方案。治疗意见请参考第 8 章，"药物致畸对胎儿的影响"。

中孕期针对性的超声检查或许可以明确胎儿异常。如有胎儿发育不良，癫痫发作控制不足，或有母体合并症，可能应考虑行胎儿健康状况的测试。

4. 产后护理　同时服用避孕药物和抗痉挛药物诸如苯巴比妥、普里米酮、苯妥英和卡马西平可能会导致突破性出血以及避孕失败，因为抗痉挛药物诱导了肝 P_{450} 微粒体酶系统，增加了雌激素的代谢。尽管据估计失败的概率可能会增加，许多专家推荐服用抗痉挛药物的女性使用含有 50μg 雌激素的口服避孕药物。口服避孕药物与癫痫发作的加剧没有联系。抗痉挛药物可能会影响男性胎儿的生殖力。

更多内容参考 *Williams Obstetrics* 第 23 版第 55 章 "Neurological and Psychiatric Disorders"。

（译者　张　凌）

第77章　脑血管疾病

尽管在年轻女性中不常见，但脑血管卒中导致的缺血或出血是美国产妇死亡的主要原因。1991～1999 年，在美国 4200 例妊娠相关的死亡中，卒中占了 5%。迄今为止妊娠相关卒中最常见的危险因素是某些形式的高血压 —— 慢性的、妊娠期的或子痫前期。其中 90% 发生在分娩期。妊娠期卒中的类型在表 77-1 中总结。

表 77-1　妊娠期和产后期卒中的类型

类型	注释
缺血性卒中	
子痫前期 - 子痫	常见
动脉血栓	常见
静脉血栓	罕见
其他 - 血管病变、动脉夹层、转移性恶性肿瘤、未知的病变	罕见
出血性卒中	
高血压	常见
动静脉畸形	常见
囊状动脉瘤	少见
其他 - 可卡因、血管瘤、血管病变、未知的病变	罕见

[引自 Ishimori（2006）；Jaigobin（2000）；James（2005）；Jeng（2004）；Kittner（1996）；Liang（2006）；Saad（2006）；Sharshar（1995）；Simolke（1991）；Witlin（2000），and their colleagues. See Williams Obstetrics, 23rd Edition, p. 1168, for complete references.]

一、缺血性卒中

缺血性卒中通常是由于子痫前期 - 子痫或动脉血栓导致，但可以发生在静脉血栓、血管病变、栓塞或恶性肿瘤中。一些罹患子痫的女性遭受了脑局部梗死和剩余认知中断。对怀疑发生卒中的女性进行评估和治疗不应因为妊娠而被延迟。

1. 脑动脉血栓　大多数血栓性的卒中发生在老年个体中，并由动脉粥样硬化所致。大多数病例之前都有短暂性脑缺血发作。女性通常出现突发的严重头痛、癫痫、偏瘫或其他神经缺损症状。评估内容应包括血脂、超声心动图以及脑部 CT，MRI 或脑血管造影。因为在健康年轻女性中 1/3 的缺血性卒中是因为抗磷脂抗体，应当也进行这项检测。治疗包括休息、镇痛和阿司匹林。用低分子量肝素或组织纤维蛋白溶酶原激活剂（t-PA）即刻治疗或许可以改善结局，尽管会因为凝血受损而存在出血的相关风险。

2. 脑栓塞 脑栓塞可能并发在妊娠后半期或分娩后早期,最常见累及的是大脑中动脉。常见的原因包括心律失常,尤其是风湿性心瓣膜疾病、二尖瓣脱垂和感染性心内膜炎引起的心房颤动。栓塞性卒中的治疗包括支持措施和抗血小板。抗凝治疗存在争议。

3. 脑静脉血栓 每 11 000~45 000 次分娩中约会发生 1 次静脉血栓。侧位或上矢状静脉窦血栓通常发生在产后,经常与子痫前期、败血症或血栓形成倾向相关(见第 52 章)。症状包括严重的头痛、嗜睡、定向力障碍、惊厥、局灶性神经功能缺损,伴随高血压和视盘水肿。可选择磁共振成像。治疗包括抗惊厥药物来控制发作。肝素抗凝治疗是有争议的,因为可能会导致出血。预后应谨慎,幸存者有 1%~2% 的复发风险。

二、出血性卒中

自发性颅内出血的两个截然不同的分类分别是脑出血和蛛网膜下隙出血。不包括外伤性硬膜下和硬膜外出血。

1. 脑出血 脑实质出血的最常见原因是小血管的自发性破裂,小血管的受损是由于慢性高血压、慢性高血压并发的子痫前期或子痫前期本身。脑出血与蛛网膜下隙出血相比有着更高的发病率和病死率。正确处理妊娠期高血压非常重要——尤其要强调收缩压对防止脑血管病变的重要性。

2. 蛛网膜下隙出血 这些出血通常是由于基础的脑血管畸形所导致。80% 的蛛网膜下隙出血的原因是动脉瘤破裂;其余原因包括动静脉畸形破裂、凝血障碍、淋巴管病变、静脉血栓、感染、药物滥用、肿瘤以及外伤。

3. 动脉瘤破裂 动脉瘤破裂通常发生在妊娠后半期。快速的诊断非常重要,因为再次出血可能是致命的,且早期的开颅夹闭术可以预防再次出血。对于各种不同的卒中 MRI 的诊断优于 CT 扫描。如果影像学正常,但是临床高度怀疑动脉瘤破裂,应检查脑脊液来确定是否有出血。如果发现脑出血,应行脑血管造影来定位。如果女性临近分娩时需要脑外科手术,可以考虑在开颅术后进行剖宫产术。外科手术后的阴道分娩并非禁忌。然而,如果动脉瘤没有得到修补,仍推荐行剖宫产术。

4. 动静脉畸形 继发于脑动静脉畸形(AVMs)的出血非常罕见,且发病率在妊娠期没有增加。妊娠期的治疗决议应基于神经外科方面的考虑。因为没有纠正的动静脉畸形有着很高的再发出血风险,通常推荐剖宫产术。

更多内容参考 *Williams Obstetrics* 第 23 版第 55 章 "Neurological and Psychiatric Disorders"。

(译者 张 凌)

第 78 章　其他神经系统异常

一、多发性硬化症

在美国，多发性硬化症（MS）是仅次于外伤的，导致神经障碍的原因。因为 MS 影响女性是男性的 2 倍，并通常起始于 20～30 岁，故育龄期的女性最易感。家族性复发的概率为 15%，子代患病的概率增加了 15 倍。图 78-1 展示了妊娠和 MS 复发之间的关系。MS 疾病神经脱髓鞘的特点是由于 T 细胞介导的自身免疫破坏了少突细胞，少突细胞可合成髓磷脂。MS 有遗传的易感性，并可能由环境触发，诸如暴露于某些细菌和病毒。

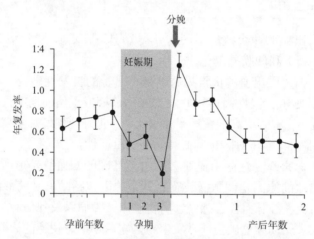

图 78-1　多发性硬化女性在妊娠前、妊娠期及妊娠后 2 年按年算的复发率

［经许可转载自 Cunningham FG, Leveno KJ, Bloom SL, et al（eds）. Williams Obstetrics. 23rd ed. New York, NY: McGraw-Hill, 2010.］

1. 临床表现　典型的临床表现包括失明，复视及视神经炎。其他常见的症状有乏力，反射亢进，强直状态，感觉异常，共济失调，意向震颤，眼球震颤，构音障碍，震动感减弱及膀胱功能障碍。诊断为排除性诊断，并由脑脊液分析（蛋白增加），MRI 提示白质多病灶斑块来确诊。

2. 治疗　皮质类固醇类或许可以减轻急性期症状的严重程度，但是它们对永久性的神经功能障碍没有作用。镇痛类药物可以缓解症状；卡马西平、苯妥英或阿米替林可以用于神经性的疼痛；巴氯芬可用于强直状态；α 肾上腺素阻滞药可以松弛膀胱颈；类胆碱和抗胆碱能药物来刺激或抑制膀胱的收缩。环孢素、硫唑嘌呤、环磷酰胺等免疫抑制治疗经常用于严重的病例。干扰素 β-1a

和 α_4 整合素拮抗药显示出对疾病的进程有良性作用。罹患多发性硬化的女性妊娠时可能更容易疲劳，并且那些伴有膀胱功能障碍的妊娠女性更容易尿路感染。自然分娩不受多发性硬化影响，只有在有产科指征时才实施剖宫产术。病变在 T_6 或以上水平的女性存在自主神经反射障碍的风险，因此她们应接受硬膜外麻醉。围生期的结局不会显著改变。

二、重症肌无力

这种免疫介导的神经肌肉障碍发病率为 1/7500，好发于育龄期的女性。病因学未知。这种疾病的特点是乏力，是由 IgG 介导的乙酰胆碱受体的破坏所导致的。罹患重症肌无力的妊娠女性有 20% 会加重。乙酰胆碱受体 IgG 抗体能穿过胎盘，但是只有 10%～20% 的胎儿会有肌无力的症状。症状包括啼哭无力，吸吮无力，以及呼吸困难。这些症状在 2～6 周消失，即当抗体被清除时。

1. 临床表现　重症肌无力的特点是面部、口咽、眼外及四肢肌肉的易疲劳性。颅骨肌肉最早受累及，复视和上睑下垂常见。面部肌肉无力导致微笑、咀嚼以及讲话困难。在 85% 的患者中，全身肌肉可受累。疾病的进程易变，但重症肌无力倾向于分为恶化和缓解。极少完全或永久缓解。全身性的疾病，发生感染，甚至情感的焦虑都可能促使肌无力危象。

2. 治疗　75% 的患者有胸腺肥大或胸腺瘤，应行胸腺切除术。抗胆碱酯酶药物诸如吡啶斯的明能改善乙酰胆碱的降解。具有讽刺意味地是，过量的药物会加重肌无力，有时候与急性重症肌无力的症状很难区分。几乎所有的女性应行免疫抑制治疗。据报道经过静脉注射免疫球蛋白或血浆置换，短期内临床表现会改善。

妊娠期的治疗包括严密观察下的不限体位的卧床休息以及迅速治疗感染。大多数女性对每 3～4 小时注射吡啶斯的明反应良好。在缓解期的女性口服皮质类固醇或硫唑嘌呤，怀孕后应继续口服这些药物。急性发作的重症肌无力或重症肌无力恶化时，需迅速支持治疗。紧急情况下应行血浆置换，注意不要引起低血压或低血容量。大多数罹患重症肌无力的女性分娩没有困难。因为这个疾病没有影响平滑肌，分娩通常能正常进展。如有必要可以使用缩宫素。麻醉药需谨慎使用，且必须避免使用任何具有类箭毒作用的药物——例如硫酸镁、全身麻醉时的肌肉松弛药以及氨基糖苷类抗生素。分娩时使用酰胺型局部麻醉药来行硬膜外麻醉。有产科指征时可行剖宫产术。娩出困难，必要时使用产钳助产。

三、吉兰-巴雷综合征

吉兰-巴雷综合征是一种急性脱髓鞘多发性神经根神经炎。在超过 2/3 的病例中，在病毒感染后产生症状，尤其是巨细胞病毒和 EB 病毒。吉兰 - 巴雷综合征（GBS）的发病率在妊娠期似乎没有增高；然而，在产后发病率似乎增高了。

1. 临床表现　吉兰 - 巴雷综合征需要 1～3 周时间来发展，症状包括轻度的感觉障碍伴有反射消失性瘫痪，以及偶尔的自主神经障碍。

2. 治疗　当在妊娠期发生吉兰 - 巴雷综合征，它的临床进程似乎没有改变。在疾病的恶化期，妊娠女性应住院治疗。治疗是支持性的，且多达 25% 的患者可能需要辅助通气。如在 1～2 周开始有运动症状，静脉使用高剂量的免疫球蛋白或血浆置换是有益的，但不能降低死亡率。85% 的患者几乎完全恢复，但剩余的患者留有残疾或再次复发。

四、贝尔麻痹

贝尔麻痹是急性的面部麻痹，被认为是一种病毒诱导的单神经病，它在妊娠期很常见。目前不确定妊娠是否改变了面部麻痹的自然恢复。有证据显示，妊娠期女性恢复至满意水平较非妊娠女性及男性慢。不能完全恢复的预后标志有双侧面部麻痹，在随后的妊娠中有复发，更快的神经功能障碍及神经功能障碍的程度。发病是突然且疼痛的，在起病后 48h 内麻痹达到高峰。在某些病例中，根据面部肌肉麻痹程度的变化伴随有听觉过敏及味觉丧失。在疾病进展的早期给予皮质类固醇类的治疗（泼尼松龙）可以改善结局。阿昔洛韦没有显示出益处。支持性治疗包括保护持续暴露的角膜免受损，面部肌肉按摩及鼓励患者。

五、腕管综合征

腕管综合征的特点是手部和腕部疼痛并向前臂延伸，有时延伸至肩部。它是由于正中神经或（略常见）尺神经压迫引起，这两条神经特别易在腕部的腕管中受压迫。典型地，女性感觉到单手或双手内侧面烧灼、麻痹或麻刺以及手指感觉麻木和不能使用。80% 患病的妊娠女性的症状是双侧的，10% 有严重的去神经症状。尽管多达一半的妊娠女性会经历腕管综合征的一些症状，新发的完整的综合征非常少见。

腕管综合征具有自限性，根据症状行治疗。非常轻度弯曲的手腕可在睡眠时戴上夹板，通常可得到缓解。大多数的症状和体征通常在分娩后逆转，尽管偶尔行外科减压和皮质类固醇注射是必要的。

六、脊髓损伤

在妊娠女性中颈椎或胸椎的损伤并非罕见，且经常并发尿路感染、贫血、皮肤压疮、便秘加重及早产。

　　如果病变高于 T_{10} 水平，咳嗽反射将会受损且呼吸功能可能会受累。女性脊柱病变在 $T_{5\sim6}$ 水平以上，会发生自主神经反射亢进。在这些可能威胁生命的情况下，内脏神经受某些刺激而兴奋，且因为失去中枢抑制，兴奋不会消失。因而在病变脊柱下的神经受到突然的交感刺激而引起搏动性的头痛、脸红、出汗、心动过缓及突发性高血压。多种的刺激，包括尿道、膀胱、直肠或宫颈膨胀，导尿术、宫颈扩张、子宫收缩或盆腔检查，可能促使危险的高血压，这种高血压必须立即治疗。脊柱或硬膜外的麻醉可以预防和避免反射失调，推荐在分娩开始时就使用。全身麻醉并非首选，因为能达到控制肌痉挛和反射失调的麻醉深度会导致低血压和呼吸障碍。

　　子宫收缩不受脊髓病变的影响。分娩通常容易，甚至是仓促和相对无痛的。如果病变在 T_{12} 以下，那么宫缩感觉正常。非常让人担心的是病变水平在 T_{12} 以上的女性在她们意识到临产开始前，可能在家无人照顾的情况下分娩。然而，这些女性可以被教会触摸宫缩。入院后的系列检查、检查宫颈扩张和容受也很有帮助。阴道分娩更好。推荐持续的心电监护和动脉内压力监测。

　　更多内容参考 *Williams Obstetrics* 第 23 版第 55 章 "Neurological and Psychiatric Disorders"。

（译者　张　凌）

第79章　妊娠期合并精神疾病

15%～20%的妊娠期女性会有必须要考虑治疗的精神健康问题。生物化学因素，包括激素的作用以及生活事件的压力会显著地影响精神疾病。故在直觉上认为妊娠会影响某些已有的精神疾病。

一、重症心境障碍

重症心境障碍包括抑郁——一种单相障碍，以及躁狂抑郁——一种双相障碍疾病，同时具有躁狂和抑郁发作。重症心境障碍作为一组疾病占全部自杀数目的2/3。

1.抑郁　抑郁是最常见的心境障碍，受多因素影响，可以由遗传和环境因子激发。一级亲属有25%的风险，且女性亲属具有更高的风险。毫无疑问妊娠是一个重要的生活应激事件，妊娠会促使或加剧抑郁的倾向。常见的症状总结在表79-1中。抗抑郁药物和某些心理疗法适用于妊娠期或产后严重的抑郁。在妊娠期对那些加强药物难治性抑郁患者保留电休克治疗（ECT）。

表 79-1　抑郁的症状[1]

持续的悲伤、焦虑或"空虚"的感觉
感觉没有希望和（或）悲观主义
负罪感、没有价值感和（或）无助感
易怒，坐立不安
对曾经喜爱的活动或爱好丧失兴趣，包括性
乏力和精力下降
注意力集中困难，记忆细节困难，决定困难
失眠、早醒或过度睡眠
吃得过多或丧失食欲
打算自杀，尝试自杀
持续的疼痛、头痛、肌肉抽搐或治疗后仍不缓解的消化问题

（1）不是所有的患者都会经历同样的症状，而且抑郁的严重性、频率和持续时间在个体中有变化

（ 引自 the National Institute of Mental Health. Depression. www.nimh.nihgov/health/topics/depression/index. Updated November 29, 2007. ）

2.双相障碍　躁狂抑郁病也有很强的遗传成分，一级亲属的发病风险为5%～10%。抑郁周期持续至少2周。在其他时间是躁狂周期，在这个区别性的周期内有异常提高的、开朗的或急躁的心境。应考虑到躁狂可能的器质性的原

因，包括物质滥用、甲状腺功能亢进、中枢神经系统肿瘤。药物治疗的回顾见表 80-3。在胎儿器官形成期使用锂要特别注意。

二、精神分裂症

这种精神疾病的主要形式影响了 1.1% 的成年人。精神分裂症有 4 种主要的公认的亚型：紧张型、紊乱型、偏执型及未分化型。偏执型精神分裂症的特点是幻想、幻觉、情感迟钝以及错乱或言语贫乏。脑部的扫描显示精神分裂症是一种大脑退行性疾病，具有主要的遗传组分。如果父母其中之一是精神分裂症，子代的风险在 5%～10%。约在 20 岁时出现疾病的症状，通常，随着时间进展，工作和社会心理功能会恶化。如果药物服用中断，精神分裂症具有很高的复发性，所以建议在妊娠期继续治疗。经过 40 年的使用，目前没有证据显示常规的药物会导致胎儿的弊端或母体的后遗症。药物列举在表 80-3。因为对"非典型"抗精神病药知之甚少，美国妇产科医师学会推荐，反对将这些药物常规应用于妊娠期及哺乳期女性。

三、焦虑症

这类常见的疾病包括惊恐发作、特定的恐惧症、强迫性神经失调、创伤后应激障碍以及广泛性焦虑。所有这些疾病的特点是失去理性的恐惧、紧张以及担心，同时伴随生理的改变诸如发抖、恶心、头晕眼花、呼吸困难及失眠。有这些疾病的患者进行心理疗法和药物治疗，包括 SSRI 和三环抗抑郁药以及其他。

目前还不清楚这些疾病可能对妊娠的影响。然而，这些疾病确实与产后抑郁有着重要的联系。

四、人格障碍

人格障碍的特点是长期不适宜的、刻板的及适应不良的行为方式。人格障碍有 3 个分类：①偏执型、分裂样和分裂型人格障碍，特点是古怪和行为反常；②表演型、自恋性、反社会性和边缘性人格障碍，特点是戏剧性的表现和自我为中心，古怪的行为；③焦虑型、依赖性、强迫性和被动攻击型人格障碍，特点是潜在的恐惧和焦虑。遗传和环境因素对产生这些疾病很重要。治疗是通过心理疗法；然而，只有 20% 患病的个体认识到他们的问题并寻求精神病学的帮助。

更多内容参考 *Williams Obstetrics* 第 23 版第 55 章 "Neurological and Psychiatric Disorders"。

（译者　张　凌）

第80章　产后抑郁

　　妊娠期和产后期有足够的压力，可引起精神疾病。这类精神疾病可在原先存在的精神疾病上复发或加重，也可以是新发的精神疾病（表80-1）。新近分娩的女性中有10%～15%会发生非精神病的产后抑郁。一些女性在产后会发生严重的，精神病抑郁或躁狂。

表 80-1　美国成年人 12 个月精神疾病的发病率

疾病[1]	1年的发病率（百分比）	受影响的成年人[2]	注释
所有疾病	26.2	5800 万	每年 1/4 成年人受影响
心境障碍	9.5	2100 万	发病年龄中位数 30 岁
抑郁——6.7%		1100 万	在美国是致伤残的主要原因
心境恶劣——1.5%		330 万	慢性的，轻度的抑郁，90% 患者有精神障碍
双相障碍——2.6%		570 万	抑郁最常见
自杀		32 400	
精神分裂症	1.1	180 万	男性 = 女性；女性在 20 岁或 30 岁早期发病
焦虑症	18	4000 万	经常伴发于抑郁或药物滥用
惊恐——2.7%			
强迫症——1%			
创伤后应激障碍——3.5%			
广泛性焦虑——3.1%			
社交恐惧症——6.8%			
进食障碍	一生 0.5%～3.7%		女性 =85%～95%
神经性厌食			每年死亡率 0.56%
神经性贪食	一生 1.1%～5%		
暴食症	6 个月 2%～5%		

（1）根据美国精神病协会诊断与统计手册第五版 -R（DSM-IV-R）（2000）；（2）根据 2004 年人口普查资料

（引自 the National Institute of Mental Health. The numbers count: Mental disorders in anemia. NIH Publication No. 06–4584, 2006.）

一、妊娠调整

整个妊娠期，尤其是近足月时，会产生对于照料孩子和生活方式改变的焦虑，且在分娩后也会伴随。在一些女性中，对于分娩疼痛的恐惧使她们倍感压力。妊娠的经历可能会被医疗和产科并发症所改变，经受过妊娠期并发症的女性有 2 倍的可能性产生抑郁。

二、产前筛查

精神疾病的筛查应在产前第一次检查中实施。筛查包括获取之前任何有关精神疾病的病史，包括住院史、门诊记录及之前或目前使用的精神类药物。精神疾病的危险因素应仔细评估。性侵犯史会增加抑郁的发病风险。药物滥用、暴力和抑郁似乎也有相关性。

三、母亲的抑郁

母亲的抑郁也被叫作产后抑郁，抑郁是一种心境障碍，在产后第 1 周内约有 50% 的女性会经历。尽管产后抑郁的多种症状已被描述，核心的特点包括失眠、伤感、压抑、焦虑、注意力难以集中、易怒及心境易变。这些女性可能会持续几个小时哭泣，然后完全恢复，只有在第 2 天再次哭泣。重要的是，症状可能很轻微，通常只持续几个小时到几天。有指征进行支持性的治疗，并且可以鼓舞母亲这些抑郁的症状是暂时性的，且绝大多数是因为生化改变引起的。当然，她们应被监测是否有更严重精神障碍的发展，包括产后抑郁或精神病。

四、产后抑郁

产后抑郁与其他可以发生在任何时间的抑郁相似。典型的，如果抑郁出现在产后 3~6 个月，则认为是产后抑郁。在表 80-2 中列出了产后抑郁的危险因素。

表 80-2　产生产后抑郁的危险因素

1. 产前抑郁

2. 年轻母亲

3. 单身状态

4. 妊娠期吸烟

5. 妊娠期使用非法药物

6. 妊娠剧吐

7. 妊娠期应急医疗服务次数多

8. 妊娠期病假率高

9. 以前的情感障碍

在产后期某一组女性有更高的可能性发展为抑郁。青少年和有抑郁病史的女性产后抑郁的风险分别有 30%。多达 70% 先前有产后抑郁病史的女性将会随后出现症状。最终，如果一个女性同时有先前产后抑郁和目前的抑郁症状，她发展为精神病类抑郁的机会增加至 85%。

病程和治疗：疾病的自然进程是在产后的 6 个月内逐步改善。完全恢复的前景总体而言是好的。几乎 15% 的女性是单相进程完全恢复，50% 是多相进程，每个患者平均 2.5 次抑郁发作，且最终完全恢复。

因为在一些病例中，女性患者可能维持症状几个月至几年，产后抑郁可能影响她和孩子之间关系的质量。罹患抑郁的母亲社会活动较少，也较少参与其孩子的活动。产后抑郁只依靠支持性的治疗是不够的。在大多数的病例中需要药物干预，且受影响的女性应与精神科医师协力治疗（表 80-3）。

表 80-3　妊娠期治疗主要精神疾病的药物

适应证类别	举例	注释
抗抑郁类		
选择性 5- 羟色氨酸再摄取抑制药	西酞普兰、氟西汀、帕罗西汀、舍曲林	可能和心脏缺陷、新生儿戒断综合征有联系，可能持续性肺动脉高压[1]，一些人避免使用帕罗西汀
其他	安非拉酮、度洛西汀、奈法唑酮、文拉法辛	
三环类	阿米替林、地昔帕明、多塞平、丙米嗪去甲替林	目前不常用，没有致畸的证据
抗精神病类		
典型的	氯丙嗪、氟奋乃静、氟哌啶醇、替沃噻吨	
非典型的	阿立哌唑、氯氮平、奥氮平、利培酮、齐拉西酮	
双相疾病		
锂	碳酸锂	治疗躁狂发作；已明确的致畸——也就是心脏缺陷、三尖瓣下移异常；12 周后数据量少
抗精神病类[1]	见上所述	

（1）见第 14 章，p.323.

（数据引自 American College of Obstetricians and Gynecologists. Use of psychiatric medications during pregnancy and lactation. Practice Bulletin No. 87, November 2007. Briggs GG, Freeman RK, Yaffe SJ. Drugs in pregnancy and lactation, 7th ed. Philadelphia, Lippincott Williams & Wilkins, 2005. Buhimschi CS, Weiner CP.Medication in pregnancy and lactation: Part 1. Teratology. Obstet Gynecol, 2009, 113:166. Physicians' Desk Reference. 62nd ed. Thomson Corp, Toronto, Ontario, Canada, 2008.）

治疗选项包括抗抑郁、抗焦虑及电休克治疗。如在第 8 章中所讨论的，精神类药物可通过母乳并引起新生儿镇静状态，有报道过锂中毒。因此，可考虑使用配方奶喂养。治疗也包括监测自杀和杀婴的想法，精神病的症状及对治疗的反应。精神病治疗应聚焦于女性关于她新的责任和角色的恐惧和担忧。对某些女性，疾病的过程可以严重到需要住院。

五、产后精神病

产后精神病是最令人担忧的且严重的产后精神疾病。据估计在 1000 次分娩中发生 1～4 次。罹患产后精神病的女性与现实脱节。她们时而清醒时而精神病。还经常注意到的是意识模糊和定向力障碍的症状，与经常在中毒状态和精神错乱时看到的症状相似。

两种类型的女性似乎易受影响：①女性有潜在的抑郁、躁狂、精神分裂症或情感性分裂障碍；②女性有抑郁史或先前有严重的生活事件。其他的危险因素是生物学相关的，包括年轻、初产及家族精神疾病史。

曾有过 1 次产后精神病发作的女性中，约 50% 将会在下次妊娠中复发。这个事实强调了明确之前的病史后紧密监测的必要性。精神病症状的高峰是产后第 10～14 天，但发病高风险持续几个月。在大多数病例中，罹患此疾病的女性将会继续发展为再度恶化的精神疾病，在与妊娠和产后无关的情况下复发。

病程和治疗：产后抑郁的病程是多变的且根据潜在疾病类型而不同。那些罹患躁狂 - 抑郁和情感性分裂者，恢复的时间约 6 个月。产后双相障碍或情感性分裂症患者的临床病程和非产后女性相似。随访中，功能水平受损最重是那些罹患精神分裂症者。这些女性应去精神护理中心。

严重的产后精神病需要药物治疗，在大多数病例中，需要住院治疗。罹患精神病的女性通对护理婴儿有困难，且可能因幻觉导致出现自残或伤害婴儿的想法。

更多内容参考 *Williams Obstetrics* 第 23 版第 55 章 "Neurological and Psychiatric Disorders"。

（译者　张　凌）

第81章 妊娠合并癌症

与妊娠有关的最常见的恶性肿瘤是乳腺、造血系统、恶性黑色素瘤及生殖道肿瘤（尤其是宫颈）。当妊娠期发生癌症需要特别考虑的问题罗列在表81-1中。尽管妊娠期合并癌症女性的处理是有疑问的，一个基本的原则应该是：女性不因为妊娠而处于癌症所造成的不利处境。在 *Williams Obstetrics* 第23版中详细讨论了癌症的治疗。

表 81-1 妊娠期癌症治疗的综合考虑

1. 妊娠对母体的癌症是否有不良影响

2. 癌症或它的治疗对胎儿造成什么威胁

3. 由于妊娠对癌症的有效治疗产生了很大的阻碍，是否应该终止妊娠

4. 在非常仔细定义的方案下可否继续妊娠

5. 如果肿瘤存在于妊娠前，如何向女性提供建议，关于生育控制和是否妊娠

6. 癌症治疗后是否可以妊娠

7. 如何在妊娠前向女性提供建议，关于化疗对未来子代的风险

一、乳腺癌

在人群研究中乳腺癌的发病率根据年龄而变化，平均25 000次妊娠中发生1次。妊娠对乳腺癌的病程没有显著的影响。然而，妊娠激素诱导下乳房的改变易掩盖乳房的肿块。妊娠女性与相似疾病分期的非妊娠女性的存活率相似。妊娠女性罹患乳腺癌和非妊娠女性相比有2.5倍转移的风险。

1. 诊断和治疗 在妊娠期发现任何可疑的乳房肿块应立即行进一步诊断计划来明确肿块的原因，是否需要超声检查、细针穿刺或开放活检。对于一个可扪及的乳房肿块，使用超声进行最初的评估可能是有用的。细针穿刺经常是来明确对可疑乳房肿块诊断的首选，但最近几年变得不那么流行，因为它有较高的取得的组织样本不够的概率，结果也很难解释。乳房活检通常用于那些细针穿刺不能诊断者。妊娠期乳房变厚使得乳腺X线变得不那么可信。磁共振（MR）比乳腺X线更敏感，但假阳性率更高。

一旦确诊乳腺恶性肿瘤，开始实施胸部X线和针对局部的转移检查。计算机断层扫描骨骼和肝在妊娠期是不合适的，因为有电离辐射。磁共振成像和超声是合理的替代选择来评估肝是否受累。

不应因为妊娠而延迟外科治疗。不存在远处转移时，大范围切除，改良乳

房根治术，或实施全乳切除术和腋窝淋巴结切除。保留乳房的手术通常需要附加放射治疗，通常不被推荐除非在妊娠的晚期诊断出乳腺癌。不推荐在妊娠期行放射治疗。淋巴结阳性的女性应立即被给予辅助的化疗。环磷酰胺、多柔比星以及氟尿嘧啶是目前被大多数权威推荐的化疗药物。

2. 乳腺癌后的妊娠　很少有证据显示在乳腺癌乳房切除术后妊娠对生存有不良影响。相似地，也没有数据显示哺乳会对乳腺癌的病程有不良影响。建议延期 2～3 年妊娠似乎是合理的，因为这是重要的观察时间窗。

二、淋巴瘤

霍奇金病：霍奇金病是发生在育龄期女性中最常见的淋巴瘤。最常见的发现是周围淋巴结肿大，颈部和锁骨上淋巴结通常受累。女性可能没有临床症状或可能有发热，夜间出汗，不适，体重下降及瘙痒等症状。诊断是基于对受累淋巴结的组织学检查（表 81-2）。

表 81-2　霍奇金病的 Ann Arbor 分期

分期	发现
I	单个淋巴结区域或淋巴器官受累 —— 例如脾或胸腺
II	横膈单侧 2 个或多个淋巴结受累 —— 纵隔是单个脏器
III	横膈双侧淋巴结受累
IV	远处淋巴结受累 —— 例如肝或骨髓

亚型 A：无症状；亚型 B：发热、出汗或体重下降；亚型 E：远处淋巴结受累，除外肝和骨髓

治疗是个体化的，根据疾病的分期和妊娠的情况。放射治疗通常对孤立的颈部淋巴结更适合，且需要现场调整来使胎儿暴露最小化。如果使用的放射源发出大量分散的射线照到胎儿，不推荐使用。化疗是一种相对而言安全的治疗选择，但最好避免在孕早期使用。在某些专家认为，如果诊断是在妊娠晚期，延期治疗，直到胎儿成熟是合理的。因为通常积极的放疗和化疗对治愈是必需的，当妊娠的前半周期诊断为霍奇金淋巴瘤时，终止妊娠可能是合理的选择。

三、白血病

大多数罹患急性白血病的妊娠期女性有全血细胞减少。3/4 在妊娠期发生急性白血病的女性，通常可以通过化疗使病情缓解。罹患慢性粒细胞白血病和淋巴细胞白血病女性的存活率也有提高。围生儿的结局通常很差。只有40% 罹患急性白血病的妊娠期女性分娩活婴。妊娠期诊断为白血病者中约有50% 发生早产。

治疗：通常来说，当白血病的诊断一经确立，则立即给予多药物的化疗，

甚至在孕早期。没有证据显示妊娠对白血病有不利的影响，且通常不推荐终止妊娠来改善预后。但是，可以考虑在妊娠早期终止妊娠来避免由化疗药物引起的潜在的致畸作用。白血病患者严重的产科并发症包括感染和分娩时大出血。阴道分娩更合适，有产科指征时行剖宫产术。

四、恶性黑色素瘤

在育龄期的女性中黑色素瘤相对常见。黑色素瘤最常见于浅肤色的高加索人种，且超过90%起源于原先存在的皮肤痣中产生色素的黑素细胞。如在妊娠期首次诊断为黑色素瘤，或如果一个之前确诊为黑色素瘤的女性妊娠了，对存活率没有不良影响。

治疗：皮肤色素的病变中任何可疑的改变，诸如轮廓的改变，表面高起，变色、发痒、流血或溃疡使活检显得必要。黑色素瘤主要的外科手术治疗取决于疾病的分期，包括大范围的局部切除术，有时候行广泛的局部淋巴结切除术。预防性的化疗或免疫治疗通常在妊娠期避免使用；但是，如有指征化疗可用于活动性疾病。

五、生殖道肿瘤

1. 宫颈病变　妊娠提供了一个机会来筛查宫颈病变和癌前病变。宫颈结构异常很常见（2%～3%），妊娠期宫颈原位癌的发病率约为1/1000（图81-1）。

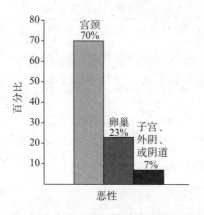

图81-1　844例患有生殖道恶性肿瘤妊娠女性病灶情况

[经许可转载自 Cunningham FG, Leveno KJ, Bloom SL, et al（eds）. Williams Obstetrics. 23rd ed. New York, NY: McGraw-Hill, 2010.]

2. 宫颈上皮内瘤样变　在妊娠期评估宫颈涂片会变得更困难。相反地，妊娠期更容易行阴道镜检查，由于生理的改变，移行带在此时会更好地暴露。宫颈涂片结果为非典型鳞状上皮不能明确意义（ASCUS）的女性，如果高危型人乳头瘤病毒阳性，应行阴道镜检查。如果细胞学涂片提示轻度宫颈上皮内瘤样变确诊，随后的妊娠期中可能也需行阴道镜检查。满意的阴道镜检查没有发现病变者，在妊娠晚期单纯重复宫颈涂片通常是足够的。细胞学改变提示中度或重度结构异常或侵袭性疾病时需阴道镜直接活检来明确病变性质。因为充血，活检的部位可能有活动性出血，出血通常可以用蒙赛尔溶液、硝酸银、阴道填塞或偶尔缝合轻松止血。组织学确定为宫颈上皮内瘤样变的女性可以被允许阴道分娩并在分娩后行确切的治疗。2/3 罹患 II 级和 III 级宫颈上皮内瘤样变的女性在产后病变消退。

为了避免出血和胎膜早破的风险，妊娠期不做宫颈管内诊刮。也避免做宫颈锥切术，因为会增加出血、流产和早产的风险。如需排除浸润性宫颈癌应行锥形活检。

3. 宫颈浸润性癌　在妊娠期女性中，肿瘤的程度更可能估计不足。磁共振成像是一种有用的辅助检查来明确病变的程度，包括泌尿道是否受累。必要时行膀胱镜和乙状结肠镜检查除外黏膜受累。

治疗：微小浸润病变和宫颈上皮内病变的治疗指南相似。浸润癌需要相对迅速的治疗。通常来说，在妊娠前半期诊断为浸润癌，建议立即治疗。在妊娠的后半期诊断为浸润癌，则等待至胎儿成熟是合理的。有越来越多的经验对宫颈癌 IB1 和 IB2 期行保留生育功能的广泛性子宫颈切除术后妊娠。对宫颈腺癌 IA1 期行 KTP 激光锥切术也是同样。读者可以参考 *Williams Obstetrics* 第 23 版第 57 章，深入讨论关于妊娠期浸润性宫颈癌的治疗。

4. 子宫内膜癌　妊娠合并子宫内膜癌很罕见。

5. 卵巢癌　在妊娠期发现的卵巢癌，2/3 是常见的上皮型。其余是生殖细胞肿瘤，偶尔是间质细胞肿瘤。在妊娠期只有 5% 的附件新生物诊断为恶性。附件区可触诊有包块者有指征行超声检查。超声对于鉴别功能性囊性包块和实质性或多房性包块是有帮助的。评估盆腔包块具体在第 23 版威廉姆斯产科学第 40 章中讨论。读者可以参考第 23 版威廉姆斯产科学第 57 章，进一步讨论关于妊娠期卵巢癌的治疗。

6. 外阴癌　外阴浸润性的鳞状细胞癌与妊娠罕有联系。外阴上皮内瘤样变更常见于年轻女性，且大多数病例和人乳头瘤病毒有关。外阴上皮内瘤样变进展为浸润癌的可能性是未知的。对任何可疑的外阴病变应行活检。对于浸润癌的治疗是个性化的，根据临床分期和浸润的深度。如果外阴的病变已很好地治疗，阴道分娩并非禁忌。

更多内容参考 *Williams Obstetrics* 第 23 版第 57 章 "Neoplastic Diseases"。

（译者　张　凌）

第82章 皮肤病

大多数皮肤病的发病率在妊娠妇女和非妊娠妇女中的概率是相同的。然而由于孕期激素的改变，引发很多生理的皮肤变化。此外，有许多妊娠期特有皮肤病，通常有症状，并且在某些情况下与不良妊娠结局相关。

一、妊娠期间皮肤生理变化

妊娠期激素的改变可能对皮肤造成显著的影响。胎儿胎盘激素产生、刺激和清除，可以提高血浆雌激素、孕激素和雄激素水平。同样，肾上腺类固醇的活性和浓度也发生很大的变化，包括皮质醇、醛固酮和去氧皮质酮。可能由于妊娠期间垂体中叶增大，妊娠8周后血浆内黑色素细胞刺激素水平也渐渐升高。

1. 色素沉着　观察发现约90%的妊娠妇女发生不同程度的皮肤变暗。色素沉着常发生于妊娠早期，特别在天然色素沉着区域更明显，如乳晕、会阴及脐周。容易发生摩擦的区域也易发生色素沉着，如腋下和大腿内侧。当腹白线变得黑暗，改名为黑线。脸部色素沉着叫作黄褐斑、黑斑，50%的孕妇会发生。阳光或其他紫外线照射可以加重黄褐斑，可通过减少日晒或使用防晒霜来减轻。使用2%或5%氢化可的松或0.1%维A酸治疗可改善症状。

2. 痣　所有的人都有某种形式的良性或黑色素细胞的痣。传统教学中提到，在怀孕期间痣常增大和加深，尽管发生概率不到10%。重要的是，妊娠似乎并不增加转变成恶性黑色素瘤的风险。然而一旦转变成恶性黑色素瘤，妊娠可能将延迟其识别。有趣的是，在孕妇痣和恶性黑色素瘤中发现了胎儿内皮型细胞。

3. 毛发生长变化　在怀孕期间，相较于静止期阶段毛发，生长期阶段毛发的比例增加。雌激素延长生长期阶段，雄激素可扩大雄激素依赖区域的毛囊，如胡须。这些影响产后即消失，脱发变得明显（休止期脱发）。

轻度多毛症在孕期很常见，尤其是具有遗传倾向的女性。更严重程度的多毛症并不常见，如果出现男性化，应该及时评估是否存在另一个雄激素源。这种情况偶尔由肾上腺肿瘤或妊娠相关黄体瘤引起的。

4. 血管变化　小血管中增加的皮肤血流量及雌激素诱导的变化可以导致血管变化，产后可恢复。包括蜘蛛痣、血管瘤和手掌红斑。近30%的孕妇妊娠期发生毛细血管瘤，尤其是头部和颈部。妊娠期增长的牙龈毛细血管可导致妊娠期牙龈炎、妊娠期牙龈瘤的发生，且随着孕期进展，可能变得更严重，但可以通过口腔卫生和避免损伤牙龈有效控制。妊娠肉芽肿为典型化脓性肉芽肿，可在牙龈乳头状突起上被发现。

二、妊娠期皮肤病

大量皮肤状况被证实与妊娠相关。以下3种疾病被认为是妊娠期特有：胆汁淤积、妊娠瘙痒性荨麻疹样丘疹及红斑（PUPPP）和妊娠疱疹（表82-1）。约有1.6%的妇女在怀孕期间有明显的瘙痒。

表 82-1　患有皮肤病的妊娠

疾病	发病率	临床特点	组织病理学	对妊娠的影响	治疗	注解
妊娠瘙痒症（也称关妊娠期肝内胆汁淤积症）	常见（1%~2%）	孕晚期发作，强烈瘙痒的，全身性的，常见抓痕	非特异性的，没有主要的损伤，但常有抓痕	围生儿死亡率增加	止痒药、考来烯胺、熊去氧胆酸	轻度淤胆型黄疸，反复发作
妊娠瘙痒性荨麻疹性丘疹及斑块（(PUPPP)彩图36]	常见（0.25%~1%）	通常孕晚期发病；强烈瘙痒；部分或整个腹部、大腿、手臂、臀部等麻疹的丘疹、斑块	血管周围淋巴细胞浸润；免疫荧光检验阴性	无不良影响	止痒药、润肤剂、局部类固醇药膏，如果严重可口服类固醇	在白种人女性、初产妇、双胞胎常见，很少反复发作
妊娠痒疹（妊娠痒疹，丘疹性皮炎）	不常见（1：300~1：2400）	孕中期、孕晚期发病；通常前臂和腿干前臂；常有直径1~5mm破溃的丘疹	血管周围淋巴细胞浸润；角化不全全瘙皮症；免疫荧光检验阴性	可能没有影响	止痒药、局部类固醇药，如吴严重可口服类固醇	妊娠性痒疹局限于前臂及四肢；通常为红斑性皮炎；不复发
妊娠期瘙痒性毛囊炎[(PFP)疱疹样脓疱病]	罕见	孕晚期发病；先局部发病后蔓延至全身；红斑边缘有无菌脓疱；波及黏膜；有全身症状	微小脓肿；海绵状水肿；中性粒脓；化脓细胞	常见孕产妇败血症	抗生素、口服固醇	脓疱性银屑病；产后可能持续数周甚至数月；通常不复发
欧洲妊娠期疱疹：妊娠期大疱类天疱疮；妊娠期大疱类天疱疮（彩图37）	罕见（1：10 000）	中孕期以后或产后1~2周发病；严重瘙痒；腹部、四肢或全身；荨麻疹的丘疹以及斑块，红斑、囊泡或大疱	水肿；淋巴细胞浸润，组织细胞和嗜酸性粒细胞；在基底膜可见C3和免疫球蛋白沉积	可能增加早产、短管的新生儿的损伤（5%~10%）	止痒药、局部类固醇药膏，严重可口服类固醇	与HLA-自身免疫相关；可能出现滋养细胞疾病，随着妊娠和产后发作缓解；常见复发；新生儿皮肤损伤占10%

[经许可转载自 Cunningham FG, Leveno KJ, Bloom SL, et al (eds) . Williams Obstetrics. 23rd ed. New York, NY: McGraw-Hill, 2010.]

三、既往已存在的皮肤病

许多皮肤疾病于妊娠期可能复杂化。如合并其他慢性疾病，这些疾病在怀孕期间进展过程是不可预测的。

1. 痤疮　对于有严重痤疮的孕妇，局部应用过氧化苯甲酰似乎是安全的。视黄酸衍生品如异维 A 酸、口服维 A 酸和阿维 A 酯都是怀孕期间禁用，因为有致畸效应，包括颅面、心脏和中枢神经系统畸形。外用维 A 酸吸收不良，常认为其没有明显的致畸风险。

2. 化脓性汗腺炎　这是一种慢性、渐进性炎症的化脓性皮肤病，特点是顶浆分泌腺堵塞，导致无汗症和细菌感染。通常涉及腋窝、腹股沟、会阴、肛周区域和乳房下的面积。治疗急性感染通常是应用全身抗菌药物或克林霉素软膏。明确的治疗方法是广泛的手术切除，但应推迟至产后。

四、其他情况

报道称大多数女性怀孕可改善银屑病。然而，近 90% 孕妇会发生产后反弹。如果天疱疮首次发生在妊娠期，可能与妊娠期疱疹混淆。即使应用皮质类固醇治疗，由于裸露的皮肤感染可造成败血症，天疱疮死亡率仍为 10%。妊娠可能导致多发性神经纤维瘤大小、数目的增加。怀孕期间麻风病可能发生恶化。

更多内容参考 *Williams Obstetrics* 第 23 版第 56 章 "Dermatological Disorders"。

（译者　艾玉岩）

第 83 章　性传播疾病

孕期性传播疾病比较常见，尤其是贫困的城市人群。对存在传染病高发风险的女性进行筛查、确诊、教育和治疗都是产前护理的重要环节。

一、梅毒

梅毒由梅毒螺旋体致病。2006 年美国梅毒的发病率为 3.3/100 000。梅毒的相关风险因素包括药物滥用，尤其是可卡因、卖淫、缺乏产前护理、年龄小、低社会经济地位、少数民族或者种族、多个性伴侣。

1. 母体感染　一期梅毒引起的生殖器损害称为硬下疳。硬下疳的特征是无痛性溃疡，边缘高于皮面，呈粗糙的颗粒状。持续 2～6 周后自然愈合，常伴有无痛性淋巴结肿大。

4～10 周后硬下疳消失，二期梅毒常表现为高度多变的皮疹。手掌或足掌均为靶器官，可表现为秃头症和黏膜斑。一些病例，损伤仅限于生殖器官，表现为隆起的病损，称为扁平湿疣。症状表现为发热、乏力、关节痛和肌肉痛，很常见。如果不治疗，梅毒进入无症状期。如果从感染到诊断持续时间少于 12 个月，患者无症状，诊断为早期潜伏梅毒。如果持续时间长于 12 个月，诊断为晚期潜伏梅毒。

2. 胎儿或新生儿感染　过去梅毒造成的死产占死产总数的近 1/3。现在梅毒造成的胎儿死亡减少，但却持续存在，尤其是 30 周之前。梅毒螺旋体易通过胎盘，造成先天感染。因为 18 周前胎儿免疫力相对不足，如果这之前发生感染，通常无临床症状。先天梅毒与母体梅毒感染的分期和持续时间均不同。母亲为早期梅毒——一期、二期、早期潜伏梅毒，新生儿发病率最高，晚期潜伏梅毒新生儿发病率最低。重要的是，无论母体梅毒处于任何分期，都会导致胎儿感染。

3. 诊断　传统上用暗视野显微镜直接诊断梅毒，现在血清学检测应用广泛。梅毒筛查用非梅毒螺旋体抗原试验。美国最常用的两种方法是性病研究实验室（VDRL）试验和快速血浆反应素（RPR）试验。每种试验都不贵，并且技术上易于执行。报告为定量浓度，治疗后常转阴。定量浓度决定治疗效果。由于特异性低，若非梅毒螺旋体试验阳性，必须进行梅毒螺旋体试验。荧光梅毒螺旋体抗体吸收试验（FTA-Abs）、梅毒螺旋体血凝试验（MHA-Tp）和梅毒螺旋体颗粒凝集试验（TP-PA）都是可以进行的证实试验。

4. 治疗　青霉素是首选治疗。孕期梅毒治疗有两个目的，消除母体感染、预防先天梅毒。目前的治疗方案（表 83-1）已被证实可以治疗早期母体感染并预防 98% 的新生儿梅毒。有青霉素过敏史的孕妇应该进行皮试，以确定过敏风险。如果皮试阳性，推荐进行青霉素脱敏，进而用苄星青霉素 G 治疗。目前孕期除青霉素疗法以外还尚未有已被证实的其他选择。合并人类免疫缺陷病毒（HIV）感染不改变治疗方法。

大多数一期梅毒和一半二期梅毒妇女用青霉素治疗后产生吉海反应。随着吉海反应发展，子宫收缩频繁，进而胎儿窘迫，表现为胎心率晚期减速。对怀孕 24 周以上者进行超声检查监测先天感染胎儿是非常有用的。青霉素治疗期间如果确定存在胎盘增大、羊水过多、肝脾大或水肿，推荐进行电子胎心率监测。

表 83-1   妊娠合并梅毒推荐治疗方案

分类	治疗
早期梅毒[1]	苄星青霉素 G，240 万 U 单次肌内注射——一些专家推荐 1 周后注射第二剂
持续 1 年以上[2]	苄星青霉素 G，240 万 U 每周 1 次，共 3 次
神经梅毒[3]	水溶性青霉素 G，300 万～400 万 U 静脉注射，每 4 小时 1 次，持续 10～14d，或水溶性青霉素 G，240 万 U 每日肌内注射，加丙磺舒 500mg 口服，每日 4 次，持续 10～14d

（1）一期、二期和＜1 年的潜伏梅毒。（2）持续时间未知或者＞1 年的潜伏梅毒；三期梅毒。（3）完成神经梅毒疗程后，一些专家推荐苄星青霉素，240 万 U 肌内注射
（引自 the Centers for Disease Control and Prevention.Sexually transmitted diseases treatment guidelines 2010. MMWR 59:RR-12, 2010.）

5. **随访**   3 个月内有性接触的人均应行梅毒检查并进行预防性治疗，即便血清学反应阴性。孕晚期和分娩时应该重复测定母体血清学浓度，以确定治疗的血清学反应或者记录高危人群的再感染情况。4 倍浓度或者增长更多表明感染或者治疗失败。例如：RPR 初始浓度为 1：4，增加到 1：16 预示再感染。

二、淋病

淋病是由淋病奈瑟菌引起的感染。孕期感染率为 1%。风险因素包括单身、青春期、贫困、药物滥用、卖淫、其他性传播疾病、缺乏产前护理。淋病感染也是支原体感染的标志，淋病感染的孕妇中，高达 40% 的女性合并支原体感染。推荐在首次产前检查或者流产前进行淋病筛查试验。CDC 建议对高危人群孕 28 周后重复培养检查。

1. **母体感染**   大多数孕妇淋病感染仅限于下生殖道，包括宫颈、尿道、尿道旁腺和前庭大腺。急性输卵管炎罕见。在孕早期是例外，在绒毛和蜕膜融合封闭宫腔前宫颈感染可上行，在 12 周左右宫腔封闭。据报道，孕期口咽和肛周感染率上升。播散性淋病会导致皮肤瘀斑或者脓疱、关节痛、化脓性关节炎或腱鞘炎。确实，淋病是孕期关节炎最常见的原因。

2.胎儿感染　任何孕周淋球菌感染都会对妊娠结局产生有害作用。未经治疗的淋球菌性关节炎和流产感染相关。早产、胎膜早破、绒毛膜羊膜炎和产后感染在分娩时检测出淋球菌的女性中更常见。所有新生儿都需要预防性应用红霉素软膏，避免淋球菌眼部感染。

3.治疗　孕期单纯性淋球菌感染的治疗见表 83-2。由于沙眼衣原体与淋病有很高的伴发感染率，所以应该进行预防性治疗，除非已经排除沙眼衣原体感染。如果症状已经恢复，不必进行治愈试验。对播散性淋球菌感染治疗要更加积极。CDC（2010）推荐每 24 小时头孢曲松钠 1000mg 肌内注射或者静脉注射。这些治疗措施要在症状改善后持续应用 24～48h，之后改为口服，至少再治疗 1 周。

表 83-2　孕期单纯性淋球菌感染的治疗

头孢曲松钠，250mg 单次剂量肌内注射，或

头孢克肟，400mg 单次剂量口服，加阿奇霉素 1g 口服[1]

（1）见表 83-3

（引自 the Centers for Disease Control and Prevention. Sexually transmitted diseases treatment guidelines 2010. MMWR 59:RR-12, 2010.）

三、衣原体

沙眼衣原体是胞内菌，有多个血清型，包括性病性淋巴肉芽肿（LGV）。最常见的菌株易造成宫颈感染，这是生育期妇女最常见的性传播疾病之一。支原体感染的风险因素包括年龄<25 岁、目前或者既往有其他性传播疾病、多个性伴侣、3 个月内有新的性伴侣。

1.母体感染　绝大多数孕期妇女均有亚临床或者无症状支原体感染。这种微生物导致的一些临床症状包括尿道炎、黏液脓性宫颈炎、急性尿道综合征、肛周炎、结膜炎、反应性关节炎、急性输卵管炎。黏液脓性宫颈炎分型困难。它继发于支原体或者淋球菌感染，或者表现为正常妊娠时宫颈黏液增多。支原体感染是否会导致早产、胎膜早破或围生期死亡率增加，存在争议。

2.新生儿感染　新生儿结膜炎和肺炎与围生期感染相关。不发达国家眼支原体感染是可预防性失明最常见的原因之一。因此，新生儿常规给予红霉素眼膏。沙眼衣原体感染是 1～3 月龄婴儿不发热性肺炎最常见的原因。

3.治疗　美国预防服务工作组和 CDC 推荐对于支原体感染高风险妇女在第一次产前检查时进行产前筛查，若高风险行为持续存在，则在孕晚期再次筛查。孕期妇女目前推荐的治疗方法见表 83-3。推荐在疗程结束后 3～4 周再次进行支原体检查。

表 83-3   孕期沙眼支原体的治疗

治疗方法	药物和剂量
首选	阿奇霉素 1g 单次剂量口服，或阿莫西林 500mg 口服，3 次 / 日，持续 7d
可供选择的方法	红霉素碱 500mg 口服，4 次 / 日，维持 7d，或，琥乙红霉素 800mg，4 次 / 日，持续 7d，琥乙红霉素 400mg 口服，4 次 / 日，持续 14d，或，红霉素碱 250mg 口服，4 次 / 日，持续 14d

（引自 the Centers for Disease Control and Prevention. Sexually transmitted diseases treatment guidelines 2010. MMWR 59:RR-12, 2010.）

四、单纯疱疹病毒

基于免疫学和临床差异可以区分两种亚型的单纯疱疹病毒（HSV）。HSV-1 是绝大多数非生殖道疱疹感染的原因。现在成年人 HSV-1 原发感染涉及 50% 以上新的生殖器疱疹感染。HSV-2 只能在生殖道找到，大多数病例都是性传播。美国 20%～25% 成年人存在 HSV-2 感染。

1. 母体感染   HSV-2 感染可分为 3 种：原发感染表示之前没有 HSV-1 或 HSV-2 抗体。非原发性初次感染定义为新获得 HSV-2 感染，而之前存在 HSV-1 交叉反应抗体。复发性感染是之前有 HSV-2 感染，存在抗体，又重新激活。

仅 1/3 的新的原发 HSV-2 生殖道感染是有症状的。典型病例潜伏期一般 3～6d，之后出现丘疹，伴有痒或刺痛感。这种丘疹会变痛，形成水疱样，常同时出现于外阴和会阴部（图 83-1）。腹股沟淋巴结肿大严重。短暂的流行性感冒样症状很常见，可能与病毒血症有关。偶尔会进展为肝炎、脑炎或肺炎。2～4 周，所有感染的症状和体征都会消失。宫颈受累常见，而临床症状不明显。一些病例非常严重需要住院治疗。

一些妇女因为体内之前存在 HSV-1 抗体而有局部保护作用（非原发性首次感染）。这些病例表现为首次临床感染，但不像之前描述的首次感染。总体来讲，感染以非常小的损伤、很少的身体表现、很小的病痛、损伤和病毒排出持续时间很短为特点。在一些病例中，几乎不可能在临床上区分是哪种亚型的首次感染。

潜伏期蛰伏于神经中枢的病毒再激活是很常见的。再激活称为复发性感染，导致疱疹病毒排出。与原发感染相比，这些损伤通常数量极少，程度轻，病毒排出时间短（2～5d）。典型病例，复发发生于同一部位。

至少 60% 有生殖道疱疹感染病史的妇女会发生亚临床排病毒。

2. 新生儿感染   感染罕见通过胎盘或者完整的胎膜传播。胎儿常会由于产时通过排病毒的宫颈或者下生殖道而发生感染。新生儿感染有 3 种形式：①播散型，累及重要脏器；②局部型，局限于中枢神经系统、眼、皮肤、黏膜；③无症状型。

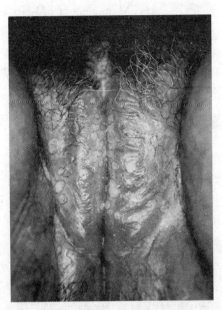

图 83-1　原发性单纯疱疹病毒感染的第一个时期

[引自 Wendel GD, Cunningham FG. Sexually transmitted diseases in pregnancy// Williams Obstetrics. 18th ed.（Suppl 13）. Norwalk, CT: Appleton & Lange, August/September 1991.]

　　原发性母体感染，新生儿有 50% 的感染风险，但是复发性感染者仅 0～5% 的新生儿发生感染。这可能是由于复发性感染的母亲分泌的病毒负荷量较小。也可能是由于经过胎盘获得的抗体降低了新生儿疾病的发生率和严重性。

　　局部感染通常预后良好。相反，即使婴儿应用阿昔洛韦治疗，播散性新生儿感染的死亡率至少 30%。幸存者中 20%～50% 发生严重的眼部和中枢神经系统损伤。

　　3. 诊断　组织培养是确定临床显性感染和无症状性复发的最佳方法。病损结痂前培养的敏感度为 95%。乙醇固定后巴氏涂片细胞学检查敏感度最高为 70%。相比组织培养，PCR 对 HSV 的检出率增加 4～8 倍。也可血清学检测 HSV 糖蛋白 G1 和 G2 抗体，可区分 HSV-1 和 HSV-2 感染，确定临床感染和无症状携带者。

　　4. 治疗　孕期或非孕期妇女在疱疹病毒感染初期均用阿昔洛韦、泛昔洛韦、伐昔洛韦进行抗病毒治疗。抑制性治疗用于复发性感染，降低异性恋之间传播。口服或者胃肠外治疗减轻临床感染，缩短病毒排出期。若不适感强烈，镇痛药和局部麻醉药可缓解症状，严重尿潴留可予留置导尿。

　　阿昔洛韦或伐昔洛韦可用于怀孕最后 1 个月的抑制性治疗，以防止近期复发。这些治疗减轻复发性感染的临床症状和体征，但不能完全消除无症状性病毒排出。

与美国妇产科医师学会一致（Management of herpes in pregnancy. Practice Bulletin No.31, June 2007），若存在活跃的生殖道损伤或者有即将发作的前驱症状，可以剖宫产分娩。然而，剖宫产仅适用于在临近分娩时原发或者复发性损伤明显的情况，或者有胎膜早破。此推荐建议对有会阴部损伤的妇女进行计划分娩，无论破膜时间的长短。

五、人乳头瘤病毒

生殖道乳头瘤病毒感染，无论是有症状或无症状，都很常见，影响约 30% 的性活跃妇女。一些类型的人乳头瘤病毒（HPV）会导致皮肤黏膜疣或者尖锐湿疣。生殖器疣通常由 HPV6 和 HPV11 所致，不过也可能由中危或者高危型 HPV 感染所致。

1. 母体疾病 孕期生殖器疣数量及大小时常会增加，一些生长在阴道或者会阴部，很少会影响阴道分娩或者外阴切开术。外阴损伤通常产后很快改善或者消失。

2. 新生儿疾病 HPV6 和 HPV11 会在分娩时通过吸入而传播给新生儿，导致儿童喉乳头瘤病（累及声带）。

3. 治疗 分娩后病损常恢复，因此通常不需要在孕期进行根治性治疗。如果伴有不适，需要治疗。孕中、晚期极少需要外科瘤体减灭术。

三氯乙酸或者二氯乙酸，80%～90%，每周 1 次，对于有症状的外凸疣非常有效。内生疣（累及阴道或宫颈）通常不需要治疗。一些临床医师更倾向于用冷冻疗法或者激光消融治疗孕期生殖器疣。考虑到对母体和胎儿的毒性，鬼臼树脂、5- 氟尿嘧啶软膏、咪喹莫特软膏、干扰素等治疗方法孕期均不宜应用。

六、软下疳

杜克雷嗜血杆菌会导致疼痛性非硬化性生殖器溃疡，称为软下疳，有时伴随痛性腹股沟淋巴结肿大。虽然这在发展中国家很常见，但在美国很罕见。药物滥用和毒品是重要因素。最重要的是，该感染是 HIV 和梅毒感染的高危伴发因素。

通过培养诊断困难，因为合适的培养基不易获得。所以，临床诊断典型的痛性生殖器溃疡基于暗视野检查阴性，且疱疹病毒试验阴性。推荐治疗是阿奇霉素，1g 单次剂量口服；头孢曲松钠，250mg 单次剂量肌内注射；或红霉素碱，500mg 口服，3 次 / 日，共 7d（CDC，2010）。

七、毛滴虫感染

高达 20% 的孕妇存在阴道毛滴虫感染。常没有症状，也可表现为阴道炎症状，黄色排液、异味和外阴瘙痒。这些妇女常有阴道脓性分泌物、外阴阴道疹和"草莓宫颈"。

毛滴虫在潮湿的阴道分泌物中呈有鞭毛的、卵形的、运动性生物体，比白细胞大，在培养液中也可生长。

治疗：甲硝唑对于根除毛滴虫非常有效。口服是首选方法。甲硝唑 2g 单次剂量口服，任何孕周均可。替硝唑孕期安全性未进行评估。所有性伴侣均应治疗。当前推荐仅在有症状时进行治疗。

八、预防性侵犯受害者性传播疾病

2% 的性侵犯受害者是孕妇，大多数受害者发生于孕 20 周前。孕妇的相关创伤非常少见。表 83-4 为预防性侵犯受害者性传播疾病指南。

表 83-4　预防性侵犯受害者性传播疾病指南

预防方法	方法	可供选择的方法
淋病奈瑟菌 沙眼衣原体	头孢曲松钠 250mg，单次剂量肌内注射 阿奇霉素 1g，单次剂量口服	头孢克肟 400mg，单次剂量口服 阿莫西林 500mg 口服，3 次 / 日，连用 7d
阴道毛滴虫 乙型肝炎病毒 人乳头瘤病毒	甲硝唑 2g，单次剂量口服[1] 如果未接种疫苗，首先予以首剂乙型肝炎疫苗，1～2 个月和 4～6 个月后重复给予 考虑到为反转录病毒，如果有 HIV 暴露，感染风险很大	

（1）对细菌性阴道病也有效
（引自 the Centers for Disease Control and Prevention. Sexually transmitted diseases treatment guidelines 2010. MMWR 59:RR-12, 2010.）

更多内容参考 *Williams Obstetrics* 第 23 版 第 59 章 "Sexually Transmitted Diseases" 和第 42 章 "Critical Care and Trauma"。

（译者　郝克红）

第84章 A族、B族链球菌感染

现在A族链球菌（酿脓链球菌）造成的产后感染很罕见。这些感染很严重，会产生许多毒素和酶；M3超级抗原株尤其严重。术后或者产后感染暴发可能在院外，来自于无症状的护理工作者携带。机体产生毒性休克样综合征是非常致命的。积极青霉素治疗联合外科清创术可挽救性命。不像B族链球菌感染最易影响新生儿，A族感染首先影响母体。

B族链球菌（group B streptococcus，GBS）无症状携带者很常见，尤其是阴道和直肠部位（20%～30%孕35周的妇女）。感染与早产、胎膜早破、绒毛膜羊膜炎、产后败血症和胎儿及新生儿感染相关。

携带B族链球菌的妇女所生新生儿50%在产时被传染。分娩期胎儿被母体传染导致产后迅速发生严重的新生儿败血症。活产新生儿败血症总的发生率<1/1000。虽然早产或低出生体重婴儿为高危人群，但是50%以上的新生儿败血症发生于足月婴儿，因为足月新生儿的数量远高于早产儿。

1. 新生儿GBS败血症 7d内的婴儿感染定义为早发型感染。一些病例，婴儿出生时伴有酸中毒和精神萎靡。多数新生儿败血症有严重症状，通常发生于出生后6～12h。这些症状包括呼吸困难、窒息和休克。因此，该病必须与呼吸窘迫综合征相鉴别（见第90章）。早发型感染死亡率已下降至4%。不幸的是，败血症期间发生低氧血症会导致神经系统损伤，这在幸存婴儿中很常见。

2. 迟发型感染 通常表现为脑膜炎，发生在1周以后（7d至3个月）。死亡率虽然很高，但是低于早发型病例。幸存者神经系统后遗症常见。

3. 预防措施 2002年，美国妇产科医师学会和疾病控制与预防中心提倡以培养为基础的筛查方法确定哪些妇女需要分娩期预防。这些指南于2010年12月更新（表84-1）。孕35～37周筛查GBS定植情况。之前有与GBS同科疾病者以及于任何孕周确定存在GBS感染者都考虑进行预防性治疗。

表84-1 分娩期需要与不需要GBS预防的情况

分娩期需GBS预防情况	分娩期不需GBS预防情况
之前婴儿伴有侵袭性GBS疾病	先前怀孕有GBS定植（本次妊娠除非存在明确的GBS预防指征）
本次妊娠期间于任何孕周发现GBS感染[1]	先前怀孕有GBS细菌感染（本次妊娠除非存在明确的GBS预防指征）
本次妊娠晚期GBS阴道直肠培养筛查阳性[1]	本次妊娠孕晚期阴道直肠GBS培养筛查阴性[2]，尽管存在分娩期高危因素

续表

分娩期需 GBS 预防情况	分娩期不需 GBS 预防情况
产程发动时 GBS 感染情况未知（未培养，未完成培养，或结果未知），并且有以下任何情况 －分娩孕周＜37 周[3] －分娩期体温≥38.0℃（100.4℉）[4] －分娩期 GBS NAAT[5] 阳性	产程发动前行剖宫产且胎膜完整，无论是否存在 GBS 定植及孕周

NAAT. 核酸扩增试验

（1）如果产程发动前剖宫产且胎膜完整，不在分娩期预防应用抗生素；（2）GBS 产前筛查的最佳时期是孕 35～37 周；（3）存在早产风险时推荐产时应用抗生素预防早发型感染，图 84-1 和图 84-2；（4）如果怀疑有羊膜炎，广谱抗生素治疗包括应用针对活跃性 GBS 的剂型代替 GBS 预防；（5）没有其他方法时，可选择 GBS NAAT 试验。如果产时针对 GBS 的 NAAT 阴性，但是存在其他任何风险因素（＜37 周分娩、胎膜早破≥18h、或者体温≥38.0℃［100.4℉］），给予分娩期抗生素预防
［引自 Centers for Disease Control and Prevention. Prevention of perinatal group B streptococci disease. Revised guidelines from the CDC. MMWR, 2010, 59（RR-10）:1–36.］

　　对于产时没有 GBS 培养结果的孕妇推荐应用以风险为基础的预防方法。早产、胎膜早破的处理分别详细列出（图 84-1 和图 84-2）。

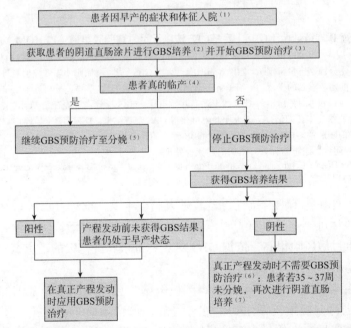

图 84-1　筛查 B 族链球菌（GBS）定植的方法及早产（PTL）的产时预防

（1）孕周＜37 周 0 天。（2）如果患者 5 周内做过阴道直肠 GBS 培养，培养结果可用于指导治疗。GBS 定植的妇女应该接受分娩期抗生素预防。如果 5 周内阴道直肠 GBS 筛查阴性，则不需要抗生素进行 GBS 预防。（3）患者应定期评估产程进展。（4）如果于分娩前获得 GBS 培养结果，为阴性，则终止 GBS 预防。（5）除非分娩前，随后的 GBS 培养阳性。（6）GBS 筛查阴性 5 周有效。如果有早产病史，再次出现早产的症状和体征，且 5 周前 GBS 筛查阴性，需重新筛查并根据上述流程处理。
［引自 Centers for Disease Control and Prevention. Prevention of perinatal group B streptococci disease. Revised guidelines from the CDC. MMWR, 2010, 59（RR-10）: 1–36.］

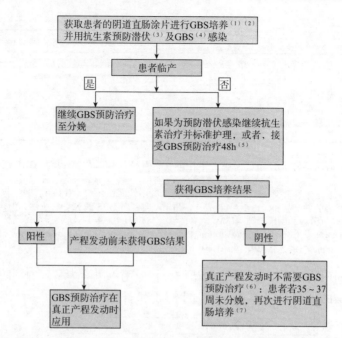

图 84-2　筛查 B 族链球菌（GBS）定植的方法以及足月前胎膜早破（PPROM）的产时预防
（1）孕周＜37 周。（2）如果患者 5 周内做过阴道直肠 GBS 培养，培养结果可用于指导治疗。GBS 定植的妇女应该接受分娩期抗生素预防。如果 5 周内阴道直肠 GBS 筛查阴性，则不需要抗生素进行 GBS 预防。（3）存在足月前胎膜早破的患者，应给予抗生素预防潜伏感染及 GBS 感染，氨苄西林 2g 静脉注射 1 次，而后至少 48h 内每 6 小时静脉给药 1g。如果还有其他治疗，GBS 治疗需首先开始。（4）48h 内未临产的 PPROM，应停止抗生素预防治疗。如果 48h 内可获得 GBS 筛查结果，且为阴性，需停止 GBS 预防治疗。（5）除非分娩前随后的 GBS 培养阳性。（6）GBS 筛查阴性 5 周有效。如果 PPROM 的患者临产，且 5 周前 GBS 筛查阴性，需重新筛查并根据上述流程处理
［引自 Centers for Disease Control and Prevention. Prevention of perinatal group B streptococci disease. Revised guidelines from the CDC. MMWR, 2010, 59（RR-10）：1–36.］

　　考虑到存在氨苄西林抗性，尤其是大肠埃希菌，推荐青霉素 G 用于产时预防。氨苄西林可供选择。有青霉素过敏的妇女，如果过敏风险很低，推荐头孢唑林。如果过敏风险很高，依据 GBS 对克林霉素和红霉素的敏感试验选用预防药物。耐药菌株需用万古霉素。

　　1995 年帕克兰医院采用美国妇产科医师学会的以风险为基础的方法，对高危妊娠进行分娩期抗微生物治疗。另外，母亲未给予产时抗生素预防的所有新生儿，产后立即给予水溶性青霉素 G，50 000U 肌内注射。实施此项措施后，产时早发型 B 族链球菌感染由 1.6/1000 下降至 0.4/1000。

　　更多内容参考 *Williams Obstetrics* 第 23 版第 58 章 "Infectious Diseases"。

（译者　郝克红）

第85章　人类免疫缺陷病毒

据估计，全球范围内约 3300 万人感染 HIV/AIDS。2006 年美国有 110 万感染者。2006 年所有成年人和青少年 HIV/AIDS 病例中约 26% 为妇女。根据基于对人口的研究情况孕期发生率 0.3%～2%。

一、病因学

获得性免疫缺陷综合征（AIDS）是 DNA 反转录病毒，人类免疫缺陷病毒 HIV-1 和 HIV-2 感染所致。全球范围内大多数病例由 HIV-1 致病。虽然 HIV-2 感染在非洲西部为地方病，而美国却不常见。

反转录病毒由基因组编码反转录酶，它可以使 RNA 转录为 DNA。这种病毒在宿主细胞内复制自身 DNA。传播与乙型肝炎病毒相似，性交传播是主要的传播方式。也可通过血液或者血液污染制品传播以及母婴传播。

二、临床表现

急性感染（急性反转录病毒综合征）通常在暴露后数天或者数周发病，与其他病毒感染综合征相似，通常持续 10d。常见症状包括发热、盗汗、疲劳、皮疹、头痛、淋巴结肿大、咽炎、肌肉痛、关节痛、恶心、呕吐、腹泻。慢性病毒血症在这些症状减轻后出现。什么刺激会导致无症状病毒血症进展为免疫缺陷综合征还不清楚，但是中位时间大概 10 年。

HIV 阳性且伴有任何临床症状都可诊断为 AIDS。全身性淋巴结肿大、口腔毛状白斑、口腔溃疡、血小板减少都常见。一些机会性感染可以预测 AIDS，包括食管或肺念珠菌病、持续性单纯疱疹或者带状疱疹、尖锐湿疣、肺结核、巨细胞病毒感染、接触传染性软疣、肺孢子虫感染、弓形虫病及其他。神经系统疾病常见，50% 以上的患者有中枢神经系统综合征。CD4$^+$ 少于 200/μl 也考虑诊断 AIDS。

血清学试验：酶联免疫试验（EIA）用于 HIV 抗体筛查。重复阳性筛查敏感性超过 99.5%。确诊通常通过蛋白印记或者免疫荧光试验。与 CDC 一致，95% 的患者在感染 1 个月内可检测出抗体；抗体血清学试验不能排除早期感染。用病毒 P$_{24}$ 核心抗原或病毒 RNA 或 DNA 可诊断早期感染。分娩时未确定 HIV 感染状态的妇女应该进行快速 HIV 检测，结果阳性可确诊。表 85-1 详细列出了快速检查策略。

表 85-1 产程中妇女快速 HIV 试验的处理策略

若果产程或者分娩过程中快速 HIV 试验阳性，产科医师应当采取以下措施
1. 告诉患者她可能存在 HIV 感染，新生儿可能已经暴露
2. 告知快速试验结果是初步的，存在假阳性可能
3. 确保进行第二次检测，确定快速试验的阳性结果
4. 为了降低婴儿传播风险，推荐不等待确诊结果，立即进行抗反转录病毒预防治疗
5. 一旦孕妇分娩，停止母体抗反转录病毒治疗，等待确诊结果
6. 告诉患者延迟哺乳，直到获得确诊结果，因为如果存在 HIV 感染，不应该母乳喂养
7. 通知儿科护理提供者（依情况而定）母体阳性结果，以便他们制定合适的新生儿预防治疗策略

HIV. 人类免疫缺陷病毒
（经许可引自 American College of Obstetricians and Gynecologists: Prenatal and perinatal human immuno-deficiency virus testing: Expanded recommendations.Committee Opinion No. 418, September 2008.）

三、母体和胎儿 - 婴儿感染

母婴传播占儿童 HIV 感染的绝大多数。经胎盘传播很早发生，孕期确定病毒感染可通过选择性流产终止妊娠。然而绝大多数病例传播发生于围生期，未治疗的 HIV 感染母亲生育的婴儿 15%～40% 会感染。妊娠并发症包括早产、胎儿生长受限、死产，与母体 HIV 感染相关。

已报道了许多胎儿 - 婴儿传播的风险因素（表 85-2）。已经证实，血浆病毒 HIV-1 RNA 水平是婴儿感染风险的最好预测指标。病毒负荷少于 1000 拷贝 / 毫升传播风险最低，但是没有在哪个水平以下不发生传播的确定阈值。

表 85-2 围生期 HIV-1 垂直传播的相关风险因素

母体血浆 HIV-1 RNA 病毒负荷
早产
胎膜早破时间长
合并生殖器溃疡性疾病
母乳喂养
侵入性分娩期检查
绒毛膜羊膜炎

四、HIV 感染的治疗

无论 CD4+T 细胞的数量或者 HIV RNA 水平，抗反转录病毒治疗应当提供给所有 HIV 感染的妊娠妇女，以治疗母体感染，降低围生期传播风险。现在有许多已经批准的抗反转录病毒药物（表 85-3）。美国公共卫生工作组已发布孕期不同情况的详细治疗指南。所有妇女，产程和分娩过程中静脉给予齐多夫定。复杂病例的治疗剂量增加，美国卫生部会在 AIDS 信息网站频繁更新目前围生

期指南（www.aidsinfo.nih.gov/guidelines）。在开始治疗前，所有妇女应行 HIV 抗反转录病毒药物耐药性测试。

表 85-3　抗反转录病毒药物分类[1]

药物种类	分类[1]
核苷和核苷类似物反	
转录酶抑制药	
齐多夫定	C
扎西他滨	C
地达诺新	B
司坦夫定	C
拉米夫定	C
阿巴卡韦	C
替诺福韦	B
恩曲他滨	B
非核苷类反转录酶抑制药	
奈韦拉平	B
地拉夫定	C
依法韦仑	D
蛋白酶抑制药	
茚地那韦	C
利托那韦	B
沙奎那韦	B
奈非那韦	B
安瑞那韦	C
阿扎那韦	B
福沙那韦	C
洛匹那韦 / 利托那韦	C
地瑞那韦	B
侵入抑制药	
恩夫韦地	B
马拉维若	B
整合酶抑制药	
雷特格韦	C

（1）食品药品管理局妊娠期药物分类—见第 8 章

（引自 US Public Health Services Task Force. Recommendations for use of antiretroviral drugs in pregnant HIV-infected women for maternal health and interventions to reduce perinatal HIV transmission in the United States, April, 2009.）

　　1.实验室评估　约每3个月或者每3～4个月检测T淋巴细胞数量和HIV-1 RNA水平，来评估治疗情况。用于决定是否改变治疗方法、指导常规分娩或者开始肺孢子虫肺炎预防。应检查其他性传播疾病和肺结核。1%～2%的患者需要联合应用抗反转录病毒药物（如果没有治疗，10%～28%）。

　　HIV感染的妇女若HIV-1 RNA负荷超过1000拷贝/毫升，无论有无抗反转录病毒治疗，美国妇产科医师学会（Scheduled cesarean delivery and prevention of vertical transmission of HIV infection. Committee Opinion No.234，May 2000）都推荐计划性剖宫产。计划分娩应在孕38周完成，降低自发性胎膜早破或产程发动的机会。

　　母乳喂养增加新生儿感染风险，总体来讲，不推荐HIV阳性妇女母乳喂养，因为约16%母乳喂养婴儿发生感染。

　　2.预防HIV传染给卫生保健提供者　CDC强调由于病史和检查不能可靠确定所有的HIV或者其他血液传播病菌感染，应当对所有患者的血液和体液采取预防措施。分娩中均佩戴手套、外科面具、保护性眼罩（护目镜），预防飞沫、血液飞溅或其他体液。预防液体的长外衣也应该穿。处理胎盘或婴儿时应戴手套穿长外衣。避免应用清理呼吸道的嘴巴吸引装置。如果手套破裂、被针刺或者其他损伤，应在保证患者安全的情况下快速更换新手套。针对其他会导致意外的器械应当从消毒区域移走。

　　健康护理工作者暴露于污染的液体，例如针刺损伤，推荐进行暴露后预防治疗。www.aidsinfo.nih.gov/guidelines网站可获得目前的推荐方法。

　　更多内容参考 *Williams Obstetrics* 第23版第59章 "Sexually Transmitted Diseases"。

（译者　郝克红）

第86章 巨细胞病毒、细小病毒、水痘、风疹、弓形虫、利斯特菌和疟疾

这种普遍存在的 DNA 疱疹病毒最终感染绝大多数人类。它是最常见的围生期感染原因，新生儿感染率 0.2%～2%。病毒可通过唾液和尿液水平传播，也可母婴垂直传播，也可通过性传播。是日间护理中心最常见的感染来源。通常 2～3 岁的儿童之间相互感染，传染给他们的父母。

原发感染后，病毒进入潜伏期，像疱疹病毒感染一样，随着病毒排出，周期性激活，尽管体内存在血清抗体。免疫抑制状态增加了巨细胞病毒感染的严重性。

1. **母体感染** 没有证据表明妊娠增加母体巨细胞病毒感染的风险和临床严重程度。绝大多数感染是无症状的，但是 15% 的成年人有单核细胞增多症状，伴有发热、咽炎、淋巴结肿大和多发性关节炎。易感的孕妇中血清转化风险为 1%～4%。40% 的原发感染会传染给胎儿，与胎儿病死率密切相关。妊娠前半期比晚期更容易传播给胎儿。

像其他疱疹病毒一样，针对巨细胞病毒的母体免疫不能防止复发（再激活），也不能预防先天感染。母体感染复发导致的胎儿感染率为 0.15%～1%。事实上，因为绝大多数孕期感染为复发，大多数先天感染的新生儿出生于这些妇女。幸运的是，由复发性感染导致的先天性感染不太与明显的临床后遗症相关，而原发感染与其关系更大。

2. **先天感染** 先天感染导致巨细胞病毒感染，包括低出生体重、小头畸形、颅内钙化、脉络膜视网膜炎、智力和运动能力低下、感觉神经缺陷、肝脾大、黄疸、溶血性贫血、血小板减少性紫癜。5%～6% 的感染新生儿存在这些表现。

3. **诊断** 同时检测急性期和康复期 CMV IgG 的血清转换，或者优先检测母体 IgM 巨细胞病毒抗体诊断原发性感染。遗憾的是，CMV IgM 可存在于原发感染、复发感染或者感染再激活。图 86-1 详细列出了 CMV 实验室诊断原则。CMV IgG 活动性试验对于确定 CMV 原发感染很有价值。

一些病例，超声波可监测胎儿感染的影响，可见小头畸形、脑室扩大、脑钙化、肠管回声增强、腹水、肝脾大、水肿等。目前羊水核酸扩增试验是诊断胎儿感染的金标准。

胎儿预后取决于原发感染时的孕周。即使原发感染发生于妊娠的前半期，绝大多数婴儿仍可是正常的。

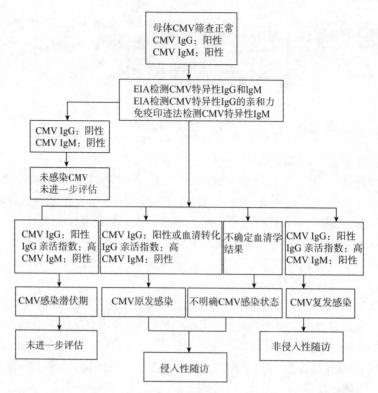

图 86-1　评估妊娠期可疑母体巨细胞病毒（CMV）原发感染的流程
EIA. 酶联免疫分析；IgG. 免疫球蛋白 G；IgM. 免疫球蛋白 M

4. 治疗　目前没有针对母体感染的有效治疗方法。倘若妊娠妇女伴有原发感染，CMV 特异性超免疫球蛋白产生的被动免疫有望降低先天性 CMV 感染风险。进一步的试验在进行中。

二、人类细小病毒 B19

人类细小病毒 B19 会导致传染性红斑或五号病。细小病毒 B19 是一种小的、单链 DNA 病毒，可在快速增殖的细胞中复制，例如有核红细胞。它通过呼吸道或者手 - 口接触传播。病毒血症发生在前驱症状后，之后伴发临床特征，包括明显的红色斑点样皮疹和红皮病，影响面部的拍面综合征。成年人通常有轻微皮疹，可进展为对称性多关节痛。20%～30% 的成年人感染是无症状的。

1. 胎儿感染　感染发生于孕 20 周前时，母体感染与流产、胎儿死亡、高妊娠丢失率相关。感染胎儿会发展为严重贫血，伴随高输出型心功能不全和非免疫性水肿，发生于 1% 的感染妇女。

2. 治疗　图 86-2 描述了帕克兰医院的治疗方案。确诊依据细小病毒特异性 IgM 抗体。前驱期血清中的病毒 DNA 可检测到，但是发展为皮疹后不能检测。血清学阳性的妇女，超声检查有预测作用。如果有脑积水，可考虑胎儿输血或者保守治疗。约 1/3 伴有脑积水的胎儿会自然恢复，85%～95% 接受输血治疗的脑积水胎儿可以幸存。

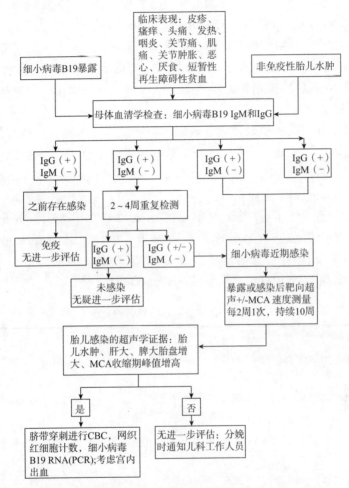

图 86-2　妊娠期人类细小病毒 B19 感染的评估和处理原则

CBC. 全血计数；IgG. 免疫球蛋白 G；IgM. 免疫球蛋白 M；MCA. 大脑中动脉；PCR. 多聚酶链反应；RNA. 核糖核酸

三、水痘 - 带状疱疹

水痘带状疱疹病毒是 DNA 疱疹病毒家族之一，约 95% 的成年人是有免疫的。原发感染导致水痘，血清学阴性的个体发生率 65%～95%。健康妇女会出现典型的斑丘疹和水疱状皮疹，伴身体症状和发热 3～5d。成年人水痘感染比儿童严重。

虽然链球菌或葡萄球菌二次皮肤感染是水痘最常见的并发症，水痘肺炎是最为严重的。它发生于 5% 的成年人，它通常在病程的 3～5d 明显，以呼吸急促、干咳、呼吸困难、发热、肋膜炎性胸痛为特征。胸部 X 线表现为特征性结节浸润和间质性肺炎。水痘肺炎的治疗包括氧疗、必要时辅助呼吸、静脉应用阿昔洛韦 500mg/m^2，或者 10～15mg/kg 每 8 小时 1 次。

1. 胎儿感染　妊娠前半期母体水痘感染会造成先天畸形，包括脉络膜视网膜炎、大脑皮质萎缩、肾盂积水、小头畸形、小眼、右位心、皮肤和骨骼缺陷。如果母体孕 20 周后感染则先天性感染罕见。13～20 周感染风险最高，胚胎患病的绝对风险为 2%。

胎儿仅在分娩前一小段或者分娩时暴露于病毒，因此在母体抗体形成前，会对新生儿造成严重威胁。可给予新生儿水痘带状疱疹免疫球蛋白，无论母体疾病的发生时间在分娩前或者分娩后 5d 内。这种免疫球蛋白，VariZIG，可通过扩大使用协议从 FFF 企业获得。

2. 治疗和预防　产科对于水痘暴露的处理详见表 86-1。如果暴露 96h 内给予 VariZIG 可预防或减轻水痘病毒感染。1995 年开始有一种减毒活疫苗（Varivax）可应用，但是不推荐用于妊娠妇女。预防带状疱疹的疫苗（Zostavax）2006 年获得许可，但不推荐用于 60 岁以内妇女。

表 86-1　产科患者水痘暴露的处理

（1）将感染患者与其他产科患者隔离

（2）每个暴露的产科患者都应询问水痘病史。如果患者曾经得过水痘，不需要进一步评估，如果否认水痘史或不确定，需采取以下措施

①暴露 72h 内应用酶联免疫试验（ELISA）或针对膜抗原的荧光抗体（FAMA）进行水痘免疫状态检查

②记录每个被检查患者的接触信息

（3）给予暴露 96h 内的易感个体 VariZIG。通过申请扩大使用协议获得 FFF 企业正在研究的新药（1-800-843-7477）

（4）如果发现个体已获得免疫，不需要进一步评估和治疗

四、风疹

风疹也称为德国麻疹，未孕情况下风疹病毒所致的感染很轻。然而孕期它可以导致流产和严重的先天畸形。

1. 母体感染　病毒血症先于明显的临床症状 1 周。20%～50% 感染妇女是无症状的。疾病表现为淋巴结肿大、发热、不适、关节痛。斑丘疹可先出现于面部，而后是躯干和四肢。

2. 胎儿感染　随着妊娠进展，胎儿感染越来越不可能造成先天畸形，绝大

多数后遗症感染都发生于 20 周之前。先天性风疹病毒综合征包括一个或者更多表现，表 86-2 已列出。

出生时有先天性风疹的婴儿会持续数月排出病毒，因此对其他婴儿和接触他们的易感成年人造成威胁。

表 86-2　先天性风疹综合征

眼损伤，包括白内障、青光眼、小眼畸形和其他异常

心脏疾病，包括动脉导管未闭、间隔缺损、肺动脉高压

神经性耳聋

中枢神经系统缺陷，包括脑膜脑炎

胎儿生长受限

血小板减少和贫血

肝炎、肝脾大和黄疸

慢性弥漫性间质性肺炎

骨质改变

染色体异常

广义的风疹综合征，包括进展性全脑炎和 1 型糖尿病，也可能直到二三十岁都不会有临床表现。也许高达 1/3 出生时无症状的婴儿会在生命晚期阶段表现为生长性损伤。其他已报道的晚期后遗症有甲状腺疾病、视觉损伤、智力缺陷。

3. 接种疫苗　为了完全消除这种疾病，推荐用以下措施对生育年龄的妇女进行免疫。

（1）对健康护理提供者和全民进行风疹感染危险性教育。

（2）为易感妇女接种疫苗，把它作为常规妇科护理的一部分。

（3）为易感妇女接种疫苗，并到生育计划门诊访视。

（4）产后或者流产后立即为未免疫的妇女接种疫苗。

（5）为婚前血清学检查确定未孕的易感妇女接种疫苗。

（6）为暴露于风疹患者或者接触妊娠妇女的所有易感医院工作人员接种疫苗。

避免在妊娠前较短期或者妊娠期间接种风疹疫苗，因为疫苗包含减毒活病毒。不过，没有证据证实疫苗可诱发畸形。

五、弓形虫病

刚地弓形虫可通过食用感染的生的或未煮熟的牛肉、猪肉中的囊虫，或通过接触感染猫的排泄物中的卵母细胞而感染给妊娠妇女。胎儿可通过胎盘感染。

母体免疫可保护胎儿免受感染；因此出现先天性弓形虫病，一定是母亲孕期发生感染。

1. 母体感染　症状包括疲劳、肌肉痛、发热、寒战、斑丘疹，偶尔淋巴结肿大。弓形虫病最常见亚临床感染。孕期感染会导致流产或者活产婴儿明确的疾病征象。

2. 对胎儿影响　先天性感染的发生率和严重性与妊娠月龄有关。随着妊娠进展胎儿感染风险增加，但是严重性下降。总体来讲，少于 1/4 的有先天性弓形虫感染的新生儿出生时有明确的临床症状。然而，随后绝大多数会发展为感染后遗症。出生时临床影响的婴儿通常有普遍的疾病表现，低出生体重、肝脾大、黄疸和贫血。还有一些主要表现为神经系统疾病，抽搐、颅内钙化、智力低下和脑积水或小头畸形。几乎所有感染婴儿最终都发展为脉络膜视网膜炎。

3. 诊断　美国不推荐对弓形虫常规筛查，除非妊娠妇女有 HIV 感染。抗弓形虫 IgG 出现且终身存在。IgG 活动性试验对于确定是否最近感染是很有用的。抗弓形虫 IgM 也可持续阳性数年。最好的检测方法是应用帕洛阿尔托医学研究所（1-650-853-4828）采用的弓形虫血清谱检测。产前诊断应用羊水 DNA 扩增技术和超声学评估。

4. 治疗　对于考虑有活跃弓形虫病的妇女，推荐抗菌治疗。螺旋霉素被认为可以降低先天感染风险，但是不用于治疗确定的胎儿感染。乙胺嘧啶、磺胺类药物和叶酸都可以用于治疗胎儿感染。

六、利斯特菌

单核细胞增多性利斯特菌不常见，但常是新生儿败血症中未被诊断书的原因。这种革兰阳性需氧菌，有运动纤毛，可从泥土、水、污物中分离。1%～5% 的成年人脸部携带利斯特菌。食物传播是很重要的，已报道的利斯特菌病暴发源于生蔬菜、凉拌卷心菜、苹果汁、甜瓜、熏鱼、熟肉、牛奶和新鲜墨西哥式奶酪。

1. 临床表现　妊娠期利斯特菌病可能无症状，或导致发热，易与流感、肾盂肾炎、脑脊髓膜炎混淆。隐匿性或临床感染也会刺激分娩，是胎儿死亡原因之一。母体利斯特菌血症导致胎儿感染，以产生播散性肉芽肿和胎盘微小脓肿为特征。

新生儿尤其易感，病死率高达 20%。早发型新生儿败血症表现为呼吸窘迫、发热和（或）神经系统异常。迟发型利斯特菌病出生后 5～7d 表现为脑脊髓膜炎。

2. 诊断　诊断依赖临床怀疑和血液培养阳性。

3. 治疗　因为已经证实的协同作用，推荐氨苄西林和庆大霉素联合治疗。复方磺胺甲噁唑也有效，可给予青霉素过敏妇女。抗菌药治疗对胎儿感染也有效。

<h2>七、疟疾</h2>

4 种类型疟原虫会导致人类疟疾：间日疟原虫、卵形疟原虫、三日疟原虫和恶性疟原虫。生物体通过雌性疟蚊叮咬传染。全球近 3.5 亿到 5.5 亿人感染，该病每年导致 100 万人死亡。

孕中、晚期和产后 2 个月，三日疟原虫感染增加 3～4 倍。妊娠增加恶性疟疾的严重程度，尤其是未免疫的初产妇。流产和早产的发生率因疟疾而增加。死产可能是由于胎盘和胎儿感染。疟原虫有亲血管特性，会广泛影响胎盘而不影响胎儿。新生儿感染少见，未免疫母亲出生的新生儿先天疟疾高达 7%。

1. 临床表现　该病以发热和流行性感冒样症状为特征，包括寒战、头痛、肌痛、不适等间歇发作。复发感染的症状较轻。疟疾与贫血、黄疸相关，恶性疟原虫感染会导致肾衰竭、昏迷和死亡。

2. 诊断　诊断依据临床特征和血涂片确定细胞内疟原虫。

3. 治疗　通常孕期应用抗疟疾药物没有禁忌。一些新的抗疟疾药有抗叶酸活性，理论上会导致巨幼红细胞性贫血；然而实际实践中，没有出现这种情况。氯喹是所有形式的敏感疟原虫的治疗选择。对于有氯喹耐药性的妇女，推荐应用奎宁加克林霉素。目前孕期不推荐甲氟喹或阿托伐醌 - 氯胍治疗，不过仍然推荐采用甲氟喹进行化学预防。CDC 有疟疾热线提供推荐治疗方法（700-488-7788）。

推荐对旅行至疟疾流行地区的妊娠妇女进行化学预防。如果抗氯喹疟原虫还未有报道，在进入流行区 1～2 周前开始用氯喹进行预防治疗。氯喹，300mg 为基础（500mg 盐），口服，每周 1 次，持续至返回非流行地区 4 周。孕早期不建议至抗氯喹菌株流行区，在去过之后可应用甲氟喹进行预防治疗。

更多内容参考 *Williams Obstetrics* 第 23 版第 58 章 "Infectious Diseases"。

（译者　郝克红）

第 87 章　妊娠期创伤

创伤、杀害及类似的暴力事件是年轻女性死亡的主要原因。根据美国妇产科医师学会（ACOG）1988 年 9 月的 251 号公告显示，10%～20% 的妊娠期妇女遭遇创伤。

一、妊娠期妇女创伤的类型

1. 家庭暴力　家庭暴力和贫困、低教育、吸烟、吸毒、酗酒有关，而遭受家庭暴力的妇女往往倾向于与施暴者同居，这增加了她们被伴侣杀害的风险。受家庭暴力侵害的妇女进行产前检查的时间往往比较晚，不良围生期结局的发生率较高，如早产、胎盘早剥、子宫破裂和死胎等。ACOG 建议初诊、每个孕期及产后检查时都应对孕妇是否遭受家庭暴力进行全面检查。

2. 性侵害　性侵害的受害者绝大多数是女性，而 2% 左右的受害者处于妊娠期。约 50% 的受害者同时遭受暴力侵害。对这些受害者及家庭的心理疏导尤为重要，并要对受害者进行性传播疾病的筛查和治疗。

3. 车祸事故　至少 3% 的孕妇遭遇车祸事故，汽车相撞是孕期危及生命的钝击伤的最常见原因，也是胎儿死亡的主要原因。50% 的车祸事故与不系安全带有关，许多死亡案例可能通过正确使用三点式安全带就可以避免。图 87-1 是三点式安全带的正确使用方法。

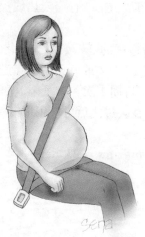

图 87-1　图示为汽车三点式安全带的正确使用方法。上面的带子置于子宫之上，下面的带子舒适地绕于大腿之上、子宫之下

［经许可转载自 Cunningham FG, Leveno KJ, Bloom SL, et al（eds）. Williams Obstetrics. 23rd ed. New York, NY:McGraw-Hill, 2010.］

4. 穿透伤 刀伤和枪伤是穿透伤最常见的原因，可能会与袭击、尝试自杀、尝试流产有关。孕妇穿透伤造成内脏损伤率在 15%~40%，而在非孕妇发生率可达 80%~90%。如果子宫发生穿透伤，胎儿较母体更容易发生严重损伤。

5. 烧伤 在重度烧伤时，胎儿的预后较差。通常情况下，患者会在数天至 1 周内自然临产，但一般是死产，相关的原因包括低血容量、肺损伤、败血症以及分解代谢加快。在相似的年龄条件下，与非妊娠者相比，妊娠并不影响母体的预后。母胎存活率与烧伤的体表面积相关。如果烧伤的体表面积超过 50%，母胎的死亡率都会超过 50%。

二、产科并发症

1. 胎盘早剥 在"轻微"外伤时胎盘早剥的发生率是 1%~6%，重伤时可高达 50%。胎盘早剥在车速超过 48km/h 时更易发生。

急性减速时（图 87-2），富有弹性的子宫与方向盘相撞，当子宫顺势被牵拉时，不具弹性的胎盘则偏离了原先的位置，从蜕膜板上剥离，子宫内可产生高达 73.3kPa（550mmHg）的压力。

大多数情况下，创伤性胎盘早剥与第 25 章中讨论的自发性胎盘早剥的临床表现相似。大多数创伤性胎盘早剥的患者会有子宫压痛，但是不到 50% 的患者会出现阴道出血。创伤性胎盘早剥往往比非创伤性胎盘早剥患者更易表现为隐性，且合并凝血功能障碍。在无症状患者中，宫缩是很重要的提示胎盘部分剥离的征象。

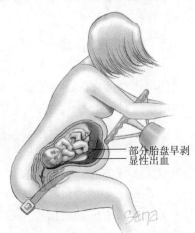

部分胎盘早剥
显性出血

图 87-2 显示的是急性减速导致胎盘早剥的机制

[经许可转载自 Cunningham FG, Leveno KJ, Bloom SL, et al（eds）. Williams Obstetrics. 23rd ed. New York, NY, McGraw-Hill; 2010.]

2. 子宫破裂 钝击伤时发生子宫破裂较少，重症患者发生率也低于 1%。

子宫破裂更易发生在瘢痕子宫的患者，且与直接的冲击有关，其临床表现可能与胎盘早剥相同。

3. 胎 - 母出血　当腹部受到相当程度的外伤时，尤其是当胎盘出现撕裂时，可能会出现危及生命的胎儿向母体出血。30% 的孕期外伤会出现胎儿向母体循环出血，但是 90% 的病例胎儿出血量不超过 15ml。胎 - 母出血并非胎盘早剥造成，因为通常情况下胎儿血液没有进入到绒毛间隙。这种胎儿出血往往是与胎盘撕裂或牵拉导致的"折断"有关（图 87-3）。

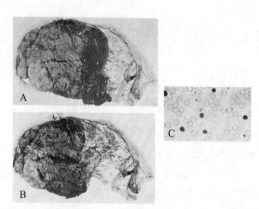

图 87-3　**A.** 胎盘部分早剥，有血块附着。由于胎儿失血过多到母体循环中，导致胎儿死亡。**B.** 附着的血块清除后，可见胎盘被撕裂的痕迹。**C.** 胎儿死亡后，母体血涂片的 **Kleihauer-Betke** 染色。暗色的细胞（**4.5%**）是胎儿红细胞，而空的细胞是母体来源的细胞

4. 胎儿损伤　当存在明显的胎儿胎盘损伤、母体休克、骨盆骨折、母体头部外伤或缺氧时，胎儿死亡的风险会明显增加。胎儿头颅和脑部的损伤最为常见。如果胎头已衔接，当遇到母体骨盆骨折时则更容易导致这些损伤。相反地，如果胎头未衔接或非头位，由于是对侧受力，胎头则更能够耐受这种外伤。

三、处理

一般情况下，孕妇的处理需要优先于非孕妇。主要的目标是评估和稳定母体的损伤，复苏的基本的原则都是适用的，包括建立通气、控制出血、用晶体液和血制品纠正低血容量。另一个重要的处理措施是要解除增大的子宫对大血管的压迫，以减少其对心排血量的影响。

紧急复苏后，在对子宫及胎儿损伤进行评估的同时，也要对母体骨折、内脏损伤、出血部位进行评估。如果有指征，可对孕妇进行开放的腹腔灌洗。大多数穿透伤必须要采用影像学的方法来评估。因为在孕期腹膜刺激的临床表现不明显，所以对于腹部外伤的孕妇，要积极地进行剖腹探查。对于有腹部枪击

伤的孕妇，剖腹探查是必须的，而对某些刺伤的患者可进行密切的观察。

1. 剖宫产 是否行剖宫产终止妊娠取决于多个因素。开腹本身并非是剖宫产的指征。需要考虑的因素包括孕周、胎儿状况、子宫损伤的程度及增大的子宫是否影响到治疗或对其他腹腔内损伤的评估。

2. 胎心监护 不少母体的急性或慢性疾病可以从胎儿的状态上得以体现。即使母体情况稳定，胎心监护对于胎盘早剥的诊断也是有用的。在创伤后 4h 内，如果子宫收缩频率少于 10min 一次，则一般不考虑胎盘早剥。重要的是，宫缩频繁的患者中有 20% 可能与胎盘早剥有关。这些患者中，胎心过速以及晚期减速较为常见。

由于在创伤后胎盘早剥出现较快，因此，在母体情况稳定后，要立即开始胎儿监护。若无宫缩、子宫压痛或出血等凶险的情况发生，监护 4h，且显示胎心正常就可以了。如果出现宫缩持续存在、胎心监护不可靠、阴道出血、子宫压痛或激惹、严重母体创伤或胎膜破裂等情况，则需继续进行监护。

3. Kleihauer-Betke 试验 对创伤的孕妇是否常规进行 Kleihauer-Betke 试验或者相关的检测还存在争议。一些学者认为，这个检测对于急性创伤没有什么帮助，而胎心监护和超声对于了解胎儿及妊娠相关的并发症则更有意义。对于 Rh-D 阴性血的孕妇来说，需要注射抗 D 免疫球蛋白；尽管当胎儿血检测也为 Rh-D 阴性时，孕妇本无须注射抗 D 免疫球蛋白。

更多内容可参考 *Williams Obstetrics* 第 23 版第 42 章 "Critical Care and Trauma"。

（译者 池丰丽）

第88章　妊娠期手术

一、手术和麻醉对妊娠结局的影响

　　大多数无合并症的外科操作并不会对妊娠结局产生不利的影响，但是有并发症存在时，风险会增高，譬如阑尾炎穿孔并发化脓性腹膜炎时，即便手术和麻醉无可挑剔，孕产妇和胎儿的发病率及病死率均显著增高。同样地，和操作相关的并发症也可能对妊娠结局产生不良的影响。譬如，阑尾炎行阑尾切除术时，在拔管的时候容易误吸酸性胃内容物。

　　传统的产科教材认为妊娠中期是进行选择性腹部手术的最佳时间。目前很少有证据证明手术操作（或需要使用的麻醉药）会导致畸形。若母体健康状况良好，能够在非妊娠期完成的外科手术不要拖到妊娠期，才是比较理想的选择。帕克兰医院的处理原则是等待至妊娠中期进行择期手术（譬如附件包块切除术），但是危及孕妇的生命时，不管孕周都要即刻手术。

二、妊娠期腹腔镜手术

　　在过去的10年中，腹腔镜技术在妊娠合并症的诊断和处理上的应用越来越多。最为常见的应用是异位妊娠的诊断和处理（见第2章）。腹腔镜亦可用于附件包块的诊断和处理，以及胆囊切除或阑尾切除。

　　腹腔镜对于人类胎儿的确切影响目前不得而知。腹腔镜手术产生的特殊潜在风险包括气腹针穿刺到子宫内，以及腹腔内充满二氧化碳导致子宫胎盘血流减少。为减少这些风险，有些医师推荐在孕期使用开放式或者无气腹腹腔镜。但重要的是，在孕期无论是采用腹腔镜手术还是开腹手术，结局无明显差别。

　　更多内容可参考 *Williams Obstetrics* 第23版第41章 "General Considerations and Maternal Evaluation"。

（译者　池丰丽）

第三部分
胎儿和新生儿并发症

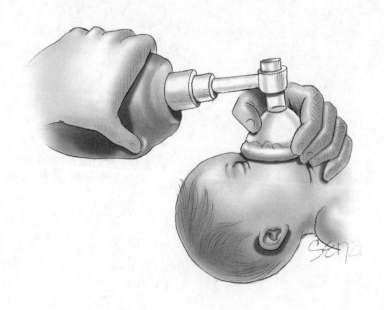

第89章　新生儿复苏

多达 10% 的新生儿需要进行各种程度的复苏处理才能刺激呼吸。无论在出生前或出生后，发生窒息后均会出现一系列的变化，导致原发性或继发性呼吸暂停（图 89-1）。早期的缺氧产生暂时性的呼吸频率加快，进一步的缺氧则导致呼吸停止，进入原发性呼吸暂停状态，此时伴随有心率下降、肌张力下降。简单的刺激、恢复供氧可以逆转原发性呼吸暂停。如果缺氧和窒息继续存在，会出现喘息样深呼吸，继而发生继发性呼吸暂停，此时心率进一步下降、血压下降、肌张力消失。继发性呼吸暂停的婴儿不会对刺激产生反应，也不会自发恢复呼吸功能，如果没有进行机械通气，结局只能是死亡。在临床上，原发性和继发性的呼吸暂停不易分辨，因此，应该假定继发性呼吸暂停的存在，对窒息新生儿立即进行复苏。

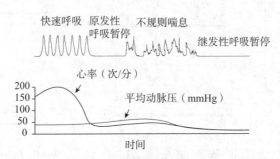

图 89-1　新生儿原发性和继发性呼吸暂停的生理改变
（引自 Kattwinkel J. Textbook of Neonatal Resuscitation.4th ed. Elk Grove Village, IL: American Academy of Pediatrics and American Heart Association, 2000.）

一、复苏方案

图 89-2 是 2006 年美国儿科学会、美国心脏学会推荐的新生儿复苏方案，也得到美国妇产科医师学会的认可。

1. 基本步骤

（1）预防热量散失：将婴儿置于辐射保温台。

（2）清理呼吸道：如果没有胎粪存在，吸引口腔和鼻孔即可打开呼吸道。在有胎粪的情况下，需要进行气管的直接吸引（图 89-3）。

（3）擦干全身、刺激、重摆体位。

（4）评估婴儿：观察呼吸、心率、皮肤颜色，判断是否需要进一步处理。如果婴儿有自主呼吸、心率在 100 次 / 分以上、躯干和黏膜颜色粉红，给予常规支持处理。这些初步处理应该在 30s 以内完成。

2. 通气　新生儿出生后出现 30s 以上的呼吸停止、喘息、心动过缓时，应当立即给予正压通气，复苏者选用合适的复苏气囊连于气管插管，以 1~2s 的间歇输送富氧的气体，力度以胸廓轻度抬起为宜。2.45~3.43kPa（25~35cmH$_2$O）的压力可以扩张肺泡而不引起气胸或纵隔气肿。

3. 胸外按压 在充足给予 100% 氧气 30s 以上时，如果心率仍然低于 60 次 / 分，应当立即进行胸外按压。按压部位在胸骨下 1/3，按压深度以产生可以触摸到的脉搏为宜，按压与通气的比率推荐为 3∶1，即每分钟给予 90 次按压及 30 次通气。每 30 秒评测心率 1 次，胸部按压持续到自然心率维持在 60 次 / 分以上。

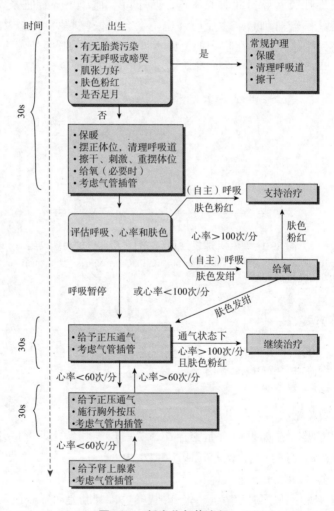

图 89-2 新生儿复苏流程

［经许可转载自 Cunningham FG, Leveno KJ, Bloom SL, et al（eds）. Williams Obstetrics. 23rd ed. New York, NY: McGraw-Hill, 2010.］

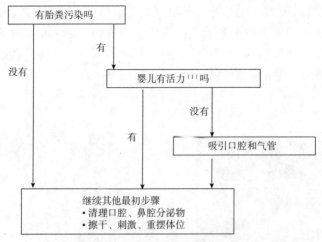

（1）有活力的标准是：呼吸有力、肌张力好、心率＞100 次 / 分

图 89-3　新生儿胎粪污染的处理方案

（经许可引自 Kattwinkel J. Textbook of Neonatal Resuscitation. 5th ed. Elk Grove Village, IL: American Academy of Pediatrics and American Heart Association, 2006.）

4. 复苏药物及扩容　经过 30s 以上的充足通气以及胸部按压后，心率仍然低于 60 次 / 分，是使用肾上腺素的指征。推荐剂量是 0.1～0.3ml/kg 以 1∶10 000 稀释，静脉给药或气管内给药，每 3～5 分钟可以重复使用。

怀疑婴儿有血液丢失、存在休克样表现或对复苏措施反应不佳时，应当考虑扩容处理。推荐使用等张晶体溶液，比如生理盐水或乳酸林格液。出现有症状的贫血时需要输注红细胞。任一类型扩容液体的量都是以 10ml/kg 为起始量通过静脉以超过 5～10min 的速度缓慢推注的。

新生儿复苏过程中是否常规给予碳酸氢钠尚有争论，建议在建立有效通气和循环后考虑给予。

纳洛酮是麻醉品拮抗药，对于婴儿出生前 4h 产妇应用过麻醉品导致的新生儿呼吸抑制有逆转作用。在使用纳洛酮前要给予足够的通气。纳洛酮的推荐剂量为 0.1mg/kg，稀释至 1.0mg/ml。

5. 气管内插管　如果呼吸气囊和面罩通气效果差或需要长时间维持通气，则应考虑进行气管内插管。气管插管的其他指征包括需要胸外按压、气管内给药、特殊情况如极低出生体重或先天性膈疝。

二、插管技术

使用喉镜插管（图 89-4），婴儿仰卧，头保持水平，喉镜自口腔右侧进入，向后直达口咽部。然后轻柔地进入舌根部与会厌间的间隙，轻轻抬起喉镜的头端，挑起会厌，显露出声门和声带，把气管插管从口腔右侧进入，自声带间插入气管，深度以插管的肩部到达声门为度。选取适宜尺寸的气管插管很重要（表89-1）。插入后需要进一步确认插管是在气管内，而不是在食管内，主要通过听诊呼吸音，注气时听诊胃部有无充气的咕咕声音。气管插管遇到的异物，比如胎粪、血液、黏液、羊水碎屑等在宫内或分娩过程中吸入的东西，必须立即吸引清除。

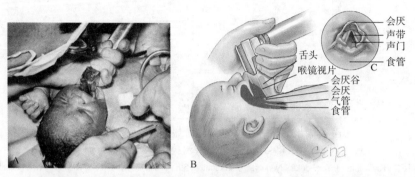

图 89-4　A. 使用喉镜在直视下插入气管插管。B. 插管的矢状面图示。喉镜插入舌根部与会厌间的间隙，挑起会厌。C. 气管插管穿过会厌，自声带间插入气管

[经许可转载自 Cunningham FG, Leveno KJ, Bloom SL, et al（eds）. Williams Obstetrics. 23rd ed. New York, NY: McGraw-Hill, 2010.]

表 89-1　推荐的气管插管尺寸及插管深度

体重（g）	孕周（周）	插管尺寸（内径 mm）	插管距上唇的深度（cm）
＜1000	＜28	2.5	6～7
1000～2000	28～34	3.0	7～8
2000～3000	34～38	35	8～9
＞3000	＞38	3.5～4.0	＞9

（引自 Kattwinkel J. used with permissionof the American Academy of Pediatrics, Textbook of Neonatal Resuscitation. 5th ed. Elk Grove Village, IL: American Academy of Pediatrics and American Heart Association, 2006.）

　　将合适的呼吸气囊连接于气管插管，按 1～2s 的间歇向气管内输送富氧的气体，力度以胸廓轻度抬起为宜，2.45～3.43kPa（25～35cmH$_2$O）的压力可以有效地扩张肺泡而不引起气胸或纵隔气肿。如果通气过程中胃部胀起，一般可以肯定插管误入了食管，而不是在气管内。一旦恢复有效的自然呼吸，气管插管可以顺利拔除。

　　更多内容可参考 *Williams Obstetrics* 第 23 版第 28 章 "The Newborn Infant"。

（译者　池丰丽）

第90章 早产儿并发症

一、呼吸窘迫综合征

婴儿出生后，为了进行血气交换，在清除肺内液体的同时，肺部需要快速充气，肺灌注血流明显增加。部分液体在分娩过程中胸廓受产道的挤压而排出，剩余液体经肺淋巴系统吸收。Ⅱ型肺泡细胞合成足量的表面活性物质可以降低肺泡表面张力，防止呼气过程中肺萎陷，是维持肺泡含气扩张的基础。如果肺泡表面活性物质不足就会发生呼吸窘迫，末端支气管和肺泡出现透明膜是其特征性的表现，因此，新生儿呼吸窘迫也被称作肺透明膜病。

1. 临床表现进程　典型的呼吸窘迫综合征表现为呼吸急促、胸廓收缩，常伴有抽泣样呼吸及喉鸣。非通气肺组织内进展性的血液分流是低氧血症、代谢性酸中毒、呼吸性酸中毒的原因之一，可出现明显的外周循环差及血压降低。胸部 X 线检查显示弥漫性网状颗粒浸润，气管支气管树充气（气管支气管征）。

呼吸功能不全也可见于败血症、肺炎、胎粪吸入、气胸、膈疝、持续胎儿循环状态、心力衰竭等。新生儿早期的心功能失代偿常见于动脉导管未闭、先天性心脏畸形。

2. 治疗　进入新生儿加护病房（NICU）治疗对早产儿的生存率有显著影响，低氧血症是需要供氧的指征，但是氧气过量会损伤肺上皮细胞和视网膜，因此，使用氧气的浓度应当保持在能解除低氧血症和酸中毒的最低值。

（1）持续正压通气：持续正压通气（CPAP）可以防止不稳定的肺泡萎陷，对降低死亡率有明显作用。有效的通气可以降低吸入氧的浓度，从而减轻氧疗的毒性。

虽然机械通气常是必需的，但是机械通气对肺泡有反复的过度扩张，会破坏内皮细胞和上皮细胞的完整性，产生气压性损伤。为避免这种损伤，可以使用高频振荡通气，它可以用持续较低的扩张压力和小的振荡，维持最佳肺容量、清除二氧化碳，促进肺泡恢复，对重症肺动脉高压病例可以配合使用一氧化氮吸入。

（2）表面活性物质：预防性使用表面活性剂雾化吸入，使肺透明膜病的发生率大大降低，对肺透明膜病的治疗性使用也明显地提高了新生儿的生存率。随机试验显示，使用表面活性剂可以有效降低气胸和支气管肺发育不良的发生率，新生儿期（出生后 28d）的死亡率降低 30%。表面活性剂制剂包括动物提取物，如来自人类、牛（Survanta）、小牛肺（Infasurf）、猪（Curosurf）等，以及生物合成制剂（Exosurf）。

3.并发症　持续高氧会导致肺损伤，特别是肺泡和肺毛细血管的损伤。使用高浓度的高压氧可引起支气管肺发育不良，或称之为氧毒性肺病。这是个慢性病理过程，肺泡和细支气管上皮损伤导致低氧血症、高碳酸血症和氧依赖，进一步发展为支气管及周围间质的纤维化。肺动脉高压是另一个较常见并发症，如果高氧血症持续存在，发生早产儿视网膜病变（曾命名为晶体后纤维增生）的风险则会增加（见后续讨论）。

4.羊膜腔穿刺术了解胎儿肺成熟度　羊膜腔穿刺术是确定胎儿肺成熟度的常用方法，有多种方法可以测定具有表面活性成分的磷脂相关浓度。

（1）卵磷脂、鞘磷脂比率（L/S）：卵磷脂（二棕榈酰磷脂酰胆碱）和磷脂酰肌醇，特别是磷脂酰甘油对表面活性层的形成和稳定起了重要的作用，从而防止肺泡萎陷和呼吸窘迫的发生。在孕34周之前，卵磷脂和鞘磷脂在羊水中的浓度相似，孕34周后，卵磷脂对鞘磷脂的比率开始逐渐上升（图90-1）。

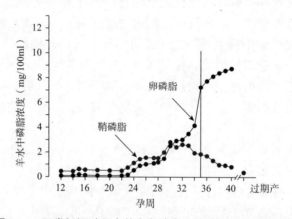

图90-1　正常妊娠过程中羊水卵磷脂、鞘磷脂平均浓度变化

（引自 American Journal of Obstetrics and Gynecology, vol. 115, No. 4, L Gluck and MV Kulvich, Lecithin-sphingomyelin ratios in amniotic fluid in normal and abnormal pregnancy, pp. 539, Copyright Elsevier 1973. ）

当卵磷脂浓度高于鞘磷脂浓度2倍以上时，发生新生儿呼吸窘迫的可能性非常小；相反地，如果卵磷脂与鞘磷脂的比率低于2，发生呼吸窘迫的风险则增加。卵磷脂与鞘磷脂也存在于血液和胎粪中，它们污染羊水后会影响结果。血液中卵磷脂与鞘磷脂的比率为1.3～1.5，故血液污染可导致测定值高于或低于实际数值；而胎粪污染一般导致卵磷脂、鞘磷脂比率降低。卵磷脂、鞘磷脂比率对需要呼吸支持的预测准确性高于孕周或出生体重。在一些妊娠并发症中，尽管卵磷脂、鞘磷脂比率达到成熟标准，但是仍然可能发生呼吸窘迫，多见于妊娠合并糖尿病，但这也存在争议。

（2）磷脂酰甘油：因为单用卵磷脂、鞘磷脂比率预测的不确定性，有些临床医师认为磷脂酰甘油的存在对择期产更为重要，尤其对于糖尿病孕妇。

磷脂酰甘油可以增强卵磷脂和鞘磷脂的表面活性，在羊水中发现它的存在可以增加安全系数，但并不能保证呼吸窘迫不发生。由于磷脂酰甘油不存在于血液、胎粪和阴道分泌物中，所以测定结果不受上述物质污染的影响。虽然磷脂酰甘油的存在能增加安全性，但是其缺乏却并不是预测婴儿出生后发生呼吸窘迫的指标。

（3）TDx-FLM：这种自动分析方法测定非离心羊水中表面活性物质与白蛋白比值，约 30min 即可出结果，TDx 值≥50 则可 100% 预测胎肺成熟。很多医院将 TDx-FLM 作为检查胎肺成熟度的一线项目，再对不确定的标本进行卵磷脂、鞘磷脂比率测定。

（4）其他检查：泡沫稳定性或振荡试验自 1972 年开始应用，目的是减少精确测定卵磷脂、鞘磷脂比率所需要的时间和繁复。试验依赖于羊水内的表面活性物质，与乙醇适当混合后，会在气液面上产生稳定的泡沫。此项检查存在两个问题：①羊水的轻微污染、试剂、玻璃容器以及测量失误均会影响结果；②假阴性结果比较常见。有些实验室用这种方法进行筛选，对阴性结果再进行其他更准确的卵磷脂、鞘磷脂比率测定。

二、早产儿视网膜病变

自 1950 年起，早产儿视网膜病变（ROP）已成为美国致盲因素的第一位。从发现过度氧疗与本病的关系之后，早产儿视网膜病变发病率现已大幅度下降。

1. 病理　自胚胎第 4 个月起，视网膜血管以视神经为中心以离心性方式形成，至出生后一段时间内结束。在视网膜血管形成的过程中，容易受到过量氧的损伤，视网膜颞侧部分最易受损。过量氧可以引起严重的血管收缩、血管内皮损伤、血管闭塞。当氧浓度下降后，在损伤部位形成新生血管，新生血管穿透视网膜并延伸至玻璃体内，在此区域内，血管易漏出蛋白质样物质、易出血，随后形成粘连，导致视网膜剥离。

2. 预防　迄今为止，不会导致视网膜病变的血氧浓度的精确值尚不明确。吸入氧浓度在 40% 以下不容易发生视网膜病变，但不幸的是，极不成熟的新生儿发生呼吸窘迫综合征后几乎都需要高氧浓度的通气来维持生命，直到呼吸窘迫症状消失。

三、脑室内出血

新生儿颅内出血主要分为 4 种类型：硬膜下出血、蛛网膜下隙出血、小脑内出血、脑室旁 - 脑室内出血。硬膜下出血一般是由创伤导致；蛛网膜下隙和小脑出血一般发生在受创伤的足月儿，但在缺氧的早产儿也较多见；脑室旁 - 脑室内出血多发生在足月儿，由创伤或窒息导致，另外有 25% 的病例原因不明。早产儿脑室旁出血发病机制是多因素的，包括缺氧缺血、解剖因素、凝血功能异常以及其他因素。发生出血后的预后与出血部位和范围有关：硬膜下和蛛网膜下腔出血一般仅有极轻微的神经异常，而脑实质内出血则会导致严重的永久性损伤。

1.脑室旁-脑室内出血　室管膜下生发基质的毛细血管很脆弱，破裂后发生出血进入周围组织，也可以进入脑室系统和脑实质，这是早产儿的常见问题。虽然很多外部因素在围生期或产后都可以影响到脑室旁-脑室内出血的发生率和严重程度，但孕周<32周是最大的影响因素。这些损伤也可以发生在较大的孕周，且偶见于足月儿。

大多数出血发生在出生后72h内，最晚的病例报道为生后24d，大部分无明显临床表现，小的生发基质出血和限于脑室内的出血可以完全恢复而不留后遗症；而病变范围大的则可能造成脑积水、与脑瘫相关的脑室旁白质软化（见后续相关讨论）。因为多数脑室内出血在出生后3d内发现，所以经常会错误地归咎于分娩过程。因此应该强调的是，脑室内出血在出生前就已经发生了。

2.病理　原发性的病理改变是室管膜下生发基质毛细血管网损伤，导致血液外渗到周围组织。早产儿毛细血管网特别脆弱的原因有以下3个：①室管膜下生发基质对经过它的血管缺乏支持；②此区域内的静脉解剖因素导致静脉血淤滞、充血，在血管内压力升高的情况下容易突发破裂；③孕32周前，血管自身调节功能不完善。即使大量的出血和其他并发症并未导致早产儿死亡，存活婴儿也会存在严重的神经发育障碍。

多数脑室旁-脑室内出血的长期后遗症是由于脑室旁白质软化造成的，一般是缺血的结果，少数也可以是出血直接造成，见后续相关讨论。

3.发生率和严重程度　脑室内出血发生率主要由孕周和出生体重决定。大约50%孕34周之前出生的新生儿会发生某种程度的出血，而足月儿仅有4%。极低出生体重儿出血发生早、更易进入脑实质、长期预后最差。

出血严重程度可以通过超声和CT检查来判定，多种分级方法用来量化损伤的范围，其中Papile等的方法最为常用。

Ⅰ级：出血局限于室管膜下。

Ⅱ级：脑室内出血。

Ⅲ级：出血合并脑室扩大。

Ⅳ级：出血进入脑实质。

出血的严重程度是影响预后的主要因素，新生儿Ⅰ级和Ⅱ级出血的存活率超过90%，仅有3%会遗留神经障碍，而Ⅲ级和Ⅳ级出血的存活率只有50%。

4.相关因素　导致生发基质出血及形成后续脑室旁白质软化的原因很复杂，且是多因素的。早产相关并发症如合并感染会造成组织缺血；呼吸窘迫综合征和机械通气也是常见的相关因素。

5. 预防和治疗　母体在产前应用皮质类固醇可以降低脑室出血的发病率，1994 年，美国国立卫生研究院（NIH）公布的资料显示，对孕 24～32 周的早产儿在分娩前应用皮质类固醇治疗可以有效降低死亡率、呼吸窘迫和脑室出血的发生率。2000 年，NIH 组织的会议上得出进一步的结论：产前皮质类固醇的治疗不应重复给予。大多数的看法是，早产儿出生前及出生后尽量避免明显缺氧是同等重要的。不过，目前没有确切证据证明临床上对头位早产儿常规采取剖宫产方式分娩，可以降低脑室旁出血的发生率。与产程发动及产程时间也没有明确关系。

6. 脑室旁白质软化　早产儿发生脑室旁白质软化的危险性增加，这与孕 32 周前发育过程中的脑组织血供有关。早产儿脑组织的血供来自两套系统：一是能渗入皮质的向脑室系统，二是离脑室系统。两套系统间的区域对应锥体束通过的侧脑室附近，被称作分水岭区，对缺血损伤极为敏感，孕 32 周前发生的任何颅内血管损伤首先导致分水岭区缺血，损害锥体束，导致痉挛性双瘫。孕 32 周后，血供自脑干和基底节区转向皮质，此时间段以后的缺氧性损伤以皮质区为主。虽然导致脑室内出血和脑室旁白质软化有一些相同的因素，但后者多数和感染、炎症有关。研究发现，脑室旁白质软化与胎膜早破、羊膜炎、新生儿低血压有很强的相关性。

7. 围生期感染　围生期感染可能是早产、脑室内出血、脑室旁白质软化以及脑瘫的重要因素。产前生殖道感染的特征表现为细胞因子的产生，包括白细胞介素（Il-1，Il-6，Il-8）及其他因子。这些因子会刺激前列腺素分泌增加，可能导致早产；也会对脑内少突胶质细胞和髓鞘产生直接的毒性作用。

8. 预防　对早产孕妇，特别是胎膜早破的孕妇，积极的治疗及预防性使用抗生素可以预防新生儿脑室内出血（见第 34 章）。

母体应用硫酸镁对保护神经（预防脑瘫）的可能性还在研究中。有报道显示，镁制剂可以稳定脑内血管张力、降低脑内血流的波动、减轻再灌注损伤、阻断钙介导的细胞内损伤，也有可能减少细胞因子和细菌内毒素的合成，可减轻感染导致的炎症反应。

四、坏死性小肠结肠炎

坏死性小肠结肠炎临床上常表现为腹胀、肠梗阻、血便。放射学检查常可发现肠壁积气，这是产气细菌入侵或肠穿孔导致肠壁内出现气体而形成的。腹胀和血便常是小肠结肠炎进展的表现，病变严重时需行肠切除。

坏死性小肠结肠炎主要见于低出生体重儿，偶可见于成熟新生儿。导致本病的原因很多，包括围生期低血压、缺氧、败血症、脐静脉插管、换血治疗、牛奶喂养和高张力营养液喂养等。本病有<u>丛集</u>发病的倾向，因此曾怀疑冠状病毒是病因之一。据报道，约有 6% 的早产儿发生坏死性小肠结肠炎。

五、极不成熟儿的预后

对刚有存活能力的 23～25 周胎龄儿而言，上述各种情况会有更突出的表现（表 90-1，也见于第 32 章）。此胎龄组的新生儿死亡率高，幸存者往往面临不成熟导致的严重的神经、视觉及肺损伤。表 90-1 显示的是孕 22～25 周早产儿的结局。这组资料显示，孕 23 周之前的早产儿只有 2 例存活下来。虽然孕 23 周左右的早产儿存活率升高，但 90% 的 22～24 周分娩的早产儿在 6 岁时都伴有中 - 重度残疾。

表 90-1　1995 年英国孕 22～25 周幸存早产儿的 6 年随访结局

结局	孕周（周）			
	22	23	24	25
活产	138	241	382	424
幸存新生儿	2（1）	25（10）	98（26）	183（43）
6 岁时不伴有中 - 重度残疾	1（0.7）	8（3）	36（9）	86（20）

注：表格中数据为：数字（百分比）

（引自 Marlow N, Wolke D, Bracewell MA, et al. Neurologic and developmental disability at six years of age after extremely preterm birth. N Engl J Med, 2005, 352:9.）

更多内容可参考 *Williams Obstetrics* 第 23 版第 29 章 "Diseases and Injuries of the Fetus and Newborn"。

（译者　池丰丽）

第91章 Rh血型不合及其他同种免疫疾病

新生儿溶血性疾病大部分和母体的自身免疫有关。当母体缺乏某种红细胞特异性抗原，但又通过输血或者妊娠胎儿暴露于这种抗原之下时就会发生新生儿溶血，最常见的溶血性疾病类型是ABO血型不合及致敏的Rh血型不合，尚有其他少见的类型如Kell，Kidd，Duffy等抗原所致的血型不合（表91-1）。关于更多非常见抗原的信息，读者可以查阅 *Williams Obstetrics* 第23版第29章。

表 91-1 非典型红细胞抗体及其与胎儿溶血性疾病的关系

血型系统	与溶血性疾病有关的抗原	溶血性疾病的严重程度	推荐的治疗方案
Lewis	(1)		
I	(1)		
Kell	K	轻度至重度(2)	胎儿评估
	K, Ko, Kp	轻度	常规产前检查
	Kp, Js, Js		
CDE（非D）	E, C, c	轻度至重度(2)	胎儿评估
Duffy	Fy	轻度至重度(2)	胎儿评估
	Fy	无相关胎儿疾病	常规产前检查
	By	轻度	常规产前检查
Kidd	Jk	轻度至重度	胎儿评估
	Jk, Jk	轻度	常规产前检查
MNSs	M, S, s, U	轻度至重度	胎儿评估
	N	轻度	常规产前检查
	Mi	中度	胎儿评估
MSSSs	Mt	中度	胎儿评估
	Vw, Mur, Hil, Hut	轻度	常规产前检查
Lutheran	Lu, Lu	轻度	常规产前检查
Diego	D1, Di	轻度至重度	胎儿评估
Xg	Xg	轻度	常规产前检查
P	PP_{1pk}（Tj）	轻度至重度	胎儿评估

续表

血型系统	与溶血性疾病有关的抗原	溶血性疾病的严重程度	推荐的治疗方案
共同抗原	Batty, Becker	轻度	常规产前检查
	Berrens, Evans,Gonzales, Hunt	中度	胎儿评估
	Jobbins, Rm, Ven, Wight	重度	胎儿评估
	Biles, Heibel,		
	Radin, Zd		
	Good, Wight		

（1）尚未发现是新生儿溶血性疾病的原因；（2）伴有胎儿水肿

（经许可引自 the American College of Obstetricians and Gynecologists. Management of alloimmunization during pregnancy. ACOG Practice Bulletin 75. Washington, DC: ACOG, 2006.）

一、ABO 血型系统

虽然血型抗原 A 和 B 的血型不合是新生儿溶血性疾病的最常见原因，但其导致的贫血程度往往比较轻。约 20% 的新生儿存在母婴 ABO 血型不合，但只有 5% 有临床表现。ABO 血型不合不同于 Rh 血型不合（C，D，E 抗原），主要有以下几点。

1. ABO 血型不合常见于第一胎，因为大多数 O 型血的妇女在妊娠前会产生抗 A 和抗 B 凝集素，这和细菌感染后产生抗体的情况类似。

2. 多数抗 A 抗体和抗 B 抗体是 IgM，IgM 不能通过胎盘，所以不会作用于胎儿红细胞；而且胎儿红细胞的 A 和 B 抗原位点比成年人细胞少，所以其免疫原性弱。因此，不需要监测胎儿溶血，也没指征提早分娩。

3. ABO 血型不合较 Rh 血型不合病变轻，很少导致严重的贫血。患儿一般不会发生成红细胞增多症（免疫性胎儿水肿），但可能会发生新生儿贫血、黄疸，治疗可以使用光疗。

4. ABO 血型不合可以影响再次妊娠，但是与 CDE 抗原的 Rh 血型不合不同，很少会进行性加重。1982 年 Katz 等报道，ABO 血型不合再次妊娠时有 87% 的复发率，其中 62% 需要治疗，大多数仅需光疗即可。

由于上述原因，ABO 血型不合更倾向于儿科问题而非产科问题。虽然没必要进行产前监测，但对新生儿严密观察是必要的，因为高胆红素血症可能需要治疗。治疗方法有光疗、O 抗原阴性血的单纯输血或换血治疗。

二、CDE（Rh）血型系统

Rh 血型系统包括 5 种红细胞抗原：C，c，D，E，e，尚未发现 d 抗原。Rh 阴性或 D 阴性是指 D 抗原的缺失。但是 D 抗原的变异体也会导致溶血性疾病，包括弱 D 抗原、D^u 和局部 D 抗原。

　　CDE 红细胞抗原在临床上很重要，因为 D 抗原阴性个体在初次接触此抗原就会发生同种免疫。CDE 抗原基因位于一号染色体短臂，其遗传不依赖于其他血型基因。像大多数基因一样，其分布有明显的种族差异。约 99% 的美洲土著人、因纽特人、中国人和其他亚洲人都是 D 抗原阳性的，大约 93% 的非裔美国人 D 抗原阳性，而高加索人仅 87% 有 D 抗原。迄今为止对所有种族的研究资料显示，巴斯克人 D 抗原阴性发生率最高，为 34%。

　　C，c，E，e 抗原的抗原性比 D 抗原弱，但也可以导致胎儿成红细胞增多症。故所有孕妇都应常规行红细胞 D 抗原检测，以及其他非常规抗体的检测。

三、其他血型系统不合

　　由于对 D 抗原阴性孕妇常规注射抗 D 免疫球蛋白以预防其同种免疫的发生，所以显著的产前溶血性疾病更多的是由非常见红细胞抗原引起，间接 Coombs 试验可以用来筛查母体血清的异常抗体（表 91-1）。

　　多个大型研究显示，抗红细胞抗体存在于 1% 的妊娠妇女，其中 40%～60% 是直接抗 CDE 抗体的。抗 D 抗体是最常见的，其次是抗 E，抗 c，抗 C。1/3 抗 C 或抗 Ce 血型不合的胎儿会发生新生儿溶血，但不会有严重疾病。然而，12/46 的抗 c 血型不合的胎儿会发生严重的溶血，其中 8/12 需要输血。

　　抗 Kell 抗体也比较常见。所有非常见抗体中 1/4 来自 Lewis 血型系统，因为这些抗体不作用在胎儿红细胞上，且在出生后数周才表达，故不导致新生儿溶血。

　　1. Kell 抗原　大约 90% 的高加索人 Kell 抗原为阴性。一般不做 Kell 血型的常规检测，90% 的抗 Kell 的案例来源于曾输注 Kell 抗原阳性血液的人。和 CDE 抗原类似，Kell 抗原致敏后会发生母胎血型不合。Kell 抗原致敏的临床表现可能比 D 抗原致敏更严重，因为抗 Kell 抗体会和胎儿骨髓红细胞前体结合，从而阻碍贫血引起的造血反应。因此，其贫血出现早，且程度更严重。

　　因为红细胞产生极少，导致溶血和羊水胆红素均较少，所以其贫血严重程度不能由母体抗 Kell 抗体滴度或羊水胆红素水平来预测。一些学者建议，在母体抗 Kell 抗体滴度≥1∶8 时进行评估。另外，一些学者建议对显著阳性滴度的最初评估应采取脐血穿刺而非羊水穿刺，因为 Kell 抗原致敏引起的贫血往往比羊水中检测到的胆红素水平要严重。采用多普勒检测胎儿大脑中动脉流速来排除此疾病的方法将在后面做讨论。

　　2. 其他抗原　Kidd（JK^a），Duffy（Fy^a），c-，E- 以及更不常见的 C 抗原，均可以导致成红细胞增多症，其严重的程度可以与 D 抗原致敏引起的类似（表 29-5）。Duffy 血型系统有两种抗原：Fy^a 和 Fy^b，一些非裔美国人这两种抗原都缺乏，Fyª 是最具致敏性的。Kidd 血型系统也有两种抗原：JKª 和 JKᵇ，人群中分布如下：JK（a+b⁻）占 26%；JK（a⁻b+）占 24%；JK（a+b+）占 50%。上述这些抗原的同种免疫大多数发生在输血治疗后。

如果检测到红细胞 IgG 抗体，或对其存在任何疑义，临床医师需要谨慎行事，并评估妊娠。如表 29-5 所示，许多严重的同种免疫都和稀有血型抗原相关。

四、免疫性胎儿水肿（胎儿水肿）

因 D 抗原引起的同种免疫导致的溶血严重程度不一，胎儿和新生儿的器官病理变化也随之不同。严重而持续的溶血会导致显著的骨髓红细胞系增生，并出现髓外造血，特别是脾和肝，有可能引起肝功能异常，并出现心脏增大和肺出血。严重情况下胎儿或婴儿会出现明显的皮下组织水肿、浆膜腔渗出，就可以诊断胎儿水肿。胎儿水肿是指在 2 个或以上部位出现异常液体，例如胸腔、腹腔或者皮肤。利用超声检查很容易做出诊断。胎盘通常也有明显的水肿、轻微增大并有沼泽样表现、绒毛叶突出、绒毛水肿。

Rh 血型不合导致胎儿水肿的确切病理生理仍不清楚。各种理论包括严重贫血导致的心力衰竭、严重贫血缺氧导致的毛细血管渗漏、髓外造血引起肝实质破坏从而导致的门静脉和脐静脉高压、肝功能异常引起低蛋白血症导致的胶体渗透压降低等。

水肿胎儿可以在宫内因严重贫血和循环衰竭而死亡，胎儿心率呈正弦曲线样是严重贫血和临近死亡的征象（见第 12 章）。活产水肿新生儿表现为苍白、水肿、柔弱无力，多数需要复苏处理；脾和肝增大，可能出现大片的瘀斑或散在的瘀点；呼吸暂停和心搏骤停也较常见。

1. 高胆红素血症　病情较轻的新生儿出生时情况可能比较正常，仅在生后几个小时内出现黄疸。严重的黄疸如不及时治疗，可以导致核黄疸，引起基底节的中枢神经系统损害。出生时存在溶血性疾病的新生儿，如果是由于红细胞生成障碍导致的贫血，其贫血可能持续数周至数月。

2. 围生儿死亡率　D 抗原阴性的妇女在妊娠期或产后即刻常规预防性注射抗 D 免疫球蛋白，使由于 D 抗原引起同种免疫性溶血的围生儿死亡率有了显著的下降。存活率提高的另一个原因是产前输血，以及在必要时提前分娩。胎儿输血治疗的出现使单纯严重贫血的胎儿存活率超过 90%，如发展至胎儿水肿，其存活率则为 70%。

五、D 抗原同种免疫妊娠的确定

怀孕后的初次产前检查时进行血型和抗体筛查，母体血清不规则抗体可通过间接抗人球蛋白实验（间接 Coombs 试验）来检测。若显示阳性，则需确认其特异性抗体，并鉴定其免疫球蛋白的亚型是 IgG 或 IgM。只有 IgG 才有意义，因为 IgM 不能通过胎盘屏障导致胎儿溶血。如果是已知的能导致胎儿溶血性贫血的 IgG（表 91-1），则需进行抗体滴度测定。临界滴度是指若抗体滴度达到此水平，则需要进一步的评估。每种抗体的临界滴度可能不一样，可由各个实验室单独确定。比如，抗 D 抗体的临界滴度在 1：16，如果 ≥1：16 则预示有可能发生严重的溶血性疾病。其他抗体的临界滴度也常常假定为 1：16，但是大多数实验室没有足够的数据支持这一假设。Kell 血型系统是个例外，其临界滴度为 1：8 甚至更低。

六、D 抗原同种免疫的处理

处理是个体化的，包括对母体抗体滴度的监测、对胎儿大脑中动脉收缩期峰值血流速度的超声监测、羊水胆红素的分析，或胎儿血液采样分析。准确的孕周是非常关键的，前次妊娠时发生胎儿贫血的孕周很重要，因为再次妊娠时贫血发生得会更早，且更为严重。在第一次致敏的妊娠中，若抗体检查为阳性，但滴度低于临界水平时，应在每次产检时重复检测抗体滴度，间隔一般为 1 个月。一旦达到或超过临界滴度，就需要进一步的评估，之后的滴度检测是没有意义的。如果不是第一次致敏的妊娠，那么妊娠就被认为是存在风险，母体的抗体滴度是不可靠的。

1. 羊水光谱分析　约 50 年前，Liley 表明了羊水光谱分析测量胆红素浓度预测溶血程度的效用，从而间接地评估贫血。MCA 多普勒血流检测也越来越多地与羊水分析相结合。

由于羊水胆红素含量少，其浓度要通过分光光度计来测定，以 450nm 的吸光度变化为准，即 $\triangle OD_{450}$。胎儿贫血的可能性可以通过 $\triangle OD_{450}$ 值绘制出来的图上的各个区域来判定。原始 Liley 图（未显示）是描绘孕 27~42 周的，包括 3 个区域。区域 1 提示胎儿为 D 抗原阴性或者仅有轻微病情；区域 2 提示胎儿存在贫血，区域 2 下部分的预期血红蛋白水平是 110~139g/L（11~13.9g/dl），上部分的预期血红蛋白水平是 80~109g/L（8~10.9g/dl）；区域 3 提示严重贫血，血红蛋白低于 80g/L［8.0g/dl（Liley，1961）］。

利用"Liley 曲线"可以决定处理方案，那时的选择是胎儿腹腔内输血或提早分娩。Liley 图随后被 Queenan 及其同事修改（图 91-1），这些研究人员收集了 75 例 D 抗原免疫的孕妇及 520 例正常妊娠的孕妇，总共 845 例羊水标本，从孕 14 周起编制 Liley 型曲线。从图上可以看出，孕中期羊水胆红素水平本身就高，在一个不确定的大区域，所以在这个区域中的胆红素浓度不能准确预测胎儿血红蛋白浓度。因此，如果在孕 25 周前预测胎儿可能存在严重的贫血、水肿，多数选择胎儿血样采集来确定，而非羊膜腔穿刺术。

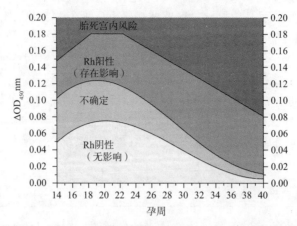

图 91-1　孕 14~40 周根据羊水胆红素△OD$_{450}$值推荐处理分区

[引自 Queenan JT, Thomas PT, Tomai TP, et al. Deviation in amniotic fluid optical density at a wavelength of 450 nm in Rh isoimmunized pregnancies from 14 to 40 weeks' gestation. A proposal for clinical management. Am J Obstet Gynecol, 1993, 168（5）:1370–1376.]

2. 胎儿血样采集　胎儿血液可通过脐带穿刺来获取，此技术虽然有流产的风险，但是通过脐带穿刺除了可以进行胎儿血红蛋白测定外，还可以根据指征进行宫内输血。

3. 分娩　治疗的目标是分娩一个成熟、健康的胎儿。当处理包括连续羊水△OD$_{450}$测定或宫内输血时，应利用第 9 章和第 12 章所描述的各种技术严密监测胎儿情况。

4. 新生儿换血治疗　一些学者主张，病情严重的胎儿最后一次输血时间应在 30~32 周，同时给予皮质类固醇，并在 32~34 周时分娩，其余则继续输血至 36 周。无论何种情况，分娩时都要采集脐血行血红蛋白浓度测定及直接抗人球蛋白试验（直接 Coombs 试验）。如果婴儿贫血明显，最好能及时利用最近收集的 O 型 Rh D 阴性红细胞完成初步换血。如果婴儿贫血不明显，由胆红素浓度增长率、婴儿成熟度，和其他并发症来决定是否需要进行换血。胎儿输血后的幸存者大多数生长发育正常。

七、预防

抗 D 免疫球蛋白是一种 7S 免疫球蛋白 G，从含高滴度 D 抗体的血浆中通过低温乙醇分离提取，每一剂量可以提供不低于 300μg 的 D 抗体，可以中和 15ml 的胎儿红细胞。将其给予尚未致敏的 D 抗原阴性孕妇可以预防 D 抗原致敏。

在分娩后 72h 内给未致敏 D 抗原阴性产妇应用这种球蛋白具有很好的保护效果。任何妊娠相关可能导致胎儿 - 母体出血的情况都应该应用抗 D 免疫球蛋白，包括流产、人工流产、葡萄胎清宫及异位妊娠。除此之外，所有 D 抗原阴性的孕妇在妊娠 28 周时都应该预防性应用抗 D 免疫球蛋白。

在大量胎儿 - 母体出血时，单剂量抗 D 免疫球蛋白可能不足以中和输入的红细胞，Kleihauer-Betke 试验可以测定循环中胎儿血细胞数量，然后根据结果调整抗 D 免疫球蛋白的用量。

更多内容可参考 *Williams Obstetrics* 第 23 版第 29 章 "Diseases and Injuries of the Fetus and Newborn"。

（译者 池丰丽）

第92章 胎儿和新生儿损伤

一、颅内出血

颅内出血是指胎儿和婴儿以下部位的出血：硬膜下、蛛网膜下隙、皮质、脑白质、小脑、脑室和脑室周围。脑室内出血进入脑实质内是颅内出血中最常见的类型，通常是由于发育不成熟所致（见第90章）不合并蛛网膜下隙或硬膜下出血的孤立性脑室内出血和外伤无关。在实际情况中，约有 6% 的原本正常出生的新生儿在超声检查中发现存在室管膜下生发基质出血，而这些病例都无明显的产科原因。

现在已不再认为产伤是颅内出血的常见原因。胎儿头部有相当大的可塑性，可以经受产道挤压塑形，颅骨、硬脑膜和脑组织本身都允许相当程度的变形而不产生问题。但是，严重的塑形、明显的重叠可以导致脑皮质和矢状窦间的桥静脉撕裂。更少见的有脑内静脉破裂、Galen 静脉瘤与直窦连接部破裂，或者脑幕本身出血。

临床表现：有关新生儿机械性损伤导致颅内出血的临床神经学数据很少，脑幕撕裂导致的硬膜下出血和大量的幕下出血在出生时就可有神经功能障碍的表现，病情严重时，可出现新生儿神志模糊甚至昏迷、颈项强直及角弓反射。

蛛网膜下隙出血时可以没有症状或者仅有轻微症状，但有些患儿可以出现间歇性的癫痫发作甚至严重病情恶化。头部超声检查、CT 或者磁共振成像不仅仅具有诊断价值，也有助于了解颅内出血的病因和频率，如脑室周围出血和脑室内出血常常发生在过早出生的早产儿，而这些多数与产伤无关。

二、头颅血肿

头颅血肿通常是指在分娩过程中颅骨骨膜受到损伤所致，但这也可以在没有产伤的情况下出现，发生率约为 1.6%。出血范围可涉及 1 块或 2 块顶骨。可以通过其与骨膜的关系来区分头颅血肿和产瘤（图 92-1）。产瘤是骨膜外的头皮组织水肿形成的局部肿胀，而头颅血肿在刚分娩的数小时内不一定出现，而后逐渐增大，通常需要数周甚至数月的时间才能消失。相比之下，产瘤在出生时最大，而后逐渐变小，通常在出生后几个小时内（较小者）或几天内（较大者）消失。血肿持续增大并伴有其他部位的广泛性出血时，应当进行详细的检查，包括影像学检查和凝血因子的检查。

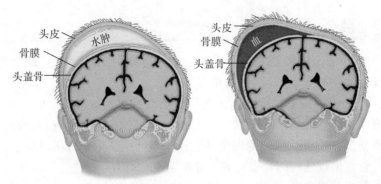

图 92-1 大产瘤（左图）和头颅血肿（右图）的区别。产瘤由水肿液组成，覆盖骨膜。而头颅血肿在骨膜以下，由血液组成

[经许可转载自 Cunningham FG, Leveno KJ, Bloom SL, et al（eds）. Williams Obstetrics. 23rd ed. New York, NY: McGraw-Hill, 2010.]

三、脊髓损伤

臀位分娩时的过度牵拉可引起脊髓过伸并可伴有出血，也可能出现椎体的骨折或者脱位。旋转产钳也与高位的脊髓损伤有关。

四、臂丛神经损伤

臂丛神经损伤是比较常见的产伤，发生率为 500～1000 例足月分娩中有 1 例，出生体重的增加和臀位产是主要的危险因素，在第 17 章和第 39 章已有详细阐述。

Duchenne 或 Erb 瘫痪曾被错误地认为仅出现在巨大儿或肩难产时。而事实上，仅有 30% 的臂丛神经损伤是发生在巨大儿（定义为出生体重≥4000g）。神经损伤引起三角肌和冈下肌瘫痪，并累及前臂屈肌，导致全臂无力，贴近躯干，前臂伸位、内旋，手指的功能多数存在。病变可能是臂丛神经上干的神经根受牵拉或撕裂导致。因为在正常头位产时，将胎头向侧方牵拉有助于胎肩的娩出，所以即使没有明显的难产表现时，仍可能出现 Erb 瘫痪。臂丛神经下干的损伤比较少见，表现为手部的瘫痪，也称为 Klumpke 瘫痪。

五、面瘫

面瘫可以在出生时就很明显，也可以在出生后短时间内出现。面神经自茎突乳突孔穿出，产钳后叶压迫到该部位时可以造成面瘫的发生，面部一般会有明显的产钳压迹。这种情况在自然分娩时也可以发生。多数在出生后几天内自然恢复。

六、骨折

锁骨骨折是比较常见的，在正常分娩的过程中不可预测且难以避免，有报道称其发生率约为 1000 次活产中有 18 例。

肱骨骨折比较少见，可发生于头位产胎肩娩出困难或臀位产手臂过伸时，约 70% 的病例发生在顺产过程中。产伤时的上肢骨折通常是青枝骨折，也可以是合并有短缩、重叠或移位的完全性骨折。当怀疑新生儿骨折时应触诊锁骨及所有的长骨，出现任何的骨擦音或不寻常表现时均需立即进行放射学检查。

股骨骨折相对少见，一般和臀位产有关。

颅骨骨折可以由暴力助产所致，尤其是在使用产钳时，也可以发生在自然分娩，甚至是剖宫产分娩时。

七、肌肉损伤

分娩过程中可能出现胸锁乳突肌损伤，特变是在臀位助产时。可能造成肌肉的撕裂、肌鞘的损伤或产生血肿，最终导致瘢痕性挛缩。颈部自然生长变长的过程中，由于损伤肌肉失去了正常的弹性，不能达到正常的延长速度，从而使头部逐渐偏向损伤肌肉的一侧，从而形成斜颈。

八、羊膜束带综合征

羊膜束带综合征十分罕见，可以造成肢体局部的环形收缩、手指、足趾甚至肢体的缺失，其发生的原因尚有争议。有学者认为其与胚芽发育异常有关，也有人认为是胚胎早期羊膜破裂后形成的粘连性束带，收缩切割肢体，甚至可以导致宫内截肢。

九、先天性压迫畸形

机械性的压迫因素可来自于长期的羊水过少、子宫体积小或形态异常，对胎儿可能产生塑形性的改变，形成特定的畸形，如足下垂、足内翻、脊柱侧弯、髋关节脱位等（详见第 10 章）。羊水过少也可以导致肺发育不良。

更多内容参考 *Williams Obstetrics* 第 23 版第 29 章 "Diseases and Injuries of the Fetus and Newborn"。

（译者 杨颖俊）

第93章　胎粪吸入、脑瘫和其他胎儿及新生儿疾病

一、足月新生儿的呼吸窘迫

虽然和早产儿相比足月新生儿的发生率要低（见第90章），但他们仍可以出现明显的呼吸系统并发症。常见的病因包括败血症、宫内获得性肺炎、持续性肺动脉高压、胎粪吸入综合征及肺出血。特别是B族链球菌败血症，是足月儿呼吸窘迫的常见原因。

治疗上与前面章节（见第90章）中所述的早产儿肺表面活性物质缺乏导致的呼吸窘迫相似。新生儿监护技术的进步改善了呼吸窘迫的生存率，也降低了其致残率。两项最重要的技术进步是高频呼吸机的应用及使用一氧化氮扩张肺动脉来治疗肺动脉高压。与传统治疗方法相比，一氧化氮治疗显著改善了氧合功能，降低了死亡率，减少了体外膜肺氧合的使用。

1.胎粪吸入　胎粪吸入性肺炎是由于吸入了被胎粪污染的羊水后所导致的一种严重的以化学性肺炎和气道梗阻为特征的肺部疾病，主要表现为组织炎症和低氧血症。吸入的过程可以发生在产前或分娩的过程中，也可以发生在剖宫产时。严重情况下可以发展成持续性的肺动脉高压并导致死亡。

约20%足月儿的羊水受到胎粪的污染。过去这一现象曾被认为是"胎儿宫内窘迫"的表现，仅在胎儿宫内缺氧时才会出现。然而，现在认为，大部分情况下，胎儿排泄胎粪的过程是胃肠道发育成熟的表现，或是脐带受压后反射性刺激迷走神经的结果。但是，无论如何，羊水胎粪污染是全球公认的导致不良围生期结局的标志。

产前吸入胎粪污染的羊水是比较常见的。在羊水量正常时，胎粪会被羊水稀释，健康且无宫内缺氧的胎儿吸入后，可以通过正常的生理机制自肺部将其排出。但是在某些婴儿中，吸入的胎粪不能完全被排出，就会导致胎粪吸入综合征。这一综合征可以发生在没有任何异常的正常分娩后，但在过期妊娠及合并胎儿宫内生长发育受限时比较常见。胎粪的浓度可以不同，胎粪吸入综合征易发生在胎粪黏稠或较厚的情况下。妊娠胎粪吸入的高危因素有羊水量减少，同时合并脐带受压或胎盘功能不良时易引起胎粪的排出。在这种情况下，胎粪较为黏稠，不易被羊水稀释，而受压的胎儿也无法清除吸入的胎粪。

（1）预防：早期的研究发现，胎粪吸入综合征可以通过以下方法预防：在胎头娩出而胎儿胸部尚未娩出时，用喉镜检查胎儿声带，如发现有胎肺存在时需进一步清理气道。虽然这种产科及儿科协作的方法在分娩时经常使用，但其对预防胎粪吸入综合征是否有确切的效果尚不明确。

（2）羊膜腔灌注：当胎粪很黏稠或胎心监测反复出现可变减速时，行生理盐水羊膜腔内灌注可能有用。但是羊膜腔灌注不能降低中重度胎粪吸入的发生及围生儿死亡率，也不能降低剖宫产率。美国妇产科医师学会（羊膜腔灌注不能防止胎粪吸入综合征的发生。委员会意见，第 346 号，2006）不建议采用羊膜腔灌注来减少胎粪吸入综合征的发生。

2. 处理　在胎肩娩出之前应仔细吸引清理胎儿口腔及鼻孔，一般使用吸球即可，也可以使用羊水收集器，但应该连接到负压吸引器以避免操作者用口吸引。

对于反应较差的新生儿，或者已经排出黏稠、颗粒状胎粪的新生儿应将其放置于红外线辐射保温床上，在直视下清理下咽部残余的胎粪，然后再进行气管内插管，吸引下呼吸道的胎粪。此外，胎儿胃需要排空，以避免再次吸入胎粪。对于反应良好的新生儿，如有稀薄的胎粪污染羊水时，是否需要进行气道内吸引仍存在争议。

二、脑性瘫痪

1862 年，来自伦敦的 William　Little 医师首次讲述了 47 例出现痉挛性僵直的儿童病例，并暗示出生时的窒息是这一现象发生的原因，至此以来，关于脑性瘫痪的病因一直处于争论之中。100 年前，Sigmund Freud 对此说法提出疑问，因为大部分生产过程异常的新生儿反而没有这种结果。现在认为，脑瘫的发生是多种原因共同作用所致，包括基因、生理、环境及产科因素。尽管脑瘫是个多因素疾病，但出生时窒息这一说法已经深深地影响了无数的产科医师和儿科医师。这也是造成美国每 3 个婴儿中就有 1 个是剖宫产分娩的主要原因。不幸的是，近 6 年来，剖宫产率显著增加，但脑瘫的发病率没有任何下降。一些产科医师、儿科医师、神经科医师及几乎所有的原告律师仍然错误的将脑瘫发生的原因归结为"出生时窒息"。

脑性瘫痪是一组以慢性的运动和姿势异常为主要表现的疾病，往往起始于生命的早期，并且是进行性的。脑瘫可以根据神经功能障碍的类型进行分类（如痉挛、运动障碍、共济失调等），或者根据受累的肢体进行分类（如四肢瘫、双瘫、偏瘫或单瘫）。

脑瘫的主要类型有：①痉挛性四肢瘫——多数合并智力低下和惊厥发作。②双侧瘫痪——常见于早产儿或低体重出生儿。③偏瘫。④舞蹈样手足徐动症。⑤混合型。严重智障（定义为智商 IQ 低于 50），约占脑瘫人群的 25%。

1. 发病率和流行病学　脑性瘫痪的发病率为每 1000 例活产新生儿中 1～2 例。特别需要指出的是，自 1950 年以来，脑瘫的发病率没有变化，但在某些国家可能有升高。如同预期的一样，随着低体重出生儿存活率的增加，脑瘫也呈同比例的增高。随着监护技术的进步，极早产儿的生存率得到了明显的提高，但在早产儿后遗的功能障碍，如脑瘫等方面却没有显著的改善。脑瘫最常见的相关风险因素有：①基因异常，如母亲智力低下、小头畸形，先天畸形等；②出生体重低于 2000g；③妊娠周数不足 32 周；④感染（表 93-1）。

表 93-1　与儿童脑瘫相关的产前及围生期危险因素

危险因素	危险指数	95% 可信区间
月经周期延长（＞36d）[1]	9.0	2.2～37.1
羊水过多[1]	6.9	1.0～49.3
胎盘早剥[1]	7.6	2.7～21.1
妊娠间隔小于 3 个月或大于 3 年	3.7	1.0～4.4
出生体重低于 2000g[1]	4.2	1.8～10.2
自发性早产	3.4	1.7～6.7
孕 23～27 周早产	78.9	56.5～110
臀位产、面先露或者横位分娩[1]	3.8	1.6～9.1
严重出生缺陷[1]	5.6	8.1～30.0
非重大出生缺陷	6.1	3.1～11.8
分娩至啼哭间隔超过 5min[1]	9.0	4.3～18.8
胎盘重量低[1]	3.6	1.5～8.4

（1）在围产儿协作项目中也显示与脑瘫的发生有关

（引自 Livinec F, Ancel PY, Marret S, et al. Prenatal risk factors for cerebral palsy in very preterm singletons and twins. Obstet Gynecol, 2005, 105:1341. Nelson KB, Ellenberg JH. Antecedents of cerebral palsy: Univariate analysis of risks. Am J Dis Child, 1985, 139:1031. Nelson KB, Ellenberg JH. Antecedents of cerebral palsy: Multivariate analysis of risk. N Engl J Med, 1986, 315:81. Torfs CP, van den Berg B, Oechsli FW, et al.Prenatal and perinatal factors in the etiology of cerebral palsy. J Pediatr, 1990, 116:615.）

2. 分娩过程的处理　产科医师及法律机构很自然的想知道，脑瘫的发生是否与一些可以预计或避免的分娩过程中的不当处理有关。但实际上有 70%～90% 的脑瘫的发生与分娩过程中的窒息不相关。连续胎心电子监测对脑瘫的预测及预防作用仍在研究之中。现有的研究数据显示，这种监护既不能预测，也不能降低脑瘫发生的风险。此外，也没有发现可以预测脑瘫发生的特定的胎心率类型（见第 13 章）。

3. 新生儿脑病　新生儿脑病用于描述在出生的最初几天内出现的神经功能紊乱综合征，包括启动及维持呼吸运动障碍、反射功能低下、张力低下、神志处于正常状态以下并常有惊厥发作。很多新生儿脑病的致病因素可以导致或根本不会导致脑瘫的发生（ACOG，AAP 2003）。缺氧是其中一个因素，根据原因不同，既可以发生在分娩过程中，也可以发生在妊娠的初期。

美国妇产科医师学会（Inappropriate use of the terms fetal distress and birth asphyxia. Committee Opinion No. 197, February 1998, Committee Opinion No. 303,

October 2004）将出生时窒息定义为①脐血检测提示严重的代谢性或混合型酸中毒（pH 低于 7.00）；② Apgar 评分 0～3 分持续时间超过 5min；③出现新生儿神经系统后遗症的表现，如癫痫、昏迷或张力减退，功能障碍累及心血管、胃肠道、血液系统、肺、肾中的一个或多个器官。轻度脑病主要表现为易激惹、烦躁、神经过敏、肌张力增高、肌张力低下；重度脑病定义为昏迷、多发惊厥、反复呼吸暂停。重度脑病往往预示着脑瘫及认知障碍的出现。

三、高胆红素血症

胎儿的间接胆红素或者直接胆红素可以通过胎盘进入母体循环，反之也是如此，如果母体血浆中的间接胆红素水平增高时，母体胆红素也可以通过胎盘进入胎儿体内。来自胎儿的葡萄糖苷酸胆红素是水溶性的，在血浆浓度升高时沿正常途径自肝分泌入胆汁并从肾排泄入尿液。若胎儿的间接胆红素不能排泄入尿液或胆汁时，可以引起婴儿的严重疾病。

1. 胆红素脑病　对胎儿及新生儿，尤其是早产儿血液中间接胆红素浓度高度重视的原因是其与胆红素脑病有关。脑部基底节和海马区被胆红素黄染，标志着这些区域的变性。存活婴儿常表现为痉挛、肌肉运动不协调及各种程度的智力低下。虽然胆红素脑病可以发生在间接胆红素浓度比较低的情况下，但是当血液间接胆红素浓度高于 307.8～342μmol/L（18～20mg/dl）时，尤其是在早产儿中，胆红素脑病的发生和间接胆红素水平呈现正相关。

2. 母乳性黄疸　母乳喂养的婴儿出现母乳相关性黄疸的原因是母亲分泌 pregnane-3α，20ß-diol 到乳汁中，这种类胆固醇物质通过抑制葡萄糖醛酸基转移酶活性阻断了胆红素的结合。牛乳及人乳可以阻断游离胆红素的再吸收，而出现母乳性黄疸婴儿母亲的乳汁则无这样的作用，甚至可以促进游离胆红素的再吸收。母乳性黄疸发生时，血清胆红素水平在出生后第 4 天开始升高，第 15 天达到峰值，如果继续母乳喂养，胆红素峰值会持续 10～14d，然后在数周内缓慢下降。到目前为止，没有发现母乳性黄疸可以导致胆红素脑病现象的发生。

3. 生理性黄疸　除溶血性疾病外，生理性黄疸是最常见的间接胆红素增高所致的黄疸。在正常足月产婴儿中，血清胆红素水平在出生后的 3～4d 升高到 171μmol/L（10mg/dl）左右，而后黄疸迅速下降。而在早产儿中，这种胆红素上升期持续的时间更长，也可能更为严重。

4. 治疗　目前主要采用光疗来治疗高胆红素血症，在某些未明机制下，光线可以促进肝分泌间接胆红素，在多数情况下，应用光疗可以使胆红素发生氧化，从而降低胆红素水平。光疗时，应当尽可能最大面积的将体表暴露在治疗光线之下，每 2 小时给婴儿翻身，严密监测体温，防止脱水。荧光源要选用适宜的波长，眼部给予确切的保护，避免光线照射到眼睛。至少在结束光疗后的 24h 内应复查血清胆红素。极少数情况下，需要进行换血治疗。

四、非免疫性胎儿水肿

胎儿水肿是指胎儿身体的 2 个及以上部分出现过多的液体，如胸腔、腹腔、皮肤等，一般合并有羊水过多和胎盘增厚。随着超声检查的普及，胎儿水肿经常可以被发现且多数的致病原因也可以被找到。很多致病因素可以导致胎儿水肿（表 93-2）。无论何种原因导致的胎儿水肿，预后都较差，尤其是在孕 24 周前出现的胎儿水肿。

表 93-2　胎儿水肿的一些原因

胎儿原因		
结构异常		
	心脏	房间隔或室间隔损伤、左心发育不良、肺动脉瓣关闭不全、Ebstein 主动脉下狭窄、心脏扩大、房室管缺损、单心室、法洛四联症、卵圆孔早闭、内膜弹力纤维增生症
	胸腔	膈疝、肺囊腺瘤样病变、肺发育不良、肺错构瘤、纵隔畸胎瘤、乳糜胸
	胃肠道	空肠闭锁、肠扭转、肠旋转不良或重复、胎粪性腹膜炎
	泌尿系统	尿道狭窄或闭锁、后尿道瓣膜、膀胱穿孔、梅干腹、神经源性膀胱、输尿管囊肿
	综合征	致死性侏儒、先天性多发性关节挛缩、窒息性胸营养不良、低磷酸酯酶症、成骨不全症、软骨发育不全症、软骨病、隐性淋巴水囊瘤、Neu-Laxova 综合征、Saldino-Noonan 综合征、Pena-Shokeir I 型综合征
	传导缺陷	室上性心动过速、心脏传导阻滞（包括孕妇系统性红斑狼疮）
	其他	水囊瘤、先天性淋巴水肿、多脾综合征、神经母细胞瘤、结节性硬化症、骶尾部畸胎瘤
非整倍体		21- 三体综合征、其他三体综合征、Turner 综合征、三倍体
血管病变		动静脉分流、大血管血栓（腔静脉、门静脉或股静脉）、Kasabach-Merritt 综合征
感染		巨细胞病毒、弓形虫病、梅毒、利斯特杆菌病、肝炎、风疹、细小病毒、钩端螺旋体病、Chagas 病
多胎妊娠		双胎输血综合征（TTTS）、双胎反向动脉灌注序列征（TRAPS）
其他		α- 珠蛋白生成障碍性贫血（巴氏水肿胎）、卵巢囊肿扭转、胎儿创伤、贫血、戈谢病、神经节苷脂贮积病、涎酸贮积症
胎盘原因		绒毛膜血管瘤、母胎输血、动静脉分流、胎盘创伤伴胎儿出血
母体原因		
药物		吲哚美辛

1. 诊断　超声检查即可以做出诊断。根据情况，进一步的母体血液学检测包括血红蛋白电泳、K-B 实验、间接抗人球蛋白实验、病毒血清学检测（梅毒、

弓形虫、巨细胞病毒、风疹病毒、细小病毒 B19 等）。胎儿脐血穿刺取样可以检测胎儿染色体核型、血红蛋白浓度、电泳、肝转氨酶、针对感染原的血清学特异性 IgM 抗体检查等。

2. 处理　有些胎儿心律失常导致的水肿可以通过药物控制，母胎输血或细小病毒 B19 感染引起的严重贫血需要进行输血治疗，双胎输血综合征所致的受血儿水肿可以通过宫内治疗得以改善。因为导致胎儿水肿的大部分病变对于胎儿及新生儿来说都是致死性的，所以在多数情况下给胎儿进行治疗是不可能的。一般来说，当胎儿出现持续性水肿时，在排除了胎儿心脏发育异常及非整倍体的情况下，只要胎儿的成熟度发育到能够生存时既可以考虑分娩。非常早期出现的胎儿水肿则需要动态观察。

五、胎儿心律失常

随着实时超声检查的广泛应用，胎儿心律失常较容易被发现，进而成了一个相对常见的问题。尽管大部分胎儿心律失常是一过性的、良性的心律失常，但某些心动过速如果持续时间过长，可以引起胎儿充血性心力衰竭、非免疫性胎儿水肿甚至导致胎儿死亡。持续性的心动过缓虽然很少伴发胎儿水肿，但可能存在心脏病变，如结构性异常、自身免疫性心肌炎等。良性心律失常（孤立性的期外收缩）是最常见的心律失常的类型（表 93-3）。

表 93-3　耶鲁大学 198 例胎儿心律失常的类型分布

孤立性期外收缩（164 例）
房性（145 例）
室性（19 例）
持续性心律失常（34 例）
室上性心动过速（15 例）
完全性心脏传导阻滞（8 例）
心房扑动或纤颤（5 例）
室性心动过速（2 例）
二度心脏传导阻滞（2 例）
窦性心动过缓（2 例）

（引自 Kleinman CS, Copel JA, Weinstein EM, Santulli TV, Hobbins JC: In utero diagnosis and treatment of fetal supraventricular tachycardia. Semin Perinatol, 1985, 9:113．)

胎儿持续性心动过缓的预后不佳。典型的心动过缓起因于房室间隔的结构发育异常或者心脏传导阻滞，50% 的怀有先天性心脏传导阻滞胎儿的母体体内存在抗胎儿心肌组织抗体。抗 SS-A（抗 Ro）抗体是最常见的抗体之一，对胎儿心脏传导组织有特异性亲和力。不幸的是，由这些抗体激发的组织炎症所产生的损伤是永久性的，幸存的胎儿很可能在出生后即需要安装起搏器。

六、新生儿出血性疾病

新生儿出血性疾病是一种以自发性内出血或外出血为特征的新生儿疾病，同时伴有凝血酶原降低、维生素 K 依赖性凝血因子（V，Ⅶ，Ⅸ，Ⅹ）的极度降低。出血可以发生在出生后的任何时间，但多数在出生 1~2d 后出现。可以在外表健康的足月儿中发生，但在早产儿中的发病率更高。其病因除维生素 K 缺乏以外，还包括血友病、先天性梅毒、败血症、血小板减少性紫癜、成红细胞增多症及颅内出血等。

血液凝血酶原降低似乎与胎盘转运维生素 K_1 到胎儿的能力低有关。孕妇血中的维生素 K_1 水平较未孕的成年妇女低，目前尚不清楚维生素 K 是如何通过胎盘转运的。由于母乳中仅含有极少量的维生素 K，所以新生儿维生素 K 缺乏所致的出血性疾病似乎与纯母乳喂养而缺乏维生素 K 的食物供给有关。母亲服用抗惊厥药物也可以导致婴儿维生素 K 依赖性凝血因子的降低（详见第 8 章）。

新生儿出血性疾病可以通过肌内注射 1mg 维生素 K_1（植物甲萘醌）来预防，对已出现的活动性出血，可以静脉给予维生素 K_1。

七、血小板减少症

1. 免疫性血小板减少症（immune thrombocytopenia，ITP）　来自母体的抗血小板 IgG 抗体可以引起胎儿 - 新生儿血小板减少，但这种情况十分罕见。多数严重病例是由于同种免疫导致，也可见于母体的自身免疫性疾病，特别是免疫性血小板减少症（IPT）。在治疗母体血小板减少症时，常会使用皮质类固醇提升母体血小板水平，但这种治疗方案对于胎儿的血小板减少多数没有效果。

2. 同种免疫性血小板减少症（alloimmune thrombocytopenia，ATP）　同种免疫性血小板减少症与免疫性血小板减少症主要的不同在于，其产生的原因是母体对于胎儿血小板抗原产生同种免疫所致，与 D 抗原同种免疫的机制相同（Rh 血型不合，详见第 91 章），母体的血小板水平是正常的，所以在新生儿出生后发现异常之前一般不会怀疑到此病。另一个主要的不同点是同种免疫性血小板减少症的血小板减少往往很严重，经常会出现颅内出血（详见第 90 章）。根据报道，ATP 的发生率是 1000~10 000 活产新生儿中有 1 例。

通常根据以下情况诊断 ATP：母亲血小板正常且无任何免疫性疾病的证据；婴儿血小板降低而无其他疾病的表现。再次妊娠时，胎儿血小板减少症的再发概率是 70%~90%。所以再次妊娠时进行脐血穿刺术诊断胎儿血小板减少症十分重要，明确诊断后可以静脉给予母体大剂量免疫球蛋白治疗。

八、红细胞增多症和高黏稠综合征

有些疾病易导致胎儿红细胞增多症引起血液黏度增高，包括慢性缺氧、双胎输血综合征等。当血细胞比容上升到 0.65 以上时，血液黏度明显增高。表现出的症状和体征有多血质、发绀、神经系统异常等。

更多内容参考 *Williams Obstetrics* 第 23 版第 29 章 "Disease and Injuries of the Fetus and Newborn"。

（译者 杨颖俊）

第94章 死 产

近几十年来，出生体重在500g及以上的死产发生率出现了大幅度的下降。随之而来的是，死产的原因发生了明显的变化。随着产科、临床遗传学、母胎医学、新生儿学及围生期病理学的发展，以往很多被归为"不明原因"的死产现在已经可以明确其发生的原因，这些信息将为后续妊娠的处理提供帮助。

较为常见的死产原因包括感染、胎儿结构发育异常、胎儿宫内生长发育受限、胎盘早剥，但是仍有超过1/4的死产原因无法解释。

一、胎儿死亡的原因

寻找死产发生的原因需要一个优秀的团队：包括熟悉胎儿和胎盘疾病的病理学家、熟悉母胎医学、遗传学及儿科专业的临床医师。胎儿死亡的原因大体上可分为胎儿因素、胎盘因素及母体因素。表94-1列举了导致胎儿死亡的部分原因。

表94-1 胎儿死亡原因分类

胎儿因素（25%～40%）	母体因素（5%～10%）
染色体异常	高血压疾病
非染色体异常的出生缺陷	肥胖
非免疫性胎儿水肿	年龄>35岁
感染—病毒、细菌、原虫	甲状腺疾病
胎盘因素（25%～35%）	肾疾病
胎盘早剥	抗磷脂抗体
流产	血栓形成倾向
母胎输血	吸烟
脐带事故	吸毒及乙醇
胎盘灌注不良	感染和败血症
产时窒息	早产
前置胎盘	异常分娩
双胎输血综合征	子宫破裂
绒毛膜羊膜炎	过期妊娠
	不明原因（25%～35%）

[引自 Cunningham and Hollier（1997），Eller and colleagues（2006），Reddy（2007），and Silver（2007）]

1. 胎儿因素　有25%～40%的死产存在胎儿方面的因素，包括先天性畸形、感染、营养不良、非免疫性胎儿水肿、抗D同种免疫（Rh血型不合）。

死产中胎儿严重先天畸形的发生率在各报道中的差异很大，主要与是否进行尸解有关。约有 1/3 的胎儿死亡与结构发育异常有关，其中神经管缺陷、胎儿水肿、孤立性脑积水、复杂性先天性心脏病比较常见，这些结构发育异常及非整倍体异常中的一部分可以通过产前诊断被发现。

与胎儿感染相关的死产发生率一直没有显著的变化，约 6% 的死产因感染所致。多数诊断为绒毛膜羊膜炎，也有的是胎儿或宫内败血症。先天性梅毒是贫困人群中比较常见的导致胎儿死亡的感染相关疾病。其他潜在的致命感染原有巨细胞病毒、微小病毒 B19、风疹病毒、水痘病毒及利斯特菌等。

2. 胎盘因素　有 15%～25% 的胎儿死亡与胎盘、胎膜或脐带因素有关，其中，胎盘早剥是最常见的导致胎儿死亡的单一胎盘因素。

在没有明显胎儿感染表现的情况下，有临床意义的胎盘和胎膜感染极为罕见，对胎盘和胎膜进行显微镜镜检有助于发现感染的原因。绒毛膜羊膜炎的镜下表现为单核细胞和多形核白细胞的绒毛浸润，但这一表现没有特异性。

胎盘梗死镜下可见胎盘滋养层纤维样变性、钙化及螺旋动脉阻塞所致的梗死灶。在重度高血压情况下，约 2/3 的胎盘存在梗死现象。

胎母输血（见第 27 章）严重时可以引起胎儿死亡，危及母儿生命的母胎输血可能与母体的严重创伤有关。

双胎输血综合征在单绒毛膜性多胎中出现，是导致胎儿死亡的常见的胎盘原因。

3. 母体因素　母体因素所致的死产仅占死产原因中的很少一部分，这一结论或许令人吃惊。其中高血压及糖尿病是两个比较常见的与死产有关的母体疾病（占死产总数的 5%～8%）。狼疮抗凝物质和抗心磷脂抗体（见第 54 章）与蜕膜血管病变、胎盘梗死、胎儿宫内生长发育受限、习惯性流产及胎儿宫内死亡有关。近年来发现，遗传性血栓形成（见第 53 章）与胎盘早剥、胎儿宫内生长发育受限及死产有关。

4. 原因不明的死产　在对临床处理经过进行仔细分析、死产儿进行详细检查，适当的实验室检查，包括死产儿尸解后，仍然有 10/100 的死产原因无法确定，尤其是早产死胎的原因更难查明。

二、死产儿的检查

尽可能查明每一例死产发生的原因是十分重要的。首先，对母亲而言，失去胎儿是一种严重的心理创伤，查明死胎发生的原因，有助于母亲适应这一心理过程。再者，这也可以帮助减轻对这一悲伤事件的部分负罪感。非常重要的是，准确的诊断对于再次妊娠时再发风险的评估十分重要，有助于制定再次妊娠时预防类似事件的处理方案。

1. 临床检查　死产儿、胎盘及胎膜在出生后应当进行全面的检查，Parkland 医院的检查项目见表 94-2。

表 94-2　帕克兰医院死产儿检查项目

死产儿外观描述	胎盘
发育异常	重量
皮肤染色	染色——胎粪
浸软程度	血栓附着
颜色——苍白，多血质	结构异常——轮状或副胎盘、帆状胎盘
脐带	
脱垂	
缠绕——颈部、上肢、下肢	水肿——水肿样改变
血肿或狭窄	胎膜
血管数量	染色——胎粪、混浊
长度	增厚
华通胶——正常、缺失	
羊水	
颜色——胎粪、血性	
质地	
量	

[来自 Cunningham and Hollier（1997）.]

2.遗传学检测　对死胎进行尸解及染色体检查可以发现，35% 的死胎存在先天性结构发育异常。美国妇产科医师学会（2009）建议对所有的死胎进行细胞遗传学检测。在没有结构发育异常的死胎中，约 5% 存在染色体异常。对外观异常、结构发育异常、水肿及宫内生长发育受限的死胎进行染色体检查是很有价值的。如果父母一方是平衡易位的携带者或者嵌合体，对胎儿进行染色体检查是十分重要的。

3.尸解　应当劝说家属对死胎进行全面的尸解，也包括拍照、影像学检查及细菌培养，选择性的使用染色体检查及组织病理学检测，多数可以发现胎儿死亡的原因。

三、心理问题

死胎的发生对于孕妇及家庭是一种心理创伤性事件，产妇在产后 6 个月内发生产后抑郁的风险增加（见第 80 章）。在产后足够长的时间内给予孕妇纪念性象征物有助于减轻孕妇的焦虑。

四、有死产史妇女的处理

以往一直认为有死产史的孕妇再次妊娠时出现死产的风险增加，幸运的是，这种情况实际上很少出现。除了遗传性疾病以外，只有少数母体疾病，如糖尿病、高血压、遗传性血栓形成等再次死产发生的概率增加。虽然如此，对于曾发生死产的妇女，再次妊娠后，当胎儿成熟度达到一定水平时，应当考虑及时分娩。产前的胎心监测是否具有特别的意义尚不明确。美国妇产科医师学会（2009）建议对于健康的有死产史的孕妇自孕 32 周或晚些时候可以开始进行产前的胎心监测。

更多内容参考 *Williams Obstetrics* 第 23 版第 29 章 "Diseases and Injuries of the Fetus and Newborn"。

（译者   杨颖俊）

附录 A　妊娠诊断指标

血液系统

	非妊娠	早期妊娠	中期妊娠	晚期妊娠
促红细胞生成素（U/L）	4～27	12～25	8～67	14～222
铁蛋白（ng/ml）	10～150	6～130	2～230	0～116
红细胞叶酸（ng/ml）	150～450	137～589	94～828	109～663
血清叶酸（ng/ml）	5.4～18.0	2.6～15.0	0.8～24.0	1.4～20.7
血红蛋白（µg/dl）	12～15.8	11.6～13.9	9.7～14.8	9.5～15.0
血细胞比容（%）	35.4～44.4	31.0～41.0	30.0～39.0	28.0～40.0
总铁结合力（µg/dl）	251～406	278～403	未报道	359～609
血清铁（µg/dl）	41～141	72～143	44～178	30～193
平均红细胞血红蛋白量（pg/细胞）	27～32	30～32	30～33	29～32
平均红细胞体积（µm³）	79～93	81～96	82～97	81～99
血小板（×10⁹/L）	165～415	174～391	155～409	146～429
平均血小板体积（µm³）	6.4～11.0	7.7～10.3	7.8～10.2	8.2～10.4
红细胞计数（×10⁶/mm³）	4.00～5.20	3.42～4.55	2.81～4.49	2.71～4.43
红细胞分布宽度（%）	<14.5	12.5～14.1	13.4～13.6	12.7～15.3
白细胞计数（×10³/mm³）	3.5～9.1	5.7～13.6	5.6～14.8	5.9～16.9
中性粒细胞（×10³/mm³）	1.4～4.6	3.6～10.1	3.8～12.3	3.9～13.1
淋巴细胞（×10³/mm³）	0.7～4.6	1.1～3.6	0.9～3.9	1.0～3.6
单核细胞（×10³/mm³）	0.1～0.7	0.1～1.1	0.1～1.1	0.1～1.4
嗜酸性粒细胞（×10³/mm³）	0～0.6	0～0.6	0～0.6	0～0.6
嗜碱性粒细胞（×10³/mm³）	0～0.2	0～0.1	0～0.1	0～0.1
转铁蛋白（mg/dl）	200～400	254～344	220～441	288～530
转铁蛋白，无铁饱和（%）	22～46	未报道	10～44	5～37
转铁蛋白，铁饱和（%）	22～46	未报道	18～92	9～98

凝血功能

	非妊娠（成年人）	早期妊娠	中期妊娠	晚期妊娠
功能性抗凝血酶Ⅲ（%）	70～130	89～141	88～112	82～116
D-二聚体（μg/ml）	0.22～0.74	0.05～0.95	0.32～1.29	0.13～1.7
第Ⅴ因子（%）	50～150	75～95	72～96	60～88
第Ⅶ因子（%）	50～150	100～146	95～153	149～2110
第Ⅷ因子（%）	50～150	90～210	97～312	143～353
第Ⅸ因子（%）	50～150	103～172	154～217	164～235
第Ⅺ因子（%）	50～150	80～127	82～144	65～123
第Ⅻ因子（%）	50～150	78～124	90～151	129～194
纤维蛋白原（mg/dl）	233～496	244～510	291～538	373～619
同型半胱氨酸（μmol/L）	4.4～10.8	3.34～11	2.0～26.9	3.2～21.4
国际标准化比率	0.9～1.04	0.89～1.05	0.85～0.97	0.80～0.94
活化部分凝血活酶时间（s）	26.3～39.4	24.3～38.9	24.2～38.1	24.7～35.0
凝血酶原时间（s）	12.7～15.4	9.7～13.5	9.5～13.4	9.6～12.9
功能性蛋白质C（%）	70～130	78～121	83～133	67～135
总的蛋白S（%）	70～140	39～105	27～101	33～101
游离的蛋白S（%）	70～140	34～133	19～113	20～65
功能性活性蛋白S（%）	65～140	57～95	42～68	16～42
组织纤维蛋白溶酶原激活剂（ng/ml）	1.6～13	1.8～6.0	2.36～6.6	3.34～9.20
组织纤维蛋白溶酶原激活物抑制剂-1（ng/ml）	4～43	16～33	36～55	67～92
von Willebrand因子（%）	75～125	未报道	未报道	121～260
丙氨酸转移酶（U/L）	7～41	3～30	2～33	2～25
白蛋白（g/dl）	4.1～5.3	3.1～5.1	2.6～4.5	2.3～4.2
碱性磷酸酶（U/L）	33～96	17～88	25～126	38～229
α_1-胰蛋白酶抑制药（mg/dl）	100～200	225～323	273～391	327～487
淀粉酶（U/L）	20～96	24～83	16～73	15～81
阴离子间隙（mmol/L）	7～16	13～17	12～16	12～16

续表

	非妊娠（成年人）	早期妊娠	中期妊娠	晚期妊娠
天冬氨酸转移酶（U/L）	12～38	3～23	3～33	4～32
重碳酸盐（mmol/L）	22～30	20～24	20～24	20～24
总胆红素（mg/dl）	0.3～1.3	0.1～0.4	0.1～0.8	0.1～1.1
未结合胆红素（mg/dl）	0.2～0.9	0.1～0.5	0.1～0.4	0.1～0.5
结合胆红素（mg/dl）	0.1～0.4	0～0.1	0～0.1	0～0.1
胆汁酸（μmol/L）	0.3～4.8	0～4.9	0～9.1	0～11.3
钙离子（mg/dl）	4.5～5.3	4.5～5.1	4.4～5.0	4.4～5.3
总钙（mg/dl）	8.7～10.2	8.8～10.6	8.2～9.0	8.2～9.7
血浆铜蓝蛋白（mg/dl）	25～63	30～49	40～53	43～78
氯化物（mEq/L）	102～109	101～105	97～109	97～109
肌酐（mg/dl）	0.5～0.9	0.4～0.7	0.4～0.8	0.4～0.9
γ-谷酰胺转酰酶（U/L）	9～58	2～23	4～22	3～26
苹果酸脱氢酶（U/L）	115～221	78～433	80～447	82～524
脂肪酶（U/L）	3～43	21～76	26～100	41～112
镁（mg/dl）	1.5～2.3	1.6～2.2	1.5～2.2	1.1～2.2
渗透压（mmol/L）	275～295	275～280	276～289	278～280
磷酸盐（mg/dl）	2.5～4.3	3.1～4.6	2.5～4.6	2.8～4.6
钾（mEq/L）	3.5～5.0	3.6～5.0	3.3～5.0	3.3～5.1
前白蛋白（mg/dl）	17～34	15～27	20～27	14～23
总蛋白（g/dl）	6.7～8.6	6.2～7.6	5.7～6.9	5.6～6.7
钠（mEq/L）	136～146	133～148	129～148	130～148
尿素氮（mg/dl）	7～20	7～12	3～13	3～11
尿酸（mg/dl）	2.5～5.6	2.0～4.2	2.4～4.9	3.1～6.3

代谢和内分泌试验

	非妊娠（成年人）	早期妊娠	中期妊娠	晚期妊娠
醛固酮（ng/dl）	2～9	6～104	9～104	15～101
血管紧张素转化酶（U/L）	9～67	1～38	1～36	1～39

续表

	非妊娠(成年人)	早期妊娠	中期妊娠	晚期妊娠
氢化可的松（μg/dl）	0～25	7～19	10～42	12～50
血红蛋白 A_{1C}（%）	4～6	4～6	4～6	4～7
甲状旁腺激素（pg/ml）	8～51	10～15	18～25	9～26
甲状旁腺激素相关蛋白（pmol/L）	<1.3	0.7～0.9	1.8～2.2	2.5～2.8
血浆肾素活性［ng/（ml·h）］	0.3～9.0	未报道	7.5～54.0	5.9～58.8
促甲状腺激素（μU/ml）	0.34～4.25	0.60～3.40	0.37～3.60	0.38～4.04
甲状腺素结合球蛋白（mg/dl）	1.3～3.0	1.8～3.2	2.8～4.0	2.6～4.2
游离甲状腺素［(fT_4) ng/dl］	0.8～1.7	0.8～1.2	0.6～1.0	0.5～0.8
总甲状腺素［(T_4) μg/dl］	5.4～11.7	6.5～10.1	7.5～10.3	6.3～9.7
游离三碘甲腺原氨酸（fT_3）（pg/ml）	2.4～4.2	4.1～4.4	4.0～4.2	未报道
总三碘甲腺原氨酸（T_3）（ng/dl）	77～135	97～149	117～169	123～162

维生素和矿物质

	未妊娠(成年人)	早期妊娠	中期妊娠	晚期妊娠
铜（μg/dl）	70～140	112～199	165～221	130～240
硒（μg/L）	63～160	116～146	75～145	71～133
维生素 A（μg/dl）	20～100	32～47	35～44	29～42
维生素 B_{12}（pg/ml）	279～966	118～438	130～656	99～526
维生素 C ［(抗坏血酸) mg/dl］	0.4～1.0	未报道	未报道	0.9～1.3
1, 25- 二羟基维生素 D（pg/ml）	25～45	20～65	72～160	60～119
24, 25- 二羟基维生素 D（ng/ml）	0.5～5.0	1.2～1.8	1.1～1.5	0.7～0.9
25- 羟基维生素 D（ng/ml）	14～80	18～27	10～22	10～18
维生素 E（μg/ml）	5～18	7～13	10～16	13～23
锌（μg/dl）	75～120	57～88	51～80	50～77

自身免疫和炎症介质

	未妊娠(成年人)	早期妊娠	中期妊娠	晚期妊娠
C3 补体（mg/dl）	83～177	62～98	73～103	77～111
C4 补体（mg/dl）	16～47	18～36	18～34	22～32
C 反应蛋白（mg/L）	0.2～3.0	未报道	0.4～20.3	0.4～8.1
血细胞沉降速率（mm/h）	0～20	4～57	7～47	13～70
IgA（mg/dl）	70～350	95～243	99～237	112～250
IgG（mg/dl）	700～1700	981～1267	813～1131	678～990
IgM（mg/dl）	50～300	78～232	74～218	85～269

性激素

	未妊娠(成年人)	早期妊娠	中期妊娠	晚期妊娠
硫酸脱氢表雄酮（dHEaS）（μmol/L）	1.3～6.8	2.0～16.5	0.9～7.8	0.8～6.5
雌二醇（pg/ml）	<20～443	188～2497	1278～7192	6137～3460
孕酮（ng/ml）	<1～20	8～48		99～342
泌乳素（ng/ml）	0～20	36～213	110～330	137～372
性激素结合球蛋白（nmol/L）	18～114	39～131	214～717	216～724
睾酮（ng/dl）	6～86	25.7～211.4	34.3～242.9	62.9～308.6
17α- 羟孕酮（nmol/L）	0.6～10.6	5.2～28.5	5.2～28.5	15.5～84

脂类

	未妊娠(成年人)	早期妊娠	中期妊娠	晚期妊娠
总胆固醇（mg/dl）	<200	141～210	176～299	219～349
高密度脂蛋白（mg/dl）	40～60	40～78	52～87	48～87
低密度脂蛋白（mg/dl）	<100	60～153	77～184	101～224
极低密度脂蛋白（mg/dl）	6～40	10～18	13～23	21～36
三酰甘油（mg/dl）	<150	40～159	75～382	131～453
载脂蛋白 A-1（mg/dl）	119～240	111～150	142～253	145～262
载脂蛋白 B（mg/dl）	52～163	58～81	66～188	85～238

心脏内分泌

	未妊娠（成年人）	早期妊娠	中期妊娠	晚期妊娠
心房利钠肽（pg/ml）	未报道	未报道	28.1～70.1	未报道
B 型利钠肽（pg/ml）	<167（特定的年龄和性别）	未报道	13.5～29.5	未报道
肌酸激酶（U/L）	39～238	27～83	25～75	13～101
肌酸激酶同工酶（U/L）	<6	未报道	未报道	1.8～2.4
肌钙蛋白 I（ng/ml）	0～0.08	未报道	未报道	0～0.064（产程中）

血气分析

	未妊娠（成年人）	早期妊娠	中期妊娠	晚期妊娠
重碳酸盐（HCO_3^-）（mEq/L）	22～26	未报道	未报道	16～22
Pco_2（mmHg）	38～42	未报道	未报道	25～33
Po_2（mmHg）	90～100	93～100	90～98	92～107
pH	7.38～7.42（动脉）	7.36～7.52（静脉）	7.40～7.52（静脉）	7.41～7.53（静脉）7.39～7.45（动脉）

肾功能

	未妊娠（成年人）	早期妊娠	中期妊娠	晚期妊娠
有效肾血浆流量（ml/min）	492～696	696～985	612～1170	595～945
肾小球滤过率（ml/min）	106～132	131～166	135～170	117～182
滤过分数（%）	16.9～24.7	14.7～21.6	14.3～21.9	17.1～25.1
尿渗透压（mOsm/kg）	500～800	326～975	278～1066	238～1034
24h 尿白蛋白排泄（mg/24 h）	<30	5～15	4～18	3～22
24h 尿钙排泄（mmol/24h）	<7.5	1.6～5.2	0.3～6.9	0.8～4.2
24h 肌酐清除率（ml/min）	91～130	69～140	55～136	50～166
24h 尿肌酐排泄（mmol/24h）	8.8～14	10.6～11.6	10.3～11.5	10.2～11.4
24h 尿钾排泄（mmol/24h）	25～100	17～33	10～38	11～35
24h 尿蛋白排泄（mg/24h）	<150	19～141	47～186	46～185
24h 尿钠排泄（mmol/24h）	100～260	53～215	34～213	37～149

（译者 裴锦丹）

附录 B　超声参考值

表 B-1　停经时间与孕囊平均直径、顶臀长和 HCG

孕龄（d）	孕龄（周）	孕囊大小（mm）	顶臀长（cm）	HCG 范围（U/L）
30	4.3			
32	4.6	3		1710（1050~2800）
34	4.9	5		3100（1940~4980）
36	5.1	6		5340（3400~8450）
38	5.4	8		8700（5680~13660）
40	5.7	10	0.2	13，730（9050~21 040）
42	6.0	12	0.35	16 870（11 230~25 640）
44	6.3	14	0.5	24 560（16 650~36 750）
46	6.6	16	0.7	34 100（25 530~50 210）
48	6.9	18	0.9	45 120（31 700~65 380）
50	7.1	20	1.0	56 900（40 700~81 150）
52	7.4	22	1.2	68 390（49 810~95 990）
54	7.7	24	1.4	78 350（58 100~108 230）
56	8.0	26	1.6	85 560（64 600~116 310）
58	8.3	27	1.8	
60	8.6	29	2.0	
62	8.9	31	2.2	
64	9.1	33	2.4	
66	9.4	35	2.6	
68	9.7	37	2.9	
70	10.0	39	3.1	
72	10.3	41	3.4	
74	10.6	43	3.7	
76	10.9	45	4.0	

续表

孕龄（d）	孕龄（周）	孕囊大小（mm）	顶臀长（cm）	HCG 范围（U/L）
78	11.1	47	4.2	
80	11.4	49	4.6	
82	11.7	51	5.0	
84	12.0	53	5.4	

HCG. 人绒毛膜促性腺激素

[数据引自 Days S, Woods S: Transvaginal ultrasound scanning in early pregnancy and correlation with human chorionic gonadotropin levels. J Clin Ultrasound, 1991, 19:139. Hadlock FP, Shah YP. Kanon, DJ, et al. Fetal crown rump length: Reevaluation of relation to menstrual age（5–18 weeks）with high-resolution real-time US. Radiology, 1992, 182:501. Robinson HP. "Gestation sac" volumes as determined by sonar in the first trimester of pregnancy. Br J Obstet Gynaecol, 82:100, 1975, 82:100.]

（经许可引自 Nyberg DA, Hill LM, Bohm-Velez M, et al.Transvaginal Ultrasound. St. Louis, MO: Mosby-Year Book, 1992.）

表 B-2　腹围（AC）、头围（HC）、双顶径（BPD）、股骨长度（FL）的参考值

孕周	AC（mm）百分数			HC（mm）百分数			BPD（mm）百分数			FL（mm）百分数		
	5th	50th	95th	5th	50th	95th	5th	50th	95th	5th	50th	95th
14	76	86	97	97	105	113	27	30	32	13	16	18
15	84	95	107	106	115	123	30	32	35	16	18	21
16	92	104	117	116	125	134	32	35	38	18	21	23
17	100	113	127	126	135	146	35	38	41	20	23	26
18	109	123	138	136	146	157	38	41	45	23	26	29
19	118	133	150	146	157	170	41	44	48	25	28	32
20	127	144	162	157	169	182	44	48	52	28	31	35
21	137	155	174	168	181	195	47	51	55	30	34	37
22	147	166	187	179	192	207	50	54	59	33	36	40
23	157	178	200	190	204	220	53	57	62	35	39	43
24	168	189	213	201	216	233	56	61	66	38	42	46
25	178	201	226	212	228	246	59	64	69	41	44	49
26	189	213	239	222	240	258	62	67	73	43	47	51
27	199	225	253	233	251	270	65	70	76	45	50	54

续表

孕周	AC（mm）百分数			HC（mm）百分数			BPD（mm）百分数			FL（mm）百分数		
	5th	50th	95th	5th	50th	95th	5th	50th	95th	5th	50th	95th
28	210	237	266	243	262	282	67	73	80	48	52	57
29	220	248	279	253	272	293	70	76	83	50	55	59
30	230	260	292	262	282	304	73	79	86	52	57	61
31	240	271	305	270	291	314	75	82	89	54	59	64
32	250	282	317	278	300	323	78	84	92	56	61	66
33	259	292	329	285	308	331	80	87	94	58	63	68
34	268	302	340	292	314	339	82	89	97	60	65	70
35	276	312	350	297	320	345	84	91	99	62	67	72
36	284	320	360	302	325	350	85	93	101	64	68	74
37	291	328	369	305	329	354	86	94	102	65	70	75
38	297	336	377	307	331	357	88	95	103	66	71	77
39	303	342	384	309	333	358	88	96	105	67	73	78
40	307	347	390	309	333	359	89	97	105	69	74	79

GA. 孕龄；MA. 月经龄

$\text{Log}10（AC±9）=1.3257977±0.0552337×GA^2（SD=0.02947）$；$\text{Log}（HC±1）=1.3369692±0.0596493×GA - 0.007494×GA^2（SD=0.01887）$；$\text{Log}10（BPD±5）=0.9445108+0.059883×MA - 0.0006097GA^2（SD=0.02056）$；$FL^5=-1.132444±0.4263429×A33 - 0.0045992×GA^2（SD=0.1852）$

表 B-3　正常妊娠羊水指数值

周	羊水指数百分位值（mm）				
	3rd	5th	50th	95th	97th
16	73	79	121	185	201
17	77	83	127	194	211
18	80	87	133	202	220
19	83	90	137	207	225
20	86	93	141	212	230
21	88	95	143	214	233
22	89	97	145	216	235

续表

周	羊水指数百分位值（mm）				
	3rd	5th	50th	95th	97th
23	90	98	146	218	237
24	90	98	147	219	238
25	89	97	147	221	240
26	89	97	147	223	242
27	85	95	146	226	245
28	86	94	146	228	249
29	84	92	145	231	254
30	82	90	145	234	258
31	79	88	144	238	263
32	77	86	144	242	269
33	74	83	143	245	274
34	72	81	142	248	278
35	70	79	140	249	279
36	68	77	138	249	279
37	66	75	135	244	275
38	65	73	132	239	269
39	64	72	127	226	255
40	63	71	123	214	240
41	63	70	114	194	216
42	63	69	110	175	192

（经许可引自 Moore TR, Cayle JE. The amniotic fluid index in normal human pregnancy. Am J Obstet Gynecol, 1990, 162:1168.）

表 B-4　相应胎龄胎儿体重百分位数

孕龄（周）	胎儿体重百分位数（g）				
	3rd	10th	50th	90th	97th
10	26	29	35	41	44

孕龄（周）	胎儿体重百分位数（g）				
	3rd	10th	50th	90th	97th
11	34	37	45	53	56
12	43	48	58	68	73
13	54	61	73	85	92
14	69	77	93	109	117
15	87	97	117	137	147
16	109	121	146	171	183
17	135	150	181	212	227
18	166	185	223	261	280
19	204	227	273	319	342
20	247	275	331	387	415
21	298	331	399	467	500
22	357	397	478	559	599
23	424	472	568	664	712
24	500	556	670	784	840
25	586	652	785	918	984
26	681	758	913	1068	1145
27	787	876	1055	1234	1323
28	903	1005	1210	1415	1517
29	1029	1145	1379	1613	1729
30	1163	1294	1559	1824	1955
31	1306	1454	1751	2048	2196
32	1457	1621	1953	2285	2449
33	1613	1795	2162	2529	2711
34	1773	1973	2377	2781	2981
35	1936	2154	2595	3026	3254
36	2098	2335	2813	3291	3528

续表

孕龄（周）	胎儿体重百分位数（g）				
	3rd	10th	50th	90th	97th
37	2259	2514	3028	3542	3797
38	2414	2687	3236	3785	4058
39	2563	2852	3435	4018	4307
40	2700	3004	3619	4234	4538
41	2825	3144	3787	4430	4749
42	2935	3266	3924	4602	4933

Ln. 自然对数；MA. 停经孕龄；Wt. 体重.

$Ln（Wt）=0.578+0.3332MA-0.00354×MA2$；标准差为估计体重的 12.7%

（经许可转载自 Hadlock FP，Harrist RB，Marinez-Poyer J: In utero analysis of fetal growth: A sonogra-phic weight standard. Radiology, 1991, 181:129–133. extrapolated to 42 weeks from 40 weeks. ）

表 B-5　单绒毛膜双胎的出生体重均值

孕周	妊娠例数	平均出生体重百分位数				
		5th	10th	50th	90th	95th
23	3	392	431	533	648	683
24	8	456	501	620	753	794
25	4	530	582	720	875	922
26	2	615	676	836	1017	1072
27	7	713	784	970	1178	1242
28	8	823	904	1119	1360	1433
29	6	944	1037	1282	1559	1643
30	8	1072	1178	1457	1771	1867
31	6	1204	1323	1637	1990	2097
32	15	1335	1467	1814	2205	2325
33	22	1457	1601	1980	2407	2537
34	27	1562	1716	2123	2580	2720
35	30	1646	1808	2237	2719	2866
36	47	1728	1899	2349	2855	3009

续表

孕周	妊娠例数	平均出生体重百分位数				
		5th	10th	50th	90th	95th
37	26	1831	2012	2489	3025	3189
38	27	1957	2150	2660	3233	3408
39	24	2100	2307	2854	3469	3657
40	2	2255	2478	3065	3726	3927
41	2	2422	2661	3292	4001	4217

（引自 Ananth CV, Vintzileos AM, Shen-Schwarz S, Smulian JC, Lai Y. Standards of birth weight in twin gestations. Obstet Gynecol, 1998, 91:917–924. ）

表 B-6　双绒毛膜双胎的出生体重均数

孕周	妊娠例数	平均出生体重百分位数				
		5th	10th	50th	90th	95th
23	4	477	513	632	757	801
24	7	538	578	712	853	903
25	13	606	652	803	962	1018
26	10	684	735	906	1085	1148
27	10	771	829	1021	1223	1294
28	18	870	935	1152	1379	1459
29	16	980	1054	1298	1554	1645
30	27	1102	1186	1460	1748	1850
31	39	1235	1328	1635	1958	2072
32	41	1374	1477	1819	2179	2306
33	47	1515	1630	2007	2403	2543
34	86	1653	1778	2190	2622	2775
35	84	1781	1916	2359	2825	2989
36	210	1892	2035	2506	3001	3176
37	139	1989	2139	2634	3155	3339

续表

孕周	妊娠例数	平均出生体重百分位数				
		5th	10th	50th	90th	95th
38	146	2079	2236	2753	3297	3489
39	85	2167	2331	2870	3437	3637
40	46	2258	2428	2990	3581	3790
41	3	2352	2530	3115	3731	3948

（引自 Ananth CV，Vintzileos AM，Shen-Schwarz S，et al. Standards of birth weight in twin gestations. Obstet Gynecol, 1998, 91:917–924.）

表 B-7 相应胎龄的正常胎儿身体比例（14～40 周）

孕龄（周）	头颅指数	股骨 /BPD×100	股骨 /HC×100	股骨 /AC×100
14	81.5	58.0	15.0	19.0
15	81.0	59.0	15.7	19.3
16	80.5	61.0	16.4	19.8
17	80.1	63.0	16.9	20.3
18	79.7	65.0	17.5	20.8
19	79.4	67.0	18.1	21.0
20	79.1	69.0	18.4	21.3
21	78.8	70.0	18.6	21.5
22	78.3	77.4	18.6	21.6
23	78.3	77.6	18.8	21.7
24	78.3	77.8	19.0	21.7
25	78.3	78.0	19.2	21.8
26	78.3	78.2	19.4	21.8
27	78.3	78.4	19.6	21.9
28	78.3	78.6	19.8	21.9
29	78.3	78.8	20.0	21.9
30	78.3	79.0	20.3	22.0
31	78.3	79.2	20.5	22.0

续表

孕龄（周）	头颅指数	股骨/BPD×100	股骨/HC×100	股骨/AC×100
32	78.3	79.4	20.7	22.1
33	78.3	79.6	20.9	22.1
34	78.3	79.8	21.1	2.2
35	78.3	80.0	21.4	22.2
36	78.3	80.2	21.6	22.2
37	78.3	80.4	21.8	22.3
38	78.3	80.6	22.0	22.3
39	78.3	80.8	22.2	22.3
40	78.3	81.0	22.4	22.4

AC. 腹围；BPD. 双顶径；HC. 头围

（引自 Hadlock FP, Harrist RB, Martinez-Poer J. Fetal body ratios in second trimester: A useful tool for identifying chromosomal abnormalities? J Ultrasound Med, 1992, 11:81. Hadlock FP, Deter RL, Harrist RB, et al. A date-independent predictor of intrauterine growth retardation: Femur length/abdominal circumference ratio. AJR, 1983, 141:979. ）

表 B-8　相应胎龄胎儿长骨的长度（mm）

周	肱骨百分位 5	50	95	尺骨百分位 5	50	95	桡骨百分位 5	50	95	股骨百分位 5	50	95	胫骨百分位 5	50	95	腓骨百分位 5	50	95
15	11	18	26	10	16	22	12	15	19	11	19	26	5	16	27	10	14	18
16	12	21	25	8	19	24	9	18	21	13	22	24	7	19	25	6	17	22
17	19	24	29	11	21	32	11	20	29	20	25	29	15	22	29	7	19	31
18	18	27	30	13	24	30	14	22	26	19	28	31	14	24	29	10	22	28
19	22	29	36	20	26	32	20	24	29	23	31	38	19	27	35	18	24	30
20	23	32	36	21	29	32	21	27	28	22	33	39	19	29	35	18	27	30
21	28	34	40	25	31	36	25	29	32	27	36	45	24	32	39	24	29	34
22	28	36	40	24	33	37	24	31	34	29	39	44	25	34	39	21	31	37
23	32	38	45	27	35	43	26	32	39	35	41	48	30	36	43	23	33	44
24	31	41	46	29	37	41	27	34	38	34	44	49	28	39	45	26	35	41
25	35	43	51	34	39	44	31	36	40	38	46	54	31	41	50	33	37	42

续表

周	肱骨百分位			尺骨百分位			桡骨百分位			股骨百分位			胫骨百分位			腓骨百分位		
	5	50	95	5	50	95	5	50	95	5	50	95	5	50	95	5	50	95
26	36	45	49	34	41	44	30	37	41	39	49	53	33	43	49	32	39	43
27	42	46	51	37	43	48	33	39	45	45	51	57	39	45	51	35	41	47
28	41	48	52	37	44	48	33	40	45	45	53	57	38	47	52	36	43	47
29	44	50	56	40	46	51	36	42	47	49	56	62	40	49	57	40	45	50
30	44	52	56	38	47	54	34	43	49	49	58	62	41	51	56	38	47	52
31	47	53	59	39	49	59	34	44	53	53	60	67	46	52	58	40	48	57
32	47	55	59	40	50	58	37	45	51	53	62	67	46	54	59	40	50	56
33	5？	56	62	43	52	60	41	46	51	56	64	71	49	56	62	43	51	59
34	50	57	62	44	53	59	39	47	53	57	65	70	47	57	64	46	52	56
35	52	58	65	47	54	61	38	48	57	61	67	73	48	59	69	51	54	57
36	53	60	63	47	55	61	41	48	54	61	69	74	49	60	68	51	55	56
37	57	61	64	49	56	62	45	49	53	64	71	77	52	61	71	55	56	58
38	55	61	66	48	57	63	45	49	53	62	72	79	54	62	69	54	57	59
39	56	62	69	49	57	66	46	50	54	64	74	83	58	64	69	55	58	62
40	56	63	69	50	58	65	46	50	54	66	75	81	58	65	69	54	59	62

[经许可引自 Jeanty P: Fetal limb biometry（Letter）. Radiology, 1983, 147:602.]

表 B-9　相应胎龄胎儿胸围测量[1]

孕周		百分位数								
	No.	2.5	5	10	25	50	75	90	95	97.5
16	6	5.9	6.4	7.0	8.0	9.1	10.3	11.3	11.9	12.4
17	22	6.8	7.3	7.9	8.9	10.0	11.2	12.2	12.8	13.3
18	31	7.7	8.2	8.8	9.8	11.0	12.1	13.1	13.7	14.2
19	21	8.6	9.1	9.7	10.7	11.9	13.0	14.0	14.6	15.1
20	20	9.6	10.0	10.6	11.7	12.8	13.9	15.0	15.5	16.0
21	30	10.4	11.0	11.6	12.6	13.7	14.8	15.8	16.4	16.9
22	18	11.3	11.9	12.5	13.5	14.6	15.7	16.7	17.3	17.8

孕周	No.	百分位数								
		2.5	5	10	25	50	75	90	95	97.5
23	21	12.2	12.8	13.4	14.4	15.5	16.6	17.6	18.2	18.8
24	27	13.2	13.7	14.3	15.3	16.4	17.5	18.5	19.1	19.7
25	20	14.1	14.6	15.2	16.2	17.3	18.4	19.4	20.0	20.6
26	25	15.0	15.5	16.1	17.1	18.2	19.3	20.3	21.0	21.5
27	24	15.9	16.4	17.0	18.0	19.1	20.2	21.3	21.9	22.4
28	24	16.8	17.3	17.9	18.9	20.0	21.2	22.2	22.8	23.3
29	24	17.7	18.2	18.8	19.8	21.0	22.1	23.1	23.7	24.2
30	27	18.6	19.1	19.7	20.7	21.9	23.0	24.0	24.6	25.1
31	24	19.5	20.0	20.6	21.6	22.8	23.9	24.9	25.5	26.0
32	28	20.4	20.9	21.5	22.6	23.7	24.8	25.8	26.4	26.9
33	27	21.3	21.8	22.5	23.5	24.6	25.7	26.7	27.3	27.8
34	25	22.2	22.8	23.4	24.4	25.5	26.6	27.6	28.2	28.7
35	20	23.1	23.7	24.3	25.3	26.4	27.5	28.5	29.1	29.6
36	23	24.0	24.6	25.2	26.2	27.3	28.4	29.4	30.0	30.6
37	22	24.8	25.5	26.1	27.1	28.2	29.3	30.3	30.9	31.5
38	21	25.9	26.4	27.0	28.0	29.1	30.2	31.2	31.9	32.4
39	7	26.8	27.3	27.9	28.9	30.0	31.1	32.2	32.8	33.3
40	6	27.7	28.2	28.8	29.8	30.9	32.1	33.1	33.7	34.2

（1）测量单位为厘米

（经许可引自 Chitkara J, Rosenberg J, Chervenak FA, et al. Prenatal sonographic assessment of the fetal thorax: Normal values. Am J Obstet Gynecol, 1987, 156:1069. ）

表 B-10 相应胎龄的眼部参数

孕龄（周）	眼外距（mm）			眼内距（mm）			眼球直径（mm）		
	5th	50th	95th	5th	50th	95th	5th	50th	95th
15	15	22	30	6	10	14	4	6	9
16	17	25	32	6	10	15	5	7	9
17	19	27	34	6	11	15	5	8	10

孕龄（周）	眼外距（mm）			眼内距（mm）			眼球直径（mm）		
	5th	50th	95th	5th	50th	95th	5th	50th	95th
18	22	29	34	7	11	16	6	9	11
19	24	31	39	7	12	16	7	9	12
20	26	33	41	8	12	17	8	10	13
21	28	35	43	8	13	17	8	11	13
22	30	37	44	9	13	18	9	12	14
23	31	39	46	9	14	18	10	12	15
24	33	41	48	10	14	19	10	13	15
25	35	42	50	10	15	19	11	13	16
26	36	44	51	11	15	20	12	14	16
27	38	45	53	11	16	20	12	14	17
28	39	47	54	12	16	21	13	15	17
29	41	48	56	12	17	21	13	15	18
30	42	50	57	13	17	22	14	16	18
31	43	51	58	13	18	22	14	16	19
32	45	52	60	14	18	23	14	17	19
33	46	53	61	14	19	23	15	17	19
34	47	54	62	15	19	24	15	17	20
35	48	55	63	15	20	24	15	18	20
36	49	56	64	16	20	25	16	18	20
37	50	57	65	16	21	25	1?	18	21
38	50	58	65	17	21	26	16	18	21
39	51	59	66	17	22	26	16	19	21
40	52	59	67	18	22	26	16	19	21

（经许可引自 Romero R, Pilu G, Jeanty P, et al. Prenatal diagnosis of congenital anomalies. Norwalk, CT, Appleton and Lange, 1988: 83.）

表 B-11 相应胎龄的小脑横径测量

孕龄（周）	小脑横径（mm）				
	10	25	50	75	90
15	10	12	14	15	16
16	14	16	16	16	17
17	16	16	17	17	18
18	17	17	18	18	19
19	18	18	19	19	22
20	18	19	19	20	22
21	19	20	22	23	24
22	21	23	23	24	24
23	22	23	24	25	26
24	22	24	25	27	28
25	23	21.5	28	28	29
26	25	28	29	30	32
27	26	28.5	30	31	32
28	27	30	31	32	34
29	29	32	34	36	38
30	31	32	35	37	40
31	32	35	38	39	43
32	33	36	38	40	42
33	32	36	40	43	44
34	33	38	40	41	44
35	31	37	40.5	43	47
36	36	29	43	52	55
37	37	37	45	52	55
38	40	40	48.5	52	55
39	52	52	52	55	55

（经许可引自 Goldstein I, Reece EA, Pilu G, et al. Cerebellar measurements with ultrasonography in the evaluation of fetal growth and development. Am J Obstet Gynecol 156:1065, 1987.）

表 B-12　脐动脉多普勒参考值

| 孕龄（周） | 阻力指数和收缩／舒张比百分位数 | | | | | |
| | 5th | | 50th | | 95th | |
	阻力指数	收缩／舒张比	阻力指数	收缩／舒张比	阻力指数	收缩／舒张比
16	0.70	3.39	0.80	5.12	0.90	10.50
17	0.69	3.27	0.79	4.86	0.89	9.46
18	0.68	3.16	0.78	4.63	0.88	8.61
19	0.67	3.06	0.77	4.41	0.87	7.90
20	0.66	2.97	0.76	4.22	0.86	7.30
21	0.65	2.88	0.75	4.04	0.85	6.78
22	0.64	2.79	0.74	3.88	0.84	6.33
23	0.63	2.71	0.73	3.73	0.83	5.94
24	0.62	2.64	0.72	3.59	0.82	5.59
25	0.61	2.57	0.71	3.46	0.81	5.28
26	0.60	2.50	0.70	3.34	0.80	5.01
27	0.59	2.44	0.69	3.22	0.79	4.76
28	0.58	2.38	0.68	3.12	0.78	4.53
29	0.57	2.32	0.67	3.02	0.77	4.33
30	0.56	2.26	0.66	2.93	0.76	4.14
31	0.55	2.21	0.65	2.84	0.75	3.97
32	0.54	2.16	0.64	2.76	0.74	3.81
33	0.53	2.11	0.63	2.68	0.73	3.66
34	0.52	2.07	0.62	2.61	0.72	3.53
35	0.51	2.03	0.61	2.54	0.71	3.40
36	0.50	1.98	0.60	2.47	0.70	3.29
37	0.49	1.94	0.59	2.41	0.69	3.18
38	0.47	1.90	0.57	2.35	0.67	3.08
39	0.46	1.87	0.56	2.30	0.66	2.98
40	0.45	1.83	0.55	2.24	0.65	2.89

续表

| 孕龄（周） | 阻力指数和收缩 / 舒张比百分位数 | | | | | |
| | 5th | | 50th | | 95th | |
	阻力指数	收缩 / 舒张比	阻力指数	收缩 / 舒张比	阻力指数	收缩 / 舒张比
41	0.44	1.80	0.54	2.19	0.64	2.81
42	0.43	1.76	0.53	2.14	0.63	2.73

GA. 孕龄；RI. 阻力指数

RI=0.971990.01045×GA（SD=0.06078）；收缩 / 舒张比 =1/（1－RI）

（经许可引自 Kofinas AD, Espeland MA, Penry M, et al. Uteroplacental Doppler flow velocimetry waveform indices in normal pregnancy: A statistical exercise and the development of appropriate reference values. Am J Perinatol, 1992, 9:94–101.）

表 B-13 大脑中动脉收缩期峰值速度的参考值

| 孕龄（周） | 收缩峰值速度（cm/s），以相应胎龄中位数的倍数表示 | | | | |
	1	1.3	1.5	1.7	2
15	20	26	30	34	40
16	21	27	32	36	42
17	22	29	33	37	44
18	23	30	35	39	46
19	24	31	36	41	48
20	25	33	38	43	50
21	26	34	39	44	52
22	28	36	42	48	56
23	29	38	44	49	58
24	30	39	45	51	60
25	32	42	48	54	64
26	33	43	50	56	66
27	35	46	53	60	70
28	37	48	56	63	74
29	38	49	57	65	76
30	40	52	60	68	80

续表

孕龄（周）	收缩峰值速度（cm/s），相应胎龄中位数的倍数				
	1	1.3	1.5	1.7	2
31	42	55	63	71	84
32	44	57	66	75	88
33	46	60	69	78	92
34	48	62	72	82	96
35	50	65	75	85	100
36	53	69	80	90	106
37	55	72	83	94	110
38	58	75	87	99	116
39	61	79	92	104	122
40	63	82	95	107	126

GA. 孕周

收缩期血流峰值（cm/s）$=e^{(2.31+0.046\times GA)}$

（经许可转载自 Mari G，Deter RL，Carpenter RL，et al. Noninvasive diagnosis by Doppler ultrasonography of fetal anemia due to maternal red-cell alloimmunization. Collaborative Group for Doppler Assessment of the Blood Velocity in Anemic Fetuses. N Eng J Med，2000，342:9–14.）

（译者　裴锦丹）

附录 C　辐射剂量学

表 C-1　妊娠影像学诊断指南

1. 应告知孕妇，单次 X 线暴露不会对胎儿造成损害。尤其是暴露低于 55rad 的 X 线不会增加胎儿畸形、流产的风险

2. 不应因为担忧高剂量电离辐射暴露对妊娠妇女可能造成的不良影响，而不进行有医学指征的影像学检查。在合适的情况下，妊娠期间，应适当考虑其他没有电离辐射的成像方法（例如超声、磁共振成像）代替 X 线

3. 超声检查和磁共振成像不会造成胎儿不良影响

4. 孕妇进行多次 X 线诊断时，应向剂量计算专家咨询，有助于计算胎儿辐射剂量

5. 妊娠期禁用放射性核素碘

6. 造影和磁共振增强剂可能是无害的，且有助于诊断。但这些药物只有在潜在利益大于胎儿潜在风险时才在妊娠期使用

（经许可引自 American College of Obstetricians and Gynecologists: Guidelines for diagnostic imaging during pregnancy. Committee Opinion No. 299, September 2004.）

表 C-2　电离辐射的一些计量法

暴露：	每千克空气中 X 射线产生的离子数。单位：伦琴（R）
剂量：	每千克组织积存的能量值
	现代单位：戈瑞（Gray, Gy）（1 Gy=100 rad）
	传统单位：拉德（rad①）
相对有效剂量：	每千克组织积存的能量值按生物效应进行标准化
	现代单位：希 [沃特]（sievert, Sv）（1 Sv=100 rem）
	传统单位：雷姆（rem①）

①诊断 X 线　1rad=1rem

表 C-3　常规放射检查对子宫的剂量

研究部位	体位	接受剂量[1]	平片[2]	研究部位剂量（mrad）
头颅[3]	AP，PA Lat	<0.0001	4.1	<0.0005
胸部	AP，PA Lat[4]	<0.0001～0.0008	1.5	0.0002～0.0007
乳腺[4]	CC Lat	<0.0003～0.0005	4.0	0.0007～0.002
腰骶椎[5]	AP，Lat	1.14～2.2	3.4	1.76～3.6
腹部	AP		1.0	0.8～1.63
静脉肾盂造影[5]	3 个体位		5.5	6.9～14

续表

研究部位	体位	接受剂量[1]	平片[2]	研究部位剂量（mrad）
髋（单侧）[2]	AP	0.7～1.4		
	Lat	0.18～0.51	2.0	1～2

AP. 前后位；CC. 冠状位；Lat. 侧位；PA. 后前位

（1）引自 Calculated for x-ray beams with half-value layers ranging from 2 to 4 mm aluminum equivalent using the methodology of Rosenstein M: Handbook of selected tissue doses for projections common in diagnostic radiology. Rockville, MD, Department of Health and Human Services, Food and Drug Administration. DHHS Pub No.（FDA）89-8031, 1988.

（2）引自 Based on data and methods reported by Laws PW, Rosenstein M: A somatic index for diagnostic radiology. Health Phys, 1978, 35:629.

（3）引自 Entrance exposure data from Conway BJ: Nationwide evaluation of x-ray trends: Tabulation and graphical summary of surveys 1984 through 1987. Frankfort, KY, Conference of Radiation Control Program Directors, 1989.

（4）基于以上数据汇编的估计

（5）引自 National Research Council: Health effects of exposure to low levels of ionizing radiation BEIR V. Committee on the Biological Effects of Ionizing Radiations. Board on Radiation Effects Research Commission on Life Sciences. National Academy Press, Washington, DC, 1990.

表 C-4　常用造影检查对子宫、胚胎的暴露剂量

操作	子宫的剂量（mrad）	透视曝光时间	成像曝光时间
脑血管造影[1]	<0.1	—	—
心血管造影[2][3]	0.65	223（$SD=118$）	49（$SD=9$）
单血管 PTCA[2][3]	0.60	1023（$SD=952$）	32（$SD=7$）
双血管 PTCA[2][3]	0.90	1186（$SD=593$）	49（$SD=13$）
上消化道造影[4]	0.56	136	—
钡餐[2][5]	0.06	192	—
钡剂灌肠[2][6][7]	20～40	289～311	—

PTCA. 经皮腔内冠状动脉成形术

（1）引自 Wagner LK, Lester RG, Saldana LR. Exposure of the Pregnant Patient to Diagnostic Radiation. Philadelphia, Medical Physics Publishing, 1997.

（2）引自 Calculations based on data of Gorson RO, Lassen M. Rosenstein M: Patient dosimetry in diagnostic radiology// Waggener RG, Kereiakes JG, Shalek R（eds）. Handbook of Medical Physics, Vol II. Boca Raton, FL, CRC Press, 1984.

（3）引自 Finci L, Meier B, Steffenino G, et al. Radiation exposure during diagnostic catheterization and singleand double-vessel percutaneous transluminal coronary angioplasty. Am J Cardiol, 1987, 60:1401.

（4）引自 Suleiman OH, Anderson J, Jones B, et al. Tissue doses in the upper gastrointestinal examination. Radiology, 1991, 178:653.

（5）引自 Based on female data from Rowley KA, Hill SJ, Watkins RA, et al. An investigation into the levels of radiation exposure in diagnostic examinations involving fluoroscopy. Br J Radiol, 1987, 60:167.

（6）引自 Assumes embryo in radiation field for entire examination.

（7）引自 Bednarek DR, Rudin S, Wong, et al. Reduction of fluoroscopic exposure for the aircontrast barium enema. Br J Radiol, 1983, 56:823.

表 C-5 16 层螺旋 CT 辐射剂量测定

检查部位	放射剂量（mGy）	
	胚胎植入前	妊娠 3 个月
肺栓塞	0.20～0.47	0.61～0.66
肾结石	8～12	4～7
阑尾	15～17	20～40

（数据引自 Hurwitz LM, Yoshizumi T, Reiman RE, et al. Radiation dose to the fetus from body MDCT during early gestation. Am J Roentgenol, 2006, 186:871.）

表 C-6 核医学研究中的放射性药物

检查	每次检查所使用的估计活性（mCi）	孕周[1]	每剂对子宫 / 胚胎的剂量（mSv）[2]
大脑	20 mCi ^{99m}TC DTPA	<12	8.8
		12	7[3]
肝胆	5 mCi ^{99m}TC 硫酸	12	0.45
	5 mCi ^{99m}TC HIDA		1.5
骨	20 mCi ^{99m}TC 磷	<12	4.6
呼吸系统			
灌注	3mCi ^{99m}TC- 大集合物铝	Any	0.45～0.57
通气	10 mCi ^{133} 氙气		
肾	20 mCi ^{99m}TC DTPA	<12	8.8
脓肿或肿瘤	3 mCi ^{67} 镓枸橼酸盐	<12	7.5
心血管	20 mCi ^{99m}TC- 标记红细胞	<12	5
	3 mCi ^{210} 钛氯化物	<12	11
		12	6.4
		24	5.2
		36	3
甲状腺	5 mCi ^{99m} 高锝酸盐	<8	2.4
	0.3 mCi ^{123} I（全身）	1.5～6	0.10
	0.1 mCi ^{123} I [4]		
	全身	2～6	0.15

续表

检查	每次检查所使用的估计活性（mCi）	孕周[1]	每剂对子宫/胚胎的剂量（mSv）[2]
	全身	7～9	0.88
	全身	12～13	1.6
	全身	20	3
	甲状腺-胎儿	11	720
	甲状腺-胎儿	12～13	1300
	甲状腺-胎儿	20	5900
前哨淋巴结	5 mCi [99m] 锝胶体硫（1～3 mCi）		5

DPTA. 五乙酸三钠钙；HIDA. 肝胆亚氨基二乙酸；mCi. 毫居里；mSv. 毫希
（1）乘以 100 等于 mrad；（2）孕 12 周前的暴露剂量通常更大；（3）某些情况下还需考虑到胎盘转运；
（4）随着孕周增加 [131]I 的摄入和暴露都将增大

数据引自 Adelstein SJ. Administered radionuclides in pregnancy. Teratology, 1999, 59:236. Schwartz JL, Mozurkewich EL, Johnson TM. Current management of patients with melanoma who are pregnant, want to get pregnant, or do not want to get pregnant. Cancer, 2003, 97:2130. Stather JW, Phipps AW, Harrison JD, et al.Dose coefficients for the embryo and fetus following intakes of radionuclides by the mother. J Radiol Prot, 2002, 22:1. Wagner LK, Lester RG, Saldana LR. Exposure of the Pregnant Patient to Diagnostic Radiation. Philadelphia, PA: Medical Physics Publishing, 1997: 26. Zanzonico PB. Internal radionuclide radiation dosimetry: A review of basic concepts and recent developments. J Nucl Med, 2000, 41:297.

更多内容参考 *Williams Obstetrics* 第 23 版第 41 章 "General Considerations and Maternal Evaluation"。

（译者 裴锦丹）

附录 D 脐带血气分析

脐带血气分析已经成为常用的评估婴儿出生状态的方法。在有些医疗机构，脐带血气测定已经成为常规。如表 D-1，美国妇产科医师学会（Umbilical cord blood gas and acid-base analysis. Committee Opinion No. 348；November 2006）建议在某些特定的临床情况下进行脐带血气和 pH 分析。尽管脐带血气无论是对即刻或远期的神经系统损伤均不具有良好的预测价值，但是对于理解导致酸中毒的产程中以及分娩时的事件是有帮助的。表 D-2 列出了足月和早产儿脐带动脉血气的平均值（±1 个标准差）。

表 D-1 推荐使用脐带血气分析和酸碱分析的临床情况

1. 因胎儿窘迫行的剖宫产术
2. 5min Apgar 评分低
3. 严重生长受限
4. 异常胎心监护
5. 母体甲状腺疾病
6. 产程中发热
7. 多胎妊娠

表 D-2 足月婴儿和早产儿的正常脐动脉血 pH 和血气值

数值	早产	足月
pH	7.29（0.07）	7.28（0.07）
PCO_2（mm Hg）	49.2（9.0）	49.9（14.2）
HCO_3（mEq/L）	23.0（3.5）	23.1（2.8）
碱剩余（mEq/L）	-3.3（2.4）	-3.6（2.8）

数值以均值（*SD*）来表示

一、脐带血的采集

在分娩后立即用 2 把钳子钳夹胎儿侧的脐带，另外 2 把钳子钳夹胎盘侧，分别在近端的两把钳子中间和远端的两把钳子中间切断脐带后，留取中间的一段长 10～20cm 长度的脐带。从脐动脉里抽血至一个 1～2ml 肝素化了的注射器里面，加上针帽，注射器放到一个加有碎冰的塑料盒里面，立即转运到实验室。

二、胎儿酸碱生理

胎儿通过胎盘循环能迅速清除 CO_2。如果不迅速清除 CO_2，H_2CO_3（碳酸）会在胎儿血液中蓄积并导致呼吸性酸中毒。由机体厌氧代谢产生的有机酸，包括乳酸和 β 羟基丁酸从胎儿血中清除缓慢，当它们蓄积就会造成代谢性酸中毒。随着代谢性酸中毒的发展，碳酸氢根（HCO_3^-）因缓冲有机酸而减少。H_2CO_3 和有机酸（表现为 HCO_3^- 减少）同时增加即为混合性呼吸性 - 代谢性酸中毒。临床上，用 HCO_3^- 代表的是代谢成分，以 mEq/L 报告。H_2CO_3 浓度代表的是呼吸性的成分，以 Pco_2 来报告，单位为 mmHg。碱剩余是用来衡量 HCO_3^- 的缓冲能力的，譬如，随着代谢性酸中毒的加重，HCO_3^- 将下降以维持正常的 pH。碱不足是指 HCO_3^- 浓度下降至正常水平以下，碱过多是指 HCO_3^- 高于正常。

1. 呼吸性酸中毒　呼吸性酸中毒通常是由于胎盘气体交换急性中断而导致的，会继发 CO_2 潴留。脐带一过性受压是发生胎儿呼吸性酸中毒的最常见事件。在一般情况下，呼吸性酸中毒不危害胎儿。表 D-3 显示了呼吸性酸中毒时各指标的阈值。

2. 代谢性酸中毒　在缺氧达到一定的时间和程度时，为满足胎儿细胞能量需要而进行厌氧代谢时造成代谢性酸中毒。代谢性酸中毒与缺氧缺血性脑病的发生率增加以及与新生儿多器官功能障碍相关。但是即使是重度的代谢性酸中毒也不能预测继发的脑瘫。表 D-3 显示了代谢性酸中毒时脐动脉血各指标的阈值。

表 D-3　诊断胎儿呼吸性和代谢性酸中毒的标准阈值
（参照帕克兰医院分娩新生儿脐动脉血气结果）

	酸中毒类型	
	呼吸性	代谢性
pH	<7.10	<7.10
PCO_2（mm Hg）	>80	<80
HCO_3^-（mEq/L）	>17.7	<17.7
碱剩余（mEq/L）	>⁻0.5	<⁻10.5

以平均值 ±2*SD* 表示正常

3. 混合性呼吸性代谢性酸中毒　pH 受 PCO_2（酸中毒的呼吸指标）影响的程度，可通过以下的关系来计算：PCO_2 每增加 10 个单位，pH 下降 0.08。因此，可以很容易的计算出混合性酸中毒时呼吸部分。例如，假设发生急性脐带脱垂时，胎儿 20min 后被剖出来，分析结果显示出生时脐动脉 pH 值为 6.95，

PCO$_2$ 为 89mmHg。为了计算脐带受压的程度以及随后的 PCO$_2$ 交换功能下降对 pH 的影响，可以采用前述的公式进行计算：

89-49mmHg（正常新生儿 PCO$_2$）=40mmHg（过量的 CO$_2$）

纠正的 pH：

（40÷10）×0.08=0.32；6.95+0.32=7.27。

因此，脐带受压前的 pH 大概为 7.27，在正常范围内。

三、分娩窒息

一般认为分娩窒息这个术语是不准确的，不应该使用。此外，仅仅酸中毒不足以确定存在分娩窒息。表 D-4 列举了诊断产程中急性缺氧的并足以导致脑瘫的标准。

表 D-4　急性产程中缺氧足以导致脑瘫的诊断标准

基本标准（必须符合所有 4 项）

1. 分娩时胎儿脐动脉血有代谢性酸中毒的证据（pH<7 和碱剩余≥12mmol/L）

2. 34 周及以上胎龄新生儿出现早发型中度或重度新生儿脑病

3. 痉挛性四肢瘫痪或运动障碍性脑性瘫痪[1]

4. 排除其他可识别的病因，如创伤、凝血功能紊乱、感染或遗传性疾病

综合提示宫内缺氧发生时间的标准（临近生产和分娩 0~48h），但非特异性针对窒息损伤

1. 分娩前或分娩期间存在缺氧事件的先兆（信号）

2. 出现突然的或持续的胎儿心动过缓或存在持续性晚期减速或变异减速伴胎儿心率变异消失，当监护图形先前是正常的时候，这一情况通常发生于缺氧事件之后

3. 5min 以上 Apgar 评分为 0~3 分

4. 分娩 72h 内出现多系统损伤

5. 早期的影像学检查可以证实急性非局灶性脑损伤

（1）唯一与宫内急性缺氧事件相关的脑性瘫痪类型是痉挛性四肢瘫痪和不常见的运动障碍性脑性瘫痪，但痉挛性四肢瘫痪并非宫内缺氧所特有。急性宫内缺氧不大可能导致偏瘫、痉挛性双瘫和共济失调等情况（引自 MacLennan A. A template for defining a casual relation between acute intrapartum events and cerebral palsy: International consensus statement. BMJ, 1999, 319: 1054–1056.）

更多内容参考 *Williams Obstetrics* 第 23 版第 28 章 "The Newborn Infant"。

（译者　裴锦丹）

彩　图

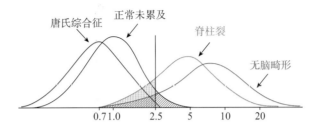

彩图 1　孕妇血清甲胎蛋白中位数倍数（MoM）：妊娠 15 ~ 20 周时，单胎妊娠孕妇血清甲
胎蛋白的分布。以 **2.5MoM** 为截断值预测脊柱裂，会导致高达 **5%**（黑线区域）的
假阳性率、高达 **20%**（褐色线区域）的假阴性率，以及 **10%** 实际诊断为无脑畸形（红
色阴影区域）的病例

［经许可引自 Cunningham FG, Leveno KJ, Bloom SL, et al（eds）. Williams Obstetrics.23rd ed. New York,
NY: McGraw-Hill, 2010.］

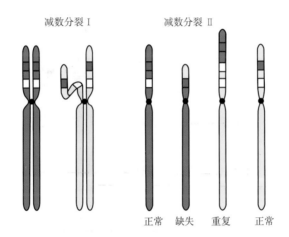

彩图 2　同源染色体配对错误可致一条染色体缺失和另一条染色体重复

［经许可引自 Cunningham FG, Leveno KJ, Bloom SL, et al（eds）. Williams Obstetrics.23rd ed. New York,
NY: McGraw-Hill, 2010.］

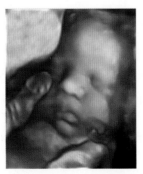

彩图 3　妊娠 33 周时胎儿面部三维表面成像

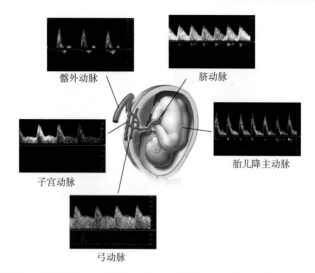

彩图 4 正常妊娠的多普勒波形。如图所示，按顺时针依次为孕妇弓动脉、子宫动脉、髂外动脉、胎儿脐动脉和降主动脉的正常波形。髂外动脉可见舒张末期反向的血流，而连续的舒张期血流为子宫血管和弓动脉的特征。最后，在胎儿降主动脉中舒张末期可观察到血流明显减少

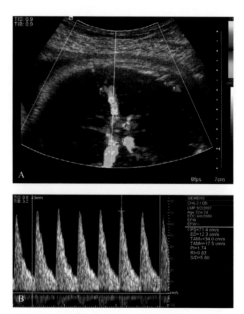

彩图 5 孕 **32** 周继发于 **Rh** 同种免疫贫血胎儿的大脑中动脉彩色多普勒（**A**）和波形（**B**），收缩期峰值流速增加

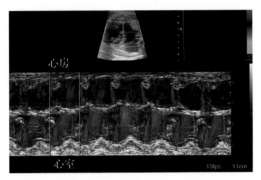

彩图 6　叠加彩色多普勒显示心房和心室收缩一致的正常 M 型超声心动图

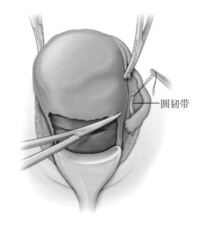

彩图 7　将膀胱子宫反折腹膜上的腹膜切口向两侧及向上延长，通过阔韧带前叶到达切断的圆韧带

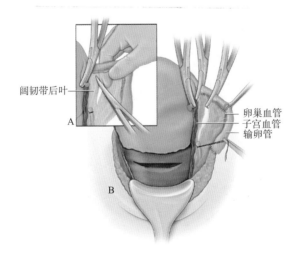

彩图 8　**A.** 在阔韧带后叶邻近子宫，位于输卵管、子宫卵巢韧带及卵巢血管下方处打开；**B.** 然后紧贴子宫双重钳夹并切断

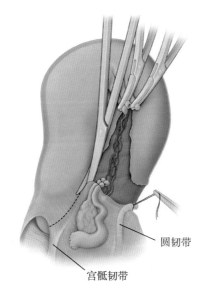

圆韧带

宫骶韧带

彩图 9　向下朝宫骶韧带方向分开阔韧带后叶

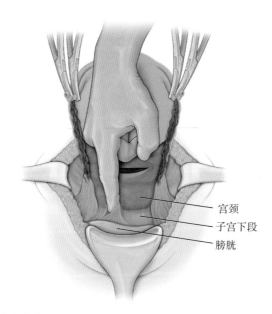

宫颈

子宫下段

膀胱

彩图 10　进一步钝性分离膀胱与子宫下段，在子宫下段加压，不要在膀胱上加压。必要时锐性分离

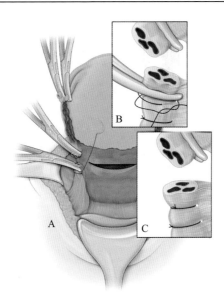

彩图 11　A. 紧贴子宫将子宫两侧的动静脉直接双重钳夹并切断；
　　　　B 和 C. 血管残端双重缝扎

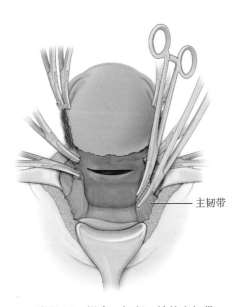

主韧带

彩图 12　钳夹、切断、缝扎主韧带

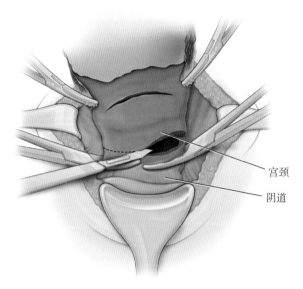

彩图 13　在宫颈下方的水平，弯钳横向钳夹阴道侧穹窿，紧贴弯钳切开

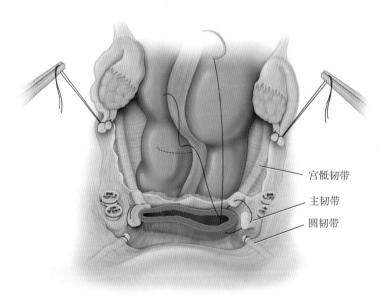

彩图 14　将主韧带和宫骶韧带固定在阴道侧穹窿

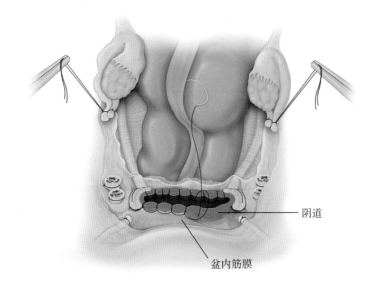

阴道

盆内筋膜

彩图 15　阴道残端缝合

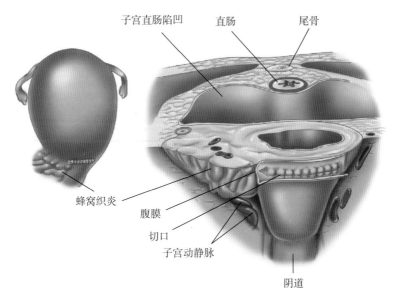

子宫直肠陷凹　　直肠　　尾骨

蜂窝织炎

腹膜

切口

子宫动静脉

阴道

彩图 16　宫旁蜂窝织炎。蜂窝织炎导致紧邻剖宫产切口右侧的宫旁组织出现硬结，硬结蔓延
　　　　至盆壁。盆腔双合诊检查时，可明显触及蜂窝织炎表现为一个固定的三维团块

〔经许可转载自 Cunningham FG, Leveno KJ, Bloom SL, et al（eds）. Williams Obstetrics.23rd ed. New York,
NY；McGraw-Hill, 2010.〕

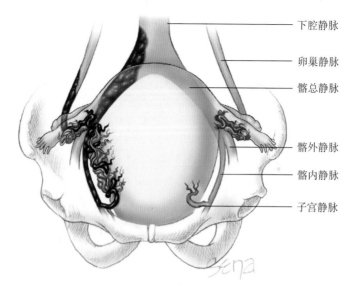

下腔静脉

卵巢静脉

髂总静脉

髂外静脉

髂内静脉

子宫静脉

彩图 17 化脓性血栓性静脉炎的播散途径。如图左所示感染可能扩散到任何盆腔静脉及下腔静脉。图右所示髂总静脉内的来源于子宫静脉和髂内静脉的血栓可以播散到下腔静脉

［经许可转载自 Cunningham FG, Leveno KJ, Bloom SL, et al（eds）. Williams Obstetrics.23rd ed. New York, NY: McGraw-Hill, 2010.］

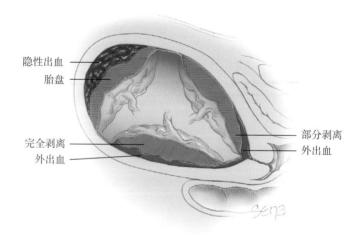

隐性出血

胎盘

完全剥离

外出血

部分剥离

外出血

彩图 18 胎盘早剥出血。外出血：胎盘剥离，底蜕膜出血形成胎盘与宫颈管之间的胎膜分离，造成出血经过阴道排出。隐性出血：胎盘和胎膜的边缘仍然附着在子宫壁上，出血淤积在子宫内。部分性胎盘早剥：胎盘早剥及外出血

［经许可转载自 Cunningham FG, Leveno KJ, Bloom SL, et al（eds）. Williams Obstetrics.23rd ed. New York, NY: McGraw-Hill, 2010.］

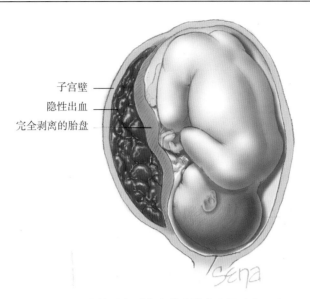

子宫壁
隐性出血
完全剥离的胎盘

彩图 19　完全性胎盘剥离合并隐性出血及胎儿死亡

［经许可转载自 Cunningham FG, Leveno KJ, Bloom SL, et al（eds）. Williams Obstetrics.23rd ed. New York, NY: McGraw-Hill, 2010.］

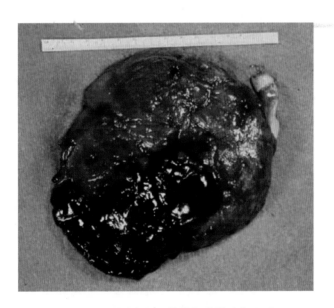

彩图 20　附着有凝血块的部分性胎盘早剥

［经许可转载自 Cunningham FG, Leveno KJ, Bloom SL, et al（eds）. Williams Obstetrics.23rd ed. New York, NY: McGraw-Hill, 2010.］

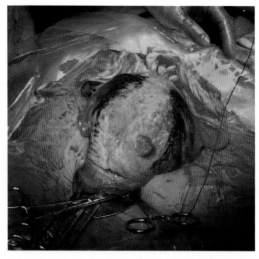

彩图 21 剖宫产后库弗莱尔子宫合并完全性胎盘早剥。血液明显的渗透入子宫肌层直至浆膜层，特别是位于子宫角处。如图所示出血会引起子宫肌层蓝-紫色斑。子宫切口缝合后，尽管大量血液进入子宫壁但子宫仍然很好地收缩。同时偶然发现在子宫前壁下段有一小浆膜下子宫肌瘤

[经许可转载自 Cunningham FG, Leveno KJ, Bloom SL, et al（eds）. Williams Obstetrics.23rd ed. New York, NY: McGraw-Hill, 2010.Courtesy of Dr. Allison Smith.]

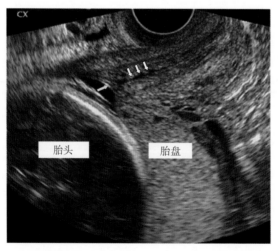

彩图 22 孕 36 周的部分性前置胎盘。胎盘边缘（红箭头）延伸至宫颈。宫颈内口（黄箭头）及宫颈管（白箭头）也被分别标记，以显示它们的与胎盘边缘的关系

[经许可转载自 Cunningham FG, Leveno KJ, Bloom SL, et al（eds）. Williams Obstetrics. 23rd ed. New York, NY: McGraw-Hill, 2010.]

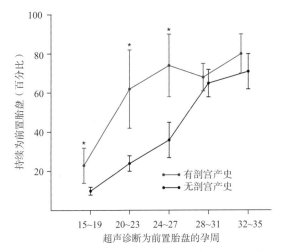

彩图 23　不同孕周被诊断为前置胎盘的、有或无剖宫产史的孕妇，在分娩时仍为前置胎盘的百分比。数据以平均值显示，竖线范围表示 **95%** 可信区间（ * 表示无剖宫产史组与有剖宫产史组比较，*P*＜**0.05**）

［经许可转载自 Cunningham FG, Leveno KJ, Bloom SL, et al（eds）. Williams Obstetrics.23rd ed. New York, NY: McGraw-Hill, 2010. Data from Dashe JS, McIntire DD, Ramus RM, et al. Persistence of placenta previa according to gestational age at ultrasound detection. Obstet Gynecol, 2002, 99: 692.］

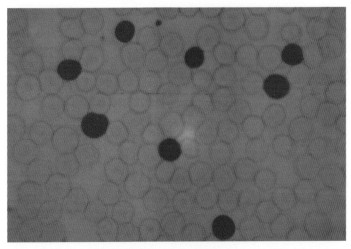

彩图 24　大量胎 - 母出血，酸洗脱处理后，胎儿红细胞富含血红蛋白 **F** 而染色深，而孕产妇红细胞只有非常少量的血红蛋白 **F** 而被淡染

［经许可转载自 Cunningham FG, Leveno KJ, Bloom SL, et al（eds）. Williams Obstetrics. 23rd ed.New York, NY: McGraw-Hill, 2010.］

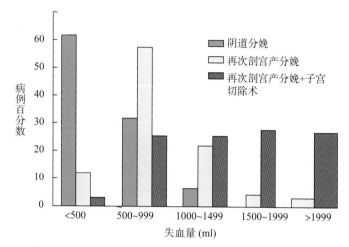

彩图 25　阴道分娩，剖宫产及剖宫产 + 子宫切除术的失血量

（引自 Pritchard JA, Baldwin RM, Dickey JC, et al. Blood volume changes in pregnancy and the puerperium, 2. Red blood cells loss and changes in apparent blood volume during and following vaginal delivery, cesarean section, and cesarean section plus total hysterectomy. Am J Obstet Gynecol, 1962, 84: 1271.）

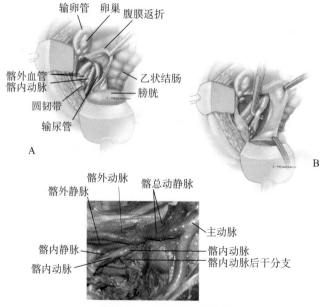

彩图 26　右髂内动脉结扎

A. 打开覆盖在右髂内血管上的腹膜及血管鞘。彩图：显示髂内静脉最常见的位置，位于动脉外侧。理想情况下，只结扎髂内动脉前分支，保存有后分支供血的组织。B. 右髂内动脉结扎术。用直角钳在血管下方从外向内放置缝线并牢固结扎

［经许可转载自 Cunningham FG, Leveno KJ, Bloom SL, et al（eds）. Williams Obstetrics. 23rd ed. New York, NY: McGraw-Hill, 2010.］

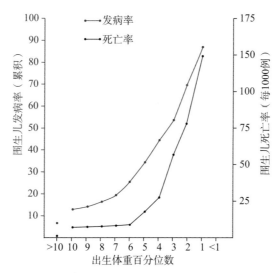

彩图 27 **1560 例小于孕龄儿中围生儿死亡率与患病率与出生体重百分位数之间的关系。随着出生体重百分位数降低，围生儿死亡率和患病率明显升高**

［经许可转载自 Cunningham FG, Leveno KJ, Bloom SL, et al (eds). Williams Obstetrics. 23rd ed. New York, NY: McGraw-Hill, 2010. Data from Manning FA. Intrauterine growth retardation//Fetal Medicine. Principles and Practice. Norwalk, CR: Appleton and Lange, 1995: 317. ］

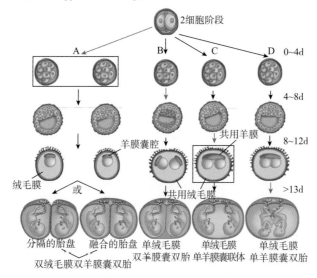

彩图 28 **单卵双胎形成机制**

A，B，C 例的黑框和蓝色箭头提示分裂时间。A. 在受精后的最初 0 ~ 4d 分裂，则发展成 2 个胚胎，2 个羊膜囊和 2 个绒毛膜的单合子双胎妊娠。可有 2 个独立的胎盘或 1 个融合的胎盘。B. 如果分裂发生在受精后的 4 ~ 8d，胚囊由 2 个不同的囊胚组成（内细胞团）。每个胚胎将形成独立的羊膜囊，共用绒毛膜（为双羊膜单绒膜）。C. 如果分裂发生在受精后的第 8 ~ 12 天，则导致 2 个胎儿在同一个羊膜囊内（为单羊膜单绒毛膜双胎妊娠）。D. 阐述联体双胎发生的机制。一个描述胎儿不完全分裂为两个胎儿。另一个描述了单卵双胎一个胚胎的部分组织与另一个融合

［经许可转载自 Cunningham FG, Leveno KJ, Bloom SL, et al (eds). Williams Obstetrics. 23rd ed. New York, NY: McGraw-Hill, 2010. ］

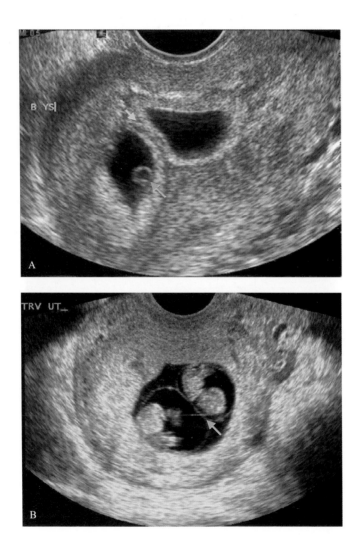

彩图 29 早孕双胎的超声图像

A. 孕 6 周时双绒毛膜双羊膜囊双胎。注意较厚的羊膜分隔（黄色箭头）。其中一个卵黄囊用蓝色箭头指示。B. 孕 8 周时的单绒毛膜双羊膜囊双胎。注意羊膜包绕在每一个胚胎周围，有一个较细的羊膜分隔（蓝色箭头）

〔经许可转载自 Cunningham FG, Leveno KJ, Bloom SL, et al（eds）. Williams Obstetrics. 23rd ed.New York, NY: McGraw-Hill, 2010.〕

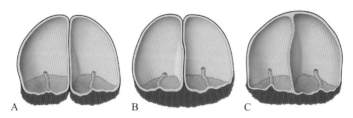

彩图 30　双胎妊娠的胎盘和胎膜

A. 双胎盘，双羊膜，双绒毛膜（双卵双胎或受精后在前 3d 合子分裂的单卵双胎）；B. 单胎盘，双羊膜，双绒毛膜（双卵双胎或受精后在前 3d 合子分裂的单卵双胎）；C. 单胎盘，单绒毛膜，双羊膜（受精后在第 4 ~ 8 天合子分裂的单卵双胎）

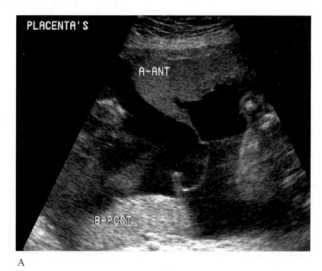

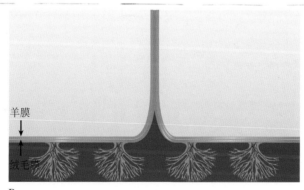

彩图 31　**A. 孕 24 周**"双胎峰"的超声图像（亦称 lambda 征）。在上图上方，前壁胎盘组织向下延伸到双胎胎膜间，证实为双绒毛膜双胎。**B.**"双胎峰"的模式图。在绒毛膜 - 羊膜之间有一个三角形胎盘组织伸入

［经许可转载自 Cunningham FG, Leveno KJ, Bloom SL, et al（eds）. Williams Obstetrics. 23rd ed. New York, NY: McGraw-Hill, 2010.］

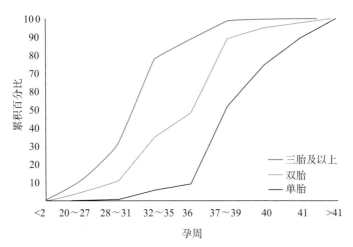

彩图 32　1990 年美国单胎、双胎、三胎及以上多胎妊娠分娩孕周累积百分率

［经许可引自 Luke B: The changing pattern of multiple births in the United States: Maternal and infant characteristics 1973 and 1990. Obstet Gynecol, 1994, 84（1）: 101–106.］

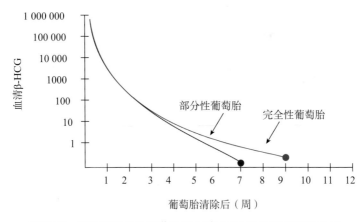

彩图 33　部分和完全性葡萄胎的血清 β-HCG 下降的复合曲线

（材料采用的数据报告来自 Golfier F, Raudrant D, Frappart L, et al. First epidemiologic data from the French Trophoblastic Disease Reference Center. Am J Obstet Gynecol, 2007, 196: 172.el. Schlaerth JB, Morrow CP, Kletzky OA, et al. Prognostic characteristics of serum human chorionic gonadotropin titer regression following molar pregnancy. Obstet Gynecol, 1981, 58: 478. Wolfberg AJ, Feltmate C, Goldstein DP, et al. Low risk of relapse after achieving undetectable hCG levels in women with complete molar pregnancy. Obstet Gynecol, 2004, 104: 551. Wolfberg AJ, Berkowitz RS, Goldstein DP, et al. Postevacuation hCG levels and risk of gestational trophoblastic neoplasia in women with complete molar pregnancy. Obstet Gynecol, 2005, 106: 548. Wolfberg AJ, Growdon WB, Feltmate CM, et al. Low risk of relapse after achieving undetectable hCG levels in women with partial molar pregnancy.Obstet Gynecol, 2006, 108: 393.）

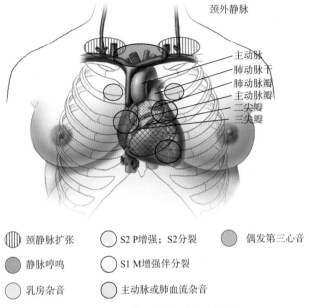

颈静脉扩张	S2 P增强；S2分裂	偶发第三心音
静脉哼鸣	S1 M增强伴分裂	
乳房杂音	主动脉或肺血流杂音	

彩图 34　孕妇正常心脏检查结果

S1. 第一心音；M1. 二尖瓣第一心音；S2. 第二心音；P2. 肺第二心音

［经许可转载自 Cunningham FG, Leveno KJ, Bloom SL, et al（eds）. Williams Obstetrics. 23rd ed. New York, NY: McGraw-Hill, 2010.］

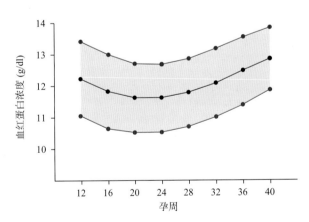

彩图 35　补充铁剂的健康孕妇的平均血红蛋白浓度（黑线）和 5th, 95th 百分位的血红蛋白浓度（蓝线）

［经许可转载自 Cunningham FG, Leveno KJ, Bloom SL, et al（eds）. Williams Obstetrics. 23rd ed. New York, NY: McGraw-Hill, 2010. Data from Centers for Disease Control and Prevention. CDC criteria for anemia in children and childbearing-aged women. MMWR, 1989, 38: 400.］

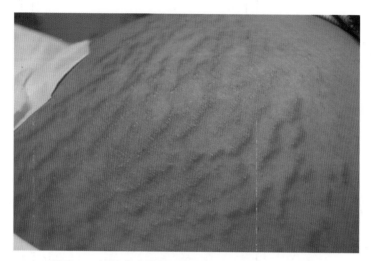

彩图 36　妊娠瘙痒性荨麻疹性丘疹及斑块（PUPPP）

［经许可转载自 Cunningham FG, Leveno KJ, Bloom SL, et al（eds）. Williams Obstetrics. 23rd ed. New York, NY: McGraw-Hill, 2010.］

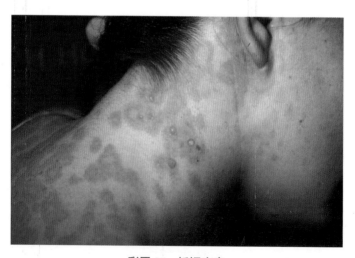

彩图 37　妊娠疱疹

［经许可转载自 Cunningham FG, Leveno KJ, Bloom SL, et al（eds）. Williams Obstetrics. 23rd ed. New York, NY: McGraw-Hill, 2010.］